罕见病系列丛书

眼科罕见病
Rare Ophthalmic Diseases

丛书主编 丁 洁 袁 云
主　　编 杨 柳 李 梅

北京大学医学出版社

YANKE HANJIANBING

图书在版编目（CIP）数据

眼科罕见病 / 杨柳，李梅主编 . —北京：北京大学医学出版社，2025.2

ISBN 978-7-5659-3076-8

Ⅰ. ①眼… Ⅱ. ①杨… ②李… Ⅲ. ①眼病-诊疗 Ⅳ. ① R771

中国国家版本馆 CIP 数据核字（2024）第 037816 号

眼科罕见病

主　　编：	杨　柳　李　梅
出版发行：	北京大学医学出版社
地　　址：	（100191）北京市海淀区学院路 38 号　北京大学医学部院内
电　　话：	发行部 010-82802230；图书邮购 010-82802495
网　　址：	http://www.pumpress.com.cn
E-mail：	booksale@bjmu.edu.cn
印　　刷：	北京信彩瑞禾印刷厂
经　　销：	新华书店
责任编辑：董　梁　　责任校对：靳新强　　责任印制：李　啸	
开　　本：	889mm×1194mm　1/16　印张：18　字数：532 千字
版　　次：	2025 年 2 月第 1 版　2025 年 2 月第 1 次印刷
书　　号：	ISBN 978-7-5659-3076-8
定　　价：	160.00 元

版权所有，违者必究

（凡属质量问题请与本社发行部联系退换）

编者名单

主　　编　杨　柳　李　梅

编　　者（按姓氏汉语拼音排序）

边俊杰　首都医科大学宣武医院
池　滢　北京大学第一医院
戴　虹　北京医院
董　力　首都医科大学附属北京同仁医院
董栩然　北京大学第三医院
董　莹　首都医科大学宣武医院
杜　宇　北京清华长庚医院
樊云葳　首都医科大学附属北京儿童医院
洪　晶　北京大学第三医院
侯志嘉　首都医科大学附属北京同仁医院
黄剑锋　北京医院
蒋慧中　首都医科大学宣武医院
李冬梅　首都医科大学附属北京同仁医院
李海丽　北京大学第一医院
李　骏　北京大学第一医院
李　梅　北京大学第一医院
李若诗　北京大学第一医院
刘大川　首都医科大学宣武医院
刘海华　北京大学第一医院
乔荣华　北京清华长庚医院
曲进锋　北京大学人民医院
戎　欣　北京大学第一医院
邵　蕾　首都医科大学附属北京同仁医院
石　璇　北京大学人民医院
宋文静　北京大学第一医院
汤　韵　北京大学第一医院
田　甜　北京大学第一医院
王　倩　首都医科大学附属北京同仁医院

王习哲	首都医科大学宣武医院
魏文斌	首都医科大学附属北京同仁医院
魏雅慧	北京大学第一医院
吴　元	北京大学第一医院
许晶晶	北京医院
杨婧研	首都医科大学附属北京同仁医院
杨　柳	北京大学第一医院
余　婷	北京大学第三医院
张　川	首都医科大学附属北京同仁医院
张　纯	北京大学第三医院
张　婧	北京大学第一医院
张丽娟	山西省眼科医院
张世杰	北京大学第一医院
张文博	北京大学第一医院
赵　亮	北京大学第一医院
周文达	首都医科大学附属北京同仁医院
朱瑞琳	北京大学第一医院

序 言

罕见病是一类发病率、患病率低的疾病，分散出现在不同的学科，因罕见而存在诊断难和治疗难，在过去几十年的医学发展中，罕见病因社会进步及科技发展而被逐步认识，其庞大的疾病类型以及同样庞大的患者群体在任何国家都不能被忽视。然而，在临床医学工作中，常见病的诊治基于社会公平的原则被广泛重视，而罕见病因其罕见而在现行的医疗制度下易于被忽视，相关领域从业者的匮乏，导致罕见病诊断困难和治疗困难。而医师的培训又需要一本能够全面而系统性介绍各种罕见病的书籍，为此我们以北京大学第一医院为主要力量，编写了该丛书。

中国罕见病事业在过去十余年取得长足的进步，在许多领域和世界同步，随着检查技术的广泛使用，许多罕见病被我国首先诊断，而且各种罕见病都在队列研究中逐步形成资源优势，易于罕见病领域的从业者快速积累相关的知识和经验，这为编写罕见病系列丛书提供了人才保障，也代表了国际罕见病领域的最高水平。

本系列丛书包括15个分册，每个分册涉及一个人体系统，各个分册的主编所邀请的专家除北京之外，也涵盖全国其他省市的专家，具有广泛的代表性，因此该书也是国内罕见病领域众多专家集体智慧的结晶；每个系统所涉及的罕见病远超国家罕见病目录所列的疾病种类，基本反映我国罕见病的整体状态。

该丛书不仅是各个临床科室高年资医师的必备参考书，特别适合于指导多学科团队的临床工作，也是基础研究者进行相关疾病研究的主要参考书，该丛书的出版将大力推进我国罕见事业的基础研究和临床诊治能力的提高。

丁洁

2024年8月

前 言

罕见病是一组在人群中发病率很低的疾病。在2021年9月11日发布的《中国罕见病定义研究报告2021》中，我国罕见病的最新定义为新生儿发病率小于1/10 000、患病率小于1/10 000、患病人数小于14万的疾病。80%的罕见病为遗传性疾病，如果不采取措施，同样的病例可能在同一家庭或同一家系反复出现，对相关人员的身心健康造成很大的负面影响，也给这些家庭或家系及社会造成巨大的经济负担，因此近年来罕见病及罕见病群体受到了越来越多的关注。

眼科领域也存在很多罕见病，这些罕见病有的仅仅累及眼部特定组织，有的为眼部多个结构受累，还有很多伴随全身多器官病变。在这些眼部相关罕见病的诊治中，眼科医生的作用至关重要。眼部异常很容易引起患者或家人注意而使其就诊于眼科，而其他科室的医生怀疑包括眼科在内的多系统受累的疾病时也会请眼科医生会诊，接诊医生敏锐地捕捉到患者的相关异常无疑可以帮助患者尽早明确诊断。不过，虽然经过国家政策引导和罕见病专家的多年努力，罕见病已经越来越受到重视，但其在临床的知晓度仍然很低，有相当比例的医生对眼科相关罕见病尚不了解，所以一些眼部异常不能被及时发现，或被误认为是一般的常见病，加上罕见病病种多样、病因复杂、表现形式多样，很容易发生误诊或漏诊，影响患者的进一步诊治及必要时整个家庭和家系的后续遗传咨询指导。所以，临床上迫切需要一本系统的眼科罕见病书籍，以帮助广大眼科医生了解这些罕见病相关知识，提高其理论认识水平和临床诊治能力，力争做到这些疾病的早识别、早诊断、早治疗、早预防。

正是基于此目的，我们编写了这本《眼科罕见病》。本书尽量收入已经在我国人群中出现过的眼部相关罕见病，介绍其临床特征、诊断要点、遗传方式、治疗等多方面的知识，大部分病种同时提供典型病例分析，以加深大家对这些疾病的认识。

需要说明的是，因为很多罕见病存在眼部多个结构受累，所以我们只能按疾病累及频度最高的结构或后果最严重的部位为标准划分章节。大家在查找某种疾病时，如果没有在相应部位找到，需要到目录中其他章节寻找。而且，因为时间匆忙，书中纳入的罕见病种类不够全面，未来我们会继续补充、完善。

北医系统多名教授及团队倾心参与此书的编写，本书也得到魏文斌、戴虹、李冬梅、刘大川等多位教授及团队的大力支持。李梅、朱瑞琳、张世杰、李骏、吴元、赵亮、张婧、刘海华、樊云葳等医生参与了本书的审校工作，在此一并致谢！

由于罕见病的罕见性和复杂性，加上国内外目前尚没有可以借鉴的蓝本，编者对各个疾病的理解也可能不够全面或不完全准确，书中难免存在疏漏、不足，甚至错误，殷切希望眼科前辈和同道给予批评和指正，以帮助我们进行后续的改正和提高。

杨　柳
2025年1月

目 录

第一章　眼睑眼眶相关罕见病 ··············· 1
- 第一节　先天性隐眼 ····························· 1
- 第二节　先天性小眼球及无眼球 ··············· 4
- 第三节　Marcus-Gunn 综合征 ··············· 8
- 第四节　先天性小睑裂综合征 ··············· 11
- 第五节　神经纤维瘤病 ··························· 14
- 第六节　眼眶淋巴瘤 ····························· 20
- 第七节　眶面裂 ···································· 21
- 第八节　Treacher Collins 综合征 ··········· 22
- 第九节　Apert 综合征 ························· 23
- 第十节　Crouzon 综合征 ······················ 24
- 第十一节　Goldenhar 综合征 ················ 25

第二章　角膜巩膜相关罕见病 ··············· 26
- 第一节　复发性多软骨炎 ······················ 26
- 第二节　Peters 异常 ···························· 35
- 第三节　黏多糖贮积症 ··························· 40
- 第四节　球形角膜 ································ 48
- 第五节　胶滴状角膜营养不良 ··············· 50
- 第六节　Bowman 层角膜营养不良 ········· 52
- 第七节　Avellino 角膜营养不良 ············· 55
- 第八节　Salzmann's 结节状角膜变性 ······ 57

第三章　晶状体相关罕见病 ··················· 62
- 第一节　马方综合征 ····························· 62
- 第二节　同型胱氨酸尿症 ······················ 67
- 第三节　Weill-Marchesani 综合征 ·········· 69
- 第四节　先天性单纯性晶状体异位 ········· 71
- 第五节　后圆锥形晶状体 ······················ 73
- 第六节　真性晶状体囊膜剥脱 ··············· 74
- 第七节　先天性晶状体缺损 ··················· 76
- 第八节　Andogsky 综合征 ···················· 77

第四章　青光眼相关罕见病 ··················· 80
- 第一节　Sturge-Weber 综合征 ·············· 80
- 第二节　Axenfeld-Rieger 综合征 ··········· 85
- 第三节　先天性无虹膜 ··························· 91
- 第四节　Lowe 综合征 ·························· 97
- 第五节　先天性葡萄膜外翻 ··················· 101
- 第六节　太田痣 ···································· 103
- 第七节　真性小眼球 ····························· 107

第五章　葡萄膜相关罕见病 ··················· 112
- 第一节　肾小管间质性肾炎葡萄膜炎综合征 ···· 112
- 第二节　先天性虹膜异色症 ··················· 116
- 第三节　无脉络膜症 ····························· 117
- 第四节　脉络膜骨瘤 ····························· 119
- 第五节　双眼弥漫性葡萄膜黑色素细胞增生 ··· 121
- 第六节　眼内髓上皮瘤 ··························· 124

第六章　玻璃体视网膜相关罕见病 ·········· 127
- 第一节　Stargardt 病 ·························· 127
- 第二节　鱼雷样黄斑病变 ······················ 132
- 第三节　Alport 综合征 ························· 135
- 第四节　Sjogren-Larsson 综合征 ·········· 141
- 第五节　显性囊样黄斑营养不良 ············· 145

第六节	类眼底黄色斑点症的多灶性图形样营养不良 ………………… 150	第二十六节	回旋状脉络膜视网膜萎缩 ……… 214
第七节	中心性晕轮状视网膜脉络膜营养不良 153	第二十七节	视网膜母细胞瘤 ………………… 216
第八节	家族性视网膜有髓神经纤维 ……… 156	第二十八节	视网膜色素上皮腺瘤 …………… 222
第九节	隐匿性黄斑营养不良 ……………… 157	第二十九节	Von Hippel-Lindau 综合征 …… 226
第十节	视锥-视杆营养不良 ……………… 158	第三十节	视网膜星形细胞错构瘤 ………… 229

第十一节 Sorsby 眼底营养不良 ……………… 161

第十二节 IRVAN 综合征 ……………………… 164

第十三节 Susac 综合征 ……………………… 166

第十四节 永存原始玻璃体增生症 …………… 171

第十五节 色素失调症 ………………………… 173

第十六节 家族性渗出性玻璃体视网膜病变 … 177

第十七节 Stickler 综合征 …………………… 180

第十八节 转甲状腺素蛋白淀粉样变性多发性神经病 ………………………………… 185

第十九节 X 连锁视网膜劈裂 ………………… 187

第二十节 先天性静止性夜盲 ………………… 189

第二十一节 原发性视网膜色素变性 ………… 194

第二十二节 Usher 综合征 …………………… 202

第二十三节 Leber 先天性黑矇 ……………… 205

第二十四节 Goldmann-Favre 综合征 ………… 212

第二十五节 Bardet-Biedl 综合征 …………… 213

第七章 视盘及视神经相关罕见病 ……………… **231**

第一节 Leber 遗传性视神经病变 …………… 231

第二节 视神经脊髓炎 ………………………… 235

第三节 牵牛花综合征 ………………………… 238

第四节 视盘玻璃疣 …………………………… 239

第五节 视盘小凹 ……………………………… 243

第八章 眼外肌相关罕见病 ……………………… **249**

第一节 周期性斜视 …………………………… 249

第二节 先天性动眼神经麻痹 ………………… 252

第三节 Brown 综合征 ………………………… 255

第四节 眼球后退综合征 ……………………… 258

第五节 Helveston 综合征 …………………… 262

第六节 先天性眼外肌缺如 …………………… 265

第七节 先天性眼外肌纤维化 ………………… 268

第八节 慢性进行性眼外肌麻痹和 Kearns-Sayre 综合征 ……………………………… 272

第一章 眼睑眼眶相关罕见病

第一节 先天性隐眼

【概述】

先天性隐眼（congenital cryptophthalmos）是一种在临床上罕见的致盲致畸性的眼病，患者在胚胎发育过程中，应分化为角膜上皮和结膜的组织异常分化为覆盖眼球表面的上皮组织，主要表现为眼睑、眉毛及睫毛的缺失，眼球结构严重发育不全，可单侧或双侧发病。Pliny 最先报道一家族中 3 例隐眼患儿，后来 Zehender 又最先报道了隐眼合并颜面及其他全身先天异常，部分患者的父母为近亲婚配[1]。本病患病率为 3/10 万～14/10 万[2]。一般为常染色体隐性遗传。

隐眼虽然可以作为一个独立的临床表型散发出现，但多数病例有遗传倾向，且合并全身其他先天异常，这类患者多数是 Fraser 综合征[3]。Fraser 综合征由 Fraser 在 1962 年首次描述并命名[4]，是一种罕见的常染色体隐性遗传疾病，家族性畸形多见。表现为隐眼合并多种其他先天异常，如皮肤性并指（趾）畸形、泌尿生殖器畸形、鼻畸形、牙齿畸形、腭裂、面部和眶骨发育不全、耳聋、脑膜膨出、智力迟钝等。目前已经证实隐眼的发生与遗传致病基因突变，如 4 号、13 号以及 12 号染色体长臂上的基因 *FRAS1*、*FREM2*、*GRIP1* 异常有关[2]。此外，*FREM1* 基因异常引起的眼-毛发-肛门综合征（Manitoba oculotrichoanal，MOTA）也可以出现隐眼畸形。

根据胚胎学研究，隐眼可以解释为胚胎的外胚层和中胚层的发育异常所致。通常情况下，眼睑皱襞在胚胎 6 周和 8 周形成，当在此时期发生异常，后续阶段发育也会发生异常。

病理组织学检查不见眼睑正常结构，即使眼球存在者亦不见眼球正常结构，角膜上皮纤维化，仅见基质，未见角膜上皮，虹膜仅见色素上皮，与角膜粘连在一起。睫状体发育不良。视网膜上皮部分发育良好，表面有色素，大部分视网膜上皮发育不良，细胞稀疏。

【临床表现】

先天性隐眼可分为 3 种类型。

（1）完全性隐眼：最为多见的一种类型，主要的临床表现为眼睑缺失且眼球完全由从眉毛延伸到面颊部的皮肤所遮盖，眉毛缺失或者严重发育不全，头皮毛发与眼睑相连。睫毛缺失，眼睑皮肤与角膜完全粘连，结膜囊缺失及合并小眼球或囊性眼（图 1-1-1，图 1-1-2）。患者眼窝可触摸到皮下有一定活动度的球形物。有些病例在强光刺激时可见到因眼轮匝肌反射性收缩造成的皮肤皱缩，并对光源有一定的跟随运动，提示这些患者可能尚有光感[5-7]。然而由于眼球发育缺陷，患者无法获得有用的视力。

（2）不完全性隐眼：内侧的眼睑由与眼球粘连的一层皮肤所替代，但是外侧眼睑的结构和功能都正常（图 1-1-3）。

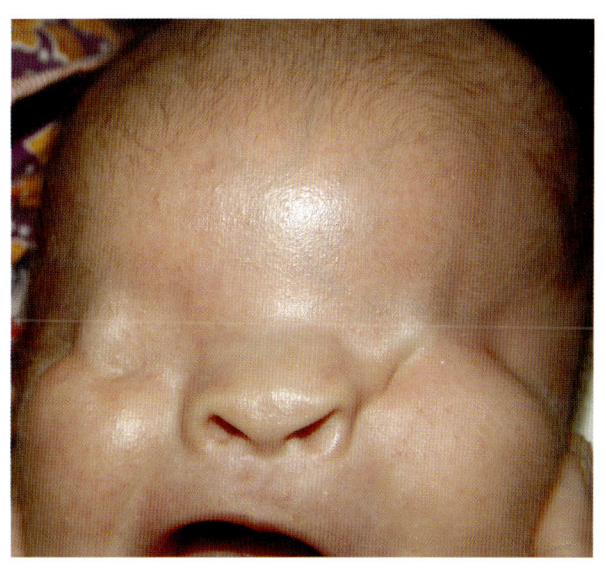

图 1-1-1 双眼完全性隐眼

（3）发育不全性隐眼（睑球粘连性隐眼）：下眼睑结构正常，上眼睑与眼球的上部角膜粘连，泪点及结膜囊缺失，眼球基本为正常大小（图1-1-4）。

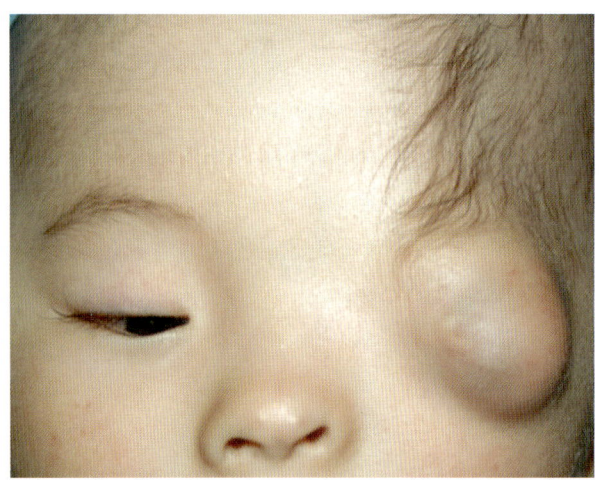

图1-1-2　左眼完全性隐眼伴囊性眼

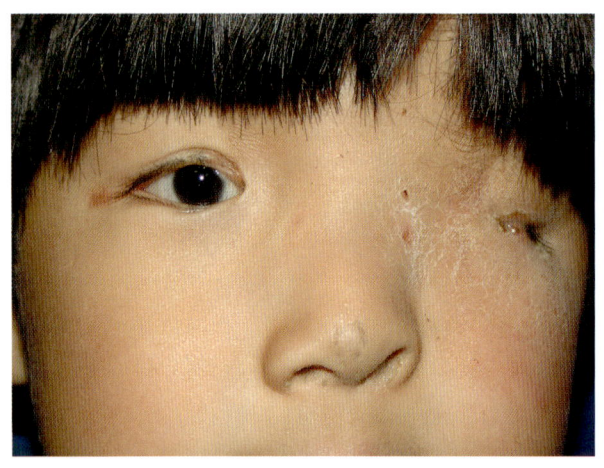

图1-1-3　左眼不完全性隐眼

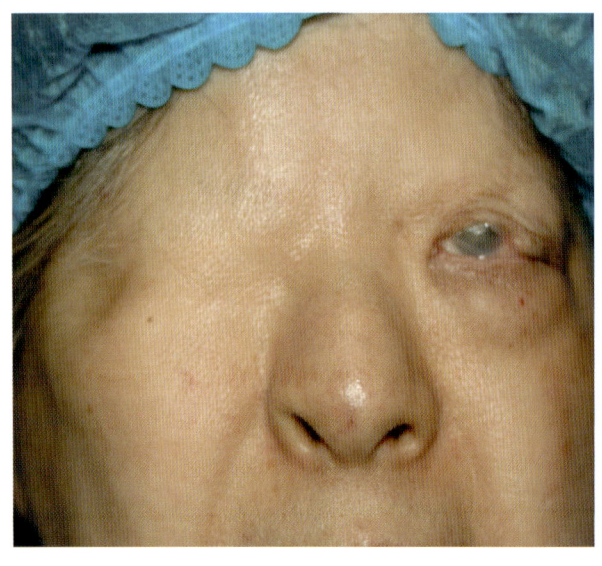

图1-1-4　右眼完全性隐眼，左眼发育不全性隐眼

Fraser综合征患者可合并耳廓畸形、鼻部畸形、耳聋、唇腭裂、脑膜膨出、智力低下、生殖器畸形（男性有尿道下裂及隐睾，女性有阴蒂肥大或阴道闭锁）、颅骨畸形及并指。

眼-毛发-肛门综合征也是一种常染色体隐性遗传病，表现为多种先天畸形，包括发际线异常、眼球发育异常（先天性小眼球/无眼球/隐眼、上眼睑缺损、睑球粘连等）、鼻畸形、腹壁异常（肚脐突出或脐疝）、肛门异常（肛门狭窄和/或位置前移）。

【辅助检查】

1. 全身检查

除常规儿科查体外，还要注意有无耳鼻畸形、耳聋、唇腭裂、脑膜膨出、智力低下、生殖器畸形、颅骨畸形、并指、腹壁及肛门异常等全身发育异常情况。

2. 眼部检查

患儿出生数周内应尽快到眼科进一步检查。此时应询问病因学相关的病史，父母有无近亲结婚等。详细检查发际线、眉毛、眼睑畸形情况，以及眼球发育情况，有无光感。

3. 影像学检查

眼部超声、CT等影像学检查有助于了解眼球发育情况。

【诊断】

根据病史及典型的临床特征可做出诊断。诊断要点如下。

1. 完全性隐眼

表现为眼睑缺失且眼球完全由从眉毛延伸到面颊部的皮肤所遮盖，眉毛缺失或者严重发育不全，睫毛缺失，眼睑皮肤与角膜完全粘连，合并小眼球或囊性眼。

2. 不完全性隐眼

内侧的眼睑由与眼球粘连的一层皮肤替代，但是外侧眼睑的结构和功能都正常。

3. 发育不全性（睑球粘连性）隐眼

下眼睑结构正常，上眼睑与眼球的上部角膜粘连，泪点及结膜囊缺失，眼球基本为正常大小。

【鉴别诊断】

1. 完全性隐眼

完全性隐眼表现特殊，易于诊断，一般不需要与其他疾病鉴别。

2. 不完全性隐眼和发育不全性隐眼

需要与先天性眼睑缺损鉴别。先天性眼睑缺损是一种少见的先天眼睑全层结构缺损畸形，女性多见，多为单眼受累，也可累及双眼，但双眼睑缺损程度往往不同，多见于上睑缺损，偶见下睑及上下睑同时受累者。缺损部位以中央偏内侧为多，其缺损形状多为三角形，范围可从小切迹至大于1/2眼睑的缺损。发病原因不明，可能为多种原因导致的胚胎发育期内，角膜上下方的外胚叶组织发育不全所致。亦可能为遗传性疾病，患儿可伴有染色体异常。可合并其他畸形：多数患儿伴有眉畸形，包括眉毛位置异常、眉毛缺失、眉毛与发际相连等畸形。大部分患儿伴有程度不等的睑球粘连，眼睑缺损部皮肤呈条索状向角膜移行。可伴有角膜皮样肿、迷离瘤[8]及角膜混浊等，或合并先天性小角膜、小眼球及虹膜脉络膜缺损等。可伴有泪点缺如或闭锁。还可合并全身畸形：兔唇、头颅耳鼻畸形、智力发育延迟等。值得注意的是，有学者认为先天性上睑缺损合并面部畸形属于先天性隐眼的一种类型[9]。

【治疗】

先天性隐眼患者大多眼球发育不全，欲通过手术复明是不可能的，单侧隐眼畸形者可通过手术整复而改善外观。手术时机亦视具体情况而定，但不主张年龄过小时手术。手术方式视病例具体畸形情况采用不同手术方法和步骤。眼窝重建和佩戴义眼片是首要任务。也可采用真皮脂肪移植来重建眼窝，再造出合适的眼窝以佩戴义眼[10]。

对于隐眼伴囊性眼者，可行隐眼侧睑裂切开，摘除囊性眼，植入羟基磷灰石义眼台，睑裂再次缝合。半年后于原缝合睑裂处切开，沿义眼台表面分离至上下穹窿，行游离皮片移植，睑裂再次缝合，半年后行睑裂切开，佩戴义眼。

对于隐眼伴小眼球者，可行小眼球摘除同时行皮片移植，同样半年后睑裂切开后佩戴义眼。

对于发育不全性隐眼者，可行眼睑缺损修复睑球粘连分离术，在手术显微镜下分离睑球粘连，因缺损处皮肤与上方角膜缘粘连，分离粘连后上方穹窿结膜缺失，可行颞侧穹窿结膜瓣转位来代替上方缺损的睑结膜及穹窿结膜，以羊膜覆盖角膜创面，以异体巩膜修复睑板缺损，皮肤以滑行瓣修复。

【病例摘要】

患者男性，20岁，自出生左眼无眼球，左眼无光感，无眉毛及睫毛，眼睑部位仅为一层皮肤覆盖。自出生左耳聋。无家族遗传病史及类似病史。查体：右眼眼附属器、眼前节及眼底无明显异常。左眼眼睑部位仅为一层皮肤覆盖，无睑裂，无眉毛及睫毛，左眼未触及眼球。检查未见唇腭裂、并指（趾）畸形及生殖器异常等全身异常。辅助检查：超声检查左眼未探见眼球结构，CT检查提示左眼先天性小眼球。诊断：左眼先天性隐眼（完全性）。治疗：左眼行小眼球摘除，同时做皮片移植重建结膜囊，半年后睑裂切开后佩戴义眼，二期行内外眦畸形修复术。病例详细资料见二维码数字资源1-1。

数字资源1-1

（侯志嘉　李冬梅）

【参考文献】

[1] Thomas IT, Frias JL, Felix V, et al. Isolated and syndromic cryptophthalmos. Am J Med Genet, 1986, 25（1）: 85-98.

[2] 张夏茵，王婧荟，龙尔平，等. 先天性隐眼遗传致病基因研究现状. 转化医学电子杂志，2017，4（8）: 1-5.

[3] Jonathan JD, Gregg SG, Alan DP. Diagnostic Atlas of Common Eyelid Diseases. New York: Informa Healthcare, 2007.

[4] Ian S, Peter S. The genetics of Fraser syndrome and the blebs mouse mutants. Hum Mol Genet, 2005, 14（suppl_2）: R269-R274.

[5] 金毓珠. 双侧先天性隐眼畸形一例报告. 浙江医科大学学报，1980，9（3）179.

[6] 金丽英，杨东光. 双眼隐眼畸形一例. 中国斜视与小儿眼科杂志，2005，13（4）：插页2-3.

[7] 王都. 双眼隐眼畸形一例. 中华眼底病杂志，1997，13（2）：105-105.

[8] Hou Z, Korn BS, Ding J, et al. Management of extensive epibulbar choristoma associated with microphthalmos: a rare clinical entity. JAMA Ophthalmol, 2014, 132（6）:

[9] Nouby G. Congenital upper eyelid coloboma and cryptophthalmos. Ophthalmic Plast Reconstr Surg, 2002, 18 (5): 373-377.

[10] 李冬梅. 眼整形美容外科图谱. 2版. 北京：人民卫生出版社, 2016.

第二节 先天性小眼球及无眼球

【概述】

先天性小眼球及无眼球是胚胎发育过程中视泡发育异常导致的眼球发育缺陷。先天性小眼球是指眼球体积小、眼轴小于正常范围；而无眼球指眶内无可见的眼球组织，有些病例影像学检查可见眶内埋藏有极小的眼球样结构，此种情况可称为临床无眼球，眶内无任何眼球样结构的则为"真性无眼球"。先天性小眼球及无眼球均可单眼或双眼发病，常伴有其他眼部病变，50%的小眼球和无眼球患者合并其他全身系统异常[1]。国外文献报道先天性小眼球的出生发病率为（1.5～19）/10 000，先天性无眼球的出生发病率为（0.18～0.4）/10 000[2-4]，先天性小眼球在儿童致盲眼病中占3.2%～11.2%。重度先天性小眼球及无眼球不仅可导致眼眶及面部发育畸形，还会极大地影响患儿的心理健康。

眼球发育是一系列极其复杂的过程，众多基因参与眼球发育的调控，其中任何一个过程出现异常都将导致眼球的缺失或者眼球结构的异常。先天性小眼球及无眼球的确切病因尚不明确且相对复杂，目前流行病学提示影响因素主要为遗传及环境因素。流行病学调查显示发生先天性小眼球及无眼球的高危因素包括：母亲为高龄产妇，新生儿低出生体重及早产[2, 5]。

先天性小眼球及无眼球可以由染色体异常导致，如染色体重复、缺失及异位，也可以和基因新发突变有关。在众多基因中最大的一类为转录因子相关基因（如含有HMG结构域的*SOX2*基因；含同源异型结构域的*OTX2*、*PAX6*、*VSX2*、*PITX3*、*RAX*、及*SIX6*；配对结构域基因*PAX6*；锌指转录因子*SALL2*等），其次为TGFβ/BMP信号分子基因（*BMP4*、*BMP7*、*GDF6*、*GDF3*），还有维甲酸信号通路基因（*ALDH1A3*、*STRA6*、*RARB*）等[6-7]。

妊娠期第22～35天是胎儿眼部发育最重要的时期，也是最有可能发生眼部缺陷的时段，期间任何感染性和非感染性因素都有可能造成胎儿眼部畸形。感染性因素包括妊娠期风疹病毒感染等，非感染性因素包括妊娠期饮酒史、服用药物（堕胎药及沙利度胺）、长期暴露于可能致胎儿畸形的环境（农药、放射线、维生素缺乏/过多）等[8-9]。

临床上把眼部附属器存在而眼球完全缺失定义为无眼球。把成人角膜直径 < 10 mm 且眼球前后径 < 20 mm 的眼球定义为小眼球[10]，出生时眼球前后径 < 10 mm 且角膜直径 < 4 mm 者为重度小眼球。本节重点讲述的是重度先天性小眼球及无眼球。二者在临床上很难区别，故常统称"临床无眼球"。正常儿童颅面部的发育依赖于眼眶的生长发育，而骨性眼眶的增大与眼球发育相关，眶内压力直接影响眼眶的发育。李冬梅团队曾通过CT扫描测量0～6岁38例先天性小眼球患儿眼眶容积、眼球容积、眼眶径线等参数，发现患眼眼眶发育落后的程度与疾病的严重程度相关[11]。

【临床表现】

1. 眼部异常

先天性小眼球根据发病机制可分为三种类型：①单纯性小眼球或真性小眼球，单纯的眼球前后径短小而眼球解剖结构大致正常，表现为小角膜、眼球前后径小于18 mm、高度远视（≥8D），常合并闭角型青光眼；②并发性小眼球，是原始视泡发育后因退行性变而出现各种眼球结构异常，以葡萄膜缺损和先天性白内障最为常见；③盲性小眼球也称为缺损性小眼球，眼轴明显小于健侧或正常同龄平均值，无眼球正常结构，无视功能，为不可逆性致盲眼病。

重度先天性小眼球及无眼球患儿于胎儿期已出现眶面部发育不良的复杂畸形状态，包括患侧睑裂短小、结膜囊狭窄、眼部软组织发育不全、眼窝凹陷、眼眶狭小等（图1-2-1至图1-2-3）。出生后如不尽早干预治疗，双侧颜面发育的不均衡便持续加剧，并影响到颅面其他诸骨，导致半侧面部发育畸形。在此畸形的影响下患者容易合并严重的心理障碍和人格异常。

先天性小眼球可合并眶内囊肿，是由于胚胎发育过程中胚裂闭合障碍或视网膜发育与胚裂闭合不平衡造成眼球发育停滞，未闭合处球壁薄软，缺少脉络膜或巩膜，在眼内压力作用下，过度增生的视网膜逐渐向外膨隆，形成囊肿并逐渐长大。

2. 合并全身异常

根据欧洲疾病登记处公布的先天性小眼球及无眼球相关全身系统异常比例，40%～73%的患者往往伴有全身系统异常。Tucker等[1]研究发现，50%的单眼和双眼的先天性小眼球及无眼球患者伴有全身系统异常。对于先天性小眼球及无眼球的患者，全身系统检查尤为重要，如中枢神经系统异常（小头畸形、脑积水、颅骨缺损、精神发育迟滞），其他眼部异常（局部眼部结构缺损、角膜知觉减退、视神经发育不全等），唇裂，腭裂，颜面部畸形，骨骼系统异常（肋骨和四肢），耳部缺陷，心血管系统异常（室间隔缺损、法洛四联症、主动脉狭窄），肾、泌尿生殖系统、胃肠道系统异常。

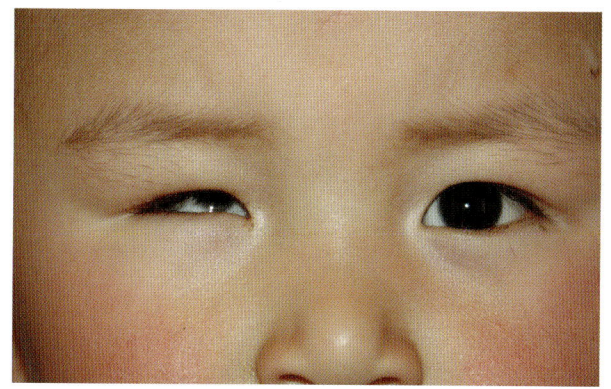

图 1-2-1　右眼先天性小眼球

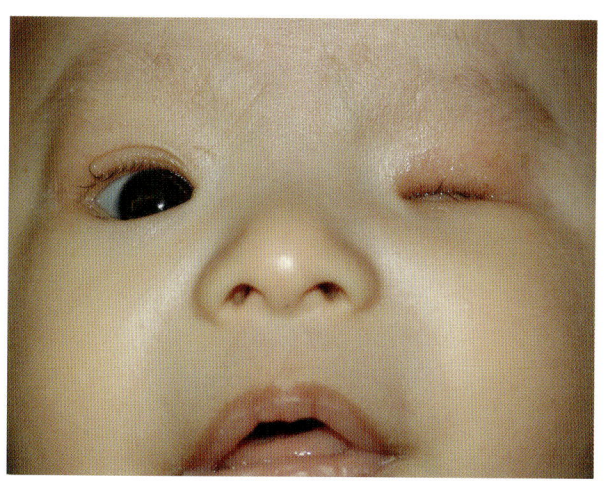

图 1-2-2　左眼先天性无眼球

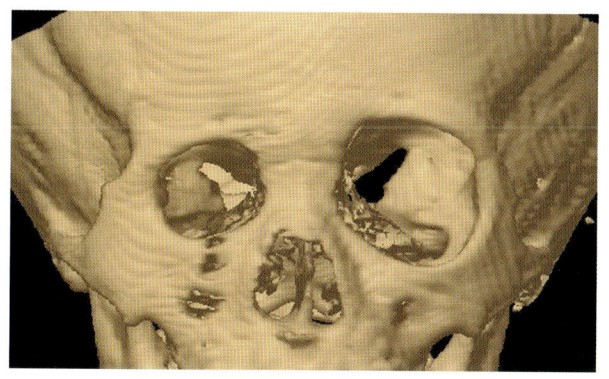

图 1-2-3　患侧骨性眼眶发育明显落后

【辅助检查】

询问其家族史，除患儿检查外，必要时家族成员亦需检查。

1. 新生儿评估

新生儿时期的评估主要由儿科医生进行，眼科医生协助诊断及评估视力情况，除评估眼部异常，还需排查全身异常，然后根据评估结果制订治疗计划。除常规儿科查体、化验、胸部X线片、心电图以外，还要注意检查有无全身畸形或发育异常。

2. 眼部检查

患儿出生数周内应尽快到眼科进一步检查。此时应询问病因学相关的病史，如妊娠期感染及家族史等。详细的眼部检查有助于确诊，单眼无眼球及小眼球的患儿，对侧眼应仔细检查是否存在眼睑缺损、葡萄膜缺损、视神经缺损、角膜浑浊、白内障、视网膜脱离和眼球震颤等体征。测量并记录双侧睑裂长度及高度，是否存在眼睑内翻或外翻等，以及泪道系统情况。

即使重度的先天性小眼球仍可能有一定的视功能，因此有必要采用儿童早期视力检查法或视觉诱发电位（VEP）检查评估患者潜在视力，并指导下一步的治疗。

3. 影像学检查

影像学检查有助于评估眼球及眼眶发育情况，以及有无其他眼周或颅内的合并异常。眼部超声检查可以帮助了解眼球发育情况、鉴别重度小眼球和无眼球，检查方便无需麻醉，缺点是无法评估骨骼发育，也无法清晰显示视神经及眼外肌等结构；超声检查还可以筛查肾畸形等脏器异常。MRI检查可以清晰显示眼球及颅脑等软组织结构，无副作用，有助于排查合并的颅内异常。缺点是儿童需在全麻或镇静下检查，且不能直接显示眶骨。CT可清晰显示骨骼，可对眶骨及颅骨进行三维重建，通过软件可进行眼眶容积等测量。CT检查迅速，一般不需要全身麻醉。缺点是儿童暴露于放射线带来致癌风险[12-13]，然而通过调整适合儿童的放射检查参数可将放射剂量降至最低。

【诊断】

根据病史及典型的临床特征可做出诊断。

诊断要点如下：

（1）眼球体积小、眼轴小于正常范围，或眶内无可见的眼球组织。

（2）患侧睑裂短小、结膜囊狭窄、眼部软组织发育不全、眼窝凹陷、眼眶狭小。

（3）影像学检查有助于评估眼球及眼眶发育情况，以及有无其他眼周或颅内的合并异常。

【鉴别诊断】

（1）先天性小眼球和无眼球主要与其他原因导致的眼球萎缩及眼窝凹陷进行鉴别，如外伤、肿瘤等。

（2）先天性囊性眼：在胚胎发育的4.5～7.5 mm阶段，原始视泡发生内陷形成视杯的过程如发生异常，则无法形成眼球，只能形成一个囊肿，囊肿可大可小，小的囊肿临床上易被误认为无眼球，大囊肿更为多见，有时可比正常眼球更大。

【治疗】

重度小眼球及无眼球患者无法恢复视力，干预措施主要为改善外观及刺激眼眶的发育。临床上对于盲性先天性小眼球及无眼球的干预目标为：扩张结膜囊，矫正结膜囊狭窄，通过佩戴义眼片刺激眼睑等组织发育；通过眶内植入物刺激眼眶发育，减小眶面部畸形。

1. 结膜囊扩张

结膜囊扩张应尽早进行，可通过佩戴不断增大的义眼片实现，李冬梅认为[14]患儿在出生后1个月即可佩戴义眼片，由于3岁前为眼球眼眶快速生长期，因此应根据患儿生长情况选择频繁更换眼片。对于有部分视功能的小眼球，如眼轴小于16 mm，其眼眶和软组织的发育将受到明显影响，需佩戴透明义眼片。近年出现了可用于结膜囊扩张的半球形自膨胀水凝胶，将其固定于结膜囊约1个月后可显著扩大结膜囊，取出后改为佩戴义眼片，避免了前一种方法需频繁置换眼片的缺点[15]。对于结膜囊重度狭窄的患儿，可先行结膜囊成形、睑裂开大术，再佩戴不断增大的义眼片。

2. 眼眶扩张

通过眶内植入物或眼眶组织扩张器刺激眼眶发育，包括以下几种方法。

（1）固定大小的眶内植入物：有学者选择首先植入一个较小的眶内植入物，然后每隔1～2年置换一个较大的植入物，以模拟眼球增长对眼眶的刺激作用[16]，其缺点是要让患儿接受多次较复杂的手术。另外一些医生选择植入尽可能大的眶内植入物，以减少手术次数，但这会增加植入物暴露及脱出的风险。

（2）真皮脂肪眶内植入：真皮脂肪植入眼眶后可动态生长，从而不断刺激眼眶发育[17]，且没有生物相容性方面的问题。然而其也存在一些局限，如需要在患者身上取材，取材部位会形成瘢痕；植入眶内的组织可能吸收萎缩，也可能过度增生；还有可能出现肉芽增生、出血等情况。

（3）眶内植入扩张器：眼眶内植入气球样微型扩张器，从外部定期注入生理盐水，使扩张器体积增大，促使眼眶正常发育。此手术操作较复杂，存在术后疼痛、植入物移位、脱出等并发症。Tse等[18]报道了经过改良的带有T形钛板的眶内组织扩张器，通过将T形钛板固定于眶缘来避免扩张器膨胀时产生移位，研究发现其能有效刺激先天性无眼球患者眼眶发育，但同时也出现扩张器破裂、扩张器压力过大导致固定板移位等问题。

（4）自膨胀水凝胶眶内植入物：渗透压依赖性组织扩张器是一种高度亲水性的聚合物，其膨胀率在生产时可以设定并能预先控制，具有良好生物相容性，植入体内后通过渗透作用将周围体液吸收至材料内，使材料在数周内增大至最大体积。具有创伤小、操作简便、无毒、无免疫排斥反应等优点[19]。缺点是一旦完全水合，其刺激眶骨发育的作用也同时停止，因此仍需定期更换扩张更大的水凝胶。自膨胀水凝胶共有三种类型：半球形水凝胶用于扩张结膜囊；球形水凝胶及可注射的柱状体水凝胶用于眶内植入扩张眼眶。

3. 眼睑整形及眼眶重建

经上述治疗后如仍存在的睑裂短小、结膜囊狭窄、上睑下垂等，可行相应的整形手术，如睑裂开大、结膜囊重建、上睑下垂矫正等；若发育期后仍存在的重度眶面部畸形，可考虑行眶面部畸形整复术。

【病例摘要】

患儿男性，1岁半，自出生左眼睑裂小，眼球小，无正常眼球结构，左眼无光感，左侧面部发育落后，右眼球外观无明显异常，右眼视力正常。全身无其他畸形，未发现其他全身性疾病。无家族遗传病史及类似病史。查体：右眼外眼无明显异常，眼球前节及眼底无明显异常；左眼睑裂短小，结膜囊狭窄，左眼球小，无正常结构，左眶面部发育落后。辅助检查：眼眶CT显示左眼球小，无正常结构，左眼眶容积及眼球直径明显小于对侧。诊断：左眼先天性小眼球。治疗：左眼眶内植入球形自膨胀水凝胶（3 ml），术后佩戴义眼片，术后左眼外观明显改善。病例详细资料见二维码数字资源1-2。

数字资源1-2

（侯志嘉　李冬梅）

【参考文献】

[1] Tucker S, Jones B, Collin JRO. Systemic anomalies in 77 patients with congenital anophthalmos or microphthalmos. Eye, 1996, 10（3）：310-314.

[2] Shaw GM, Carmichael SL, Yang W, et al. Epidemiologic characteristics of anophthalmia and bilateral microphthalmia among 2.5 million births in California, 1989-1997. Am J Med Genet A, 2005, 137（1）：36-40.

[3] Kallen B, Tornqvist K. The epidemiology of anophthalmia and microphthalmia in Sweden. Eur J Epidemiol, 2005, 20（4）：345-350.

[4] Morrison D, Fitzpatrick D, Hanson I, et al. National study of microphthalmia, anophthalmia and coloboma（MAC）in Scotland: Investigation of genetic aetiology. J Med Genet, 2002, 39（1）：16-22.

[5] Forrester MB, Merz RD: Descriptive epidemiology of anophthalmia and microphthalmia, Hawaii, 1986-2001. Birth Defects Res A Clin Mol Teratol, 2006, 76（3）：187-92.

[6] Chassaing N, Causse A, Vigouroux A, et al. Molecular findings and clinical data in a cohort of 150 patients with anophthalmia/microphthalmia. Clin Genet, 2014, 86（4）：326-334.

[7] Schilter KF, Reis LM, Schneider A, et al. Whole-genome copy number variation analysis in anophthalmia and microphthalmia. Clin Genet, 2013, 84（5）：473-481.

[8] Fantes J, Ragge NK, Lynch SA, et al. Mutations in SOX2 cause anophthalmia. Nature Genetics, 2003, 33（4）：461-463.

[9] Chen D, Heher K. Management of the anophthalmic socket in podiatric patients. Curr Opin Ophthalmol, 2004, 15（5）：449-453.

[10] Verma AS, Fitzpatrick DR. Anophthalmia and microphthalmia. Orphanet J Rare Dis, 2007, 26（2）：47-55.

[11] Busby A, Dolk H, Armstrong B. Eye anomalies: seasonal variation and maternal viral infections. Epidemiology, 2005, 16（3）：317-322.

[12] Brody AS, Frush DP, Huda W, et al. Radiation risk to children from computed tomography. Pediatrics, 2007, 120（3）：677-682.

[13] Frush DP, Donnelly LF, Rosen NS. Computed tomography and radiation risks: what pediatric health care providers should know. Pediatrics, 2003, 112（4）：951-957.

[14] 李冬梅，侯志嘉，郝磊，等. 先天性小眼球的整复疗效观察. 中华眼科杂志，2011，47（8）：693-697.

[15] Bacskulin A, Vogel M, Wiese KG, et al. New osmotically active hydrogel expander for enlargement of the contracted anophthalmic socket. Graefes Arch Clin Exp Ophthalmol, 2000, 238: 24-27.

[16] Quaranta-Leoni FM. Treatment of the anophthalmic socket. Curr Opin Ophthalmol, 2008, 19: 422-427.

[17] Heher KL, Katowitz JA, Low JE. Unilateral dermis-fat graft implantation in the pediatric orbit. Ophthal Plast Reconstr Surg, 1998, 14: 81-88.

[18] Tse DT, Pinehuk L, Davis S, et al. Evaluation of an integrated orbital tissue expander in all anophthalmic feline model. Am J Ophthalmol, 2007, 143（2）：317-327.

[19] Dunaway DJ, Dafid DJ. Intraorbital tissue expansion in the management of congenital anophthaimos. Br J Plast Surg, 1996, 49（8）：529-535.

第三节 Marcus-Gunn 综合征

【概述】

Marcus-Gunn 综合征又称为下颌-瞬目综合征、Jaw-Winking 综合征、下颌闪动现象、颌动瞬目综合征、翼外肌-提睑肌伴随运动及 Gunn 综合征。本病较为罕见,最早由苏格兰眼科医生 Robert Marcus Gunn 于 1883 年描述[1],典型改变为张口或使下颌移向对侧、咀嚼等动作时,患侧下垂的上睑可以突然提高,甚至超过对侧眼裂高度,闭口时上睑回到原来位置,眼睑随下颌运动发生瞬动。多伴有上睑下垂,还可伴有牙釉发育不良、缺指、隐睾和癫痫等。一般认为 Marcus-Gunn 综合征是上睑下垂的一种特殊类型,但少数患者并没有上睑下垂[2]。多单眼发病,双眼罕见。在先天性上睑下垂的患者中,Marcus-Gunn 综合征占 2%~13%[3]。男女发病率相等。

本病属于一种先天性脑神经支配异常,其确切病因尚不清楚,有家族遗传倾向,可以为常染色体显性或常染色体隐性遗传,但大多数为散发性。也有后天获得者,如继发于眼部手术、脑外伤、脑瘤和脑出血等[4]。电生理研究提示,其发病机制可能是由于先天异常或病理情况导致翼外肌和提上睑肌的神经支配(第Ⅲ或第Ⅴ脑神经)发生中枢性或神经核下性神经纤维连接异常,或者三叉神经与动眼神经之间在周围运动支发生了异常联系。另有报道,少数患者翼内肌神经和提上睑肌发生了异常联系,从而导致闭口及咬牙时产生眼睑运动[6]。本综合征的症状多数持续终身,后天性者有一定概率自行缓解。

【临床表现】

典型改变为张口或使下颌移向对侧、咀嚼、笑、吸吮等动作刺激翼状肌时,眼睑发生上睑上提、瞬目、眼球瞬动、睑裂扩大等联动动作,即上睑一过性上抬,继而恢复到较低位置(图 1-3-1,图 1-3-2),多表现为单侧,也可双侧眼睑运动。当眼球向下注视时,眼球瞬动的幅度有所减小。

Marcus-Gunn 综合征多伴有先天性上睑下垂。本病患者中 50%~60% 有弱视,25% 有上直肌麻痹,25% 有双上转肌麻痹,5%~25% 的患者有屈光参差,30%~60% 的患者有弱视。弱视可能继发于斜视、屈光参差以及上睑下垂[7]。极少数患者可能合并牵牛花综合征以及眼球后退综合征。

本病合并的全身异常包括唇腭裂、嗅觉神经障碍、CHARGE 综合征[眼残缺、心脏病变、后鼻孔闭锁、生长发育障碍和(或)中枢神经系统畸形、

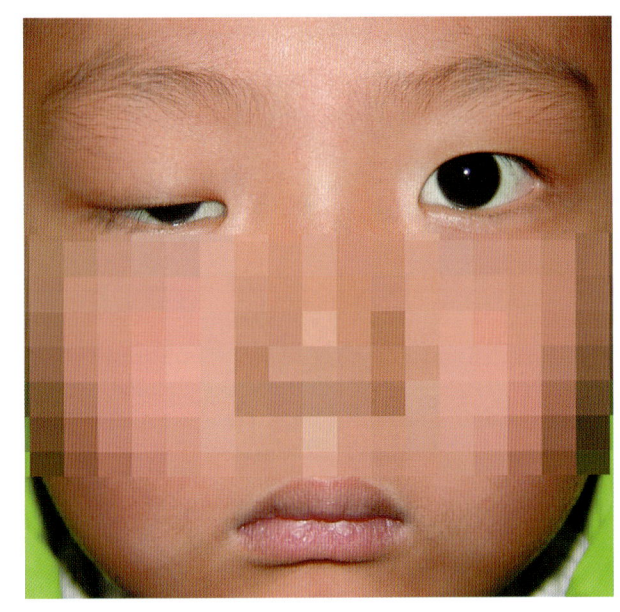

图 1-3-1 下颌瞬目综合征伴上睑下垂(患儿 7 岁,显示右眼呈重度上睑下垂)

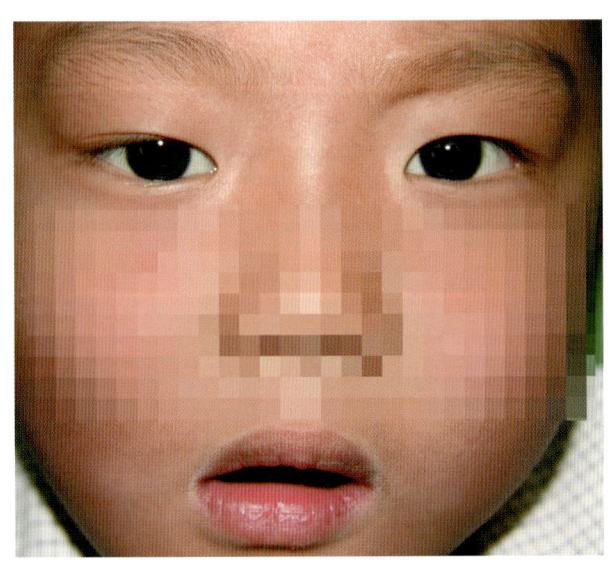

图 1-3-2 患儿咀嚼及下颌运动时,右眼上睑抬起至近正常

性腺发育不良、耳畸形和（或）耳聋]、肾结石、牙釉发育不良、缺指等[8-9]。

通常下颌瞬目现象多由母亲在哺乳或喂养时发现，患者可能有眼外伤或斜视手术史。

【辅助检查】

询问其家族史，除患儿检查外，必要时家族成员亦需检查。

1. 全身检查

除常规儿科查体、化验、胸部 X 线片、心电图以外，还要注意检查有无全身畸形或发育异常。

2. 眼部检查

包括视功能，裂隙灯及眼底检查，并检查患者眼外肌功能情况及屈光状况，排查弱视、屈光参差、眼外肌麻痹。

Bell 征检查：有上直肌麻痹及双上转肌麻痹时，Bell 征可减弱。

检查患者有无头位代偿（抬头视物）：患者有中重度上睑下垂而没有头位代偿的，可能存在弱视。

上睑下垂情况判定：包括提上睑肌肌力测量，上睑下垂程度测量，下颌瞬目的判定等，应在下巴位于自然居中位置时进行检查。正常人双眼平视，上睑位于角膜缘下 1～2 mm，各种原因致上睑位置低于此界限者即为上睑下垂。

睑缘-映光点距离 MRD1 及 MRD2（Margin-reflex distance）：目前国际通用的上睑下垂测量皆采用 MRD1 及 MRD2 测量方法，MRD1 为上睑至角膜映光点的距离，MRD2 为下睑至角膜映光点的距离，由此判定上睑下垂的程度。国内一直沿用的为上睑遮盖瞳孔程度方法，轻度为上睑遮瞳孔 1/3，中度为上睑遮瞳孔 1/2，重度为上睑遮瞳孔 2/3 以上。

睑裂高度测定：用拇指压迫眉弓部，测量双眼平视、上视及下视时睑裂的高度（mm）。

提上睑肌肌力测定：平视后压额肌（眉弓处），然后令患者下视，尺子"0"点对准上睑缘，再嘱其上视，测量上睑可提起的高度，即为提上睑肌的肌力。正常肌力 13～16 mm，中等 4～7 mm，弱 0～3 mm。

额肌肌力的测量：令患者下视，在眉弓下缘中央部做一标记点，将尺子的"0"点对于标记点，然后令患者上视，测量额肌的活动幅度。额肌活动幅度平均值为 7.92 mm±2.74 mm。

下颌瞬目判定：嘱患者张口或下颌移向对侧，如睑裂明显开大，则可确认为 Marcus-Gunn 综合征，测量闭口及开口时上睑抬起的高度即为下颌瞬目的程度，小于 3 mm 为轻度，3～5 mm 为中度，大于 5 mm 为重度。术前下颌瞬目症状的判定非常重要，有些患者存在轻度下颌瞬目，因此家长或患者本人没有注意到，如术前没有正确诊断而行提上睑肌截除术，术后下颌瞬目症状会加重。

【诊断】

根据病史及典型的临床特征可做出诊断。

诊断要点如下：

（1）单侧上睑下垂。

（2）张口或使下颌移向对侧、咀嚼等动作时，眼睑发生上睑上提、瞬目、眼球瞬动、睑裂扩大等联动动作。

（3）患侧可有上直肌麻痹导致的下斜视。

【鉴别诊断】

Marcus-Gunn 综合征具有特征性的临床表现，结合病史及查体，一般不难诊断。需要与其他可造成异常联动的疾病进行鉴别，如反 Marcus-Gunn 现象及 Marin-Amat 综合征。

（1）反 Marcus-Gunn 现象[5]：反 Marcus-Gunn 现象与下颌瞬目现象相反，张口时睑裂变小，而闭口及咬牙时睑裂变大，其机制可能是三叉神经支配翼内肌的运动支和动眼神经上支发生了异常联系。

（2）Marin-Amat 综合征[10]：是一种罕见病，1918 年由 Marin Amat 首先报道，系眼轮匝肌与翼外肌表现在面部的一种联合运动现象。国内杨风敏曾报告 2 例，均发生在周围性面瘫之后。病因不明，在面瘫发生后数周或在肌萎缩侧索硬化症的患者中最易出现，有研究认为可能为面神经核的抑制作用受到障碍，核上病变释放的结果或面神经和三叉神经运动支之间的异常联系所致。主要表现包括：与自发性 Marcus-Gunn 综合征相反，当患者张口时，眼部无意识的不随意或反射性闭眼现象，当下颌向对侧运动时，眼睑闭合更明显；刺激角膜时轮匝肌收缩发生瞬目，与此同时，下颌迅速向对侧运动；咀嚼时泪液分泌增加。

（3）其他需要鉴别的疾病：包括慢性进行性眼外肌麻痹、先天性眼外肌纤维化、重症肌无力等。

【治疗】

Marcus-Gunn 综合征的治疗目标,一是解除视轴遮挡,保护视力,防止斜视、弱视、屈光参差等发育性眼病,二是解除下颌瞬目联动和上睑下垂现象,改善外观。但目前尚无较理想的治疗方法,也无统一标准。理论上可采用切除三叉神经根、三叉神经第3支注入酒精、患侧三叉神经切断、三叉神经压挫、翼外肌切除等方法,但临床上很难做到对异常联系神经的切除。

1. 非手术治疗

如患者有屈光不正、屈光参差、形觉剥夺性弱视等,手术治疗前即可积极进行验光配镜、遮盖法弱视训练等治疗,并密切随诊。对于下颌瞬目程度轻,且上睑下垂较轻者可仅观察,无需手术。

2. 手术治疗

目前手术仍然是治疗 Marcus-Gunn 综合征的主要方法,手术的目的是切断提上睑肌的联动反应并矫正上睑下垂[11]。早期治疗上睑下垂可防止由于下垂的眼睑遮挡视轴从而引起弱视、斜视、屈光参差等发育性眼病。对于本病的手术时机存在争议。一般来说,轻度者上睑下垂量较小,未遮挡视轴引起患者视力发育等问题、无强烈手术意向的患者可暂行观察;中重度者会影响视力、心理发育,需与家属充分沟通,可于学龄前进行手术。

随年龄增长,患者可逐渐学会利用翼外肌的力量控制上睑位置,即保持下颌在一特定位置来最小化上睑下垂及颌动瞬目或者维持双眼视觉,这种适应性现象被称为"惯性上睑下垂"[12]。这时上睑下垂往往要小于患者真实的上睑下垂程度,因此有学者认为此种患者随年龄增长下颌瞬目症状可能减轻或消失。但根据我们的临床观察,随年龄增长上睑下垂程度及下颌瞬目症状没有减轻。

3. 手术方式

对于轻度下颌瞬目,有学者按照单纯性上睑下垂的原则进行治疗,虽然术后上睑下垂得到矫正,双眼对称性较好,但下颌瞬目仍然存在,因为没有解除联动效应而直接矫正上睑下垂,术后下颌瞬目现象可能更加严重。

对于中重度的 Macus-Gunn 综合征患者,一般采取分离并切除提上睑肌,造成完全性上睑下垂,然后行额肌悬吊术。有学者采取"双眼手术",即患侧提上睑肌离断+双侧额肌瓣悬吊,认为双眼手术在术中更易于调整双眼睑裂高度,术后眼球运动时能够获得更好的对称性。但双眼手术时间长,且损伤了健眼,增加了患者的痛苦,患者及家属常难以接受。目前已有研究表明对于单眼上睑下垂患者,只要术前准确评估,术后进行一定的锻炼,单纯行单眼矫正手术同样能够获得良好的对称性。目前国内多采取患侧提上睑肌离断+同侧额肌瓣悬吊术[2],此手术方法虽然从理论上解决了此种患者的两个问题,但并非一种理想的手术方法,还是应该谨慎掌握手术适用范围,一般只应用于中度上睑下垂伴中度以上下颌瞬目症状的病例。做此手术后上睑形态不及正常眼,因此对于仅有下颌瞬目症状而不伴有上睑下垂的病例不建议行此手术方法。

【病例摘要】

患儿,女性,5 岁,自出生左眼睑裂小,眼睛睁不大,张口、咀嚼等下颌运动时左眼睑瞬动。无家族遗传病史。视力:右眼 0.3,左眼 0.2。矫正视力:右眼 1.0,左眼 0.5。右眼外眼无明显异常,左眼上睑下垂,平视时左上睑遮挡全部瞳孔,张口时左上睑可上抬至接近正常位置。双眼前节及眼底无明显异常。诊断为左眼先天性上睑下垂、Marcus-Gunn 综合征、双眼屈光不正、左眼弱视。予行左眼提上睑肌离断+额肌瓣悬吊术,术后上睑下垂矫正满意,下颌瞬目现象消失。病例详细资料见二维码数字资源 1-3。

数字资源 1-3

(侯志嘉 李冬梅)

【参考文献】

[1] Gunn RM. Congenital ptosis with peculiar associated movements of the affected lid. Trans Ophthalmol Soc UK,1883,3:283-287.

[2] 李冬梅. 眼整形美容外科图谱. 2 版. 北京:人民卫生出版社,2016.

[3] Ziga N,Biscevic A,Pjano MA,et al. Marcus Gunn Jaw-Winking Syndrome:a Case Report. Med Arch,2019,73

(4): 282-284.

[4] Demirci H, Frueh BR, Nelson CC. Marcus Gunn jaw-winking synkinesis: clinical features and management. Ophthalmology, 2010, 117(7): 1447-1452.

[5] Lehman AM, Dong CC, Harries AM, et al. Evidence of ancillary trigeminal innervation of levator palpebrae in the general population. J Clin Neurosci, 2014, 21(2): 301-304.

[6] Betharia S, Kamal K, Harsh K. Inverse marcus gunn phenomenon. Indian J Ophthalmol, 1992, 40(1): 20-23.

[7] Pratt SG, Beyer CK, Johnson CC. The Marcus Gunn phenomenon. A review of 71 cases. Ophthalmology, 1984, 91(1): 27-30.

[8] Weaver RG, Seaton AD, Jewett T. Bilateral Marcus Gunn (jaw-winking) phenomenon occurring with CHARGE association. J Pediatr Ophthalmol Strabismus, 1997, 34(5): 308-309.

[9] Daman K, Zborowska-Piskado K, Pietniczka-Zaska M, et al. Marcus Gunn (jaw-winking) phenomenon in pediatric otorhinolaryngology practice. International Journal of Pediatric Otorhinolaryngology, 2019, 117: 153-156.

[10] García Ron A, Jensen J, Garriga Braun C, et al. Marin-Amat and inverted Marcus-Gunn syndrome. Two case reports. An Pediatr (Barc), 2011, 74(5): 324-326.

[11] Nan X, Hu WK, Li B, et al. Management of morderate-to-severe Marcus-Gunn syndrome by nastomosis of levator and frontal muscles. Int J Ophthalmol, 2010, 3(4): 342-345.

[12] Bowyer JD, Sullivan TJ. Management of Marcus Gunn Jaw Winking Synkinesis. Ophthalmic Plastic & Reconstructive Surgery, 2004, 20(2): 92-98.

第四节 先天性小睑裂综合征

【概述】

先天性小睑裂综合征俗称睑裂狭小征（blepharophimosis syndrome），指睑裂长度及宽度均较正常缩小，是一种先天性眼睑异常。它包括Kohn-Romato及Komoto综合征。Kohn-Romato综合征又称眼睑四联征。1921年Kohn和Romato最先描述本病特征。1875年Galerowsk首先报告Komoto综合征，而1921年Komoto做了详细描述。Kohn-Romato和Komoto具有相近的特征，都具有上睑下垂、小睑裂、反向型内眦赘皮、内眦间距增宽等特征，同时部分病例伴有全身异常。

本病命名目前并不统一，有称小睑裂综合征、眼睑四联征、Komoto综合征及Vignes综合征等，但较通用的名称为先天性小睑裂综合征。

本病国外少见，而国内较常见。胡诞宁教授报告上睑下垂的20个家系中，5个家系为本病，占20%。北京同仁医院曾收治先天性上睑下垂患者125例，小睑裂综合征占6.6%[1]。协和医院曾报告过7年收治的先天性小睑裂综合征21例，5例具有两代遗传史。国外报道该病发病率约为1:5000[2]，约占先天性上睑下垂的3.5%。

先天性小睑裂综合征是一种少见的常染色体显性遗传疾病。FOXL2是目前唯一明确的致病基因，定位于3q23区域[3-4]。FOXL2是翼状螺旋/叉头转录因子超家族成员（FOX家族），其调控的蛋白对眼睑间质细胞、卵巢颗粒细胞和脑垂体促性腺细胞的发育均有重要作用。到目前为止，已经鉴定出260多种FOXL2突变和变异，包括编码序列突变、基因缺失或位于转录单元外的缺失等[5]。近年来先天性小睑裂综合征的致病基因FOXL2仍是国内外研究的热点。有75%以上的小睑裂患者可被检测出FOXL2基因突变，但仍有25%的患者可能存在其他基因的突变[6]。除了FOXL2基因，和小睑裂综合征相关的基因还有ADNP基因[7]和KAT6B基因[8]等，但这些基因的作用和调控机制还有待进一步的研究。根据该病是否累及卵巢，伴有卵巢功能障碍和不孕，小睑裂综合征分为2种亚型[9]：Ⅰ型，外显率为100%，由父亲传代，女性患者因卵巢功能早衰而不育；Ⅱ型，外显率为96.5%，父亲和母亲传代机会均等，男女患者均只累及眼部，不影响生育。

【临床表现】

1. 眼部特征（图1-4-1）

眼部表现为四联征：包括水平向及垂直向睑裂狭小、内眦距增宽、反向内眦赘皮、重度上睑下垂。以上表现均为双侧性。

（1）双眼睑裂明显狭小：正常国人睑裂长度为

25～35 mm，睑裂高度为7～12 mm，此病患者睑裂长度仅为20 mm或小于20 mm。

（2）双眼上睑下垂：正常人双眼平视，上睑位于角膜缘下1～2 mm，各种原因致上睑位置低于此界限者即为上睑下垂。该病患者提上睑肌功能明显缺乏，提上睑肌无力，常表现为双侧重度完全性上睑下垂，患者视物常借助于皱额、耸眉、昂头来完成，形成畸形外观。

（3）双眼内眦赘皮：伴有内眦间距增宽。内眦赘皮多为反向型，由下睑向上延伸，与下睑连成一线，呈新月形，向上止于上睑的睑板部。

（4）其他眼部表现：除了眼睑畸形外，小睑裂综合征患者弱视、斜视、屈光不正的发生率明显高于普通人群。由于完全性重度上睑下垂、睑裂狭小，患者视力发育受影响，多数有屈光不正及弱视；患者上下睑皮肤缺乏弹性，垂直方向皮肤不足可导致下睑外翻；睑板短小，泪小点外移，偶有泪小点闭锁；上眶缘发育不良；此类患者都没有重睑。

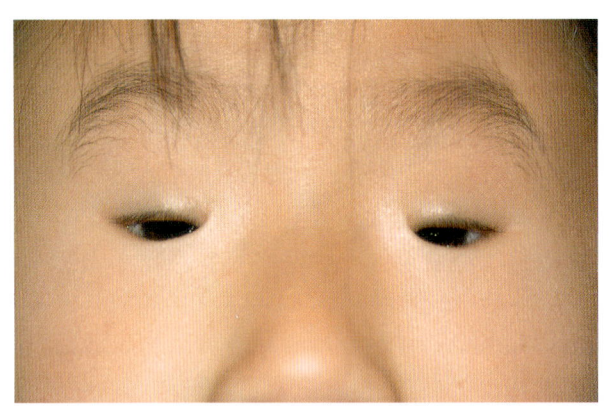

图1-4-1 患儿2岁半，先天性小睑裂综合征，表现为典型的四联征：水平向及垂直向睑裂狭小、内眦距增宽、反向内眦赘皮、重度上睑下垂

2. **全身特征**

该病可有全身异常表现[10-11]，包括：侏儒症；半侧颜面发育不良，高颧弓；颅缝早闭，小头畸形；鼻畸形，鼻梁发育差，鼻背塌陷；耳畸形，包括低耳、垂直耳、反旋耳、耳廓畸形等；一般智力正常，偶有轻度智力发育障碍；引起卵巢功能障碍的Ⅰ型小睑裂综合征还会表现为月经稀少或闭经，乃至不孕。

【辅助检查】

询问其家族史，除患儿检查外，必要时家族成员亦需检查。

1. **全身检查**

除常规儿科查体、肝肾功能外，还要注意检查耳、鼻畸形等全身发育异常情况及患儿智力状况。

2. **眼部检查**

包括视功能、裂隙灯及眼底检查，并检查患者眼外肌情况及屈光状况。

针对眼部主要特征进行以下检查：睑裂大小测量，包括双侧睑裂长度及宽度测量；双侧内眦点测量，内眦间距测量；内眦赘皮程度及类型判定；上睑下垂情况判定，包括提上睑肌肌力测量，上睑下垂程度测量。

眼部其他异常判定：下睑外翻是否存在，外翻程度测量。泪小点情况判定。

3. **针对女性患者可进行卵巢功能测定**

可有卵泡刺激素、黄体生成素水平升高；雌激素、黄体酮水平降低。

4. **基因检测**

针对 *FOXL2* 基因的遗传学检测。

【诊断】

根据病史及典型的临床特征可做出诊断。

诊断要点：四联征：双侧水平向及垂直向睑裂狭小、内眦距增宽、反向内眦赘皮、重度上睑下垂。

根据卵巢功能是否受累可区分Ⅰ型和Ⅱ型。

【鉴别诊断】

先天性小睑裂综合征具有特征性的临床表现，结合病史，一般不难鉴别。

1. **双侧先天性上睑下垂**

大多数先天性上睑下垂是由于提上睑肌发育不全，或支配提上睑肌的中枢性和周围性神经发育障碍所致。双侧发病占25%，其人群发病率约为0.12%。可以单独存在也可伴有其他眼部异常。小睑裂综合征为先天性上睑下垂的特殊类型。

2. **单纯性内眦赘皮**

内眦赘皮是内眦部一种纵向弧形的皮肤皱襞，凹面朝向内眦部。内眦赘皮患者内眦间距明显增宽，内眦部可见一半月形皮肤皱襞，多由上睑向下延伸，少数由下睑向上伸展，常可遮住泪阜及半月皱襞。内眦赘皮广义上可分为先天性及后天性两类，先天性内眦赘皮在东方民族较常见，尤其在蒙古人种中常见，故又称为蒙古褶。先天性不伴有眼部其他异常者称为单纯性内眦赘皮，伴有小睑裂、上睑下垂等者称为小睑裂综合征，伴有眉畸形者称为睑眉综合征，亦有伴小眼球及其他眼部先天发育异常者。

后天性者多是由于外伤、炎症、肿瘤等累及眦角所致，形态不规则，一般为单侧性，并常伴有邻近组织损伤和畸形。

【治疗】

先天性小睑裂综合征严重影响患儿面部外观，由于其视功能低下，对儿童生活也有很大影响。小睑裂综合征的手术时机是存在争议的，如果从弱视角度考虑，早期手术可以更好地防止或减轻形觉剥夺性弱视，但由于患儿过小，组织发育不成熟，过早手术多造成术后复发及矫正不足，从而影响手术效果。晚期手术则手术效果更为稳定、上睑下垂矫正术效果更好预测。所以需综合考虑其解剖生理发育情况及其对视功能的影响程度，可以选择在患儿3岁左右行睑裂开大术，如重度上睑下垂及重度反向型内眦赘皮者则可提前至2岁左右进行，首先行内、外眦成形术以开大睑裂并矫正内眦赘皮，此术后3～6个月局部情况稳定后再行上睑下垂矫正手术。

1. 手术方式的选择

小睑裂综合征的整复涉及睑裂水平向及垂直向的开大，以及反向内眦赘皮的矫正，大多学者主张分期手术治疗。但也有少数研究建议一期整复，包括反向内眦赘皮及上睑下垂的矫正，认为这样可以避免患者的多次住院治疗，儿童患者可减少其全麻次数。诚然，一期整复所有畸形不但节省时间，而且节约了巨大的费用，这也正是患儿家长和医生的共同愿望，但没有真正考虑手术效果。此类患者其水平向睑裂明显短小，水平向张力大，行内眦开大术中必然明显增加其水平向张力，而如果同时行垂直向开大，则水平向及垂直向张力同时加大，可想而知，双向效果将有抵消，从而严重影响手术效果。因此多数作者主张分期手术，一期先行反向内眦赘皮、远内眦间距的矫正，待一期手术3～6个月后水平向张力减小，再行二期上睑下垂矫正[1]。

Mustardé内眦成形术是经典的内眦成形方法，不仅可以矫正反向内眦赘皮，缩短内眦间距，还可同时开大睑裂，对于重度反向内眦赘皮及内眦间距增宽者更为适用，其缺点为术后皮肤瘢痕较明显，但在年龄小的儿童患者中经过1～2年恢复瘢痕可逐渐减轻。而Y-V内眦成形方法则多用于矫正轻中度的内眦赘皮及内眦间距增宽，其睑裂开大作用也较Mustardé内眦成形术方法小，但其优点为操作相对简单，术后瘢痕相对较少，因此为多数医生所采用。

在少数病例中如果内眦成形后睑裂开大效果不满意，则可考虑二期再行外眦开大术。手术方式有Imere "Z"外眦成形术、Fox外眦成形术等[12]。

对于上睑下垂的矫正手术，由于此类患者提上睑肌发育不良，提上睑肌功能差，学者们一致认为应采取利用额肌的手术方式。间接利用额肌的悬吊手术多采用自体阔筋膜、硅胶条、缝合线、聚四氟乙烯膨体材料等。自体阔筋膜相对于其他悬吊材料术后复发率低，感染、肉芽肿等并发症发生率低，不会发生硅胶或膨体等材料的排异情况。缺点是需要儿童年龄大于4岁才能够取得足量的阔筋膜，有额外的创伤。硅胶等材料的优点是操作方便，手术时间短，创伤小，缺点是可能出现材料排异，有感染风险。很多学者更愿意采用直接利用额肌的额肌瓣手术。额肌瓣手术不需要通过材料悬吊，避免了潜在的感染和排异反应，没有缝合伤口处的线结暴露，不需要行眉部和额部的辅助切口，上抬眼睑更加稳定可靠，缺点是需考虑低龄儿童的额肌发育和手术对额肌的损伤。

2. 术前、术后视功能评估的重要性

由于多数家长和医生都不了解此疾病对视功能的影响，只关注术后美容效果，从而错过了最佳的视功能干预时机。对此类儿童术前术后屈光状态一定要有明确了解，教育家长关注其视功能的恢复，术后要让患儿散瞳验光，如存在弱视应尽早进行弱视训练治疗，并根据不同的弱视类型指导其进行个性化的训练治疗，定期复查以保证弱视训练效果，必要时需调整训练方案，直至弱视治疗完成，只有这样才真正完成了小睑裂综合征患者的综合治疗。

【病例摘要】

患儿，男性，2岁10个月，自出生双眼睑裂短小，眼睛睁不大，仰头、抬眉视物，眼球无明显异常。无家族遗传病史及类似病史。查体未见全身发育异常。视力检查不配合。双眼水平向及垂直向睑裂狭小、内眦距增宽、反向内眦赘皮、重度上睑下垂。平视时上睑遮挡全部瞳孔。双眼位正，眼球各向运动正常，眼睑闭合可，Bell征（＋）。双眼前节及眼底无明显异常。诊断：先天性小睑裂综合征。予行双眼Mustardé内眦成形术，半年后行双眼额肌腱膜瓣悬吊上睑下垂矫正术，术后睑裂开大，上睑下垂矫正满意。病例详细资料见二维码数字资源 1-4。

数字资源 1-4

（侯志嘉　李冬梅）

【参考文献】

[1] 李冬梅．眼整形美容外科图谱．2 版．北京：人民卫生出版社，2016．

[2] Olcy C，Baraitser M. Blepharophimosis, ptosis, epicanthus inversus syndrome（BPES syndrome）. J Med Genet，1988，25（1）：47-51.

[3] Crisponi L，Deiana M，Loi A et al. The putative forkhead transcription factor FOXL2 is mutated in blepharophimosis/ptosis/epicanthus inversus syndrome. Nat Genet，2001，27（2）：159-166.

[4] De Baere E，Beysen D，Oley C，et al. FOXL2 and BPES：Mutational hotspots，phenotypic variability，and revision of the genotypephenotype correlation. Am J Hum Genet，2003，72（2）：478-487.

[5] 贾玲玲，杨明勇．先天性小睑裂综合征的病因及诊疗进展．中国美容整形外科杂志，2020，31（5）：288-290＋302．

[6] Vincent AL，Watkins WJ，Sloan BH，et al. Blepharophimosis and bilateral Duane syndrome associated with a FOXL2 mutation. Clin Genet，2005，68（6）：520-523.

[7] Takenouchi T，Miwa T，Sakamoto Y，et al. Further evidence that a blepharophimosis syndrome phenotype is associated with a specific class of mutation in the ADNP gene. Am J Med Genet A，2017，173（6）：1631-1634.

[8] Yu HC，Geiger EA，Medne L，et al. An individual blepharophimosisptosis epicanthus inversus syndrome（BPES）and additional features expands the phenotype associated with mutations in KAT6B. Am J Med Genet A，2014，164A（4）：950-957.

[9] Zlotogora J，Sagi M，Cohen T. The blepharophimosis，ptosis，and epicanthus inversus syndrome：delineation of two types. Am J Hum Genet，1983，35（5）：1020-1027.

[10] Kaba MDS，Doğan MDM，Bulan MDK，et al. Blepharophimosis，Ptosis，and Epicanthus Inversus Syndrome：Expanding the Phenotype. Cleft Palate Craniofac J，2016，53（6）：732-735.

[11] Allen CE，Rubin P. Blepharophimosis-ptosis-epicanthus inversus syndrome（BPES）：clinical manifestation and treatment. Int Ophthalmol Clin，2008，48（2）：15-23.

[12] 李爽，李冬梅，艾立坤，等．先天性小睑裂综合征患者屈光状态分析和分期手术治疗．眼科，2009，18（6）：388-391．

第五节　神经纤维瘤病

神经纤维瘤病（neurofibromatosis，NF）是一种由基因突变导致多系统损害的常染色体显性遗传病，其典型病变为多发、缓慢进展的脑、脊髓和（或）周围神经系统肿瘤，少数患者也可表现为单发或散发病灶[1]。NF 起源于神经内膜结缔组织，常累及皮肤、骨骼、眼等多个外胚层分化的器官，属于多发瘤性综合征[2]。

【病因及流行病学】

NF 具有明显的家族聚集倾向，约有 50% 的患者遗传了父母携带的 NF 突变基因，其余患者多于胚胎时期发生了 NF 基因的新发突变，大约有 1/3 的 NF 新发突变患者是体细胞突变的镶嵌体，而体细胞突变的比例取决于突变发生在胚胎发育不同阶段，一般来讲突变发生越早体细胞突变的比例越高[3]。NF 基因的突变形式包括点突变、截断突变、移码突变、无义突变、剪接位点突变和错义突变，以及包括插入、缺失和重排的结构性突变[4]。

目前临床根据突变基因和临床表现等将 NF 分为 3 种类型[1]：1 型神经纤维瘤病（neurofibromatosis type 1，NF1）最为常见，占所有 NF 病例的 96%，发病率约为 33.3/10 万，致病基因定位于常染色体 17q11.2，该基因突变后细胞无法合成神经纤维瘤蛋白（neurofibromin），后者是一种 GTP 酶激活蛋白，作为抑癌蛋白调节 Ras/MAPK 和 PI3K/mTOR 信号通路活性[5]。2 型神经纤维瘤病（neurofibromatosis type 2，NF2）占所有 NF 病例的 3%，发病率约为 4/10 万，致病基因定位于常染色体 22q12.2，该基因突变后编码的梅林蛋白（Merlin）失活变性，无法作为抑癌蛋白参与调控整合素和酪氨酸受体激酶信号传导等，导致施万细胞（Schwann cell）等细胞过度增殖[6]。第3类为神经鞘瘤病（schwannomatosis，SWN）占所有NF病例比例小于1%，发病率不足NF2的1/2，研究报道抑癌基因 SMARCB1 和 LZTR1 在约85%的家族性和40%的散发型SWN中失活突变，目前其发病机制尚不清楚[7]。

除临床分型外，患者还可根据病变累及范围分为：①节段性NF：病变累及身体的一部分组织器官，多不对称分布，主要源自致病基因体细胞突变；②全身型NF：全身性或广泛对称分布的病变，主要源自致病基因生殖细胞突变。根据患者有无家族史还可分为：①家族性NF：多表现为典型的常染色体显性遗传，少有不完全显性遗传；②散发性NF：患者为新发或自发型NF，没有明确的家族遗传史。

【临床表现】

1. NF1

NF1也称为von Recklinghausen病（von Recklinghausen's disease），可见于任何年龄段，多于儿时表现出临床症状，青春期、妊娠期时常有疾病进展，与普通人群相比NF1患者的预期寿命缩短15年[8]。NF累及多个系统，早期表现为皮肤咖啡牛奶斑、腋窝雀斑，伴有皮下软组织硬结，随病变进展可表现出肿瘤压迫或累及其他器官系统的典型症状，具有一定的个体差异。

（1）神经纤维瘤：患者常因全身多发无痛性皮下肿物就诊，肿物起初多无临床症状，逐渐因体积增加和范围扩大而引起重视，少数肿物伴有放射性或灼烧样疼痛，颅内肿瘤可压迫视神经引起视力下降等。神经纤维瘤可进一步分为皮肤神经纤维瘤和丛状神经纤维瘤。皮肤神经纤维瘤是与单个外周神经相关的离散皮肤病变，而丛状神经纤维瘤是涉及多个神经束或分支的病变，具有显著的发病率和转化为高度侵袭性肉瘤的风险。NF1恶变率约7%，肿物短期内迅速增大、伴有疼痛、活动性降低等需警惕肿瘤恶变可能。

（2）皮肤病变：几乎见于所有患者，疾病早期即可出现，表现为皮肤淡棠色、暗褐色或咖啡色的色素沉着斑，大小不等、边缘清楚、不突出于皮肤表面，随疾病进展出现范围扩大、数目增多、色素沉着。NF1患者在腹股沟、腋窝部亦可出现雀斑样色素沉着。

（3）眼部病变：①NF1多侵犯眼睑、眼眶、葡萄膜、视神经、角膜、结膜、巩膜等眼部结构，晶状体和玻璃体一般不受累。眼睑受累常表现为单侧上眼睑的丛状神经纤维瘤，肿瘤弥漫性增生导致机械性上睑下垂、睑裂延长、上睑外翻，可见特征性"S"状上眼睑畸形，局部皮肤可伴有色素斑。②NF1累及眼眶因占位效应导致眼球突出畸形，患者可伴有眶壁、蝶骨发育不良，较大的骨质缺损或薄弱的骨质被破坏后脑组织可疝入眶内，传导颈动脉搏动表现为搏动性眼球突出。③NF1患者虹膜上出现呈半球形白色或黄棕色隆起斑点、境界清楚的胶样结节，多于青春期出现、双侧分布，称为虹膜错构瘤或Lisch结节。④NF1累及脉络膜表现为色素丰富区域散在分布的棕黑色扁平状或轻度隆起。⑤NF1累及视网膜和视神经表现为胶质瘤或错构瘤，有1/4～1/2的视神经胶质瘤患者合并神经纤维瘤病，表现为单侧眼球进行性突出和视力丧失、视盘水肿或萎缩。90%的病例肿瘤会累及视神经管的前段而引起视神经孔扩大。⑥青光眼：神经纤维瘤直接侵犯房角阻碍房水回流，房角及虹膜根部直接被神经纤维瘤侵犯时可导致虹膜广泛前粘连，或睫状体与脉络膜受神经纤维瘤的累及而变肥厚，向前推移使房角关闭导致患者表现出青光眼症状。若患者发病年龄小多符合儿童青光眼临床特点，如发生较晚则与成年人闭角型青光眼相似。

（4）神经系统肿瘤：多数患者初期无不适主诉，肿瘤进展累及中枢和外周神经系统可导致不同程度的智力下降、记忆力障碍、癫痫发作、肢体无力、感觉异常等。低级别胶质瘤是NF1中最常见的颅内肿瘤，肿瘤几乎可以发生在大脑的任何部位，最常见于视神经通路或脑干[9]。视神经胶质瘤（optic pathway gliomas，OPG）可影响视神经、视交叉、视交叉后束或放射线，并可延伸至下丘脑。NF1相关OPG见于15%～20%的NF1患者中，与普通肿瘤相比表现出更多的良性特征，患者通常在7岁之前出现临床症状，典型症状包括斜视、上睑下垂、眼球突出、疼痛、瞳孔变化、视力变化、下丘脑障碍，以及罕见的脑积水。约一半的OPG患者没有症状；在症状较轻的情况下，通常不需要对这些肿瘤进行干预，现有研究报道肿瘤预后不良的风险因素包括女性、发病年龄小于2岁或8～10岁或以上，或肿瘤位于视交叉后视通路[1, 10-11]。也有研究指出NF1

的个体患非神经系统肿瘤的风险也增加，包括但不限于白血病、嗜铬细胞瘤、乳腺癌和胃肠道间质瘤等。

（5）骨骼异常：患者可伴有蝶骨发育不良、胫骨前外侧弯曲或长管状骨皮质菲薄伴有假关节形成等，可为骨骼发育异常或肿瘤生长过程中压迫骨骼导致骨骼损害。

（6）内脏损害：位于胸腔、纵隔或腹盆腔的神经纤维瘤可引起临近器官损害，其中消化道受累可引起胃肠出血或梗阻，还可引起内分泌异常。

2. NF2

NF2患者平均诊断年龄约为20岁，常表现为双侧听神经瘤，双侧进行性听力下降是最常见的首发症状，部分患者表现为单侧严重的听力障碍、波动性听力丧失或突发性听力丧失，可伴耳鸣、头晕或眩晕感。部分患者出现手颤、平衡障碍、步态异常等共济失调表现，肿瘤累及单侧面神经出现同侧口角歪斜、面部麻木感、感觉减退等。3%～5%的成年NF2患者出现严重的多发性神经病。随着颅内占位进展可出现持续性头痛，伴恶心、呕吐和视乳头水肿等颅内压增高表现。大约70%的NF2患者有皮肤损害，表现为色素沉着斑块、皮损毛发增多以及沿周围神经分布的皮下结节等[1]。此外，NF2患者在幼年时即可发展为多发性脑膜瘤和室管膜瘤[12]，伴有视神经萎缩、复合错构瘤、白内障和视网膜前膜等眼部病变和不同程度的视力损害[13]。

3. SWN

SWN是最罕见的NF，其特征是多发性神经鞘瘤，多侵犯脊髓及周围神经系统，少见于脑神经，且不伴有通过常染色体显性遗传的双侧听神经瘤。SWN患者的肿瘤计数中位数为4，全身肿瘤体积中位数为39 ml[14]，诊断时的中位年龄约为40岁[15]。SWN在成年早期出现局部或全身慢性疼痛、麻木、刺痛和虚弱感，总肿瘤负荷、大小和位置与疼痛发病率无显著相关性。虽然SWN患者的预期寿命正常，但SWN患者发生其他恶性肿瘤的风险尚需进一步研究[16]。SWN患者没有学习障碍，脑膜瘤的发生率为5%。

【辅助检查】

（1）影像学检查：X线检查明确有无骨骼畸形，超声、CT和MRI可见中枢和周围神经系统实质性肿块，呈圆形或类圆形，借助增强扫描、三维成像、血管成像技术可协助明确诊断、判断肿瘤与周围组织位置关系等。

（2）神经电生理检查：肌电图、诱发电位、脑电图、脑磁图、眼震电图等，多表现为神经源性损害，电信号传导减慢等；认知功能检查明确有无智力减退等。

（3）耳鼻喉专科检查：听力学检查明确有无听力下降、单侧或双侧听力变化；前庭功能检查鉴别耳石症、梅尼埃病等。

（4）眼科检查：通过视力、视野检查发现可能的视力下降、视野偏盲，裂隙灯观察Lisch结节或虹膜错构瘤，眼底检查可能发现颅内压增高导致的视乳头水肿、视神经萎缩或眼底出血。

（5）突变基因检测：目前已在NF患者中鉴定出数千种致病性突变类型，相应的患者存在轻重不等的临床表型。此外NF突变基因作为多种肿瘤信号通路负调控因子，研究表明患者罹患消化系统肿瘤、急性髓性粒细胞白血病等恶性肿瘤的风险高于普通人群[17-18]。随着二代测序技术的不断发展，基于肿瘤组织、外周血、羊膜穿刺、绒毛膜组织等的突变基因检测有助于临床在较短时间内确认诊断并指导患者家庭成员的筛查[19]。不过，突变基因检测阴性并不能完全排除诊断，患者可能为致病性突变的嵌合体；由于等位基因和疾病自然病程存在明显异质性，*NF*基因阳性突变亦不能预测疾病的严重程度。

【诊断】

1. NF1诊断标准[20]

①全身存在6处及以上咖啡牛奶斑（青春期前直径>5 mm，青春期后直径>15 mm）；②腋窝和（或）腹股沟有雀斑；③视神经胶质瘤；④通过裂隙灯检查确定至少2个Lisch结节，或者存在至少2处脉络膜异常；⑤至少2个任何类型的神经纤维瘤，或1个丛状神经纤维瘤；⑥特征性的骨骼病变：蝶骨发育不良、胫骨前外侧弯曲或长管状骨皮质菲薄伴假关节形成等；⑦杂合的致病性*NF1*基因突变，即表型正常的组织（如白细胞）中变异等位基因比例为50%。若一级亲属患有NF1，上述标准符合1条或以上者即可诊断NF1；符合至少2条上述标准的患者，即使无明确家族史亦可诊断NF1。

2. NF2诊断标准

①双侧听神经瘤；②患者一级亲属中有NF2患者，患者本人有单侧听神经瘤；③患者一级亲属中有NF2患者，本人罹患以下病变的任意2种：脑膜瘤、神经胶质瘤、神经鞘瘤或青少年晶状体后囊混

浊。上述标准符合任意1项即可诊断NF2。

3. SWN诊断标准

（1）确诊：①年龄＞30岁，2个或更多神经鞘瘤（非皮内，且至少1个经病理学检查证实），脑部MRI扫描没有前庭肿瘤的证据，也没有已知的NF突变。②患者一级亲属中有SWN患者，本人经病理证实罹患听神经瘤。符合上述标准任意1项即可确诊SWN。

（2）疑诊：①年龄＜30岁，2个或更多神经鞘瘤（非皮内，且至少1个经病理学检查证实），脑部MRI扫描没有前庭肿瘤的证据，也没有已知的NF突变。②年龄＞45岁，2个或更多神经鞘瘤（非皮内，且至少1个经病理学检查证实），没有听神经功能障碍和NF2的症状。③患者一级亲属中有NF2患者，本人罹患非听神经瘤。符合上述标准任意1项疑诊SWN。

【鉴别诊断】

1. NF1需要和以下疾病鉴别

（1）结节性硬化：也是常染色体显性遗传的神经皮肤综合征，累及皮肤和神经系统。皮肤改变包括口鼻三角区对称性蝶形分布的皮脂腺瘤、叶状白斑、鲨鱼皮斑，也可见咖啡牛奶斑；神经系统损害以颅内结节性钙化灶为特征性表现，临床上常见难治性癫痫和智能减退；眼科检查可见视乳头附近虫卵样钙化结节或视网膜周边黄色环状损害。

（2）McCune-Abright综合征：罕见的先天性疾病，以骨纤维发育异常为主要表现，可见骨皮质变薄，容易发生病理性骨折，碱性磷酸酶增高；伴皮肤大片的咖啡样色素沉着，以及内分泌疾病，如甲状腺功能亢进、甲状旁腺功能亢进、性早熟、库欣综合征等。一般不累及神经系统，患者智力正常。

（3）Proteus综合征：多种组织非对称性过度生长造成的畸形。特征性的表现是组织痣，呈黄褐色或黑褐色，边界清楚，隆起呈鹅卵石质地，常有条纹状外观，位于足趾、手掌、手指、鼻部和躯干，病例活检示角化过度、棘层肥厚及乳头瘤样增生。神经系统损害主要表现为智力障碍，眼科表现包括眼球外层皮样囊肿和眼球上囊肿。

2. NF2需要和以下疾病鉴别

（1）其他前庭和中枢神经系统疾病引起的眩晕：表现为视物旋转，伴恶心、呕吐、出汗等自主神经症状。NF2的肿瘤包裹、压迫前庭神经，由于肿瘤生长缓慢，患者多可逐渐代偿，因此较少出现真性眩晕，可仅表现为头晕和行走不稳感。NF2往往伴有双侧听力进行性下降。

（2）发生于脑桥小脑角区的肿瘤：常见的为脑膜瘤、胆脂瘤及三叉神经鞘瘤等，脑膜瘤有典型的脑膜尾征，胆脂瘤和三叉神经鞘瘤可产生三叉神经痛等症状。

（3）转移瘤：脑内伴发的多发性病灶要与转移瘤鉴别，后者大多有原发病变，结合临床和病史可鉴别，完善肿瘤标志物检查、PET-CT等检查有助于判断原发灶及肿瘤复发等。

3. SWN需要和以下疾病鉴别

早期研究将SWN多归入NF2范畴，但SWN发病较晚，以多发性神经鞘瘤为特征，多侵犯脊髓及周围神经系统，少见于脑神经，多表现为皮肤多丛状神经鞘瘤且不伴有双侧听神经瘤。SWN和NF2之间存在显著的表型重叠，在许多情况下需要进行基因检测以确认诊断。

【治疗】

1. NF1

NF1发病机制复杂，临床表现多样，治疗策略没有统一的临床共识。手术切除仍是NF1的主要治疗手段，根据瘤体的位置、大小、数量制订个体化的手术切除范围，达到切除病变、保护形态功能的目的。对于瘤体巨大、数量较多或邻近重要器官组织的NF1，常无法实现一期切除，手术迁延、创伤较大。眼睑或眶内神经纤维瘤者可行肿瘤切除联合眼睑成形术，但由于神经纤维瘤缺乏包膜易于局部浸润，切除后局部复发率很高[21]。靶向Ras等信号传导通路的药物（替比法尼、吡非尼酮、西罗莫司、聚乙二醇化干扰素和伊马替尼）已在Ⅱ期临床试验中用于治疗复发或无法手术切除的丛状神经纤维瘤[2]。靶向Ras信号通路的下游效应分子，例如抑制MEK和PI3K信号通路活性被认为是有前景的治疗策略。新近发表的一项临床试验表明，MEK抑制剂司美替尼在无法手术的丛状神经纤维瘤患儿中诱导部分反应[22]，2020年4月美国食品药物监督管理局批准司美替尼用于治疗至少2岁、有临床症状、无法手术的丛状神经纤维瘤患者[23]。

目前的影像学对视路胶质瘤具有诊断性，因此不再需要对疑似的肿瘤进行活检[24]。由于视路胶质瘤手术收益甚微，甚至会牺牲剩余的视力，故仅建议对引起严重视力丧失和毁容性眼球突出的视路胶质瘤病例进行手术[25]。以卡铂为基础的化学疗法，通常与长春新碱联合使用，仍然是 NF1 相关低级别胶质瘤治疗的金标准。这些患者的五年无进展生存期已被证明高达 69%。该方案的毒性和副作用也低于其他同类药物[26]。在复发性难治性视路胶质瘤中，替代长春碱等药物已被证明是有效的，但由于广泛的骨髓抑制，在许多患者中耐受性较差[27]。靶向 MEK 抑制剂和 mTOR 通路的新疗法目前正在试验中，治疗前视力是化疗后最终视力的重要预后指标[24]。靶向肿瘤血管生成的药物，如贝伐单抗，应用于难治性视路胶质瘤病例中显示有视力获益[28]。Avery 等在 2014 年的一项研究观察了贝伐单抗在 4 例儿童 OPG 中的应用，尽管先前接受了化疗或质子束放射治疗，但这些病例表现出进行性视力或视野丧失。在接受贝伐单抗静脉注射治疗后，所有患儿的视力、视野或两者都有显著改善[29]。此外，儿童脑瘤研究合作组织目前正在评估 MEK 抑制剂司美替尼在儿童复发性或难治性低级别胶质瘤中的应用，结果令人鼓舞[30]。

2. NF2

手术治疗亦是 NF2 的首选治疗方法。NF2 可导致患者听力下降、视力损害、面容损毁，甚至因颅内占位效应和累及脑干等危及生命需要手术治疗。根治性手术损伤大，患者术后可出现双耳全聋，而次全切除术后复发率高。随着显微神经外科的理念更新、技术进步，NF2 手术疗效和安全性不断提高，手术根治率明显上升。近年来立体定向放射外科治疗（stereotactic radiosurgery，SRS）逐渐应用于临床，可提高中小型（肿瘤直径＜ 3 cm）NF2 患者听力保留率、降低面神经功能障碍的风险，亦可能导致前庭功能障碍、增加后续手术切除困难和导致肿瘤恶变的可能，不提倡应用于多发性 NF2 肿瘤治疗[31-33]。血管内皮生长因子（VEGF-A）是神经鞘瘤生长的重要因素，贝伐单抗已被应用于快速生长的听神经瘤的一线药物治疗[34]，最近对 8 项观察性研究的荟萃分析中，161 名 NF2 患者接受贝伐单抗治疗，中位治疗持续时间为 16 个月，研究终点 41% 的患者肿瘤部分消退，47% 的患者没有变化，7% 的患者出现进展。此外，20% 的 NF2 患者听力有所改善，69% 的患者保持稳定，6% 的患者听力恶化[35]。不过研究指出贝伐单抗持续治疗严重不良反应（包括闭经、蛋白尿和高血压）的发生率高达 17%[35]，治疗中断后肿瘤出现明显的生长反弹[35]。NF2 肿瘤的其他靶向治疗选择包括表皮生长因子受体抑制剂、血小板衍生生长因子抑制剂和组蛋白脱乙酰酶抑制剂等[2]。

3. SWN

剧烈疼痛常为 SWN 患者就诊的主要原因，严重影响患者生活质量。迄今为止，尚无针对 SWN 的成熟化疗方案。加巴喷丁或普瑞巴林、短效阿片类药物和（或）非甾体抗炎药可成功减轻 SWN 患者的疼痛。其他药物，包括三环类抗抑郁药如阿米替林、血清素－去甲肾上腺素再摄取抑制剂如度洛西汀、抗癫痫药如托吡酯或卡马西平可作为辅助用药或独立使用。如果疼痛控制效果不佳、出现神经功能障碍甚至脊髓压迫或内脏器官梗阻等可以考虑手术切除疼痛性神经鞘瘤。机制研究表明 SMARCB1 和 LZTR1 都与组蛋白去乙酰化酶 4 相互作用，提示组蛋白去乙酰化酶抑制剂是 SWN 潜在的靶向治疗药物[36-37]。

【病例摘要】

患儿女性，10 岁，因"右眼上睑下垂 7 年，自觉右眼视力下降 1 年"就诊。患儿足月顺产，出生后 20 天洗澡时发现身体褐色斑，后逐渐增多。眼科查体见右眼上睑下垂、肥厚、外翻，近外眦上睑皮肤色素沉着，皮下可触及一包块（面团感、边界不清、活动度差、无压痛），右眼提上睑肌肌力弱，努力抬高右眼可见角膜映光点；双眼眼位正，各方向运动对称；上睑下垂与下颌运动无关。左眼下方虹膜有一 Lisch 结节。头颅 MRI 显示右眼上睑较左眼厚，可见 T1 像中高信号肿块影。全身查体见腹部和背部大量咖啡牛奶斑及雀斑。基因测序分析结果为 1 型神经纤维瘤病，PCR 测序检测到致病突变位点位于第 35 个外显子。诊断为 1 型神经纤维瘤病、右眼眼睑丛状纤维瘤。嘱患者每年眼科随诊谨防眼睑丛状纤维瘤恶变，必要时行手术干预，据实际情况辅以术后放疗。病例详细资料见二维码数字资源 1-5。

数字资源 1-5

（戎　欣）

【参考文献】

[1] Tamura R. Current understanding of neurofibromatosis type 1, 2, and schwannomatosis. Int J Mol Sci, 2021, 22（11）: 5850.

[2] Sanchez LD, Bui A, Klesse LJ. Targeted therapies for the neurofibromatoses. Cancers（Basel）, 2021, 13（23）: 6032.

[3] 黄永胜, 黎凯, 刘思景, 等. 2型神经纤维瘤病发病的遗传学及分子机制综述. 国际医药卫生导报, 2021, 27（15）: 5.

[4] Halliday D, Emmanouil B, Pretorius P, et al. Genetic severity score predicts clinical phenotype in NF2. J Med Genet, 2017, 54（10）: 657-664.

[5] Nix JS, Blakeley J, Rodriguez FJ. An update on the central nervous system manifestations of neurofibromatosis type 1. Acta Neuropathol, 2020, 139（4）: 625-641.

[6] Coy S, Rashid R, Stemmer-Rachamimov A, et al. An update on the cns manifestations of neurofibromatosis type 2. Acta Neuropathol, 2020, 139（4）: 643-665.

[7] Evans DG, Bowers NL, Tobi S, et al. Schwannomatosis: A genetic and epidemiological study. J Neurol Neurosurg Psychiatry, 2018, 89（11）: 1215-1219.

[8] Rasmussen SA, Yang Q, Friedman JM. Mortality in neurofibromatosis 1: An analysis using u.S. Death certificates. Am J Hum Genet, 2001, 68（5）: 1110-1118.

[9] Campen CJ, Gutmann DH. Optic pathway gliomas in neurofibromatosis type 1. J Child Neurol, 2018, 33（1）: 73-81.

[10] Fisher MJ, Loguidice M, Gutmann DH, et al. Gender as a disease modifier in neurofibromatosis type 1 optic pathway glioma. Ann Neurol, 2014, 75（5）: 799-800.

[11] Créange A, Zeller J, Rostaing-Rigattieri S, et al. Neurological complications of neurofibromatosis type 1 in adulthood. Brain, 1999, 122（Pt 3）: 473-481.

[12] Gaudioso C, Listernick R, Fisher MJ, et al. Neurofibromatosis 2 in children presenting during the first decade of life. Neurology, 2019, 93（10）: e964-e967.

[13] Painter SL, Sipkova Z, Emmanouil B, et al. Neurofibromatosis type 2-related eye disease correlated with genetic severity type. J Neuroophthalmol, 2019, 39（1）: 44-49.

[14] Plotkin SR, Bredella MA, Cai W, et al. Quantitative assessment of whole-body tumor burden in adult patients with neurofibromatosis. PLoS One, 2012, 7（4）: e35711.

[15] Merker VL, Esparza S, Smith MJ, et al. Clinical features of schwannomatosis: A retrospective analysis of 87 patients. Oncologist, 2012, 17（10）: 1317-1322.

[16] Carter JM, O'hara C, Dundas G, et al. Epithelioid malignant peripheral nerve sheath tumor arising in a schwannoma, in a patient with "neuroblastoma-like" schwannomatosis and a novel germline smarcb1 mutation. Am J Surg Pathol, 2012, 36（1）: 154-160.

[17] Blakeley JO, Plotkin SR. Therapeutic advances for the tumors associated with neurofibromatosis type 1, type 2, and schwannomatosis. Neuro Oncol, 2016, 18（5）: 624-638.

[18] Landry JP, Schertz KL, Chiang YJ, et al. Comparison of cancer prevalence in patients with neurofibromatosis type 1 at an academic cancer center vs in the general population from 1985 to 2020. JAMA Netw Open, 2021, 4（3）: e210945.

[19] Evans DG, Hartley CL, Smith PT, et al. Incidence of mosaicism in 1055 de novo nf2 cases: Much higher than previous estimates with high utility of next-generation sequencing. Genet Med, 2020, 22（1）: 53-59.

[20] Legius E, Messiaen L, Wolkenstein P, et al. Revised diagnostic criteria for neurofibromatosis type 1 and legius syndrome: An international consensus recommendation. Genet Med, 2021, 23（8）: 1506-1513.

[21] 张剑, 张金明, 葛鋆, 等. 1型神经纤维瘤病的整形外科治疗决策. 中华整形外科杂志, 2021, 37（8）: 7.

[22] Gross AM, Wolters PL, Dombi E, et al. Selumetinib in children with inoperable plexiform neurofibromas. N Engl J Med, 2020, 382（15）: 1430-1442.

[23] Mukhopadhyay S, Maitra A, Choudhury S. Selumetinib: The first ever approved drug for neurofibromatosis-1 related inoperable plexiform neurofibroma. Curr Med Res Opin, 2021, 37（5）: 789-794.

[24] Avery RA, Fisher MJ, Liu GT. Optic pathway gliomas. J Neuroophthalmol, 2011, 31（3）: 269-278.

[25] Korf B R. Malignancy in neurofibromatosis type 1. Oncologist, 2000, 5（6）: 477-485.

[26] Dodgshun A J, Maixner W J, Heath J A, et al. Single agent carboplatin for pediatric low-grade glioma: A retrospective analysis shows equivalent efficacy to multiagent chemotherapy. Int J Cancer, 2016, 138（2）: 481-488.

[27] Widemann BC, Acosta MT, Ammoun S, et al. Ctf meeting 2012: Translation of the basic understanding of the biology and genetics of nf1, nf2, and schwannomatosis toward the development of effective therapies. Am J Med Genet A, 2014, 164a（3）: 563-578.

[28] Packer RJ, Jakacki R, Horn M, et al. Objective response of multiply recurrent low-grade gliomas to bevacizumab and irinotecan. Pediatr Blood Cancer, 2009, 52（7）: 791-795.

[29] Avery RA, Hwang EI, Jakacki RI, et al. Marked recovery of vision in children with optic pathway gliomas treated with bevacizumab. JAMA Ophthalmol, 2014, 132

[30] Banerjee A, Jakacki RI, Onar-Thomas A, et al. A phase i trial of the mek inhibitor selumetinib (azd6244) in pediatric patients with recurrent or refractory low-grade glioma: A pediatric brain tumor consortium (pbtc) study. Neuro Oncol, 2017, 19 (8): 1135-1144.

[31] Watanabe S, Yamamoto M, Kawabe T, et al. Stereotactic radiosurgery for vestibular schwannomas: Average 10-year follow-up results focusing on long-term hearing preservation. J Neurosurg, 2016, 125 (Suppl 1): 64-72.

[32] Savardekar AR, Terrell D, Lele SJ, et al. Primary treatment of small-to-medium (<3 cm) sporadic vestibular schwannomas: A systematic review and meta-analysis on hearing preservation and tumor control rates for microsurgery versus radiosurgery. World Neurosurg, 2022, 160: 102-113.e12.

[33] Kawashima M, Hasegawa H, Shin M, et al. Outcomes of stereotactic radiosurgery in young adults with vestibular schwannomas. J Neurooncol, 2021, 154 (1): 93-100.

[34] Morris KA, Golding JF, Axon PR, et al. Bevacizumab in neurofibromatosis type 2 (nf2) related vestibular schwannomas: A nationally coordinated approach to delivery and prospective evaluation. Neurooncol Pract, 2016, 3 (4): 281-289.

[35] Lu VM, Ravindran K, Graffeo CS, et al. Efficacy and safety of bevacizumab for vestibular schwannoma in neurofibromatosis type 2: A systematic review and meta-analysis of treatment outcomes. J Neurooncol, 2019, 144 (2): 239-248.

[36] Algar EM, Muscat A, Dagar V, et al. Imprinted cdkn1c is a tumor suppressor in rhabdoid tumor and activated by restoration of smarcb1 and histone deacetylase inhibitors. PLoS One, 2009, 4 (2): e4482.

[37] Emanuele MJ, Elia AE, Xu Q, et al. Global identification of modular cullin-ring ligase substrates. Cell, 2011, 147 (2): 459-474.

第六节 眼眶淋巴瘤

【概述】

眼眶淋巴瘤为非霍奇金淋巴瘤淋巴结外病变，约占淋巴瘤患者的0.01%，占所有眼眶肿瘤的55%，占所有眼肿瘤的8%[1-2]。可发生于结膜、泪腺或球后，可为原发性、也可为继发性。常见的原发性淋巴瘤种类有黏膜相关性淋巴组织（MALT）结外边缘区B细胞淋巴瘤、滤泡性淋巴瘤、弥漫性大B细胞淋巴瘤、套细胞淋巴瘤等类型。发病年龄30～90岁，平均60岁。

【临床表现】

眼眶非霍奇金恶性淋巴肿瘤的临床表现主要为眼球突出、结膜水肿、眼睑肿胀等。可出现一侧或两侧眼睑肿胀、下垂，扪及无痛性硬性肿物，可伴有疼痛、炎症反应。如有结膜下侵犯，可透过结膜看到粉色鲑鱼肉样肿物。可随病情发展出现眼睑浸润，结膜变硬，遮住眼球，与眶内肿物连为一体。波及视神经和眼外肌的患者可出现视力下降、上睑下垂、复视、眼球运动受限，甚至眼球固定。侵及泪囊的肿瘤可出现类似泪囊炎、泪道阻塞的表现。临床上常使用Ann Arbor分期和TNM分期对眼眶淋巴瘤进行分期，并据此制订治疗方案。

【辅助检查】

1. 血清学检查

早期患者血常规多正常，继发自身免疫性溶血或肿瘤累及骨髓可发生贫血、血小板减少及出血。9%～16%的患者可出现白血病转化，常见于弥漫性小淋巴细胞性淋巴瘤、滤泡性淋巴瘤、淋巴母细胞性淋巴瘤及弥漫性大细胞淋巴瘤等。红细胞沉降率在活动期增快，缓解期正常。部分MALT淋巴瘤可出现特征性的IgG4升高。

2. 影像学检查

影像学检查在眼眶淋巴瘤中有很高价值。MRI是诊断的主要标准，可反映肿瘤的位置及周边结构的情况。肿瘤T1加权像信号低，T2加权像信号较高，与眼外肌信号强度相近。包埋于病变内的眼外肌与视神经结构无明显改变。CT可用来评估眼眶淋巴瘤病变部位和范围。单发软组织肿块，常见于眼眶外上方，其次是内上方，也可发生于泪腺或眼肌内[3]。

【诊断】

典型的淋巴瘤可通过临床表现及影像学检查怀疑，但是病理活检才能给出准确的判断。病理学检查可以检查免疫表型，为基因治疗提供基础。

【治疗】

眼眶淋巴瘤的治疗需要根据病理的组织学类型、疾病分期以及临床表现等，综合制订治疗方案。必要时应作眼眶肿物活检，以确定病变性质。

手术切除限于局限在结膜或者眼眶内的淋巴瘤类型。因手术复发率较高，且因眼部视觉功能难以保留，手术治疗淋巴瘤仍存在一定的争议。因此手术治疗多不作为首选，但可以通过手术取得活检组织，以行进一步的病理学诊断。

若眼眶肿瘤患者有已知活检证实的淋巴瘤病史，细针活检或穿吸活检显示与已知的全身淋巴瘤相一致，宜制订非手术方案。良性反应性淋巴细胞增生患者可采用保护眼球的眼眶局部放射治疗。局限于眼眶的非典型性淋巴细胞增生病例若全身检查正常，可对患侧眼眶局部放疗25～30Gy。放射治疗剂量超过36Gy可导致眼部并发症出现的风险增加，包括角膜炎、白内障、视网膜炎、视神经病变等。

若出现病变广泛转移，或者全身淋巴瘤与眼眶淋巴瘤相关，则患者最适合的治疗是化学治疗。

（吴　元）

【参考文献】

[1] Ferrara D, Mohler KJ, Waheed N, et al. En face enhanced-depth swept-source optical coherence tomography features of chronic central serous chorioretinopathy. Ophthalmology, 2014, 121（3）: 719-726.
[2] 孙梅，马建民. 眼眶淋巴瘤的病因及发病机制研究进展. 中华实验眼科杂志, 2022, 40（11）: 1108-1113.
[3] Tiwari P, Coriddi M, Salani R, et al. Breast and gynecologic cancer-related extremity lymphedema: A review of diagnostic modalities and management options. World J Surg Oncol, 2013, 11（1）: 237.

第七节　眶面裂

【概述】

眶面裂（orbitofacial clefts，OFCs）指涉及眼眶畸形的颅面裂畸形。颅面裂是颅面部多种先天性裂隙畸形的总称，由面部骨骼与软组织不足或者过多造成。可累及颅前窝、额骨、颧骨、上颌骨等多种组织，是一类少见的先天性疾病[1]。颅面裂发生的具体病因未知，一般认为是妊娠早期颅面部突起的融合受到干扰所致。也可能涉及多种遗传及环境因素[2]。眶面裂特指其中累及眼眶的亚型，可累及眼眶、眼睑、泪器。其中，单独累及眼睑的畸形也称为眼睑缺损（eyelid colobomas）。

颅面裂在新生儿中出现的比例为1/（1500～3000），人群发病率估计为（1.4～4.9）/10万[2-3]。多为散发病例。眶面裂的发病率无明确的统计数据。

【临床表现】

眶面裂主要表现为眶面部不同部位的先天性裂隙。可以完全裂开，也可以表现为局限凹陷的隐形裂。可累及深层骨骼，导致明显的面部畸形。Paul Tessier（1974年）根据颅面裂的范围，制定了统一的命名标准，并被广为接受。该方案中以面中部为基点，按照顺时针的方向，将颅面裂分为0～14型（图1-7-1）。其中涉及眶面裂的为3～11型。裂隙位于睑裂以上亚型（9～11型）的又称为颅裂，位于睑裂以下的亚型（3～8型）称为面裂。严重的亚型（如3～11型，4～10型）同时累及二者，合称眶面裂。

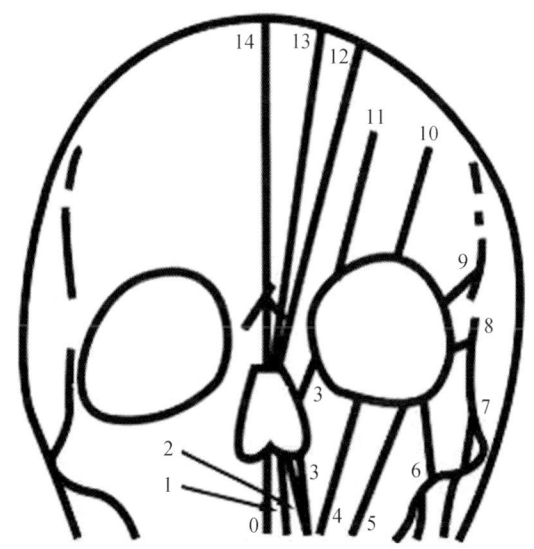

图1-7-1　颅面裂以面中部为几点的分型标准示意图

眼科常见的临床亚型包括：

3型裂（眶鼻裂）：可累及鼻旁、上颌骨及眶内侧壁。可有泪小管先天断裂、泪小点及下泪小管缺失。内眦下移及内眼角畸形。眼睑出现切迹或者缺损。眼球可出现先天性小眼球、角巩膜皮脂瘤等异常。

4型裂（眼面裂）：主要造成上颌骨的裂隙。裂隙可垂直穿过下泪小管、眶下缘及眶底部。可延伸累及上颌窦及上唇，出现唇裂及腭裂。眼部可出现眼睑缺损、内眦移位、泪管阻塞、眼部虹膜缺损等。

6/7/8型裂：6型裂缝位于上颌骨及颧骨，累及眶下裂。颧弓可缺失。下睑缺损位于中外1/3，可有闭合不全。7型裂主要表现为颧弓发育不全、外耳畸形。8型裂主要是眶外侧壁缺损。这三种缺损常常合并出现，是最常见的裂隙组合。

10型裂：是眶上区中部的裂隙。裂隙位于眶上缘中外1/3。从眶上神经处延伸到眶顶级额骨。可出现上睑的部分或者全部缺损，严重者可出现眼眶及眼球向外下移位。

【辅助检查】

CT及MRI是首选的辅助诊断方法。眶面裂有时仅仅表现为眼睑的切迹及缺损，通过影像学检查可辅助明确颅脑、眼部及邻近腔窦的畸形情况。

【诊断】

可根据典型的临床体征及影像学结果确诊。各亚型之间可作为相关的鉴别疾病。

【治疗】

眶面裂因各亚型体征不同，患者病情存在轻重差别，因此治疗方法存在差别，无统一的手术方式。手术的目的为骨性裂隙的复位以及软组织的修复。对于软组织的裂隙，裂隙边的疤痕组织应切净并按照切开后的层次和部位进行复位。如软组织不够修复缺损。需要设计皮瓣进行复位。

根据缺损部位的不同，可制订具体治疗原则。对于内眦部的缺损，如3/4型裂，需要修复眼睑缺损、恢复内眦点位置、恢复泪道系统。对于外眦部的缺损，如6/8/10型裂，可采用转移带蒂皮瓣的方法修复上下眼睑的缺损，如存在外眦部的畸形，可钻孔将外眦固定在合适的眶壁上，并联合神经外科等相关科室进行骨缺损的修复。

（吴　元）

【参考文献】

[1] 周轶群，计菁，穆雄铮，等. 先天性颅面裂隙畸形的诊断和分类. 中华整形外科杂志，2005，21（4）：245-247.
[2] James P, Bradley DJH, Carstens MH. Embryology, classifications, and descriptions of craniofacial clefts. Plastic Surgery. 2006, 4: 38-40.
[3] Tessier P. Anatomical classification facial, cranio-facial and latero-facial clefts. J Maxillofac Surg, 1976, 4（2）: 69-92.

第八节　Treacher Collins综合征

【概述】

Treacher Collins综合征（Treacher Collins syndrome，TCS）也称为下颌骨颜面发育不全，是一种影响颅面部发育的常染色体显性遗传疾病。发生率为（2～4）/10万人[1]。按照发病相关的基因不同，分为：5号染色体 *TCOF1* 基因（5q31.3-q33.3）突变所致的TCS-1型（MIM#154500），位于13q12.2的 *ROLR1D* 基因错义突变导致的TCS-2型（MIM #613717），以及6q22.3的 *POLR1C* 复合杂合突变导致的TCS-3型（MIM#248390）。除上述的几个已知的突变类型外，仍有10%的患者遗传位点不明。TCS是由于中胚层细胞分化发育不全，导致软组织发育不全并影响上颌骨及颧骨的发育。表现形式也是眶面部骨的发育不全。在Tessier颅面裂分类中，属于6～8型裂。

【临床表现】

患者可表现为眶面裂，为颧骨的发育不全及颧骨裂隙。眼部可出现眼裂倾斜，伴有下睑外侧的缺损及睫毛部的缺损。面部可出现凸面型及下颌后缩。可出现外耳畸形及听力损伤。患者可能因为下颌骨的畸形而导致气道狭窄，引起呼吸困难[2]。

【诊断】

依据临床表现诊断。基因诊断可辅助分型。

【治疗】

伴有呼吸及喂养困难的患儿需要在出生后立刻进行口腔矫形治疗。眶面部治疗可在儿童期进行，此时面部已发育完全，可行颅骨或髂骨骨板移植改善颧部外观。下睑缺损可分层进行，使用黏膜移植补充缺如的结膜，皮瓣转移补充缺损的皮肤同时行外眦韧带骨壁固定[3-4]。

（吴 元）

【参考文献】

[1] Dixon J, Trainor P, Dixon MJ. Treacher Collins syndrome. Orthod Craniofac Res, 2007, 10（2）：88-95.

[2] 林燕娴, 马晓阳, 黄元亮, 等. Treacher Collins 综合征患者面中部形态的三维测量分析. 中国修复重建外科杂志, 2021, 35（1）：86-94.

[3] Kobus K, Wójcicki P. Surgical treatment of Treacher Collins syndrome. Ann Plast Surg, 2006, 56（5）：549-554.

[4] Thompson JT, Anderson PJ, David DJ. Treacher Collins syndrome: protocol management from birth to maturity. J Craniofac Surg, 2009, 20（6）：2028-2035.

第九节　Apert 综合征

【概述】

Apert 综合征，也称为尖头并指（趾）畸形 I 型（MIM#101200），是一种由于成纤维细胞生长因子受体 2（Fibroblast growth factor receptor 2，FGFR2）编码基因异常所致的常染色体显性遗传病。发病率为（6～15.5）/100 万人[1]。成纤维细胞生长因子是间充质细胞和神经外胚层细胞过程中重要的调节因子，其信号转导缺陷可引起颅骨和面中部生长停滞[2]。

【临床特征】

典型的 Apert 综合征的面部特征包括双侧冠状缝早闭和上颌发育不全，可导致前额扁平后倾及面中部平坦。眼部特征可以有眼球突出、斜视、眼眶间距过宽以及眼眶水平轴性外下倾[3]。

患者常有腭部高拱，部分患者可有腭裂。患者常有错颌畸形。可有持续存在的中耳积液从而导致听力丧失。因咽部及面中部发育不全可能导致气道塌陷。70% 的 Apert 综合征可出现重度寻常痤疮，可累及四肢。

Apert 综合征另一个典型特征是并指（趾）畸形。患者可有多个手指的骨骼及软组织融合，共用一个甲床。足部可有类似的并趾畸形。

【诊断】

依据典型的病史及体征。

【治疗】

该病需要分阶段行手术治疗，需要依次行颅缝松解、面中部前移以及眶距增宽矫正术治疗。治疗的选择需要注意和患儿面部生长发育及社会性心理发展相适应[4]。

（吴 元）

【参考文献】

[1] Czeizel AE, Elek C, Susánszky E. Birth prevalence study of the Apert syndrome. Am J Med Genet, 1993, 45（3）：392-393.

[2] Purushothaman R, Cox TC, Maga AM, et al. Facial suture synostosis of newborn Fgfr1（P250R/＋）and Fgfr2（S252W/＋）mouse models of Pfeiffer and Apert syndromes. Birth Defects Res A Clin Mol Teratol, 2011, 91（7）：603-609.

[3] 蔡扬帆, 房晓祎, 林霓阳, 等. Apert 综合征 2 例报告. 汕头大学医学院学报, 2018, 31（2）：125, 封 2.

[4] Allam KA, Wan DC, Khwanngern K, et al. Treatment of apert syndrome: a long-term follow-up study. Plast Reconstr Surg, 2011, 127（4）：1601-1611.

第十节 Crouzon 综合征

【概述】

Crouzon 综合征即颅面骨发育不全 I 型（MIM#123500），是一种常染色体显性遗传导致颅缝早闭的颅面畸形。发病率大约为 16/100 万[1]。法国神经病学家 Octave Crouzon 于 1912 年首先报道本病，故称 Crouzon 综合征，又名遗传性颅面发育不全、鹦鹉头综合征、Virchow 综合征、先天性尖头并指（趾）畸形综合征、狭颅综合征等。该病是主要是 10 号染色体上成纤维细胞生长因子 -2（fibroblast growth factor receptor-2，FGFR2）基因突变所致，后有研究确认成纤维细胞生长因子 -3（FGFR3）突变也可以引起本病。该基因突变导致多发性颅部骨缝和面部骨缝早闭，并引起颅部和面部复合畸形[2-3]。

【临床特征】

Crouzon 综合征临床多见于男性。主要特征是继发于双侧冠状缝早闭的扁平高额、突眼、喙状嘴及面中部发育不全。颅缝早闭的顺序及范围决定了患者的畸形程度。颅缝融合越早，对患儿的影响越大[4]。

头部由于颅缝尤其冠状缝的过早闭合，限制了颅骨和上颌骨等的生长，引起舟状头畸形、短头畸形或三角形头畸形。同时骨缝的骨性结合不能适应迅速发育的颅脑体积的增大，而出现脑积水、智力低下，重者颅内压升高等。口面部异常主要为上颌骨后缩短小，下颌骨相对前突，而呈反颌状态。鼻部突出呈鹦鹉嘴样，腭弓呈 V 形增高变尖，有时合并腭裂、唇裂，整个面中部后缩[5]。

Crouzon 综合征的眼部特征主要是突眼和眶距增宽。由于颞侧及颅底骨缝前后向生长不足可导致眶腔浅小，表现为眼球突出、两眼分离过远、眼眶短而小、眼球突出，甚至因眶内组织水肿而致眼球高度突出。可出现眼裂下斜及外斜视。因视神经受压，可出现视神经病变或视乳头水肿、部分视野缺如、继发性视神经萎缩，甚至失明等。还可伴有其他眼疾，如白内障、青光眼、晶状体异位、虹膜缺如等。

【辅助诊断】

Crouzon 综合征患者可行 X 线检查或者 CT 扫描判断颅缝闭合的程度。X 线检查可见颅缝骨性连接，颅底、上颌骨及颅骨与下颌骨大小比例失调，垂体窝扩大等征象。CT 断层扫描和三维 CT 成像可用以判断畸形的严重程度，对颅底、眼眶等结构进行各个角度和径线的测量。

因患者可能会有颈椎的融合，故全颈椎 X 线也需要检查。

对于有家族史的患者，要加强产前诊断。孕早期的女性可以通过胎盘绒毛膜活检，检测胎儿是否存在致病基因，妊娠中晚期女性可通过超声诊断，判断胎儿是否存在颅缝早闭及颅面畸形。

【诊断】

依据颅骨异常、头面部畸形及眼部异常三大特征可予以诊断。

【治疗】

治疗需要进行多次手术，分步骤系统治疗。第一阶段是在 1 岁之内，可行颅缝松解术、额眶前移术及颅腔重塑等手术，改善头颅畸形和增加眶上壁的深度，维持正常的颅内压。第二阶段是在 1～9 岁，可选用 Le Fort Ⅲ 型截骨前移术（Tessier 法），改善呼吸困难、突眼等问题。第三阶段是在 10 岁之后，可针对颅面仍存有的畸形进行矫正。

（吴 元）

【参考文献】

[1] Cohen MM Jr, Kreiborg S. Birth prevalence studies of the Crouzon syndrome: comparison of direct and indirect methods. Clin Genet, 1992, 41（1）: 12-15.

[2] Meyers GA, Orlow SJ, Munro IR, et al. Fibroblast growth factor receptor 3（FGFR3）transmembrane mutation in Crouzon syndrome with acanthosis nigricans. Nat Genet, 1995, 11（4）: 462-464.

[3] Glaser RL, Wen J, Boyadjiev SA, et al. Paternal origin of FGFR2 mutations in sporadic cases of Crouzon syndrome and Pfeiffer syndrome. Am J Hum Genet, 2000, 66（3）: 768-777.

[4] Nagaraju K, Ranadheer E, Suresh P, et al. Cephalometric

analysis of hard and soft tissues in a 12-year-old syndromic child: a case report and update on dentofacial features of Crouzon syndrome. J Indian Soc Pedod Prev Dent, 2011, 29 (4): 315-319.

[5] 段玉冰, 朱琴, 姚静艳. Crouzon 综合征 1 例. 中国斜视与小儿眼科杂志, 2020, 28 (4): 后插 1-3.

第十一节 Goldenhar 综合征

【概述】

Goldenhar 综合征（MIM#164210），也称为眼-耳-脊椎综合征（oculo-auriculo-vertebral spectrum，OAVS）、下颌面骨发育不全-眼球上皮样囊肿综合征、眼-脊柱发育不全、耳-脊椎综合征、眼-耳-椎骨畸形综合征、颜面-听-脊柱异常等。是一种以眼、耳及颜面、脊柱畸形为主要临床症状的先天性综合征。本综合征男孩多见，具体病因不明，推测和胚胎发育期腮弓异常损伤有关[1]。本病遗传方式尚不明确，可能以常染色体显性遗传为主[2]。妊娠期母体疾病及药物使用可导致本病的发生风险增加。

【临床表现】

本病 60%～70% 的病例为男性，其临床表现较复杂。总体归纳有眼、耳、颜面及脊柱等不同的临床表现[3]：①眼部可见有眼角膜皮样瘤、眼睑缺损、上睑下垂、小角膜及小眼球、眼裂歪斜、白内障等，其中先天性角膜皮样瘤可随年龄增长而增大。②耳部畸形可出现副耳、耳前瘘管和外耳道缺如等，严重者亦见合并耳聋。③面部畸形如小颌畸形、唇裂、面横裂、颧骨发育不全、牙齿排列不齐等。④脊柱畸形临床表现形式不一，病变主要影响脊柱的侧弯及骨质愈合，也可有肋骨异常、头骨畸形、肢体和足畸形。

约 10% 的病例智力迟钝，但大多数患儿只显示部分体征。部分患儿尚可见心血管畸形，肺、肾、牙齿及智能异常等。

【辅助检查】

有明显骨骼异常的患儿需进行影像学检测，可见胸椎侧弯、骨质呈楔状愈合等体征。可行超声心动图、心电图、脑电图等检查，排除可能存在的并发症状。

患儿染色体检查多数为正常，但亦有少数可见异常。

【诊断】

根据同时存在的眼-耳-脊柱等异常体征，可进行初步诊断。进行相关实验室检查，排除其他因素引起的类似症状，如染色体检查属正常。以上两点结合病史及发病过程可确诊。

【治疗】

尚无有效治疗方法，针对某些可能影响机体正常生理活动及机能的畸形，可进行手术修补或矫治。如眼科进行角膜皮样瘤切除术、眼睑缺损重建术等，耳科进行副耳切除术，发现耳聋患儿尽早给予助听装置。口腔科可进行唇裂修补术等。

眼部手术虽对视力改善无明显帮助，但对矫正畸形、改善美容、平衡心理仍有积极意义。

（吴 元）

【参考文献】

[1] Beleza-Meireles A, Clayton-Smith J, Saraiva JM, et al. Oculo-auriculo-vertebral spectrum: a review of the literature and genetic update. J Med Genet, 2014, 51 (10): 635-645.

[2] Vendramini-Pittoli S, Kokitsu-Nakata NM. Oculoauriculovertebral spectrum: report of nine familial cases with evidence of autosomal dominant inheritance and review of the literature. Clin Dysmorphol, 2009, 18 (2): 67-77.

[3] 冯丙岂, 杨洁, 樊宁, 等. Goldenhar 综合征伴双眼视网膜脉络膜发育异常诊疗一例. 中华实验眼科杂志, 2020, 38 (10): 812-813.

第二章 角膜巩膜相关罕见病

第一节 复发性多软骨炎

【概述】

复发性多软骨炎（relapsing polychondritis，RP）是一种免疫介导的系统性疾病，其特征性表现是眼、耳、鼻、关节、气管和支气管等软骨或富含蛋白多糖的器官反复发作的炎症病程，最终导致相关结构形态改变、功能受损。

1923年，Jaksch-Wartenhorst医生首先用"多软骨病（polychondropathia）"一词描述了一位发热、多关节炎、耳、鼻软骨炎的32岁男性患者[1]。1960年，Pearson等首次提出了用"复发性多软骨炎（relapsing polychondritis）"一词来强调这些患者特殊的间歇性病程[2]，并广为接受，沿用至今。RP的第一个诊断标准是1976年由McAdam等根据159例患者的临床特征提出的[3]，后来Damiani[4]、Michet[5]等对其进行了修改。

RP发病率为（0.71~3.5）/100万人[16-18]。因其罕见性，许多流行病学特征尚待进一步观察和总结。RP在各个种族，各个年龄段的人群中均可发生，其发病的中位年龄在40~60岁，年龄在44~51岁的人群诊断最多[19]，但也可在儿童中发生，且其疾病特征与成人相似[20]。RP发病的男女比例为1：（0.7~2.5）[16, 21-22]。

RP的确切发病机制尚不十分明确。RP受损部位的多种炎症相关细胞聚集表明其是一种自身免疫性疾病，病变部位的炎症细胞和炎症因子聚集导致基质金属蛋白酶等降解性酶，以及炎症细胞和软骨细胞产生的活性氧代谢物的释放，最终破坏软骨和其他富含蛋白多糖的组织[6]。RP的病理生理学过程可能是最初对于软骨组织的破坏暴露了软骨细胞或细胞外的软骨基质，继而导致了波及非软骨组织的自身免疫反应[7]。RP患者中检测到的抗软骨、胶原蛋白（Ⅱ型、Ⅸ型、Ⅹ型、Ⅺ型）、母系蛋白-1（matrilin-1）、软骨寡聚基质蛋白（cartilage oligomeric matrix proteins，COMPs）等[6, 8-10]的抗体也证明上述假设，但由于研究所包含的患者数目太少，且这些抗体并非RP特异，因此其作为临床标志物的价值有限。

在RP患者中还发现了对胶原蛋白有特异性的自身反应性T淋巴细胞[11]，它们大多数会在受累部位释放干扰素-γ[12]。血清单核细胞趋化蛋白-1（MCP-1）、巨噬细胞炎症蛋白-1β（MIP-1beta）和白细胞介素-8（IL-8）的水平在疾病发作期间增加，证明了RP病程中单核细胞和巨噬细胞的作用[13]。

另外，很多研究报道RP易感性与HLA-DR4的存在有显著相关性[14]，而RP的器官受累程度似乎与HLA-DR6呈负相关[15]。

【临床表现】

RP临床表现为多系统受累，严重时可因呼吸系统、心血管系统等的病变引起死亡。下面我们分系统阐述其主要临床表现。

1. 眼部情况

眼部是RP的常见受累部位，约60%的RP患者在病程的某一阶段会有眼部表现[23]，约20%以首发症状出现[18]。

（1）眼眶：RP患者可表现为伴有眶周眼睑水肿和结膜水肿的眼球突出，类似于眼眶炎性假瘤[24, 29, 34]，病理表现为伴有淋巴增生的慢性炎症[26]。Isaak等报道的RP病例中有眼球突出表现的患者占4%[24]。血管炎可影响眼外肌（外直肌为主，也可累及上斜肌和上直肌）和脑神经（动眼神经和展神经为主），导致眼外肌麻痹[24, 35]。

（2）眼睑：眼睑受累大约占RP患者中的10%。部分表现为双侧眼睑水肿，类似于蜂窝织炎表现，触痛阳性。另外还有患者有单侧眼睑退缩、上睑下垂表现[24]。病程较长或反复发作的眼睑炎症可造成不同程度的眼睑外翻。

（3）结膜：RP患者的结膜损伤可表现为非特异的单侧或双侧结膜充血或结膜下出血，也可出现轻微的角结膜干燥表现，在合并干燥综合征的患者中此表现更严重[24]。还有报道RP患者表现出结膜的"鲑鱼肉色斑（salmon patch）"病损，病理证实为反应性淋巴增生[26]。另有报告因闭塞性微血管病变引起的慢性滤泡性结膜炎[27]。

（4）巩膜：巩膜外层炎和巩膜炎是RP在眼部最常见的表现，大约发生在47%的RP患者中，且常常与眼外表现，如耳、鼻软骨及前庭病变程度平行发展[3, 5, 24]。受累患者常主诉眼红，巩膜外层炎患者可能否认眼痛，巩膜炎患者可主诉剧烈眼痛；当巩膜变薄时，可呈现淡蓝色或棕色外观。各种类型的巩膜炎在RP患者中都有可能出现，弥漫性前巩膜炎，结节性前巩膜炎、坏死性巩膜炎等均可发生，甚至发生眼球穿孔等并发症，后巩膜炎较少见[24]。Sainz-de-la-Maza等报道的一组RP相关的巩膜炎患者中，双眼发病（92.3%）和反复发作多见（84.6%），可合并前部葡萄膜炎（38.5%）、周边角膜炎（15.4%）、视神经炎（15.4%）和眼压升高（30.8%）[25]。

（5）角膜：与其他一些自身免疫性疾病的角膜受累相似，RP患者的角膜受累常常表现为周边溃疡性角膜炎，角膜周边部可见新月形炎症浸润和坏死灶。RP中的周边坏死性角膜炎患病率低于10%[32]。严重的周边角膜变薄可能导致角膜穿孔、视力迅速丧失，甚至眼内炎等严重并发症[33]。另外，RP患者还可发生角膜上皮和基质浸润及水肿，常与巩膜炎相关[24, 28]。

（6）葡萄膜：RP患者中发生葡萄膜炎的概率为3%～30%，非肉芽肿性前葡萄膜炎最多见，后葡萄膜炎较少见，葡萄膜炎常常合并巩膜和角膜炎症，可对视力造成影响[24, 28]。RP相关的葡萄膜炎偶有前房积脓、全葡萄膜炎报道[29-30]，亦有少见的眼压升高起病的RP相关葡萄膜炎[31]。

（7）晶体：RP患者晶体受累可表现为后囊下混浊性白内障，可能与眼内炎症相关或继发于糖皮质激素的治疗[24, 28]。

（8）视网膜：有视网膜病变表现的患者约占RP患者的8%，可表现为棉絮斑、视网膜内出血等[24]，也可见视网膜血管炎相关的视网膜中央静脉阻塞或视网膜分支静脉阻塞[36]。同时，也有病例报道RP患者出现渗出性视网膜脱离、脉络膜脱离、脉络膜视网膜炎[29, 34, 37-38]，以及可能与眼内炎症相关的囊样黄斑水肿[28]。

（9）视神经：RP患者视神经受累可表现为缺血性视神经病变，可能与系统性的血管炎相关[24, 28]。另外还可以表现为视神经炎（约4%）、视乳头水肿（约4%）[24]。

从以上可以看出，RP患者大多数的眼部表现都不具有特异性，可以是某一个单独的眼部疾病，也可见于其他自身免疫性疾病，临床实践中需要结合患者全身多系统的表现才能诊断RP，因此，眼科医生需要对以下的临床特征进行了解。

2. 耳部表现

单侧或双侧的外耳软骨炎是RP最常见（约90%）和最有提示意义的体征，约40%以此特征起病[18]。软骨炎可以急性、亚急性或慢性起病。急性起病表现为耳廓（耳轮、对耳轮、耳屏、对耳屏和外耳道）的肿胀、疼痛和发红，虽然耳垂不含软骨，但也可有炎症波及，炎症也可波及耳后软组织。炎症浸润可导致外耳道阻塞或塌陷，进而导致传导性听力损失或感染性外耳炎。炎症通常持续数日至数周，通常自发消退。并发症包括耳软骨消失导致的耳廓下垂、扭曲、松软，呈"菜花耳"样外观；而软骨结构的钙化和畸形可导致耳廓的增厚或变硬[39]。

耳部表现还包括单侧或双侧的急性或进展性神经感音性听力损失或前庭功能障碍（表现为眩晕或头晕），可能由耳蜗或前庭的血管炎或自身抗体导致[28, 40]。较少见表现包括浆液性中耳炎和咽鼓管阻塞[2, 18, 23, 34]。

3. 鼻部表现

约60%的RP患者可出现鼻软骨炎症，表现为鼻根部疼痛、鼻塞、鼻痂、鼻溢和鼻衄[41]，约20%以此特征起病[18]。患者可能出现嗅觉减退。炎症持续或反复发作使相关的软骨破坏可导致特征性的鞍鼻畸形和鼻中隔软骨的永久性破坏，约10%的患者以鞍鼻畸形起病，在疾病病程中，约29%的患者中可观察到此表现[5]。

4. 喉、气管、支气管等气道表现

RP患者的气道受累发生率约50%，可孤立于其他系统症状而存在[18]。大气道受累部位包括喉部、气管和支气管，严重程度因受累部位和程度而不同，从轻微的无症状炎症到危及生命的气道塌陷不等。喉部受累表现为干咳、声音嘶哑、发声困难、失音、喘鸣、窒息、气管或前甲软骨压痛，触诊软骨结构时加重[42]。气管支气管受累时症状可表现得更为严重，但在早期可仅表现为无症状的软骨炎，因此早期诊断困难且具有误导性。其症状包括干咳、呼吸困难和偶尔的喘息,易与非典型哮喘混淆[43-44];严重症状包括急性的呼吸窘迫或突然的气管塌陷[45]。

5. 关节表现

关节受累是 RP 第二常见症状,发生率为 50%～85%,约 33% 以首发症状出现[46-47],可累及肋关节及外周关节。胸骨旁关节受累是 RP 的典型表现,可表现为胸骨旁疼痛或浮肋疼痛,有时伴有局部肿胀,严重情况可导致肋骨脱位和胸骨畸形[3]。外周关节受累包括小关节和大关节,如掌指关节、近端指间关节、膝,以及较少见的踝、腕、跖趾关节和肘关节等,可单关节也可多关节受累,常表现为不对称的间歇性病程,可自发消退[46, 48]。RP 患者的外周关节病变通常不会引起侵蚀和破坏,但合并类风湿关节炎等基础关节炎的情况除外[49]。少数病例中报告了肌腱炎和腱鞘炎[50]。

6. 心血管系统表现

RP 患者心血管系统受累比例为 10%～25%,男性多见,是 RP 引起死亡的第二常见原因[5, 51]。心血管系统受累可表现为心脏瓣膜疾病、主动脉瘤、主动脉夹层、心肌炎、心包炎、房室传导阻滞和全身性血管炎等。最常见的表现是瓣膜受累,约 10% 患者出现心脏瓣膜功能不全,其中 4%～6% 为主动脉反流,2%～4% 为二尖瓣关闭不全[3, 5, 52],此表现常较为隐匿,需要定期监测超声心动图。第二常见表现为主动脉瘤,发生率为 5%～7%[52],可能多发于主动脉的任何部位,可导致无症状的致命破裂[53]。血管炎可能发生于任何大小的血管。其他表现包括阻塞性病变和无症状心肌梗死[5, 24, 47]。

7. 皮肤表现

RP 可有多种皮肤表现,但均不具有诊断意义。在一项纳入 200 例 RP 患者的回顾性分析中,报道了 36% 的皮肤损伤发生率,表现为阿弗他溃疡、结节性红斑、紫癜、丘疹、无菌脓疱、浅静脉炎、网状青斑、皮肤溃疡、远端坏死以及中性粒细胞皮肤病,包括持久性隆起性红斑、Sweet 综合征、血管性荨麻疹等,病理提示白细胞碎裂性血管炎(偶尔坏死,很少有淋巴细胞)、小血管血栓形成、中性粒细胞浸润或脂膜炎[54]。

8. 神经系统表现

RP 的神经系统受累比较少见,大概发生在 3% 患者中,第 Ⅱ、Ⅵ、Ⅶ、Ⅷ 脑神经及周围神经系统均可受累[47],可能与伴发的血管炎相关[55]。临床表现包括头痛、脑膜炎、边缘性脑炎、脑梗死、偏瘫、共济失调、癫痫、意识模糊、精神病和痴呆等[56-57]。

9. 肾受累

RP 的肾受累也比较少见,有文献报道约 22% 的 RP 患者会发生以微量血尿或蛋白尿为表现的肾病变,但活检证实的肾病变发生在不到 10% 的患者中,且与不良预后相关,这部分患者 10 年生存率约 10%[58-59]。肾病理可表现为系膜扩张、IgA 肾病、肾小管间质性肾炎、节段性坏死性新月体肾小球肾炎和膜性肾病[60-61]。活检标本免疫荧光检查提示基底膜、毛细血管壁和系膜中的 IgA、IgG、IgM 和补体沉积,提示免疫复合物可能在 RP 肾小球病变的发病机制中起作用[58-59]。

10. 共存疾病

约 30% 的 RP 患者存在共存疾病[28, 54],多种疾病被报道可与 RP 相伴发生,包括自身免疫性疾病(系统性红斑狼疮、系统性硬化、混合性结缔组织病、干燥综合征、皮肌炎、脊椎关节病、类风湿关节炎和血管炎等)[62];恶性肿瘤,尤其是骨髓增生异常综合征(myelodysplastic syndrome,MDS)(约 27%);以及实体瘤(膀胱、乳腺、肺、结肠、胰腺)或其他血液系统恶性肿瘤(淋巴瘤)[54, 63]。

【辅助检查】

在仔细询问可疑 RP 患者各个系统的症状、详细查体获得一定证据后,可以有针对性地进行一些辅助检查。

1. 实验室检查

RP 并无特异性实验室检查,一些提示全身活动性炎症水平增高的异常指标可能对于诊断提供一定支持,例如红细胞沉降率、C 反应蛋白升高,白细胞或血小板升高。约 10% 患者嗜酸性粒细胞增多,但与疾病活动性不相关[18]。22%～66% 的 RP 患者抗核抗体(antinuclear antibody,ANA)升高[64],抗中性粒细胞胞质抗体(antineutrophil cytoplasmic autoantibody,ANCA)与 RP 的相关性尚待进一步研究[65]。另外,RP 患者可见一定比例的抗自然和变性的 Ⅱ 型[66]、Ⅸ 型胶原抗体升高,以及抗变性 Ⅺ 型胶原的抗体升高[67-68]。IgG、IgA 或 IgE 水平可一过性升高[69]。上述实验室检查均缺乏疾病特异性,且无法判断 RP 活动性,一些研究试图探索新的生物标志物来帮助诊断和评估疾病活动性,如血清 matrillin-1 片段、尿液中 Ⅱ 型胶原特异性新表位（urinary type Ⅱ collagen neoepitope，uT Ⅱ NE）、血清软骨寡聚基质蛋白（cartilage oligomeric matrix protein，COMP）[12, 70-71]。

2. 影像学检查

（1）胸部X线片：RP患者可表现为气管缩窄，肺炎或气道梗阻所致肺不张、肺水肿，气管、支气管软骨或喉软骨钙化。早期不易与其他炎症导致的相应表现相鉴别。

（2）胸部CT：所有RP患者都应行胸部CT评估气道受累情况。RP患者早期的一些表现，如积气、呼吸无力等，在吸气相CT中难以识别，因此有必要行呼气相CT[72]。呼气相CT异常可表现为管壁增厚，钙化，气道狭窄固定，气管和支气管管壁退行性变、弥漫增厚。一半的患者可见气道塌陷、肺叶积气，相对少见的表现还有气管和支气管的僵硬[72-73]。

（3）18F-FDG PET-CT：相对于CT来说，18F-FDG PET-CT是一种更新的显像方式，它可以帮助早期发现RP的全身各处受累部位，另外还能够为活检部位的选择提供支持，可以评估疾病活动性[74-75]。但是由于费用较高、有一定的辐射，其应用受到一定的限制。

（4）MRI：MRI对软组织成像分辨率较好，可以区分炎症和纤维化。RP关节受累的MRI表现为液体敏感序列的高信号和钆增强局限于软骨膜、软骨骺和骨骺[76]。另外MRI增强还可以检测出内耳受累，健康人的钆增强信号不会进入内淋巴空间，但RP患者的血-内淋巴屏障受损，因此整个前庭区域都会出现增强[77]。

（5）超声心动图：有心血管系统受累症状或心电图等其他检查发现异常的患者可以进行经胸壁超声心动图评估心脏瓣膜状态、测量瓣膜关闭不全的程度以及显示左心室的大小和功能。经食管超声心动图检查可以用于评估升主动脉扩张情况。

（6）其他：镓放射性核素显像可用于评估随访期间声门下区域病变[75]；锝（^{99m}Tc）-亚甲基二膦酸盐骨闪烁成像可显示肋软骨损伤情况，支气管内超声被用于辅助支气管针吸活检[78]。但这些评估未形成临床常规评估手段。

3. 组织学检查

组织活检是发现RP的重要诊断工具之一，但并不是强制性的诊断要求。RP的病理特点是广泛的、具有潜在破坏性的炎症和退行性病变，受累部位包括耳软骨、气管支气管树、滑膜、主动脉、肾和眼部等。病理学表现取决于疾病进展的程度，早期典型表现为淋巴细胞的多形性软骨膜浸润，也可见不同比例的多形核细胞、单核细胞、巨噬细胞和浆细胞[79]。主要的淋巴细胞类型是CD4辅助T细胞、CD8细胞毒性T细胞。随着病情的进展、软骨结构的破坏和肉芽组织长入，有时可发现退化的软骨细胞和基质的隔离岛。RP的晚期特点是正常结构完全破坏和纤维化，组织囊性变，局部区域钙化、骨形成。气管和支气管可表现为黏膜水肿、软骨环病变，病变程度从轻度的炎症到完全被肉芽组织替代不等，大中型支气管可能存在不均匀增宽或广泛狭窄、塌陷（图2-1-1），因此支气管镜及活检操作的决定应被谨慎评估，并由经验丰富的医生进行[80-81]。

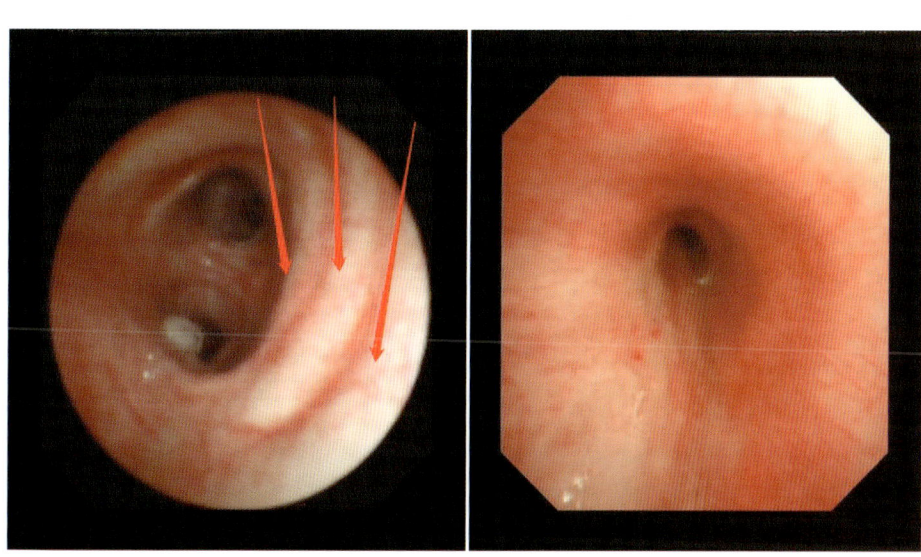

图2-1-1 支气管镜下所见，左图为正常人，可见支气管黏膜正常，软骨环（箭头所示）清晰可见；右图为RP患者，可见黏膜肿胀，管腔狭窄，软骨环消失（图片提供者：清华大学附属北京清华长庚医院呼吸与危重症医学科 牟向东）

4. 其他检查

肺功能检查对于评估 RP 患者的气道受累是一种比较敏感且无创的手段,其检测应包括肺活量测定、呼气峰值和吸气流量循环以及气道阻力,其结果可能提示不同程度的吸气性或呼气性阻塞,程度因病变过程的位置和性质而异[82]。

但总而言之,RP 并没有特异性很强的辅助检查手段,因此,诊断需要综合考虑患者各个系统的症状、体征和辅助检查结果。

【诊断】

RP 最早的诊断标准由 McAdam 等在 1976 年提出,要求满足 6 项临床特征中的至少 3 条:①双侧耳软骨炎;②非侵蚀性、血清学阴性的炎性多关节炎;③鼻软骨炎;④眼部炎症(结膜炎、角膜炎、巩膜外层炎、巩膜炎或葡萄膜炎);⑤呼吸道软骨炎(喉或气管软骨炎);⑥耳蜗或前庭功能障碍,不要求组织学证据[3]。1979 年 Damiani 和 Levine 在此基础上将诊断标准拓展为:满足至少 1 条 McAdam 标准加上组织学证据,或满足至少 2 条 McAdam 临床标准加上对于皮质类固醇或氨苯砜治疗的有效反应,或满足至少 3 条 McAdam 临床标准[4]。

1986 年 Michet 等提出 RP 的诊断,需要耳部、鼻部或喉气管 3 种软骨中至少 2 处的证实的炎症;或上述 3 种软骨中至少 1 处的证实的炎症加上至少 2 种下述次要标准,包括听力损失、眼部炎症、前庭功能受损或血清阴性关节炎[5]。这个标准也不需要组织活检,目前在临床中应用较广。另外,Mathew 等在 2012 年提出了将有复发致畸的软骨炎加上前庭功能损伤、眼部炎症或关节炎症的不满足以上诊断标准的患者归为"部分 RP"[41]。

从以上诊断标准可以看出,当眼部炎症患者怀疑 RP 时,如果合并耳部、鼻部或喉气管中两处的软骨炎症证据,即可诊断;如果只合并了其中一个部位的病变,则需要另有听力下降或关节炎(血清阴性)等表现中的至少一种。

【鉴别诊断】

眼科医生在对 RP 进行鉴别诊断时,需要分两步走。首先要对患者的眼部表现是孤立的眼部疾病还是多系统疾病的眼部受累进行鉴别。当通过仔细询问患者的病史、眼部症状以及全身症状,高度怀疑系统性疾病时,需要根据患者的症状和体征进行相应的辅助检查,之后结合检查结果,进行进一步的鉴别诊断。

RP 是一种可能累及多个系统的疾病,而这些系统因疾病进程不同,临床表现也不同,且缺乏特异性,因此单独考虑各个系统的病变较难与其他疾病鉴别。

综合考虑多系统受累的特征,与 RP 最难以鉴别的疾病是肉芽肿性多血管炎(granulomatosis with polyangiitis,GPA)及其他系统性血管炎。GPA 又称韦格纳肉芽肿(Wegener granulomatosis,WG),与 RP 都可出现眼部炎症,也可发生耳软骨炎、鞍鼻畸形、关节炎、喉气管支气管病、肾小球肾炎、神经系统病变,而且均可出现 ANCA 阳性,但 GPA 的肺和肾表现为肉芽肿性病变,且耳廓不受累,与 RP 不同。RP 可出现弥漫性动态支气管塌陷和主动脉瘤,而 GPA 不会出现。但有时二者难以鉴别,也可能存在共存[83]。

另一大类需要与 RP 鉴别的疾病是自身免疫疾病,比如类风湿关节炎、干燥综合征、Reiter 综合征、结节病、白塞病、Still 病等,这些疾病也可有巩膜炎、角膜炎等眼部表现,RP 的眼部表现常与关节炎等并行出现,而在这些自身免疫疾病中眼部表现可能晚于关节炎好多年,特别是类风湿关节炎[28]。这些疾病也可能与 RP 共存。

间质性角膜炎、耳聋和眩晕的表现也见于 Cogan 综合征,但它并不会出现 RP 其他系统的受累[28]。

RP 在眼部的病变,同 RP 患者其他某个器官或系统的受累一样,常常难以和只累及该器官或系统的疾病相鉴别,但可通过 RP 的多系统受累及相应的炎症表现,以及病程的复发性来加以鉴别。

【治疗】

RP 相关眼病的治疗,除了局部的常规抗炎和对症治疗(如对眼压升高者进行降眼压的药物或手术治疗等)外,常常需要结合全身病变情况进行系统性治疗,单纯的眼部局部用药通常难以控制病情进展。因此,我们将眼部治疗和全身治疗相结合进行讨论。

1. 轻度疾病的治疗

如果患者仅有轻度的急性炎症症状和体征,包括轻度耳、鼻软骨炎和轻度关节炎,但无危及重要器官的病变(如严重的气道炎症、缩窄或塌陷,心血管系统受累,肾及神经系统受累),那么可以使用非甾体抗炎药（NSAIDs）、小剂量泼尼松龙（每日10～20 mg），氨苯砜（每日25～200 mg）或秋水仙碱（0.6 mg 每日2次）来控制炎症。眼部出现巩膜外层炎、轻度的巩膜炎、虹膜炎时，可以在全身NSAIDs或氨苯砜的基础上加用局部糖皮质激素[28,84]。

2. 中至重度疾病的治疗

若RP为中重度，或有危及重要器官的病变，那么可能需要大剂量泼尼松口服（每日1 mg/kg），或甲泼尼龙（每日1 g）静脉冲击，可以考虑加用辅助治疗。当眼部受累严重时，局部糖皮质激素治疗是不够的，也要使用全身激素或细胞毒性药物治疗来控制炎症[85]。

3. 辅助治疗

免疫调节剂常被用于辅助以上治疗。当有严重的器官受累，数周的糖皮质激素反应不佳或维持病情稳定需要大剂量糖皮质激素时，可以考虑加用免疫调节剂，例如氨甲蝶呤、硫唑嘌呤、环磷酰胺、环孢素A、麦考酚酸酯和可溶性TNF-α受体（依那西普）或抗TNF抗体（英夫利昔单抗）等。氨甲蝶呤参考剂量从每周5～7.5 mg至每周25 mg，有报道认为坏死性巩膜炎的患者对氨甲蝶呤反应欠佳[33,86]，有报道建议对于弥漫性巩膜炎的患者可单独使用氨甲蝶呤或将其与吲哚美辛或泼尼松联合[28]，还有报道认为，如果RP患者眼部是主要受累器官，那么氨甲蝶呤效果较好[87]。环磷酰胺对于有系统性血管炎的患者效果较好，对于坏死性巩膜炎、严重气道和肾受累也可以考虑使用，口服每日1～3 mg/kg至每日150 mg持续数周，静脉冲击剂量是0.6 g/m²，维持治疗可每1～2个月进行一次静脉冲击。环磷酰胺效果不好，或者结节性巩膜炎的患者，可以考虑口服硫唑嘌呤每日2 mg/kg，数周后临床反应较好后，可减量至每日50～75 mg[23]。严重的复发性结节性巩膜炎还可考虑加用环孢素A（每日5～15 mg/kg）[23,84]。有报道英夫利昔单抗用于加用其他辅助治疗后效果仍不好的坏死性巩膜炎或主动脉受累的病例，使用后取得较好治疗效果[88-89]。使用免疫调节剂需充分评估相应禁忌，并考虑其副作用。

4. 其他治疗

鞍鼻畸形、角膜穿孔、气道梗阻、心脏瓣膜疾病、主动脉瘤等可能需要专科评估后考虑手术治疗。

5. 预后

虽然RP可能出现迅速致死的呼吸系统和心血管系统事件，但更常见的类型是相对慢性的惰性疾病过程，持续多年，有的观察组中10年生存率可达91%[50]。

【总结】

RP由于其眼部表现的非特异性以及受累系统的复杂和疾病表现的多样，并且临床特征易于与其他疾病重叠，从而造成诊断的困难；又由于其罕见性，导致我们对治疗的探索缺乏足够力度的循证证据支持。因此，在遇到可疑病例时需仔细询问各个系统的症状和病史，完善相关检查，仔细鉴别，尽可能做到早诊断，早干预，早控制。

【病例摘要】

患者女性，43岁，因双眼视物模糊5个月余就诊。当地医院诊断为"虹膜睫状体炎"，行抗炎及散瞳治疗4个月后发生双眼眼压升高，行双眼钇铝石榴石（YAG）激光周边虹膜切除后眼压仍高，加局部降眼压药物治疗。既往于半年前因多发性关节疼痛伴咳嗽于当地医院诊断为"类风湿关节炎"，予甲泼尼龙口服后好转。否认其他慢性病史。否认家族遗传病史及类似病史。眼部检查：矫正视力右眼0.6，左眼0.8，眼压右眼34 mmHg，左眼30 mmHg，双眼球结膜混合充血（++），角膜上皮轻度水肿，色素性KP（+），前房深，房水闪辉（+）。浮游物：右眼（++），左眼（+），虹膜激光孔通畅，双眼瞳孔缘虹膜全部后粘连，晶状体密度略高。眼底：视盘颜色边界正常，C/D右眼0.7，左眼0.6；其他未见异常。房角镜检查：静态及动态下双眼房角全周关闭。眼底照相、眼部超声及FFA检查未见明显异常。炎症控制后先后行双眼小梁切除术，术后3个月发生左眼睫状体脉络膜脱离，经抗炎治疗后复位。因术后咳嗽逐渐加重，建议其内科会诊。经呼吸内科、风湿免疫科、耳鼻喉科会诊，辅助检查：胸部CT提示气管周围黏膜增厚，以气管环周围为主；MRI示气管及双侧主支气管弥漫改变；鼻中隔软骨活检的病理检查结果提示送检组织几乎完全被肉芽组织及纤维组织替代，仅残存少数变形的透明软骨；其他实验室检查结果（血尿常规、ESR、CRP、HLA-B27、ANA、ANCA等多项）均为阴性。结合患者的多系统症状、眼部葡萄膜炎、支气管及鼻中隔软骨的病变特点、实验室检查结果、病情的反复，诊断为复发性多软骨炎。病例详细资料见二维码数字资源2-1。

数字资源 2-1

(杜 宇 乔荣华)

【参考文献】

[1] Jaksch-Wartenhorst R. Polychondropathia. Wien Archives of Internal Medicine, 1923, 6: 93-100.

[2] Pearson CM, Kline HM, Newcomer VD. Relapsing polychondritis. N Engl J Med, 1960, 263: 51-58.

[3] McAdam LP, O'Hanlan MA, Bluestone R, et al. Relapsing polychondritis: prospective study of 23 patients and a review of the literature. Medicine (Baltimore), 1976, 55 (3): 193-215.

[4] Damiani JM, Levine HL. Relapsing polychondritis—report of ten cases. Laryngoscope, 1979, 89 (6 Pt 1): 929-946.

[5] Michet CJ, McKenna CJ Jr, Luthra HS, et al. Relapsing polychondritis. Survival and predictive role of early disease manifestations. Ann Intern Med, 1986, 104 (1): 74-78.

[6] Hazra N, Dregan A, Charlton J, et al. Incidence and mortality of relapsing polychondritis in the UK: a population-based cohort study. Rheumatology (Oxford), 2015, 54 (12): 2181-2187.

[7] Horvath A, Pall N, Molnar K, et al. A nationwide study of the epidemiology of relapsing polychondritis. Clin Epidemiol, 2016, 8: 211-230.

[8] Kent PD, Michet CJ, Luthra HS Jr. Relapsing polychondritis. Curr Opin Rheumatol, 2004, 16 (1): 56-61.

[9] Sharma A, Law AD, Bambery P, et al. Relapsing polychondritis: clinical presentations, disease activity and outcomes. Orphanet J Rare Dis, 2014, 9: 198.

[10] Belot A, Duquesne A, Job-Deslandre C, et al. Pediatric-onset relapsing polychondritis: case series and systematic review. J Pediatr, 2010, 156 (3): 484-489.

[11] Ananthakrishna R, Goel R, Padhan P, et al. Relapsing polychondritis—case series from South India. Clin Rheumatol, 2009, 28 Suppl 1: S7-10.

[12] Lin DF, Yang WQ, Zhang PP, et al. Clinical and prognostic characteristics of 158 cases of relapsing polychondritis in China and review of the literature. Rheumatol Int, 2016, 36 (7): 1003-1009.

[13] Arnaud L, Mathian A, Haroche J, et al. Pathogenesis of relapsing polychondritis: a 2013 update. Autoimmun Rev, 2014, 13 (2): 90-95.

[14] Furer V, Wieczorek RL, Pillinger MH. Bilateral pinna chondritis preceded by glucosamine chondroitin supplement initiation. Scand J Rheumatol, 2011, 40 (3): 241-243.

[15] Ebringer R, Rook G, Swana GT, et al. Autoantibodies to cartilage and type II collagen in relapsing polychondritis and other rheumatic diseases. Ann Rheum Dis, 1981, 40 (5): 473-479.

[16] Foidart JM, Abe S, Martin GR, et al. Antibodies to type II collagen in relapsing polychondritis. N Engl J Med, 1978, 299 (22): 1203-1207.

[17] Hansson AS, Heinegard D, Piette JC, et al. The occurrence of autoantibodies to matrilin 1 reflects a tissue-specific response to cartilage of the respiratory tract in patients with relapsing polychondritis. Arthritis Rheum, 2001, 44 (10): 2402-2412.

[18] Buckner JH, Van Landeghen M, Kwok WW, et al. Identification of type II collagen peptide 261-273-specific T cell clones in a patient with relapsing polychondritis. Arthritis Rheum, 2002, 46 (1): 238-244.

[19] Kraus VB, Stabler T, Le ET, et al. Urinary type II collagen neoepitope as an outcome measure for relapsing polychondritis. Arthritis Rheum, 2003, 48 (10): 2942-2948.

[20] Stabler T, Piette JC, Chevalier X, et al. Serum cytokine profiles in relapsing polychondritis suggest monocyte/macrophage activation. Arthritis Rheum, 2004, 50 (11): 3663-3667.

[21] Lang B, Rothenfusser A, Lanchbury JS, et al. Susceptibility to relapsing polychondritis is associated with HLA-DR4. Arthritis Rheum, 1993, 36 (5): 660-664.

[22] Zeuner M, Straub RH, Rauh G, et al. Relapsing polychondritis: clinical and immunogenetic analysis of 62 patients. J Rheumatol, 1997, 24 (1): 96-101.

[23] Lahmer T, Treiber M, von Werder A, et al. Relapsing polychondritis: An autoimmune disease with many faces. Autoimmun Rev, 2010, 9 (8): 540-546.

[24] Isaak BL, Liesegang TJ, Michet CJ Jr. Ocular and systemic findings in relapsing polychondritis. Ophthalmology, 1986, 93 (5): 681-689.

[25] Sainz-de-la-Maza M, Molina N, Gonzalez-Gonzalez LA, et al. Scleritis associated with relapsing polychondritis. Br J Ophthalmol, 2016, 100 (9): 1290-1294.

[26] Tucker SM, Linberg JV, Doshi HM. Relapsing polychondritis, another cause for a "salmon patch". Ann Ophthalmol, 1993, 25 (10): 389-391.

[27] Yu EN, Jurkunas U, Rubin PA, et al. Obliterative microangiopathy presenting as chronic conjunctivitis in a patient with relapsing polychondritis. Cornea, 2006, 25 (5): 621-622.

[28] Letko E, Zafirakis P, Baltatzis S, et al. Relapsing

polychondritis: a clinical review. Semin Arthritis Rheum, 2002, 31(6): 384-395.

[29] Anderson NG, Garcia-Valenzuela E, Martin DF. Hypopyon uveitis and relapsing polychondritis: a report of 2 patients and review of autoimmune hypopyon uveitis. Ophthalmology, 2004, 111(6): 1251-1254.

[30] Hosseini SM, Shirzad S, Ghasemi M. Bilateral Panuveitis and Keratitis as First Presentation of Relapsing Polychondritis. Ocul Immunol Inflamm, 2019, 27(8): 1267-1269.

[31] Wei Y, Chi Y, Fang Y, et al. Chronic Anterior Uveitis Associated with Relapsing Polychondritis: A Case Report. Ocul Immunol Inflamm, 2020, 28(1): 67-69.

[32] Ladas JG, Mondino BJ. Systemic disorders associated with peripheral corneal ulceration. Curr Opin Ophthalmol, 2000, 11(6): 468-471.

[33] Messmer EM, Foster CS. Vasculitic peripheral ulcerative keratitis. Surv Ophthalmol, 1999, 43(5): 379-396.

[34] Chow MT, Anderson SF. Relapsing polychondritis. Optom Vis Sci, 2000, 77(6): 286-292.

[35] Rucker CW, Ferguson RH. Ocular Manifestations of Relapsing Polychondritis. Trans Am Ophthalmol Soc, 1964, 62: 167-172.

[36] Brink H, Rademakers J, Verbeek A, et al. Ocular manifestations of relapsing polychondritis. Three case histories. Doc Ophthalmol, 1994, 87(2): 159-166.

[37] Magargal LE, Donoso LA, Goldberg RE, et al. Ocular manifestations of relapsing polychondritis. Retina, 1981, 1(2): 96-99.

[38] McKay DA, Watson PG, Lyne AJ. Relapsing polychondritis and eye disease. Br J Ophthalmol, 1974, 58(6): 600-605.

[39] Mathian A, Miyara M, Cohen-Aubart F, et al. Relapsing polychondritis: A 2016 update on clinical features, diagnostic tools, treatment and biological drug use. Best Pract Res Clin Rheumatol, 2016, 30(2): 316-333.

[40] Bachor E, Blevins NH, Karmody C, et al. Otologic manifestations of relapsing polychondritis. Review of literature and report of nine cases. Auris Nasus Larynx, 2006, 33(2): 135-141.

[41] Mathew SD, Battafarano DF, Morris MJ. Relapsing polychondritis in the Department of Defense population and review of the literature. Semin Arthritis Rheum, 2012, 42(1): 70-83.

[42] Ernst A, Rafeq S, Boiselle P, et al. Relapsing polychondritis and airway involvement. Chest, 2009, 135(4): 1024-1030.

[43] Mohammad A, Ambrose N, Tuohy M, et al. Relapsing polychondritis: reversible airway obstruction or asthma. Clin Exp Rheumatol, 2008, 26(5): 938-940.

[44] Segel MJ, Godfrey S, Berkman N. Relapsing polychondritis: reversible airway obstruction is not always asthma. Mayo Clin Proc, 2004, 79(3): 407-409.

[45] Badireddi S, Siddiqui MF, Boddu NJ. Respiratory failure secondary to relapsing polychondritis. Respir Care, 2014, 59(9): e140-143.

[46] Arkin CR, Masi AT. Relapsing polychondritis: review of current status and case report. Semin Arthritis Rheum, 1975, 5(1): 41-62.

[47] Trentham DE, Le CH. Relapsing polychondritis. Ann Intern Med, 1998, 129(2): 114-122.

[48] Balsa A, Expinosa A, Cuesta M, et al. Joint symptoms in relapsing polychondritis. Clin Exp Rheumatol, 1995, 13(4): 425-430.

[49] Jawad AS, Burrel M, Lim KL, et al. Erosive arthritis in relapsing polychondritis. Postgrad Med J, 1990, 66(779): 768-770.

[50] Puechal X, Terrier B, Mouthon L, et al. Relapsing polychondritis. Joint Bone Spine, 2014, 81(2): 118-124.

[51] Shimizu J, Oka H, Yamano Y, et al. Cardiac involvement in relapsing polychondritis in Japan. Rheumatology (Oxford), 2016, 55(3): 583-584.

[52] Del Rosso A, Petix NR, Pratesi M, et al. Cardiovascular involvement in relapsing polychondritis. Semin Arthritis Rheum, 1997, 26(6): 840-844.

[53] Cipriano PR, Alonso DR, Baltaxe HA, et al. Multiple aortic aneurysms in relapsing polychondritis. Am J Cardiol, 1976, 37(7): 1097-1102.

[54] Frances C, el Rassi R, Laporte JL, et al. Dermatologic manifestations of relapsing polychondritis. A study of 200 cases at a single center. Medicine(Baltimore), 2001, 80(3): 173-179.

[55] Stewart SS, Ashizawa T, Dudley AW Jr., et al. Cerebral vasculitis in relapsing polychondritis. Neurology, 1988, 38(1): 150-152.

[56] Erten-Lyons D, Oken B, Woltjer RL, et al. Relapsing polychondritis: an uncommon cause of dementia. J Neurol Neurosurg Psychiatry, 2008, 79(5): 609-610.

[57] Sundaram MB, Rajput AH. Nervous system complications of relapsing polychondritis. Neurology, 1983, 33(4): 513-515.

[58] Chang-Miller A, Okamura M, Torres VE, et al. Renal involvement in relapsing polychondritis. Medicine(Baltimore), 1987, 66(3): 202-217.

[59] Dalal BI, Wallace AC, Slinger RP. IgA nephropathy in relapsing polychondritis. Pathology, 1988, 20(1): 85-89.

[60] Borgia F, Giuffrida R, Guarneri F, Cannavò SP. Relapsing Polychondritis: An Updated Review. Biomedicines, 2018, 6(3): 84.

[61] Lee JE, Lee EK. A case of membranous nephropathy associated with relapsing polychondritis. Kidney Res Clin Pract, 2012, 31（4）: 253-256.

[62] Cantarini L, Vitale A, Brizi MG, et al. Diagnosis and classification of relapsing polychondritis. J Autoimmun, 2014, 48-49: 53-59.

[63] Hebbar M, Brouillard M, Wattel E, et al. Association of myelodysplastic syndrome and relapsing polychondritis: further evidence. Leukemia, 1995, 9（4）: 731-733.

[64] Piette JC, El-Rassi R, Amoura Z. Antinuclear antibodies in relapsing polychondritis. Ann Rheum Dis, 1999, 58（10）: 656-657.

[65] Handrock K, Gross WL. Relapsing polychondritis as a secondary phenomenon of primary systemic vasculitis. Ann Rheum Dis, 1993, 52（12）: 895-897.

[66] Terato K, Shimozuru Y, Katayama K, et al. Specificity of antibodies to type II collagen in rheumatoid arthritis. Arthritis Rheum, 1990, 33（10）: 1493-1500.

[67] Yang CL, Brinckmann J, Rui HF, et al. Autoantibodies to cartilage collagens in relapsing polychondritis. Arch Dermatol Res, 1993, 285（5）: 245-249.

[68] Alsalameh S, Mollenhauer J, Scheuplein F, et al. Preferential cellular and humoral immune reactivities to native and denatured collagen types IX and XI in a patient with fatal relapsing polychondritis. J Rheumatol, 1993, 20（8）: 1419-1424.

[69] Herman JH, Dennis MV. Immunopathologic studies in relapsing polychondritis. J Clin Invest, 1973, 52（3）: 549-558.

[70] Kempta Lekpa F, Piette JC, Bastuji-Garin S, et al. Serum cartilage oligomeric matrix protein (COMP) level is a marker of disease activity in relapsing polychondritis. Clin Exp Rheumatol, 2010, 28（4）: 553-555.

[71] Saxne T, Heinegard D. Serum concentrations of two cartilage matrix proteins reflecting different aspects of cartilage turnover in relapsing polychondritis. Arthritis Rheum, 1995, 38（2）: 294-296.

[72] Lee KS, Ernst A, Trentham DE, et al. Relapsing polychondritis: prevalence of expiratory CT airway abnormalities. Radiology, 2006, 240（2）: 565-573.

[73] Behar JV, Choi YW, Hartman TA, et al. Relapsing polychondritis affecting the lower respiratory tract. AJR Am J Roentgenol, 2002, 178（1）: 173-177.

[74] Yamashita H, Takahashi H, Kubota K, et al. Utility of fluorodeoxyglucose positron emission tomography/computed tomography for early diagnosis and evaluation of disease activity of relapsing polychondritis: a case series and literature review. Rheumatology (Oxford), 2014, 53（8）: 1482-1490.

[75] Wang J, Li S, Zeng Y, et al. (1)(8) F-FDG PET/CT is a valuable tool for relapsing polychondritis diagnose and therapeutic response monitoring. Ann Nucl Med, 2014, 28（3）: 276-284.

[76] Rohena-Quinquilla IR, Mullens F, Chung EM. MR findings in the arthropathy of relapsing polychondritis. Pediatr Radiol, 2013, 43（9）: 1221-1226.

[77] Kato M, Katayama N, Naganawa S, et al. Three-dimensional fluid-attenuated inversion recovery magnetic resonance imaging findings in a patient with relapsing polychondritis. J Laryngol Otol, 2014, 128（2）: 192-194.

[78] Lei W, Zeng DX, Chen T, et al. FDG PET-CT combined with TBNA for the diagnosis of atypical relapsing polychondritis: report of 2 cases and a literature review. J Thorac Dis, 2014, 6（9）: 1285-1292.

[79] Riccieri V, Spadaro A, Taccari E, et al. A case of relapsing polychondritis: pathogenetic considerations. Clin Exp Rheumatol, 1988, 6（1）: 95-96.

[80] Selim AG, Fulford LG, Mohiaddin RH, et al. Active aortitis in relapsing polychondritis. J Clin Pathol, 2001, 54（11）: 890-892.

[81] Ouchi N, Uzuki M, Kamataki A, et al. Cartilage destruction is partly induced by the internal proteolytic enzymes and apoptotic phenomenon of chondrocytes in relapsing polychondritis. J Rheumatol, 2011, 38（4）: 730-737.

[82] Krell WS, Staats BA, Hyatt RE. Pulmonary function in relapsing polychondritis. Am Rev Respir Dis, 1986, 133（6）: 1120-1123.

[83] Miyasaka LS, de Andrade Junior A, Bueno CE, et al. Relapsing polychondritis. Sao Paulo Med J, 1998, 116（1）: 1637-1642.

[84] Herrera I, Mannoni A, Altman RD. Relapsing polychondritis: commentary. Reumatismo, 2002, 54（4）: 301-306.

[85] Yoo JH, Chodosh J, Dana R. Relapsing polychondritis: systemic and ocular manifestations, differential diagnosis, management, and prognosis. Semin Ophthalmol, 2011, 26（4-5）: 261-269.

[86] Hoang-Xaun T, Foster CS, Rice BA. Scleritis in relapsing polychondritis. Response to therapy. Ophthalmology, 1990, 97（7）: 892-898.

[87] Yamaoka K, Saito K, Hanami K, et al. A case of life-threatening refractory polychondritis successfully treated with combined intensive immunosuppressive therapy with methotrexate. Mod Rheumatol, 2007, 17（2）: 144-147.

[88] Mpofu S, Estrach C, Curtis J, et al. Treatment of respiratory complications in recalcitrant relapsing polychondritis with

infliximab. Rheumatology（Oxford），2003，42（9）：1117-1178.

[89] Marie I, Lahaxe L, Josse S, et al. Sustained response to infliximab in a patient with relapsing polychondritis with aortic involvement. Rheumatology（Oxford），2009，48（10）：1328-1329.

第二节　Peters 异常

【概述】

Peters 异常（Peters anomaly）是一类罕见、临床表现各异的先天性眼部异常，主要表现为出生即发现的角膜混浊及角膜虹膜粘连，伴有局部角膜后基质、后弹力层及内皮层缺损[1]。

Peters 在 1906 年首次描述了一种以浅前房、角膜虹膜粘连、中央角膜混浊及后弹力层缺损为特点的综合征[2]。此后，Peters 异常这一名词便逐渐被广泛使用。在 1974 年，Townsend 等[3]将 Peters 异常分为 3 组：①仅中央区角膜混浊；②中央区角膜混浊伴有角膜晶体接触或粘连；③中央区角膜混浊伴有 Rieger 中胚层发育不良。近 10 余年来，另一种分类方式在临床中得到广泛应用，它将 Peters 异常被分为 3 类：Peters 异常Ⅰ型、Peters 异常Ⅱ型和 Peters plus 综合征（将在下文详细介绍）。

Peters 异常在美国的发病率约为 1.5∶100 000[4]。在一部分患者中，Peters 异常的发生被认为与调控眼前节发育的同源基因突变有关，例如 PAX6[5]、PITX2[6] 及 FOXC1[7]。这些突变导致胚胎发育时期晶状体泡从表面外胚叶分离的正常过程被阻断，或形成角膜内皮的神经嵴细胞向角膜后部迁移出现异常[8]。临床中，大部分 Peters 异常的患者都是散发，有家族遗传倾向的病例多为常染色体显性遗传，然而，常染色体隐性遗传也不乏文献报道[9-10]。另外，有文献报道部分病例与特定的染色体异常有关。除基因因素外，Peters 异常可能还与环境暴露有关，如孕期酒精暴露[11]。

【临床表现】

Peters 异常通常在出生时即被发现，一项研究总结了既往文献中的 58 例 Peters 异常患者[8]，发现 56% 为男性患者，67.2% 为双眼患病。双眼患病的患者中，71.8% 合并全身异常，而在单眼患病的患者中这一比例仅为 36.8%。根据眼前节表现的不同，将 Peters 异常分为Ⅰ型和Ⅱ型：Peters 异常Ⅰ型，即中央区角膜混浊，伴有角膜虹膜粘连；Peters 异常Ⅱ型，即中央区角膜混浊，伴有白内障或角膜晶体粘连；除眼部表现外，同时合并唇腭裂、身材矮小、耳畸形及智力发育迟缓等全身异常者则称为 Peters plus 综合征（Kivlin-Krause 综合征）[1]。Peters 异常的主要临床表现如下。

1. 角膜混浊

中央或偏中央的圆形或类圆形角膜混浊是 Peters 异常患者的典型表现，混浊区域角膜后基质、后弹力层及内皮层局部缺失，而周边角膜可相对或完全透明。角膜混浊的程度随年龄增长可有不同程度的减轻或不发生改变，通常不随年龄增长而加重。在个别角膜混浊较轻的患者中，角膜有自行恢复透明的可能[11]。然而，当角膜混浊范围较大，且混浊较致密时，即使随年龄增长混浊可能减轻，也会明显导致形觉剥夺性弱视。在很多不典型病例中，Peters 异常患者的角膜混浊表现各异，甚至可表现为全角膜混浊[14]，而这部分患者的临床诊断常存在争议，容易混淆。

2. 角膜虹膜粘连

Peters 异常的患者几乎都会表现出不同程度的角膜虹膜粘连，粘连可从虹膜睫状体区一直延伸至角膜混浊区表面的边缘，尤以混浊边缘区的粘连较为多见，可侵犯全周或分段出现。粘连发生在角膜周边时，可导致房角狭窄甚至关闭。瞳孔缘、中周部及周边部的虹膜均可与角膜后表面粘连。此外，因虹膜条索与角膜后表面粘连，可能牵拉瞳孔引起瞳孔偏位或变形等继发改变。

3. 晶体混浊/角膜晶体粘连

Peters 异常的患者，如果在神经嵴细胞向角膜后部迁移的较早期过程即受阻滞，则可能阻碍晶状体泡从表面外胚叶的正常分离，影响晶体的发育及代谢，造成晶体混浊甚至与角膜后部发生粘连。如果晶体与角膜后部完全分离后重新相贴，在术中或借助辅助检查可以看到完整的晶体前囊膜；反之，如果晶体及角膜接触的部位未见完整的前囊膜，则提示发育过程中晶体与角膜后部始终未完全分离[15]。

4. 青光眼

50%～70%的Peters异常患者可同时合并青光眼[11,16]。青光眼通常在确诊Peters异常的同时即可被诊断，但仍有一部分患者在确诊后的很长一段时间才逐渐发展为青光眼，因此，需对Peters异常的患者进行长期的眼压及眼轴长度监测[16]。由于婴幼儿配合度差，且角膜混浊可能对眼压测量的准确性造成影响，眼轴长度的动态监测有时显得更为重要。患者发生青光眼的机制目前尚未明确，有学者认为可能与房角关闭、小梁网及巩膜静脉窦（Schlemm管）发育异常等因素有关[16]。在临床上，这部分患者出现青光眼的症状和体征通常比先天性青光眼的患者轻，少数严重者可出现流泪、畏光等刺激症状，甚至表现牛眼征、角膜扩大、前部葡萄肿等，由于混浊角膜的遮挡，通常无法对视盘及视杯进行准确评估。对合并青光眼的患者应早期干预，防止长期高眼压造成视神经损伤或萎缩。

5. 其他眼部异常

除典型的眼前节发育不良表现外，据文献报道，Peters异常的患者还可合并其他眼部异常，如上睑下垂、小角膜、小眼球、虹膜缺损、持续性胚胎血管、视神经发育不良、黄斑发育不良及眼后段结构缺损等[11,17]，自发性角膜穿孔也有报道，但较为罕见[18]。

6. 全身异常

Peters异常中，双眼发病的患者合并全身异常的可能性更大。与该病相关的全身异常表现形式多样，如自闭症、发育迟缓（80%）；四肢异常如四肢短伴肢端增粗、宽颈（75%）；面部异常包括前额突出、睑裂狭小、人中增宽、耳部异常（＞33%）、唇裂（45%）、腭裂（33%）。其他全身异常还包括先天性心脏病（＜33%）、泌尿生殖系统异常（15%）、脑畸形、先天性甲减等[19]。肾母细胞瘤及线性皮肤缺损综合征为罕见表现[20-21]。

【辅助检查】

临床上考虑到该病后，应对患者进行全面且详尽的眼部及全身检查。可通过超声生物显微镜（ultrasound biomicroscopy，UBM）或前节光学相干断层扫描仪（anterior segment optical coherence tomography，AS-OCT）来评估眼前节受累的范围及严重程度，进行组织病理学检查及基因检测有助于明确诊断。

1. 影像学检查

对眼前节的充分观察是确定眼部受累程度及评估手术预后的关键。Peters异常在UBM和AS OCT中的典型表现为混浊区角膜的后部局限性缺损、角膜与虹膜存在不同程度的粘连、伴或不伴有房角粘连及角膜晶体的粘连（图2-2-1）。但是，在临床中，部分临床表现为Peters异常的患者影像学检查可能显示角膜增厚而无明显的角膜后部局部缺损，这可能与角膜后部缺损的程度较轻或未能准确捕捉到缺损区域有关。UBM采用50～100 MHz的高频超声观察角膜、虹膜、睫状体、晶体悬韧带、晶体等5 mm深度范围内的眼前节结构，分辨率达20～60 μm，可对角膜厚度、前房深度、房角关闭范围等进行定量检测。然而，UBM是接触性检查，对受检者的配合度具有较高要求，对不能配合的低龄患者，建议在水合氯醛镇静麻醉后进行检查，但因患者在检查过程中无法配合眼位运动，使得对眼前节全周的探测受到限制，结果的准确性对检查者的经验具有一定依赖性。AS OCT是一种快速的非接触检查，能横

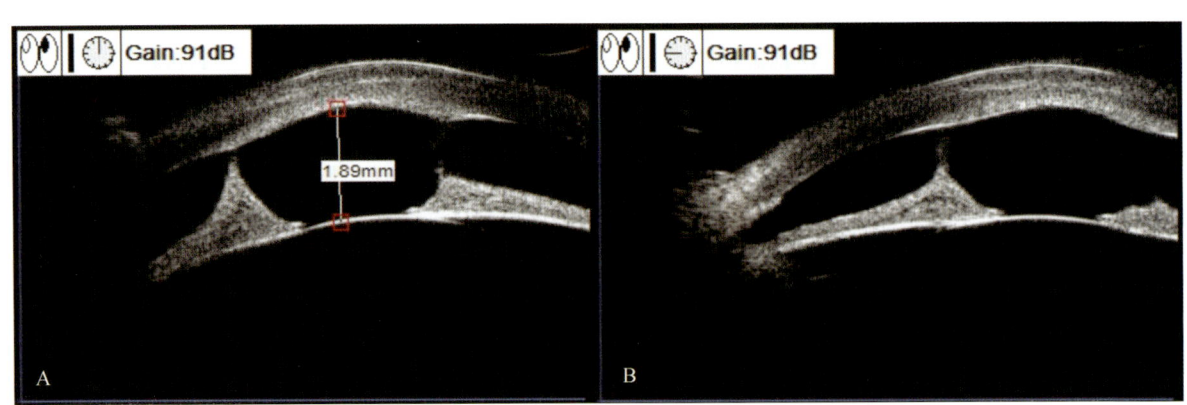

图2-2-1 UBM显示角膜中央混浊，混浊区后部局部缺损，混浊边缘角膜虹膜粘连

断面显示混浊角膜、角膜厚度、前房深度并清晰观察角膜-虹膜-晶体的粘连情况，比 UBM 的分辨率高 10～25 倍，但受限于光学检测的本质，当角膜混浊范围较广、程度较重时，AS OCT 可能因混浊遮挡而难以显示混浊区后方的病变情况。因此，UBM 在 Peters 异常的患者中更能得到广泛应用。

此外，建议对 Peters 异常患者评估可能存在的全身异常，相关的影像学检查包括超声心动图、头颅 CT 或 MRI、腹部超声等，用以评估心脏、脑部结构及泌尿生殖系统等是否存在异常，对全身情况的评估建议与儿科医生合作完成。

2. 基因检测

对 Peters 异常的患者，尤其是具有家族史的患者进行基因检测，有助于疾病的诊断，并辅助优生优育。文献报道与Ⅰ型及Ⅱ型相关的基因突变包括 *PAX6*、*PITX2*、*FOXC1*、*FOXE3*、*CYP1B1*、*HCCS*、*PITX3* 等，与 Peters plus 综合征相关的基因突变为 *B3GALTL*[12-13]，但以上基因并非导致 Peters 异常的特异基因。另外，应注意的是，即使进行基因检测，很多 Peters 异常的患者仍可能无法明确可疑的致病基因。

3. 组织病理学检查

建议对进行角膜移植手术的 Peters 异常患者的病变区角膜进行组织病理学检查来明确疾病的诊断。在大多数典型病例中，组织病理学检查提示混浊区域角膜局部后基质层、后弹力层及内皮层缺如，而周边透明角膜的组织病理学检查相对正常[11]。角膜前段的病理表现为角膜上皮层排列紊乱，前弹力层缺如，基质排列紊乱，可出现水肿变性。

【诊断】

当患者出生时即表现出单眼或双眼的中央或偏中央角膜混浊、角膜虹膜粘连、伴或不伴有角膜晶体混浊、晶体混浊、青光眼及眼部其他异常或全身异常时，首先考虑 Peters 异常的临床诊断。UBM 或 AS OCT 显示混浊区角膜后部局部缺损、角膜虹膜粘连、角膜晶体粘连等更支持该病的诊断。基因检测发现致病突变基因时应高度怀疑该病。组织病理学检查发现混浊区域角膜局部后基质层、后弹力层及内皮层缺如可明确诊断。

【鉴别诊断】

Peters 异常需与 Axenfeld-Rieger 综合征、扁平角膜、先天性青光眼、先天性遗传性角膜内皮营养不良、产钳伤等相鉴别。当鉴别出现困难时，需要通过组织病理学活检和基因检测进行区分。以下主要介绍 3 种最常与 Peters 异常诊断混淆的疾病。

1. Axenfeld-Rieger 综合征

是一类罕见的具有遗传异质性的常染色体显性遗传病，也表现为眼前节发育不良。与之相关的突变基因主要是 *FOXC1* 及 *PITX2*，与 Peters 异常的相关突变基因有交叉。角膜后胚胎环是该病的主要特点，其他与该病相关的眼前节特点包括虹膜基质发育不良、虹膜角膜粘连、瞳孔异位、多瞳、瞳孔缘葡萄膜外翻等，少数患者可表现角膜混浊，约 50% 的患者可合并继发性青光眼。与之相关的全身异常主要累及中线结构，如面中部发育不良、脐周皮肤冗赘、心血管异常等。该病的组织病理学表现为虹膜和 Schwable 线间有部分区域产生粘连，虹膜高度嵌入小梁网，与 Peters 异常表现不同。

2. 扁平角膜（周边角膜巩膜化）

当扁平角膜表现为中央区角膜混浊伴角膜虹膜粘连时，易与 Peters 异常混淆。扁平角膜分 2 型，1 型表现为角膜曲率变小、远视、周边角膜巩膜化及类脂环形成。2 型与 *KERA* 基因突变有关，表现为角膜曲率变小、周边角膜巩膜化、类脂环、中央区角膜混浊，伴或不伴有虹膜角膜粘连[15]。而 Peters 异常角膜曲率无明显变小，可表现为角膜晶体粘连，二者的病理也可鉴别。需注意，临床中仍广泛使用的概念"角膜巩膜化"是用来描述角膜与结膜的分界模糊不清的角膜先天性异常，是先天性角膜混浊中混淆度最高的命名，用来作为疾病诊断不够准确，该命名下的角膜受累局限于周边，但也可能延伸至全角膜，称全角膜巩膜化，此命名的局限正逐渐引起临床医生的重视。

3. 先天性青光眼

该病 60%～75% 双眼受累，表现为中央区角膜混浊时需与 Peters 异常鉴别。该病因眼压升高导致眼球增大及角膜上皮水肿刺激症状，如畏光、流泪和眼睑痉挛等，查体可见大角膜、角膜水肿混浊、Haab 纹、前部葡萄肿等，超声见长眼轴及凹陷的视杯。最常见的突变基因是 *CYP1B1*，*LTBP2* 突变也有报道[15]。而 Peters 异常更多合并小眼球、小角膜，角膜水肿少见，通常无明显刺激症状。此外，先天性青光眼引起的角膜混浊可能因长期高眼压而加重，但 Peters 异常的角膜混浊可能随年龄增长有所减轻，通常不呈现加重趋势。

【治疗】

对于首次确诊Peters异常的婴幼儿患者，当角膜混浊范围较小未遮挡视轴区时，应密切随访，关注患者的视功能、眼压及角膜混浊的变化趋势，进行必要的弱视训练。然而，当角膜混浊范围较大且致密，遮挡视轴时，可造成形觉剥夺性弱视。因此，对于这部分患者，尽早恢复视轴区的通透性，打开视觉通路，对促进患者的视功能发育至关重要。与之相关的治疗手段包括瞳孔扩大、角膜自体转位、角膜内皮移植（descemet stripping automated endothelial keratoplasty，DSAEK）、穿透角膜移植术（penetrating keratoplasty，PKP）等。无论采用何种手术方式，术中应尽量分离角膜虹膜粘连。应当强调的是，因生后角膜混浊的遮挡，即使打开视觉通路，患者的视觉潜力仍可能是有限的，术后需要规律且连续的复查和弱视训练，尤其是在视功能发育的关键时期。另外，对Peters异常患者的合并症，如青光眼等的治疗也不容忽视。

1. 瞳孔扩大术

当角膜混浊的范围较小，虽遮挡瞳孔，但单纯瞳孔扩大术有望恢复大部分瞳孔区的透明性时，应首先考虑行瞳孔扩大术。对于部分患者，粘连的虹膜条索牵拉瞳孔至混浊区后方，通过粘弹剂等方式进行简单的虹膜粘连分离后，瞳孔可能移位至角膜透明区后方，这部分患者则无需再行瞳孔扩大术。瞳孔扩大术能最大限度保留眼部结构的完整性，安全性高，无散光、排斥等不良反应，但仅适用于病变程度较轻的患者。

2. 角膜自体转位术

当角膜混浊的范围较小，但单纯瞳孔扩大术无法使大部分瞳孔区恢复透明时，可考虑行角膜自体转位术。该术式将周边透明的角膜组织与瞳孔区混浊的角膜进行位置转换（图2-2-2）。为了获得足够的透明角膜，可以偏心环钻，将混浊角膜转离视轴区后予以缝合。角膜自体转位术避免了同种异体角膜相关的移植排斥反应，减少术后局部激素的使用及激素相关并发症的发生。此外，相比于PKP，角膜自体转位显著减少了术后角膜内皮细胞的丢失。该术式术后的并发症主要表现为术源性散光和虹膜前粘连。

3. DSAEK

近年来，有观点提倡应用DSAEK治疗仅角膜后部受累、混浊程度较轻的Peters异常患者，但多为病例报道[22]，缺乏长期大样本的临床疗效观察，利用UBM或AS OCT密切随访DSAEK术后患者的角膜后基质受累及恢复情况的研究仍然匮乏。对这部分患者进行DSAEK的技术难点在于角膜混浊、后弹力层及基质层粘连更加紧密、后表面不规则、角膜虹膜粘连、浅前房等因素加大了植床制备、植片展开及贴附的难度，术前也应该充分考虑术后可能遗留混浊、植片脱位等风险。

4. PKP

PKP仍是目前治疗Peters异常患者的主要手术方式。婴幼儿及儿童PKP的难点及复杂性在于：术前视觉潜力评估困难；术中因眼球小、角巩膜硬度低、玻璃体腔压力大等因素对手术技术要求更高；术后观察困难，切口愈合及缝线松弛快，提高了感染及角膜血管化的发生率，免疫排斥风险较大。Peters异常患者PKP术后角膜植片的1年、3年及10年存活率分别为49%～70%、44%～61%、23%～25%[23-24]。Peters异常Ⅰ型比Peters异常Ⅱ型患者的植片存活率更高（87.5% vs 14.2%）[8]。移植排斥反应是术后最常见的并发症，且多在术后1年内发生[25]。其他常

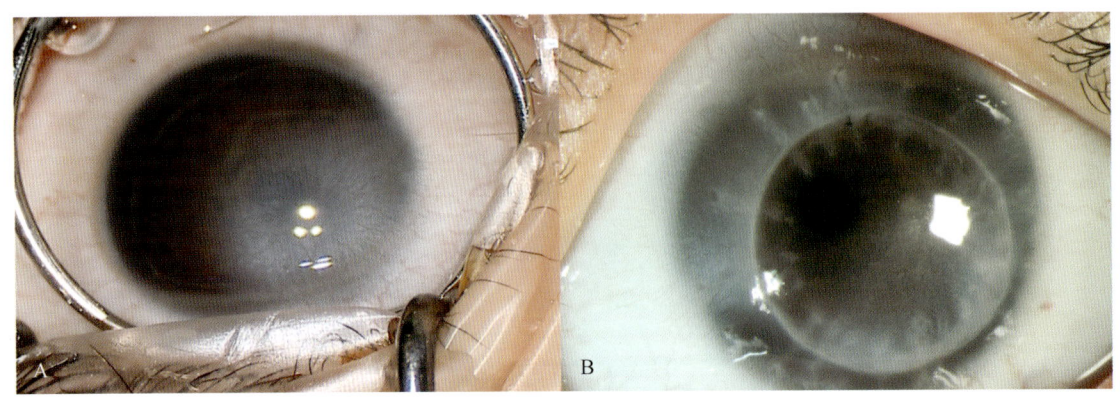

图2-2-2 左眼颞上角膜混浊，遮挡视轴（A）；角膜自体转位术后，视轴区完全透明（B）

见的术后并发症包括青光眼、持续性角膜上皮缺损、感染等。Peters异常患者进行PKP的手术时机目前仍未完全明确。早期手术有助于视功能的提高，但是也因术后随访及管理困难、移植排斥等并发症发生率更高而导致植片存活率下降。对于Peters异常Ⅰ型患者，建议在全身情况允许的前提下尽早手术，以1岁以内为宜[8]。然而，对移植失败率更高的Peters异常Ⅱ型患者，手术时机的选择仍存在争议。

此外，对于角膜混浊程度较轻的患者，单纯行虹膜粘连分离或晶体摘除，即解除角膜与虹膜或晶体的粘连后，可能获得部分或全部的角膜透明，但应注意，当角膜粘连的范围较大时，尤其是角膜及晶体粘连范围较大时，行粘连分离后可能造成角膜内皮失代偿，后期仍需接受角膜移植手术。

5. 合并症的治疗

Peters异常合并症的治疗，主要是针对青光眼的治疗。在疾病确诊初期可给予局部降眼压药物，但抗青光眼手术时常是需要的，抗青光眼手术包括小梁切开、小梁切除、房角切开、引流阀植入、睫状体光凝术等，近年来，Schlemm's管切开术对这部分患者通常也起到不错的眼压控制作用。一项研究对患Peters异常合并青光眼的34只眼进行126次抗青光眼手术，在11年的随访时间中，发现32%的患眼在1次或多次抗青光眼手术后可获得眼压控制[16]。

【病例摘要】

患儿，女，8月龄，出生后发现右眼角膜中央发白，随年龄增长混浊范围及程度稍减轻。新生儿溶血性黄疸，运动迟缓，智力发育落后。否认家族性遗传病史。查体：右眼角膜中央偏上方类圆形灰白混浊，边界欠清，周边角膜透明，前房浅。UBM见右眼角膜混浊，混浊区后部局部缺损，伴角膜虹膜粘连。角膜病理检查明确Peters异常的诊断。病例详细资料见二维码数字资源2-2。

数字资源2-2

（余 婷 洪 晶）

【参考文献】

[1] Zaidman GW, Flanagan JK, Furey CC. Long-term visual prognosis in children after corneal transplant surgery for Peters anomaly type I. Am J Ophthalmol, 2007, 144（1）: 104-108.

[2] Peters A. Ueber angeborene Decectbildung der Descemetschen Membran. Klin Monbl Augenheilkd, 1906, 44: 27-40.

[3] Townsend W, Font RL, Zimmerman L. Congenital corneal leukoma. Histopathological findings in 19 eyes with central corneal defects in Descemet's membrane. Am J Ophthalmol, 1974, 77: 192.

[4] Kurilec JM, Zaidman GW. Incidence of Peters anomaly and congenital corneal opacities interfering with vision in the United States. Cornea, 2014, 33（8）: 848-850.

[5] Dahl E, Koseki H, Balling R. Pax genes and organogenesis. Bioessays, 1997, 19（9）: 755-765.

[6] Doward W, Perveen R, Lloyd IC, et al. A mutation in REIG1 gene associated with Peters' anomaly. J Med Genet, 1999, 36（2）: 152-155.

[7] Iseri SU, Osbourne RJ, Farrall M, et al. Seeing clearly: the dominant and recessive nature of FOXE3 in eye developmental anomalies. Hum Mutat, 2009, 30（10）: 1378-1386.

[8] Bhandari R, Ferri S, Whittaker B, et al. Peters anomaly: review of the literature. Cornea, 2011, 30（8）: 939-944.

[9] Baqueiro A, Hein PA Jr. Familial congenital leukoma. Case report and review of the literature. Am J Ophthalmol, 1960, 50: 810-811.

[10] Boel M, Timmermans J, Emmery L, et al. Primary mesodermal dysgenesis of the cornea (Peters anomaly) in two brothers. Hum Genet, 1979, 51（2）: 237-240.

[11] Yang LL, Lambert SR. Peters anomaly: a synopsis of surgical management and visual outcome. Ophthalmol Clin North Am, 2001, 14（3）: 467-477.

[12] Azuma N, Yamaguchi Y, Handa H, et al. Missense mutation in the alternative splice region of the Pax6 gene in eye anomalies. Am J Hum Genet, 1999, 65（3）: 656-663.

[13] Evans AL, Gage PJ. Expression of the homeobox gene Pitx2 in neural crest is required foroptic stalk and ocular anterior segment development. Hum Mol Genet, 2005, 14（22）: 3347-3359.

[14] Sun Y, Lin Q, Miao S, et al. Analysis of Graft Failure After Primary Penetrating Keratoplasty in Children With Peters Anomaly. Cornea, 2020, 39（8）: 961-967.

[15] Nischal KK. Genetics of Congenital Corneal Opacification—Impact on Diagnosis and Treatment. Cornea, 2015, 34 Suppl 10: S24-S34.

[16] Yang LLH, Lambert SR, Lynn MJ, et al. Surgical

[17] Traboulsi EI. Eye. Human malformations and related anomalies. New York: Oxford University Press, 2006: 308-314.

[18] Myles WM, Flanders ME, Chitayat D, et al. Peters' anomaly: a clinicopathologic study. J Pediatr Ophthalmol Strabismus, 1992, 29 (6): 374-381.

[19] Lesnik Oberstein SAJ, van Belzen M, Hennekam R. Peters plus syndrome. In: Pagon RA, Adam MP, Bird TD, Dolan CR, Fong CT, Smith RJH, Stephens K, editors. GeneReviewsTM [Internet]. Seattle, WA: University of Washington, Seattle; 1993-2014, 2007 Oct 08 [updated 2014 Jan 23].

[20] Eiferman RA. Association of Wilms' tumor with Peter's anomaly. Ann Ophthalmol, 1984, 16 (10): 933-934.

management of glaucoma in infants and children with peters' anomaly: long-term structural and functional outcome. Ophthalmology, 2004, 111 (1): 112-117.

[21] Kapur R, Tu EY, Toyran S, et al. Corneal pathology in microphthalmia with linear skin defects syndrome. Cornea, 2008, 27 (6): 734-738.

[22] Hashemi H, Ghaffari R, Mohebi M. Posterior lamellar keratoplasty (DSAEK) in Peters anomaly. Cornea, 2012, 31 (10): 1201-1205.

[23] Yang LL, Lambert SR, Lynn MJ, et al. Long-term results of corneal graft survival in infants and children with peters anomaly. Ophthalmology, 1999, 106 (4): 833-848.

[24] Chang JW, Kim MK, Kim JH, et al. Long-term visual outcomes of penetrating keratoplasty for Peters anomaly. Graefes Arch Clin Exp Ophthalmol, 2013, 251 (3): 953-958.

[25] Rao KV, Fernandes M, Gangopadhyay N, et al. Outcome of penetrating keratoplasty for Peters anomaly. Cornea, 2008, 27 (7): 749-753.

第三节　黏多糖贮积症

【概述】

黏多糖贮积症（mucopolysaccharidosis，MPS）是一组因糖胺聚糖（glycosaminoglycan，GAG）异常蓄积而引起全身多系统功能障碍的代谢性疾病[1]。

GAG广泛存在于细胞表面和细胞外基质，参与调节细胞生长及发育等过程。GAG的分解主要依赖于溶酶体酶，而编码相应溶酶体酶的基因突变可致酶活性降低，致使GAG在全身多种组织异常蓄积。眼部的受累非常常见，而其他受累系统包括骨骼、神经系统、心血管系统、呼吸循环系统及消化系统等[2]。

目前MPS可分为7种类型，细化后可分为13种亚型（表2-3-1）。不同亚型可有一些相似临床表现，但表型及严重程度差异很大。这种表型差异考虑与不同点位的基因突变或叠加突变效应相关，使溶酶体酶活性存在差异[3-4]。目前已鉴定出所有影响GAG代谢的酶及编码基因[1]。

MPS发病率为大约1/20 000。除MPS Ⅱ（Hunter）是X染色体连锁遗传外，其他亚型均为常染色体隐性遗传[2]。MPS亚型分布具有地域性，如MPS Ⅱ（Hunter综合征）在以色列更常见，而MPS Ⅳ（Morquio综合征）在北爱尔兰更常见[2]，MPS Ⅲ（Sanfilippo综合征）是美国最常见的MPS类型，而MPS Ⅵ（Maroteaux-Lamy综合征）和MPS Ⅶ（Sly综合征）则非常罕见[5]。

目前已发现人类中约有50种不同的溶酶体病。因特定蛋白功能存在缺陷，未降解的底物或代谢产物无法从溶酶体中逸出而不断蓄积致病。多数疾病为常染色体隐性遗传，病程通常为进行性且无法缓解。溶酶体病与许多其他代谢性疾病一样，表型多样且差异大，发病年龄各异。对于缺乏相同酶（但可能携带不同的基因突变）的患者，他们的发病年龄仍有较大差异，可在胎儿或新生儿期发病，也可在成年期才出现症状。

【临床表现】

不同MPS分型的全身和眼部临床表现有相当一部分重叠，而临床表现的严重程度和主要症状具体取决于分型（表2-3-2）。同一分型的表型变异性较大，因此治疗也不尽相同。所有分型中常见的特征包括肝脾大、复发性脐疝和腹股沟疝、中耳疾病和耳聋、龋齿和脓肿，以及各种骨骼、心脏、呼吸系统和中枢神经系统疾病。

1. 眼部临床表现

（1）角膜混浊：由于GAG在角膜中异常沉积，MPS的所有亚型均有进行性角膜混浊，且不同亚

表 2-3-1 黏多糖贮积症分类

MPS 分型	缺陷酶	受影响的 GAG	基因（位点）	遗传方式
MPS ⅠH（Hurler 综合征）	α-L-艾杜糖醛酸酶	硫酸皮肤素、硫酸乙酰肝素	*IDUA*（4p16）	AR
MPS ⅠH/S（Hurler 综合征/Scheie 综合征）	α-L-艾杜糖醛酸酶	硫酸皮肤素、硫酸乙酰肝素	*IDUA*（4p16）	AR
MPS ⅠS（Scheie 综合征）	α-L-艾杜糖醛酸酶	硫酸皮肤素、硫酸乙酰肝素	*IDUA*（4p16）	AR
MPS Ⅱ（Hunter 综合征）	艾杜糖醛酸-2-硫酸酯酶	硫酸皮肤素、硫酸乙酰肝素	*IDS*（Xq28）	XL
MPS ⅢA（Sanfilippo A 综合征）	乙酰肝素-N-硫酸酯酶（硫酸胺酶）	硫酸乙酰肝素	*SGSH*（17q25）	AR
MPS ⅢB（Sanfilippo B 综合征）	N-乙酰-α-D-氨基葡萄糖苷酶	硫酸乙酰肝素	*NAGLU*（17q21）	AR
MPS ⅢC（Sanfilippo C 综合征）	乙酰辅酶 A：α-氨基葡萄糖苷 N-乙酰转移酶	硫酸乙酰肝素	*HGSNAT*（8p11）	AR
MPS ⅢD（Sanfilippo D 综合征）	N-乙酰葡萄糖胺-6-硫酸酯酶	硫酸乙酰肝素	*GNS*（12q14）	AR
MPS ⅣA（Morquio A 综合征）	N-乙酰半乳糖胺-6-硫酸酯酶	硫酸角质素	*GALNS*（16q24）	AR
MPS ⅣB（Morquio B 综合征）	β-半乳糖苷酶	硫酸角质素	*GLB*（3p21）	AR
MPS Ⅵ（Maroteaux-Lamy 综合征）	N-乙酰半乳糖胺-4-硫酸酯酶	硫酸皮肤素	*ARSB*（5q11）	AR
MPS Ⅶ（Sly 综合征）	β-D-葡糖苷酸酶	硫酸皮肤素、硫酸乙酰肝素、硫酸软骨素	*GUSB*（7q11）	AR
MPS Ⅸ（Natowicz 综合征）	透明质酸酶	硫酸软骨素	*HYAL1*（3p21）	AR

GAG，糖胺聚糖；MPS，黏多糖贮积症；AR，常染色体隐性遗传；XL，X 连锁遗传。

型间差异性较大。角膜混浊是 MPS Ⅰ（>80%）和 MPS Ⅵ（>94%）患者的突出特征[6-7]，在 MPS Ⅳ（Morquio 综合征）患者中也可出现[8]。进行性角膜混浊也见于 MPS Ⅶ（Sly 综合征）[9]。MPS ⅠS 和 MPS Ⅱ（Hunter 综合征）的角膜混浊较轻，很少需要角膜移植[10]。角膜混浊也不是 MPS Ⅲ（Sanfillipo 综合征）的突出特征。

混浊的角膜可全层呈"毛玻璃样"外观，并伴有角膜缘混浊（图 2-3-1）。患者常出现畏光和视觉损害。GAG 可蓄积在角膜上皮细胞、基质层、内皮细胞和细胞外基质中，破坏胶原蛋白排列[11]。共聚焦显微镜检查可在疾病早期分析角膜形态，如角膜各层结构均可见明亮的细胞间隙、形态改变的角膜细胞（圆形，具有明显分界的低反射区域），并在角膜细胞内和细胞外基质中观察到微量沉积物[12]。Pentacam 可用于客观测量 MPS 患者的角膜雾状混浊[13]。GAG 沉积可增加角膜厚度，在 MPS ⅠH 和 MPS Ⅵ 患者中尤为如此[14-15]。

（2）青光眼：MPS 患者发生青光眼的原因是 GAG 在眼前段结构内蓄积导致房角变窄[16-17]，以及 GAG 在小梁细胞内蓄积致小梁流出道阻塞[18-19]。在角膜受累的 MPS 患者中，眼压测量值可能会因为角膜增厚的影响而虚高。因此，准确诊断高眼压和青光眼通常很困难，特别是在角膜混浊限制了对视盘和房角的评估时。尽管视盘外观和前房角镜检查是青光眼评价的重要部分，但由于角膜混浊和并存的视盘异常，使得这在 MPS 患者中实施起来很困难。如果患者存在智力障碍和（或）年龄过小，可能无法进行视野检查或实施起来极为困难。角膜混浊也会干扰闭角型青光眼患者虹膜周边切除术的实施。在 MPS ⅠH[19-20]，MPS ⅠS 和 MPS ⅠH/S 患者中均有合并出现开角型青光眼的报导[21]。一例 56

表 2-3-2　黏多糖贮积症的临床表现

MPS 分型	眼部表现	全身表现
MPS Ⅰ H（Hurler 综合征）	角膜混浊＋＋＋，视网膜病变＋＋，视盘肿胀或萎缩＋＋，青光眼＋＋	相对巨头畸形、面容粗陋、巨舌、疝气、肝脾肿大、骨骼发育障碍＋＋＋、关节僵硬、耳聋、复发性呼吸道感染、心脏疾病＋＋＋、神经系统疾病＋，智力低下＋＋＋，心肺衰竭导致的早期死亡
MPS Ⅰ H/S（Hurler 综合征/Scheie 综合征）	介于 Hurler 综合征和 Scheie 综合征之间	介于 Hurler 综合征和 Scheie 综合征之间，智力低下＋
MPS Ⅰ S（Scheie 综合征）	Hurler 综合征轻度变异型，视盘肿胀或萎缩＋	Hurler 综合征轻度变异型，智力、身高、寿命正常，轻度骨骼畸形＋（早发性腕管综合征）
MPS Ⅱ（Hunter 综合征）	角膜混浊±，视网膜病＋＋，视盘肿胀或萎缩＋＋，青光眼＋	面容粗陋、巨舌、骨发育障碍＋，心脏疾病＋＋、疝气、肝脾大、呼吸困难、神经系统疾病＋，象牙色皮肤，智力正常，心肺衰竭导致的早期死亡
MPS Ⅲ A（Sanfilippo A 综合征）	角膜混浊±，视网膜病变＋＋，青光眼＋	智力低下＋＋＋，行为异常＋＋＋（机能亢进），躯体疾病较轻导致诊断延误
MPS Ⅲ B（Sanfilippo B 综合征）	同 MPS Ⅲ A	同 MPS Ⅲ A
MPS Ⅲ C（Sanfilippo C 综合征）	同 MPS Ⅲ A	同 MPS Ⅲ A
MPS Ⅲ D（Sanfilippo D 综合征）	同 MPS Ⅲ A	同 MPS Ⅲ A
MPS Ⅳ A（Morquio A 综合征）	角膜混浊＋，视网膜病变＋，青光眼＋	明显骨骼畸形（驼背）＋＋＋、齿突状发育不良、神经系统疾病＋＋（脊髓病），心脏疾病＋
MPS Ⅳ B（Morquio B 综合征）	同 MPS Ⅳ A	同 MPS Ⅳ A
MPS Ⅵ（Maroteaux Lamy 综合征）	角膜混浊＋＋＋，青光眼＋＋，视网膜病变＋，视神经萎缩＋＋	临床表现与 MPS Ⅰ H 相似但智力正常，骨骼发育不全＋＋＋，神经系统疾病＋，心脏疾病＋
MPS Ⅶ（Sly 综合征）	角膜混浊＋＋，视神经萎缩＋＋	骨骼发育不全＋＋，智力低下＋＋，心脏疾病＋＋（胎儿水肿）
MPS Ⅸ（Natowicz 综合征）	不详	骨骼畸形＋

±，正常至轻度；＋，轻度；＋＋，中度；＋＋＋，重度；MPS，黏多糖贮积症。

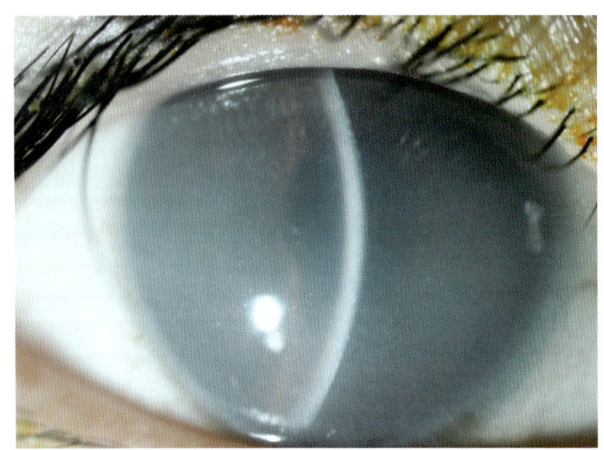

图 2-3-1　患者角膜混浊呈"毛玻璃样改变"，角膜缘边界不清

岁的 MPS Ⅰ S 型（Scheie 综合征）患者报告过青光眼急性发作[17]，一例 11 岁的 MPS Ⅰ H/S 型伴角膜增厚患者经前房角镜检查证实为双眼慢性闭角型青光眼。开角型、急性和慢性闭角型青光眼均曾见于患有 Maroteaux-Lamy 综合征的患者[16, 22]。一例 32 岁的 MPS Ⅵ患者报告了单侧急性闭角型青光眼。

（3）视盘异常：视神经受累多见于 MPS Ⅰ H，MPS Ⅰ H/S 和 MPS Ⅵ，并且是导致患者视力严重下降的重要原因[3, 7]。MPS 的视神经异常包括神经和脑膜鞘内 GAG 蓄积所致的浸润性肿胀[23]。GAG 在中枢神经系统中沉积会导致阻塞性脑积水，进而造成颅内压升高，也可引发视乳头水肿。GAG 在神经节细胞内蓄积时，可能会导致原发性视神经萎缩，最终造成视神经纤维变性和（或）视神经压迫导致的继发性视神经萎缩。视网膜变性也可导致视神经萎缩。

（4）视网膜病变：色素性视网膜病变起病隐匿，

并常被角膜问题掩盖[24]。GAG 在视网膜色素上皮细胞和光感受器基质内沉积，导致进行性光感受器损坏、视网膜变性和功能障碍[7]。视网膜病变的临床体征包括小动脉狭窄、中心凹反射不清和色素沉着、视网膜色素上皮（RPE）萎缩而后期呈骨细胞样改变、视盘苍白并伴有视野缩小[25-27]。患者可能会出现夜盲症和视野缩小，但这些可能会被漏诊，尤其是在角膜混浊引起视力下降的 MPS Ⅰ H 和 MPS Ⅰ H/S 患者中。在 11% 的 MPS Ⅰ H 患者、56% 的 MPS Ⅰ H/S 患者和 66% 的 MPS Ⅰ S 患者中记录到视网膜色素上皮变化和视网膜电流图（ERG）异常，这支持弥漫性视网膜病变的诊断[7]。ERG 异常提示视网膜病变，视杆介导的反应比视锥介导的反应受影响程度更重[28]。通常首先出现暗视觉反应减少，与视杆退化一致。在明视觉条件下，b 波最终也会减少，与视锥细胞变性一致[3]。ERG 振幅进行性降低可提示视网膜功能恶化[29]。患者临床体征和症状不一定与 ERG 变化相一致，尽管 ERG 发生显著变化，但可仅观察到极轻度的 RPE 改变[30]。

（5）其他眼部表现：大多数 MPS 患者是远视眼。原因可能包括：GAG 在巩膜中沉积引起眼轴缩短[23]，或 GAG 沉积致角膜硬度增加、角膜弧度改变、屈光度降低而引起远视。MPS 患者常见斜视，包括可能由颅内压升高引起的内斜视，以及由上斜肌腱机械性运动受限引起的获得性 Brown 综合征[3]。GAG 浸润在眼外肌也可造成一定影响。患者可能会发生白内障，但通常无临床意义。一例 Hunter 综合征患者报告了双侧葡萄膜渗漏。推测这是巩膜增厚和涡静脉数量减少的继发效应[31]。在 MPS Ⅳ（Morquio 综合征）[24] 和 Hunter 综合征患者中有眼眶浅所致的进行性假性眼球突出、眼间距过宽的报告[30]。假性眼球突出可能会导致角膜暴露。

2. 全身临床表现

GAG 在全身多器官中的蓄积可导致一系列特有的全身表现。但由于 MPS 分型、酶缺乏严重程度、沉积物类型和沉积物累及的组织不同，临床表现也各不相同。MPS 的常见表现包括肝脾大、典型的面容粗陋、多毛和骨骼畸形（多发性骨骼发育不全）。也可能有不同程度的关节僵硬、心脏疾病如心脏瓣膜增厚、进行性狭窄和冠状动脉闭塞或充血性心力衰竭、呼吸困难和生长迟缓表现。

（1）骨骼：GAG 的浸润可累及结缔组织和骨骼[32]，从而导致关节僵硬、扳机状指和腕管综合征（图 2-3-2）。脊柱也会受到脊柱侧凸和胸腰交界处椎骨融合伴角状后凸的影响[33]。

（2）呼吸系统：气道阻塞是 MPS 患者的常见问题，除 GAG 直接浸润软组织外，也可归因于颈椎异常、短颈和高会厌[34]。阻塞性睡眠呼吸暂停常见，这可导致慢性低氧血症，最终可引起肺性高血压。此外，也会发生限制性呼吸疾病，在重度上气道阻塞患者中易出现上、下呼吸道感染[35]。

（3）心血管：继发于心肌病、冠状动脉疾病和瓣膜病的心力衰竭可导致 MPS 患者过早死亡[33, 36]。室间隔肥厚是 MPS Ⅰ 的常见早期表现，其次常见二尖瓣和主动脉瓣增厚[35]。

（4）神经系统：MPS 患者智力损害程度不一。MPS Ⅳ、MPS Ⅵ 患者智力正常。MPS Ⅲ 患者可有行为异常和机能亢进。神经系统受累还可出现脑积水、进行性痉挛、惊厥发作、脑梗死、共济失调、颈髓压迫和颈椎不稳引起的脊髓病、脑膜增厚和（或）骨性狭窄以及卡陷性神经病变（如腕管综合征中所见）[37]。脑和脊柱 MRI 是评估神经系统受累的有效检查手段。检查结果可示：脑积水、局灶性或全脑萎缩、脊髓病（尤其是寰枢椎关节处），也可观察到

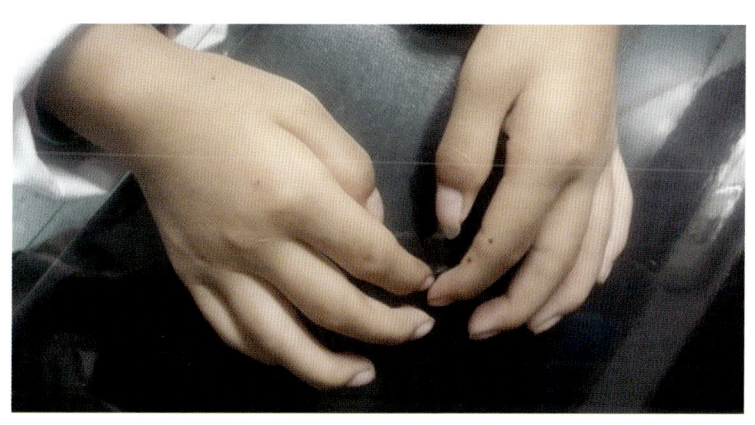

图 2-3-2　显示手指关节僵硬，爪形手

与黏多糖沉积位置相对应的白质病变。

【辅助检查】

常用于评价黏多糖贮积症患者的诊断工具如下所述。

1. 骨骼检查

可见多发性骨骼发育不全等典型畸形。

2. 脑部和脊髓

MRI 可见弥漫性白质改变、脑脊液间隙增宽、基底节和丘脑"蜂窝状"外观、颅颈交界处狭窄。

3. 尿排泄 GAG（染色结合试验）

该试验具一定灵敏度，但非特异性检查[1, 38-39]。可能出现假阴性结果，尤其当尿液太稀时（比重 < 1.015 g/ml）[38]。理想情况下，应分析清晨的浓缩尿液样本。

4. 尿排泄 GAG 的分离（色谱法）

并非所有 MPS 患者的总 GAG 排泄量均明显升高；确诊需要进行全面的 GAG 特征评价[40]。

5. 酶测定

本病的确诊基于培养后的成纤维细胞、白细胞或血清中缺乏酶活性的检测结果[2]。使用干血斑进行的酶测定法更经济便捷，有助于进行人群筛查，从而早期诊断 MPS[1, 41-42]。

6. 基因检测

分子诊断可避免酶假性缺乏的情况下对 MPS 诊断的潜在影响。基因检测有助于预测特定突变对酶水平、活性[43]、疾病严重程度[44]和治疗反应[45]的影响。MPS 患者的精确基因型-表型相关性受到等位基因和位点异质性的影响[46]。使用培养的羊水细胞进行酶测定现已用于所有类型 MPS 的产前诊断[33, 47-48]。

【诊断】

通常首先根据临床特征做出疑似 MPS 的诊断。诊断各类 MPS 患者时需要进行的核心评估，包括对神经系统、眼、听觉、心脏、呼吸系统、胃肠道和肌肉骨骼系统的全面基线评价。这些评估为评估疾病进展和治疗反应提供了重要的基准。如需确诊，必须进行生化和分子基因检测。

【鉴别诊断】

黏多糖贮积症需要与一些婴幼儿时期即出现角膜混浊和（或）青光眼的疾病进行鉴别。

1. Peters 异常

Peters 异常往往出生时即发病，常累及双眼，多数为散发。其特征为角膜中央区狄氏膜和角膜内皮缺损，导致相应区域角膜实质变薄和混浊。可仅有角膜混浊，也可伴有虹膜条带附着、晶状体混浊或虹膜粘连，伴广泛的全身异常的病例少见。约 50% 的病例可合并青光眼，但在出生时出现很少见。

2. 先天性青光眼

先天性青光眼为原发性疾病，不伴有其他眼部和全身发育异常。多为双侧发病（可能不对称），通常在出生后不久即出现溢泪、畏光和眼睑痉挛这一经典三联征。患儿眼球随眼压升高而明显扩大，可伴角膜直径增大、角膜水肿、Haab 条纹等。

3. 先天性遗传性内皮营养不良

先天性遗传性内皮营养不良是一种罕见的原发于角膜内皮的常染色体隐性遗传疾病。患者角膜内皮完全或几乎完全缺如，因此表现为出生或生命早期双侧弥漫性角膜水肿，在眼压正常的情况下不会消退或改善，通常不伴系统性疾病。

【治疗】

1. 全身和眼部管理

黏多糖贮积症患者的综合管理需要多学科共同协作。这可能涉及耳鼻喉科、心血管科、骨科、神经外科、血液科、麻醉科以及眼科等多科室医生定期评估患者情况，以识别、监测和治疗潜在并发症。现已经确立有针对 MPS 眼部表现的临床诊断与管理指南[49]。国际专家小组建议，应尽可能每年对视力、屈光状态、眼压、斜视情况进行一次眼科评价。应尽可能在散瞳后进行一次眼底镜检查并拍摄照片。当视神经外观发生变化或记录有眼压升高时，应对视野进行评估。视觉诱发电位检查和视网膜电流图可分别用于评价视神经和视网膜功能，尤其是在重度角膜混浊妨碍了 MPS Ⅰ 和 MPS Ⅵ 患者的检查时[38, 49-50]。角膜移植可改善视力，尽管在未接受全身治疗的情况下，角膜移植后 GAG 仍会沉积在新的角膜中，导致移植后的角膜植片可能随时间推移变得混浊，但仍建议考虑将其用于 MPS 患者[51]。在 MPS 儿童患者中，推荐深板层角膜移植术（DALK），这种方法优于全层角膜移植[52-53]。可联合角膜移植术使用的角膜缘干细胞移植术，也为 MPS 患者的治疗带来了一定的希望。其他外科干预包括进行斜视和青光眼手术。许多 MPS 患者，尤其是智力和行为能力显著低下的患者，为了管理各类并发症需要在麻醉或手术操作下进行检查。但因患者往往合并气道阻塞、限制性肺病或心血管疾病等，麻醉的风险较高[54]。

2. 治疗选择

在过去，MPS的治疗方法仅包括姑息、支持治疗以及对症和并发症治疗。而近二十年里，MPS的治疗中引入了不同的方法，其中以下两种现已被广泛使用：造血干细胞移植（HSCT）和酶替代疗法（ERT）。

（1）造血干细胞移植：同种异体造血干细胞移植（HSCT）是指以配型匹配且拥有正常酶的同胞供者的骨髓细胞为供体进行的移植。在过去几年内，许多患者接受了以非亲缘供体脐带血进行的HSCT，使得移植的速度和机会增加，且结局良好。在罕见情况下，也使用生长因子动员的外周血进行HSCT。1980年，一例9月龄的MPS I H婴儿进行了首例同种异体HSCT，以治疗先天性代谢缺陷。根据目前的临床实践，HSCT适用于24月龄以下的重度神经元病性MPS患者[55-56]。这种治疗方法延长了预期寿命，并改善了一些临床指标[56-57]。在进行HSCT前已经发生的脑损害似乎是不可逆的，但成功的HSCT能够预防进行性的精神运动功能恶化并改善认知功能。在过去几十年里，尽管与移植和预处理方案有关的不良反应的发病率和死亡率有所下降，但进行HSCT仍然存在重大风险。骨髓移植（BMT）可引起严重的全身并发症，这往往与放疗/化疗、排斥反应、移植物抗宿主病以及发生细菌、真菌或病毒感染有关。BMT可引发以下眼部并发症：继发于类固醇治疗和放疗的白内障，以及移植物抗宿主病引起的干燥性角膜结膜炎[58]。

（2）酶替代疗法：酶替代疗法（ERT）指的是通过重组DNA技术，使用哺乳动物细胞系产生的外源性和修饰态的人类蛋白替代缺陷酶的疗法。2003年，治疗MPS I H的laronidase（Aldurazyme）ERT上市。目前可治疗MPS II和MPS VI的ERT分别为dursulfase（Elaprase）和galsulfase（Naglazyme）。静脉输注重组酶可改善如肝脾大、尿GAG排泄、呼吸功能以及关节、心血管受累等问题[59-63]。尽早开始ERT是最有效的，这种治疗方法适用于表型较轻的患者；病情严重的患者通常接受HSCT。患者等待HSCT时可开始ERT治疗[64]。早期ERT可减缓疾病的进展，但通常对神经系统病变无效。酶在细胞内转运的关键是膜受体，而人体组织的受体水平具有多样性，在心脏、肺和肾中浓度最高，在肌肉和大脑中浓度最低[65]。基于上述内容，以及酶无法大量穿过血脑屏障的事实，可以解释ERT无法预防MPS患者认知功能下降的原因[65-66]。因ERT治疗成本非常高，故目前应用也受到限制[67-68]。ERT的另一个限制因素是接受ERT的患者会产生针对治疗性蛋白的抗体。尽管大多数抗体滴度为中等，但这可能超过了潜在影响ERT临床结局的水平[45]。

（3）其他治疗方式：蛋白质通过血脑屏障的递送比较低效，因此ERT无法缓解MPS的神经系统表现，这促进了针对其他治疗方式的研究。使用能穿过血脑屏障的小分子，可以恢复中枢神经系统中GAG合成和降解之间的平衡。最近的研究初步表明，在MPS III A和MPS III B患者中使用异黄酮化合物Genistein可显著改善所有检测指标，包括认知功能[69]。

3. 遗传咨询

遗传咨询和基因检测可为MPS家庭提供有效的临床服务。通过测定培养的绒毛膜绒毛或羊水细胞中的酶活性可进行产前诊断。在已知突变的情况下，分子基因检测可与生化检测互补，特别是在可能存在假性缺陷的情况下，从而使产前诊断的可靠性更高。在高危妊娠的情况下，可选择对绒毛膜绒毛或羊膜穿刺中获得的胎儿细胞DNA进行靶向突变分析。了解致病突变还会帮助对一些表型的严重程度进行预测。已有基因型-表型的相关性研究数据，还可以评估患者对潜在治疗干预措施的适用性。必要时可对亲属进行携带者检测，帮助确定生育缺陷后代的风险。

【病例摘要】

患儿，女，14岁，双眼视力下降6年，眼压升高伴角膜混浊2年。患者2岁后身高发育明显减慢，2岁半后手指无法伸直，肘、膝、肩关节逐渐屈曲、僵硬伸不直，7岁后身高发育基本停止，12岁后出现明显行走困难。家族中无类似发病者。查体：双眼裸眼视力0.15，右眼眼压31/33 mmHg（NCT）。双眼角膜明显混浊、增厚。表情淡漠，头大，前额突出呈舟状，眼距明显增宽，鼻梁扁平，小下颌，大舌。短颈，耸肩，驼背，胸骨轻度隆起，爪型手，膝外翻，双手上举困难，行走需踮起脚跟。辅助检查：双眼角膜增厚，角膜基质内大量结构不清组织沉积。脊柱X线片示颈椎生理弯曲变直，第二胸椎缩小，呈典型"鸟嘴症"。超声心动图见二尖瓣，主动脉瓣增厚，伴关闭不全。中国修订韦氏儿童智力量表（C_WISC）：70分。经酶类检查及DNA测序后，明确诊断为黏多糖贮积症。病例详细资料见二维码数字资源2-3。

数字资源2-3

（董栩然　张　纯）

【参考文献】

[1] Coutinho MF, Lacerda L, Alves S. Glycosaminoglycan storage disorders: a review. Biochem Res Int, 2012, 2012: 1-16.

[2] Neufeld EF, Muenzer J. The mucopolysaccharidoses. The Metabolic and Molecular Bases of Inherited Disease. Vol 8. Berkshire, UK: The McGraw-Hill Companies Inc, 2001: 3421-3452.

[3] Ashworth JL, Biswas S, Wraith E, et al. Mucopolysaccharidoses and the eye. Surv Ophthalmol, 2006, 51（1）: 1-17.

[4] Karageorgos L, Brooks DA, Pollard A, et al. Mutational analysis of 105 mucopolysaccharidosis type VI patients. Hum Mutat, 2007, 28（9）: 897-903.

[5] Wraith JE: Enzyme replacement therapy in mucopolysaccharidosis type I: progress and emerging difficulties. J Inherit Metab Dis, 2001, 24（2）: 245-250

[6] Azevedo ACMM, Schwartz IV, Kalakun L, et al. Clinical and biochemical study of 28 patients with mucopolysaccharidosis type VI. Clin Genet, 2004, 66（3）: 208-213.

[7] Ashworth JL, Biswas S, Wrait E, et al. The ocular features of mucopolysaccharidoses. Eye, 2006, 20（5）: 553-563.

[8] Ghosh M, McCulloch C. The Morquio syndrome—light and electron microscopic findings from two corneas. Can J Ophthalmol, 1974, 9（4）: 445-452.

[9] Sugar J. Metabolic disorders of the cornea. The Cornea. Oxford: Butterworth-Heinemann, 2nd ed 1997: 391-410.

[10] Gardner RJ, Hay JR. Letter: Hurlers syndrome with clear corneas. Lancet, 1974, 2（7884）: 845.

[11] Ferrari S, Ponzin D, Ashworth JL, et al. Diagnosis and management of ophthalmological features in patients with mucopolysaccharidosis. Br J Ophthalmol, 2011, 95（5）: 613-619.

[12] Mocan MC, Eldem B, Irkec M. In vivo confocal microscopic findings of two siblings with Maroteaux-Lamy syndrome. Cornea, 2007, 26（1）: 90-93.

[13] Elflein HM, Hofherr T, Berisha-Ramadani F, et al. Measuring corneal clouding in patients suffering from mucopolysaccharidosis with the Pentacam densitometry programme. Br J Ophthalmol, 2013, 97（7）: 829-833.

[14] Connell P, McCreery K, Doyle A, et al. Central corneal thickness and its relationship to intraocular pressure in mucopolysaccararidoses-1 following bone marrow transplantation. J AAPOS, 2008, 12（1）: 7-10.

[15] Kottler U, Demir D, Schmidtmann I, et al. Central corneal thickness in mucopolysaccharidosis II and VI. Cornea, 2010, 29（3）: 260-262.

[16] Cantor LB, Disseler JA, Wilson FM. Glaucoma in the Maroteaux-Lamy syndrome. Am J Ophthalmol, 1989, 108（4）: 426-430,

[17] Quigley HA, Maumenee AE, Stark WJ. Acute glaucoma in systemic mucopolysaccharidosis I-S. Am J Ophthalmol, 1975, 80（1）: 70-72.

[18] Quigley HA, Kenyon KR. Ultrastructural and histochemical studies of a newly recognized form of systemic mucopolysaccharidosis. (Maroteaux-Lamy syndrome, mild phenotype). Am J Ophthalmol, 1974, 77（6）: 809-818.

[19] Spellacy E, Bankes JL, Crow J, et al: Glaucoma in a case of Hurler disease. Br J Ophthalmol, 1980, 64（10）: 773-778.

[20] Lalive d'Epinay S, Reme′ CE. Congenital glaucoma in Hurler's syndrome and in Lowe's syndrome. Clinical and electron microscopy findings. Adv Ophthalmol, 1978, 36: 80-89.

[21] Girard B, Hoang-Xuan T, D'Hermies, et al. Mucopolysaccharidosis type I, Hurler-Scheie phenotype with ocular involvement. Clinical and ultrastructural study. J Fr Ophtalmol, 1994, 17（4）: 286-295.

[22] Laver NM, Friedlander MH, McLean IW. Mild form of Maroteaux-Lamy syndrome: corneal histopathology and ultrastructure. Cornea, 1998, 17（6）: 664-668.

[23] Schumacher RG, Brzezinska R, Schulze-Frenking G, et al. Sonographic ocular findings in patients suffering from mucopolysaccharidoses I, II, and VI. Pediatr Radiol, 2008, 38（5）: 543-550.

[24] Käsmann-Kellner B, Weindler J, Pfau B, et al. Ocular changes in mucopolysaccharidosis IV A (Morquio A syndrome) and long-term results of perforating

keratoplasty. Ophthalmologica, 1999, 213（3）: 200-205.
[25] Francois J. Metabolic tapetoretinal degenerations. Surv Ophthalmol, 1982, 26（6）: 293-333.
[26] Gills JP, Hobson R, Hanley WB, et al. Electroretinography and fundus oculi findings in Hurler's disease and allied mucopolysaccharidoses. Arch Ophthalmol, 1965, 74（5）: 596-603.
[27] Maumenee IH: Vitreoretinal degeneration as a sign of generalized connective tissue diseases. Am J Ophthalmol, 1979, 88（3 Pt 1）: 432-449.
[28] Caruso RC, Kaiser-Kupfer MI, Muenzer J, et al: Electroretinographic findings in the mucopolysaccharidoses. Ophthalmology, 1986, 93（12）: 1612-1616.
[29] Leung LS, Weinstein GW, Hobson RR. Further electroretinographic studies of patients with mucopolysaccharidoses. Birth Defects Orig Artic Ser, 1971, 7（3）: 32-40.
[30] Abraham FA, Yatziv S, Russell A, et al. Electrophysiological and psychophysical findings in Hunter syndrome. Arch Ophthalmol, 1974, 91（3）: 181-186.
[31] Vine AK. Uveal effusion in Hunter's syndrome. Evidence that abnormal sclera is responsible for the uveal effusion syndrome. Retina, 1986, 6（1）: 57-60.
[32] Yoshida M, Ikadai H, Maekawa A, et al. Pathological characteristics of mucopolysaccharidosis VI in the rat. J Comp Pathol, 1993, 109（2）: 141-153.
[33] Lorincz AE. The mucopolysaccharidoses: advances in understanding and treatment. Pediatr Ann, 1978, 7（2）: 104-122.
[34] Myer CM 3rd. Airway obstruction in Hurler's syndrome—radiographic features. Int J Pediatr Otorhinolaryngol, 1991, 22（1）: 91-96.
[35] Wraith JE. The mucopolysaccharidoses: a clinical review and guide to management. Arch Dis Child, 1995, 72（3）: 263-267.
[36] Mohan UR, Hay AA, Cleary MA, et al. Cardiovascular changes in children with mucopolysaccharide disorders. Acta Paediatr, 2002, 91（7）: 799-804.
[37] Van Meir N, De Smet L. Carpal tunnel syndrome in children. Acta Orthop Belg, 2003, 69（5）: 387-395.
[38] Muenzer J, Wraith JE, Clarke LA. International Consensus Panel on Management and Treatment of Mucopolysaccharidosis I: Mucopolysaccharidosis I: management and treatment guidelines. Pediatrics, 2009, 123（1）: 19-29.
[39] Mabe P, Valiente A, Soto V, et al. Evaluation of reliability for urine mucopolysaccharidosis screening by dimethylmethylene blue and Berry spot tests. Clin Chim Acta, 2004, 345（1-2）: 135-140.
[40] Gallegos-Arreola MP, Machorro-Lazo MV, Flores-Martinez SE, et al. Urinary glycosaminoglycan excretion in healthy subjects and in patients with mucopolysaccharidoses. Arch Med Res, 2000, 31（5）: 505-510.
[41] Dean CJ, Bockmann MR, Hopwood JJ, et al. Detection of mucopolysaccharidosis type II by measurement of iduronate-2-sulfatase in dried blood spots and plasma samples. Clin Chem, 2006, 52（4）: 643-649.
[42] Fuller M, Tucker JN, Lang DL, et al. Screening patients referred to a metabolic clinic for lysosomal storage disorders. J Med Genet, 2011, 48（6）: 422-425.
[43] Garrido E, Cormand B, Hopwood JJ, et al. Maroteaux-Lamy syndrome: functional characterization of pathogenic mutations and polymorphisms in the arylsulfatase B gene. Mol Genet Metab, 2008, 94（3）: 305-312.
[44] Bertola F, Filocamo M, Casati G, et al. IDUA mutational profiling of a cohort of 102 European patients with mucopolysaccharidosis type I: identification and characterization of 35 novel a-L-iduronidase（IDUA） alleles. Hum Mutat, 2011, 32（6）: E2189-E2210.
[45] Brands MM, Hoogeveen-Westerveld M, Kroos MA, et al. Mucopolysaccharidosis type VI phenotypes-genotypes and antibody response to galsulfase. Orphanet J Rare Dis, 2013, 8: 51.
[46] Valayannopoulos V, Nicely H, Harmatz P, et al. Mucopolysaccharidosis VI. Orphanet J Rare Dis, 2010, 5: 5.
[47] Ceuterick C, Martin JJ, Libert J, et al. Sanfilippo A disease in the fetus—comparison with pre-and postnatal cases. Neuropadiatrie, 1980, 11（2）: 176-185.
[48] Wraith JE. Lysosomal disorders. Semin Neonatol, 2002, 7（1）: 75-83.
[49] Fahnehjelm KT, Ashworth JL, Pitz S, et al. Clinical guidelines for diagnosing and managing ocular manifestations in children with mucopolysaccharidosis. Acta Ophthalmol, 2012（7）, 90: 595-602.
[50] Giugliani R, Harmatz P, Wraith JE. Management guidelines for mucopolysaccharidosis VI. Pediatrics, 2007, 120（2）: 405-418.
[51] Bothun ED, Decanini A, Summers CG, et al. Outcome of penetrating keratoplasty for mucopolysaccharidoses. Arch Ophthalmol, 2011, 129（2）: 138-144.
[52] Harding SA, Nischal KK, Upponi-Patil A, et al. Indications and outcomes of deep anterior lamellar keratoplasty in children. Ophthalmology, 2010, 117（11）: 2191-2195.
[53] Rahmati-Kamel M, Javadi M, Shojaei A, et al. Deep anterior lamellar keratoplasty for Maroteaux-Lamy syndrome. Cornea, 2010, 29（12）: 1459-1461.

[54] Walker R, Belani KG, Braounlin EA, et al. Anaesthesia and airway management in mucopolysaccharidoses. Inherit Metab Dis, 2013, 36（2）：211-219.

[55] Hennig AK, Levy B, Ogilvie JM, et al. Intravitreal gene therapy reduces lysosomal storage in specific areas of the CNS in mucopolysaccharidosis VII mice. J Neurosci, 2003, 23（8）：3302-3307.

[56] Ho TT, Maguire AM, Aguirre GD, et al. Phenotypic rescue after adeno-associated virus-mediated delivery of 4-sulfatase to the retinal pigment epithelium of feline mucopolysaccharidosis VI. J Gene Med, 2002, 4（6）：613-621.

[57] Cleary MA, Wraith JE. The presenting features of mucopolysaccharidosis type IH（Hurler syndrome）. Acta Paediatr, 1995, 84（3）：337-339.

[58] Jacobi PC, Dietlein TS, Krieglstein GK. Microendoscopic trabecular surgery in glaucoma management. Ophthalmology, 1999, 106（3）：538-544.

[59] Jameson E, Jones S, Wraith JE. Enzyme replacement therapy with laronidase（Aldurazyme1）for treating mucopolysaccharidosis type I. Cochrane Database Syst Rev, 2013（9）：CD009354.

[60] da Silva EM, Strufaldi MW, Andriolo RB, et al. Enzyme replacement therapy with idursulfase for mucopolysaccharidosis type II（Hunter syndrome）. Cochrane Database Syst Rev, 2016, 2（2）：CD008185.

[61] Brunelli MJ, Atallah AN, da Silva EM. Enzyme replacement therapy with galsulfase for mucopolysaccharidosis type VI. Cochrane Database Syst Rev, 2021, 9（9）：CD009806.

[62] Braunlin E, Rosenfeld H, Kampmann C, et al. Enzyme replacement therapy for mucopolysaccharidosis VI：long-term cardiac effects of galsulfase（Naglazyme1）therapy. J Inherit Metab Dis, 2013, 36（2）：385-394.

[63] Sohn YB, Cho SY, Park SW, et al. Phase I/II clinical trial of enzyme replacement therapy with idursulfase beta in patients with mucopolysaccharidosis II（Hunter Syndrome）. Orphanet J Rare Dis, 2013, 8：42.

[64] de Ru M, Boelens JJ, Das AM, et al. Enzyme replacement therapy and/or hematopoietic stem cell transplantation at diagnosis in patients with mucopolysaccharidosis type I：results of a European consensus procedure. Orphanet J Rare Dis, 2011, 6：55.

[65] Beck M. New therapeutic options for lysosomal storage disorders：enzyme replacement, small molecules and gene therapy. Hum Genet, 2007, 121（1）：1-22.

[66] Manara R, Priante E, Grimaldi M, et al. Brain and spine MRI features of Hunter disease：frequency, natural evolution and response to therapy. J Inherit Metab Dis, 2011, 34（3）：763-780.

[67] Wyatt K, Henley W, Anderson L, et al. The effectiveness and cost-effectiveness of enzyme and substrate replacement therapies：a longitudinal cohort study of people with lysosomal storage disorders. Health Technol Assess, 2012, 16（39）：1-543.

[68] Schlander M, Beck M. Expensive drugs for rare disorders：to treat or not to treat? The case of enzyme replacement therapy for mucopolysaccharidosis VI. Curr Med Res Opin, 2009, 25（5）：1285-1293.

[69] Piotrowska E, Jako'bkiewicz-Banecka J, Tylki-Szyman'ska A, et al. Genistin-rich isoflavone extract in substrate reduction therapy for Sanfilippo syndrome：an open-label, pilot study in 10 pediatric patients. Curr Ther Res Clin Exp, 2008, 69（2）：166-179.

第四节　球形角膜

【概述】

球形角膜是一种罕见的非炎性角膜扩张疾病，其特征是角膜广泛变薄和球状突出。1947年首先由Verrey报道[1]。发病率很低，遗传类型不明确，多为常染色体隐性遗传，病因不明。有研究表明，球形角膜与圆锥角膜的发展有密切的关系，均表现为角膜变薄和扩张，而且病理特征也相似[2]。也有研究称球形角膜与结缔组织病有关，如Ehlers-Danlos综合征、马方综合征及Rubinstein-Taybi综合征[3]。还有报道称球形角膜与蓝色巩膜综合征有关[4-5]。除了先天性疾病所致的球形角膜，也有研究表明春季卡他性角结膜炎、慢性睑缘炎、特发性眼眶炎症、甲状腺相关眼病也可出现球形角膜[1,6-7]。我国关于球形角膜的报道相对较少，常存在误诊误治的情况。宋宗明等报道一例23岁男性曾误诊为屈光不正，后经仔细的裂隙灯检查、角膜地形图检查确诊为球形角膜[8]。姚春艳等报道一例误诊为圆锥角膜患者，右眼可用硬性透氧性角膜接触镜（RGP）矫正，左眼RGP已无法佩戴，后经裂隙灯检查、角膜地形图等检查确诊为球形角膜[9]。目前我国尚无球形角膜相关的基因研究结果。

组织病理学：可见角膜Bowman's层断裂或消失、角膜基质明显变薄或层次混乱、后弹力层破裂或增厚。角膜基质变薄主要位于周边部或中周边部。

【临床表现】

双侧对称性发病，以角膜变薄、球状前突扩张为特点，角膜直径变大，角膜基质为正常的1/4～1/3厚度，最薄处往往在角膜缘内的角膜，本病在出生时就被发现，一般进展缓慢，由于角膜变薄、前突，患者往往出现高度近视伴有不规则散光，难以矫正，这也是患者视力下降的主要原因。也可发生类似急性圆锥角膜样的角膜油滴状水肿。发生角膜穿孔的报道也不少见，但穿孔大部分发生在20岁以后，此类患者一般视力均很差，难以矫正。多由于自发或轻微外伤造成的角膜穿孔就诊[2]。由于角膜菲薄，手术缝线可割断角膜，造成伤口无法闭合，手术缝合难度较大。

【辅助检查】

主要包括超声角膜测厚及角膜地形图检查。

超声角膜测厚显示角膜厚度弥漫变薄，角膜厚度为正常角膜的1/4～1/3。

角膜地形图：对于角膜变形严重的患者，角膜地形图检查可能不能顺利进行。对于可以完成检查的患者，角膜地形图可见显示角膜表面高度不规则散光、角膜屈光度不规则分布及不规则领结地形[10-11]。

【诊断】

由于其特殊的临床表现，球形角膜的诊断主要依据典型的体征。

【鉴别诊断】

轻度的球形角膜可能会与其他非炎症性扩张性角膜疾病鉴别。

1. 大角膜

角膜厚度正常但角膜直径明显增大（通常大于12.5 mm），通常无角膜前突、不规则散光或角膜水肿、角膜瘢痕。

2. 先天性青光眼

先天性青光眼也可表现为中度角膜前突、水肿等，但患儿存在明显眼压升高，角膜水肿、混浊、增厚明显。

3. 圆锥角膜

发病年龄与球形角膜不同，常在青春期起病，而球形角膜常出生时就存在。圆锥角膜主要表现为中央或中央偏下方局限性变薄，呈锥形突出，可有Fleischer环和Vogt线。

4. 角膜边缘透明样变性

常发生在20～40岁，双眼角膜缘变薄，多发生在下方4点至8点范围角膜缘，同时伴可有角膜血管翳。

【治疗】

到目前为止，球形角膜的治疗仍然是一个挑战。对于早期出现高度近视，通常采取屈光矫正进行保守治疗，当出现难以矫正的不规则散光时，可考虑联合角膜接触镜、巩膜镜、RGP进行治疗，但仍然存在争议。理论上接触镜的摘、戴都会诱发角膜微穿孔。急性的角膜水肿可以采用加压包扎、治疗性角膜绷带镜、局部高渗盐水进行保守治疗，也可行前房注气术缓解角膜水肿。对于角膜穿孔，缝合治疗效果不佳，常导致角膜撕裂。

在手术治疗方面，目前尚无标准的方法。由于角膜变薄以及植片植床厚度的差异会影响切口的闭合，传统的穿透性角膜移植术无法用于治疗球形角膜。为了解决这些问题，也有一些改良的手术方法如带有角膜缘的大角膜供体移植。但这种手术方法增加了术后排斥的风险。也有研究尝试使用改良的板层角膜移植术，将移植的角膜板层缝合至巩膜。由于术中破坏了大量的角膜缘干细胞，术后常出现持续性角膜上皮缺损，继而造成感染等并发症。由于球形角膜病情罕见，各种改良的手术方法各有优缺点，主要取决于手术医生选择。

（宋文静）

【参考文献】

[1] Cameron JA. Keratoglobus. Cornea, 1993, 12（2）: 124-130.
[2] Wallang BS, Das S. Keratoglobus. Eye（Lond）, 2013, 27（9）: 1004-1012.

[3] Nelson ME, Talbot JF. Keratoglobus in the Rubinstein-Taybi syndrome. Br J Ophthalmol, 1989, 73（5）: 385-387.

[4] Gregoratos ND, Bartsocas CS, Papas K. Blue sclerae with keratoglobus and brittle cornea. Br J Ophthalmol, 1971, 55（6）: 424-426.

[5] Biglan AW, Brown SI, Johnson BL. Keratoglobus and blue sclera. Am J Ophthalmol, 1977, 83（2）: 225-233.

[6] Jacobs DS, Green WR, Maumenee AE. Acquired keratoglobus. Am J Ophthalmol, 1974, 77（3）: 393-399.

[7] Cameron JA, Al-Rajhi AA, Badr IA. Corneal ectasia in vernal keratoconjunctivitis. Ophthalmology, 1989, 96（11）: 1615-1623.

[8] 宋宗明, 惠延年, 徐渊. 球形角膜一例. 中华眼科杂志, 2000（2）: 106.

[9] 姚春艳, 孙伟英, 郑玲, 等. 误诊为圆锥角膜的球形角膜一例. 中华眼科杂志, 2012, 48（1）: 61-62.

[10] Karabatsas CH, Cook SD. Topographic analysis in pellucid marginal corneal degeneration and keratoglobus. Eye（Lond）, 1996, 10（Pt 4）: 451-455.

[11] Harissi-Dagher M, Dana MR, Jurkunas UV. Keratoglobus in association with posterior polymorphous dystrophy. Cornea, 2007, 26（10）: 1288-1291.

第五节　胶滴状角膜营养不良

【概述】

胶滴状角膜营养不良（gelatinous drop-like corneal dystrophy, GDLD），又称为家族性角膜上皮下类淀粉样变性，1914年首次被日本的Nakaizumi报道，是一种原发于角膜的罕见常染色体隐性遗传性眼病。发病率低，多发于有近期婚配的家庭，目前报道的病例主要集中在日本。在日本的患病率约为1:300 000，在欧美国家和其他亚洲国家报道较少[1]。目前发现1号染色体上的 *M1S1* 基因的多个突变位点与本病的发生有紧密联系，这可能与 *M1S1* 基因突变产物引起的上皮细胞连接改变、上皮渗透性增高有关。组织病理学检查可见角膜上皮下有典型的淀粉样物质沉积，前弹力层变性或消失。电镜下可见角膜上皮细胞层变薄，细胞变性萎缩，形态不规则，基底细胞及基质浅层不同程度水肿[2-3]。

目前对胶滴状角膜营养不良中角膜类淀粉样物质的组成成分不十分明确，发生类淀粉样物质沉积的原因不明。近年来对致病基因研究的发展使人们对该病的致病机制有了一定认识。通过连锁分析和对目标片段的测序确定了胶滴状角膜营养不良致病的候选基因 *TACSTD2*。*TACSTD2* 又名 *Trop2*、*GA733-1* 和 *M1S1*，含有单一的外显子，全长1.8 kb，编码323氨基酸。TACSTD2蛋白是细胞表面有单个跨膜区域的磷酸化的糖蛋白，在角膜、复层上皮、滋养细胞都有表达。虽然目前报道了很多家系与 *TACSTD2* 基因突变相关，但有4个家系与 *TACSTD2* 基因突变无关，是否存在其他基因与胶滴状角膜营养不良有关目前不十分清楚。中国曾报道1例胶滴状角膜营养不良患者，并发现其 *TACSTD2* 基因出现新的突变点Y184C[4]，但缺乏临床表现和病理学改变的描述。张蓓等随访2个独立的胶滴状营养不良家系，进行相关临床病理特征以及其致病基因的分析，发现了 *TACSTD2* 基因的新的突变点c.84insG和c.480delC，有助于对胶滴状角膜营养不良的分子遗传学机制进行进一步研究[5]。

病理学检查：角膜上皮下大量红染的嗜酸性物质堆积，前弹力膜消失，嗜酸性物质能被刚果红、PAS、MASSON三色法等染色，其中刚果红染色具有特征性，显示上皮下红染的淀粉样物质沉积，在偏振光下具有双色性和双折射性，在角膜上皮层内也可见到少量红染的淀粉样物质沉积，可累及前2/3角膜基质，在角膜缘旁的结膜基质中也可发现类似物质，角膜基质深层、后弹力层和内皮层正常[6]。这些沉积物在电镜观察下可见其超微结构呈典型的杂乱排列的细丝状外观，和规则排列的较粗的胶原纤维易于区别。这些淀粉样物质的来源目前仍不清楚，有角膜上皮细胞、角膜基质细胞和泪液来源等假说[7]。透射电镜可发现角膜上皮细胞不规则，有明显的萎缩，一些基底层细胞出现水肿。角膜基底层细胞基底膜和半桥粒结构及前弹力层消失，有时可在上皮尚可的角膜周边部观察到残余的结构。在沉积处，角膜上皮基底层细胞基底面呈指状凸起，插入位于基底层细胞之下的沉积物中，沉积物的超微结构呈典型的淀粉样物质的丝状外观，可混合有胶原纤维[8]。

【临床表现】

本病是一种严重影响视力的罕见的角膜营养不良，常于儿童期发病，无性别差异。早期无症状，10 岁以后发生双眼畏光、流泪、视力下降。裂隙灯检查可见角膜表面粗糙不平，角膜上皮下和浅基质层有密集的胶滴状、结节状隆起的乳白色混浊，单个结节直径 0.5 mm 左右。随着年龄增大，病变向角膜深基质层发展，混浊增大并逐渐融合，呈桑葚状或鹅卵石样外观，以中央最为明显，病变晚期角膜浅基质层亦可累计。偶见新生血管深入混浊区。视力下降程度与角膜混浊的部位、深度有关。Nishida 等对 10 例确诊为胶滴状角膜营养不良的病例进行归纳，发现该病的临床表现可分为四类：带状角膜病变类；基质混浊类；金橘皮样类和桑葚类，其中以带状角膜病变类最多见[9]。

【辅助检查】

本病主要依据病史、临床表现和体征、病理学检查以及遗传学检查而确诊。另外在前节 OCT 及角膜共聚焦显微镜下也有一些特征性表现。

前节 OCT：胶滴状角膜营养不良患者的角膜病变主要位于上皮细胞层和前部基质，角膜表面凹凸不平，呈波浪样，角膜基质的胶原板层规则排列被破坏，基质内呈强弱不一致的反光。

角膜共焦显微镜检查发现胶滴状角膜营养不良主要的病变表现在角膜上皮基底层及其下方，角膜上皮基底层细胞胞体明显增大，上皮细胞排列疏松，细胞间距增大，层次不清，扭曲变形，其下方见大量不规则的高反光团块状沉积物。在基底细胞层下，正常的角膜上皮下神经丛及前弹力层被破坏，代之以大量圆形及团块状不规则物质，且累及浅基质层。

【诊断】

胶滴状角膜营养不良的诊断主要依靠临床表现、裂隙灯检查、组织病理学检查等，随着致病基因的明确，基因诊断在临床工作中的作用受到人们的重视，尤其是对临床表现不典型的患者，基因诊断有助于指导临床诊断和治疗。

【鉴别诊断】

胶滴状角膜营养不良属于角膜表层营养不良，需要与其他表层角膜营养不良相鉴别。

1. 上皮基底膜营养不良

也称地图-点状-指纹状营养不良（map-finger print corneal dystrophy），是最常见的前部角膜营养不良，可能为显性遗传，女性发病多见。多在 30 岁后发病，表现为反复性上皮剥落，眼部疼痛、刺激症状及暂时的视力模糊。裂隙灯检查，病变位于角膜上皮层及基底膜内，主要出现三种改变，即灰白色小点或斑片状（也称微小囊肿）、地图样线和指纹状细小线条。上述三种改变可单独或合并存在。病理检查发现基底膜增厚，并向上皮内延伸；上皮细胞伴有微小囊肿；在基底部和前弹力层之间可见微丝物质。

2. Bowman 层角膜营养不良

分为 1 型，即 Reis-Bücklers 角膜营养不良（RBCD），和 2 型，即 Thiel-Behnke 角膜营养不良（TBCD）。疾病早期裂隙灯下可见角膜中央部上皮下相当于 Bowman 层内有微细的多个灰白色网眼状混浊进行性增多并有融合，角膜表面不规则混浊呈条形地图形，环形蜂窝状或渔网状，从而影响视力，此时角膜知觉显著减退。本病后期由于疾病逐渐进展，后照法可见角膜基质浅层有颗粒状或霜状有遮光性的混浊点，严重者可蔓延到角膜周边部，引起角膜基质层的弥漫性雾状混浊，角膜基质深层和内皮层一般正常。

【治疗】

对于没有临床症状的患者，可以观察病情变化。角膜上皮剥脱出现畏光、流泪、异物感等眼部刺激症状时，可佩戴软性角膜接触镜、滴用人工泪液等缓解症状，但无法阻止病情的发展。

角膜混浊导致视力严重障碍时，可行深板层角膜移植术或穿透角膜移植术治疗。深板层角膜移植术和穿透角膜移植术治疗均可以获得视力的改善，增视效果两者相当，深板层角膜移植术并发症发生率较穿透角膜移植术低，安全性及远期疗效明显优于穿透角膜移植术。但两种手术术后，胶滴状角膜营养不良均会复发，会再度影响视力，须再次手术[10]。临床观察复发最早的征象是角膜上皮下毛玻璃样的混浊，一般出现术后 8 个月左右，4 年内角膜植片重新出现类淀粉样物质的沉积导致植片的混浊，需要反复进行角膜移植手术[6, 11]。据报道，配戴治疗性角膜接触镜可以延迟胶滴状角膜营养不良术后的复发，推测与角膜接触镜可以减慢角膜上皮的更新有关。有研究显示采用板层角膜移植或穿透性角膜移植术联合异体角膜缘移植治疗原发和复发性的胶滴状角膜营养不良，术后进行免疫抑制治疗，随访4年，88.9%患者未出现复发，显示该手术方法是一种较好的治疗方法[12]。

（宋文静）

【参考文献】

[1] Fujiki K, Nakayasu K, Kanai A. Corneal dystrophies in Japan. J Hum Genet, 2001, 46（8）：431-435.

[2] Ide T, Nishida K, Maeda N, et al. A spectrum of clinical manifestations of gelatinous drop-like corneal dystrophy in japan. Am J Ophthalmol, 2004, 137（6）：1081-1084.

[3] Nakamura T, Nishida K, Dota A, et al. Gelatino-lattice corneal dystrophy: clinical features and mutational analysis. Am J Ophthalmol, 2000, 129（5）：665-666.

[4] Tian X, Fujiki K, Li Q, et al. Compound heterozygous mutations of M1S1 gene in gelatinous droplike corneal dystrophy. Am J Ophthalmol, 2004, 137（3）：567-569.

[5] Zhang B, Yao YF, Zhou P. Two novel mutations identified in two Chinese gelatinous drop-like corneal dystrophy families. Mol Vis, 2007, 13：988-992.

[6] Santo RM, Yamaguchi T, Kanai A, et al. Clinical and histopathologic features of corneal dystrophies in Japan. Ophthalmology, 1995, 102（4）：557-567.

[7] Tsujikawa M, Kurahashi H, Tanaka T, et al. Identification of the gene responsible for gelatinous drop-like corneal dystrophy. Nat Genet, 1999, 21（4）：420-423.

[8] Li S, Edward DP, Ratnakar KS, et al. Clinicohistopathological findings of gelatinous droplike corneal dystrophy among Asians. Cornea, 1996, 15（4）：355-362.

[9] Tsujikawa M, Kurahashi H, Tanaka T, et al. Homozygosity mapping of a gene responsible for gelatinous drop-like corneal dystrophy to chromosome 1p. Am J Hum Genet, 1998, 63（4）：1073-1077.

[10] Akhtar S, Bron AJ, Qin X, et al. Gelatinous drop-like corneal dystrophy in a child with developmental delay: clinicopathological features and exclusion of the M1S1 gene. Eye（Lond）, 2005, 19（2）：198-204.

[11] Shimazaki J, Hida T, Inoue M, et al. Long-term follow-up of patients with familial subepithelial amyloidosis of the cornea. Ophthalmology, 1995, 102（1）：139-144.

[12] Shimazaki J, Shimmura S, Tsubota K. Limbal stem cell transplantation for the treatment of subepithelial amyloidosis of the cornea（gelatinous drop-like dystrophy）. Cornea, 2002, 21（2）：177-180.

第六节　Bowman层角膜营养不良

【概述】

Bowman层角膜营养不良（Bowman's corneal dystrophy，BCD）是一种较为罕见的常染色体显性遗传病，首先在1917年由Rei发现报道[1]。BCD的基因突变位点已被证明与颗粒状、格子状、Avillion角膜营养不良一样位于5q31位点的人类转化生长因子诱导的细胞外基质黏附蛋白（transforming growth factor β-induced，TGFBI or BIGH3）基因[2]，此外还位于10q23-q25（BCD2型）[3]。国外已有突变类型R124L、R555Q、G623D和f540的报道[4]。BCD在我国报道较少，2003年于洁等报道了R124L基因突变位点个案[5]，2007年，齐艳华等报道一例R555Q基因突变位点BCD[6]，2009年Chang等报道我国两家系BCD基因突变位点为R124C[7]，Li等于2008年报道一例G623D位点的TGFBI突变，其临床表现和体征与典型的BCD有所不同[8]，这一发现可能丰富对我国BCD的认识，并且有助于对没有典型的临床特征的BCD做出诊断。

BCD的名称比较混乱，大量文献将其统称为Reis-Bücklers角膜营养不良。1995年Küchle等将BCD重新分类，根据其突变的基因位点和表现型不同，将BCD分成2型[9]：BCD1型，突变位点为R124L，即Reis-Bücklers角膜营养不良（RBCD），又称颗粒状角膜营养不良Ⅲ型，表现为地图样角膜混浊；BCD2型，突变位点位于R555Q，即Thiel-Behnke角膜营养不良（TBCD），表现为蜂窝状角膜混浊。我国主要以1型为主[10]。

组织学改变：BCD主要病理改变为角膜上皮水肿退变及结构破坏。晚期病例的角膜上皮细胞层厚薄不一，上皮细胞退行性改变，细胞间与细胞内有水肿，角膜结构破坏，上皮下 Bowman 膜缺失或变薄，被纤维细胞结缔组织膜及嗜伊红颗粒代替，并突出到上皮细胞之间及浅层基质板层内，这些物质 PAS 染色阴性，多糖类及淀粉染色亦为阴性。上皮细胞基底膜或为正常厚度或局灶性缺失，纤维细胞结缔组织有时位于上皮细胞层与 Bowman 层之间，使上皮细胞层的后面呈锯齿状，一般无炎症。但当上皮糜烂及有灶性成纤维细胞时则偶有慢性炎症细胞[4,11-12]。

细胞学改变：纤维细胞结缔组织的超微结构是由一些特殊的纤丝插进正常胶原纤维中形成一些不规则的、致密的、颗粒性嗜伊红胶原组织块。有人认为此类物质可能是 Bowman 膜及浅层基质板层的分解产物，也有人认为系浅层角膜成纤维细胞在年轻时受累，致使其产生直径异常的胶原单位原纤维。透射电镜显示，在正常的角膜基底层和前角膜基质层中，散布着一些致病的卷曲短纤维（直径 8～10nm）。晚期由于前基质胶原层和前弹力层明显紊乱，被大量纤维集合体取代[13]。Descemet 膜及内皮细胞正常[4,11-12]。

【临床表现】

本病发病早，2 岁以前即可发病，开始时每年发作 2～4 次，上皮完好时患者并无症状，发作时因角膜上皮糜烂而自觉眼痛、畏光、流泪等刺激症状及充血，每次发作约数周后症状开始缓解，10～20 岁后发作频率逐渐下降，20 岁以后由于角膜上皮层已形成白斑不再发生糜烂，但视力开始下降，角膜知觉亦减退，病程可长达数十年，视力进行性减退，至中年双眼视力下降更明显。

早期裂隙灯下可见角膜中央部上皮下相当于 Bowman 层内有微细的多个灰白色网眼状混浊进行性增多并有融合，角膜表面不规则混浊呈条形地图形，环形蜂窝状或渔网状，从而影响视力，此时角膜知觉显著减退。本病后期由于疾病逐渐进展，后照法可见角膜基质浅层有颗粒状或霜状有遮光性的混浊点，严重者可蔓延到角膜周边部，引起角膜基质层的弥漫性雾状混浊，角膜基质深层和内皮层一般正常。Kobayashi 等报道发现一例 TBCD 患者患 Thygeson 浅层点状角膜炎后角膜蜂窝状体征消失，由此推测患 Thygeson 浅层点状角膜炎可以溶解角膜的蜂窝状混浊[14]。

【辅助检查】

本病主要依据病史、临床表现和体征、病理学检查以及遗传学检查而确诊。另外在前节 OCT 及角膜共聚焦显微镜下也有一些特征性表现。

前节 OCT：表现为在 Bowman 层出现一条高反射的信号带，有研究发现高反射信号的平均厚度为 30～50μm[9]。

角膜共聚焦显微镜：早期患者表现为均匀的高反光颗粒物聚集分布在上皮基底细胞层和 Bowman 层，基底下神经层不明显，角膜基质浅层可见灰色聚集物，中间基质细胞核和纺锤形物质无明显变化，后基质中角膜细胞核、狄氏膜及角膜内皮细胞均表现正常。随着疾病进展，成年患者高反光颗粒物不仅聚集在 Bowman 层，也可影响浅层基质及中间基质。上皮下神经丛消失，深部基质、狄氏膜及角膜内皮细胞层无明显变化[9]。

【诊断】

BCD 主要依据病史、临床表现和体征、病理学检查以及遗传学检查而确诊。RBCD 与 TBCD 的鉴别依赖于裂隙灯检查、病理学检查和遗传学检查。

【鉴别诊断】

BCD 早期主要表现为 Bowman 层混浊，随着病情的进展，角膜混浊可累及浅层甚至中层角膜基质，需与相关层次的角膜营养不良相鉴别[15]。

1. 上皮基底膜营养不良

也称地图-点状-指纹状营养不良（map-fingerprint corneal dystrophy），是最常见的前部角膜营养不良，可能为显性遗传，女性发病多见。多在 30 岁后发病，表现为反复性上皮剥落、眼部疼痛、刺激症状及暂时的视力模糊。裂隙灯检查可见在角膜中的上皮层及基底膜内发现三种改变，即灰白色小点或斑片状（也称微小囊肿）、地图样线和指纹状细小线条。上述三种改变可单独或合并存在。病理检查发现基底膜增厚，并向上皮内延伸；上皮细胞伴有微小囊肿；在基底部和前弹力层之间可见微丝物质。

2. 胶滴状角膜营养不良（gelatinous droplike corneal dystrophy, GDCD）

属常染色体隐性遗传病。裂隙灯检查可发现病变区角膜表面粗糙不平，伴有密集的胶滴状半球形隆起物，形态呈桑葚样。组织病理证实角膜病变区的前弹力膜和上皮有明显的淀粉样物质沉积。肿瘤相关性抗体表面标志物1（M1S1）基因为候选基因[11]。

【治疗】

早期可针对复发性角膜上皮糜烂予以对症治疗。可应用高渗眼膏包眼，每晚睡前1次，白天局部使用高渗滴眼液以改善角膜上皮水肿状态，同时可滴用抗生素滴眼液预防感染，也可行加压包扎或配戴亲水性软性角膜接触镜促进上皮修复。也有人报道可对角膜进行电解治疗，取得不错的效果[16]。晚期为改善视力，可施行板层角膜移植术或穿透性角膜移植术，但术后病变仍可能复发。近年来也有报道以准分子激光行治疗性角膜切除术（PTK）治疗本病，可以成功提高视力并使角膜上皮糜烂愈合[13,17-18]，但术后仍可能复发，术中使用丝裂霉素可以有效地预防其复发[19]。

（宋文静）

【参考文献】

［1］Rice NS, Ashton N, Jay B, Blach RK. Reis-Bücklers' dystrophy. A clinico-pathological study. Br J Ophthalmol, 1968, 52（8）：577-603.

［2］Skonier J, Neubauer M, Madisen L, et al. cDNA cloning and sequence analysis of beta ig-h3, a novel gene induced in a human adenocarcinoma cell line after treatment with transforming growth factor-beta. DNA Cell Biol, 1992, 11（7）：511-522.

［3］Sullivan LS, Zhao X, Bowne SJ, et al. Exclusion of the human collagen type XVII（COL17A1）gene as the cause of Thiel-Behnke corneal dystrophy（CDB2）on chromosome 10q23-q25. Curr Eye Res, 2003, 27（4）：223-226.

［4］Afshari NA, Mullally JE, Afshari MA, et al. Survey of patients with granular, lattice, avellino, and Reis-Bücklers corneal dystrophies for mutations in the BIGH3 and gelsolin genes. Archives of ophthalmology（Chicago, Ill：1960），2001, 119（1）：16-22.

［5］于洁，邹留，贺玖成，等. 角膜营养不良与BIGH3基因突变研究，2003, 39（10）：582-586.

［6］齐艳华，赫红丹，李颖，等. Thiel-Behnke角膜营养不良家系的TGFBI基因突变研究，2007, 43（8）：4.

［7］Chang L, Zhiqun W, Shijing D, et al. Arg124Cys mutation of the TGFBI gene in 2 Chinese families with Thiel-Behnke corneal dystrophy. Archives of ophthalmology（Chicago, Ill：1960），2009, 127（5）：641-644.

［8］Li D, Qi Y, Wang L, et al. An atypical phenotype of Reis-Bücklers corneal dystrophy caused by the G623D mutation in TGFBI. Molecular vision, 2008, 14（1）298-302.

［9］Qiu WY, Zheng LB, Pan F, et al. New histopathologic and ultrastructural findings in Reis-Bücklers corneal dystrophy caused by the Arg124Leu mutation of TGFBI gene. BMC ophthalmology, 2016, 16（1）：158.

［10］Liang Q, Sun X, Jin X. TGFBI gene mutation in a Chinese pedigree with Reis-Bücklers corneal dystrophy. Ophthalmic & physiological optics：the journal of the British College of Ophthalmic Opticians（Optometrists），2012, 32（1）：74-80.

［11］Taniguchi Y, Tsujikawa M, Hibino S, et al. A novel missense mutation in a Japanese patient with gelatinous droplike corneal dystrophy. Am J Ophthalmol, 2005, 139（1）：186-188.

［12］Aldave AJ, Rayner SA, King JA, et al. A unique corneal dystrophy of Bowman's layer and stroma associated with the Gly623Asp mutation in the transforming growth factor beta-induced（TGFBI）gene. Ophthalmology, 2005, 112（6）：1017-1022.

［13］Klintworth GK. Corneal dystrophies. Orphanet journal of rare diseases. Orphanet J Rare Dis, 2009, 4：7

［14］Kobayashi A, Ijiri S, Ohta T, et al. Disappearance of honeycomb opacity of Thiel-Behnke corneal dystrophy after Thygeson superficial punctate keratitis. Cornea, 2005, 24（8）：1029-1030.

［15］赵玲，周善壁. Bowman层角膜营养不良的研究现状. 中国实用眼科杂志，2011, 29（4）：312-315.

［16］Kamoi M, Mashima Y, Kawashima M, et al. Electrolysis for corneal opacities in a young patient with superficial variant of granular corneal dystrophy（Reis-Bücklers corneal dystrophy）. Am J Ophthalmol, 2005, 139（6）：1139-1140.

［17］Nassaralla BA, Garbus J, McDonnell PJ. Phototherapeutic keratectomy for granular and lattice corneal dystrophies at 1.5 to 4 years. J Refract Surg, 1996, 12（7）：795-800.

［18］Reddy JC, Rapuano CJ, Nagra PK, et al. Excimer laser phototherapeutic keratectomy in eyes with corneal stromal dystrophies with and without a corneal graft. Am J Ophthalmol, 2013, 155（6）：1111-8.e2.

［19］Dinh R, Rapuano CJ, Cohen EJ, et al. Recurrence of corneal dystrophy after excimer laser phototherapeutic keratectomy. Ophthalmology, 1999, 106（8）：1490-7.

第七节 Avellino 角膜营养不良

【概述】

Avellino 型角膜营养不良（Avellino corneal dystrophy，ACD）也称为混合型格子颗粒状角膜营养不良、颗粒状角膜营养不良 Ⅱ 型，是一种常染色体显性遗传眼病，具有很高的外显率[1]。一般来说颗粒状角膜营养不良与格子状角膜营养不良有各自不同的临床表现，但 1988 年 Folberg 报道 3 个家系 4 例患者的角膜既表现出颗粒状角膜营养不良的特点，又表现出格子状角膜营养不良的特点，由于 3 个家系患者均来自意大利 Avellino，因此得名[2]。到目前为止，世界各地均有 ACD 患者的报道。研究已证实位于第 5 号染色体上转化生长因子 β 诱导基因（TGFBI）为其致病基因，该基因突变最终导致异常 TGFBI 蛋白在角膜细胞外堆积并表现为角膜混浊物。

TGFBI 基因存在多重类型的基因位点突变，并且与多种类型的角膜营养不良相关。目前已确定由 TGFBI 基因突变所导致的角膜营养不良类型在上皮层为上皮基底膜营养不良，前弹力层有 Reis-Bücklers 角膜营养不良和 Thiel-Behnke 角膜营养不良，基质层则包括颗粒状角膜营养不良 Ⅰ 型、格子状角膜营养不良 Ⅰ 型和 Avellino 角膜营养不良[3-5]。

关于 TGFBI 突变导致的角膜营养不良的可能分子基质已有一些研究报道，其中讨论较多的致病机制为蛋白结构的异常折叠和异常蛋白水解产物，但 TGFBI 基因突变导致角膜组织中异常物质沉积的具体机制目前依旧不十分明确。纯合子患者在 3～5 岁时即可出现角膜混浊，9 岁时会出现角膜混浊融合，逐渐影响视力。杂合子患者角膜混浊进展缓慢，大多数患者视力正常，晚年可出现视力障碍[6]。迄今为止，几乎所有 Avellino 型角膜营养不良案例的分子遗传学研究报道都有 TGFBI 基因 R124H 突变，但不同家系患者疾病表型变化差异显著[7-10]。我国学者曾报道 Avellino 型角膜营养不良的家系，证实了 TGFBI 基因 p.Arg124His 突变是致病原因。值得注意的是，该家系患者虽然都携带相同的杂合错义突变，但临床表型却不尽相同，且女性患者的角膜病变程度比男性患者严重，这与年龄、生活环境、单核苷酸多态性及突变的杂合状态或纯合状态无关[11-12]。

【临床表现】

ACD 的主要临床特征为角膜基质层可见边界清晰的星形、点状、雪花状、面包屑样不规则的角膜混浊，符合颗粒状角膜营养不良的表现，但在这些颗粒状混浊病灶间，也看见类似格子样角膜营养不良的网格状混浊，主要为颗粒状和组织淀粉样沉积物[13]。疾病早期先出现颗粒状沉积，随着病情的逐渐进展，淀粉样沉积会逐渐变得明显，数量逐渐增加，面积增大，最终沉积物会进而出现在角膜基质更深层[14]。角膜混浊主要位于中央角膜区，近角膜缘处 2～3 mm 角膜组织通常保持透明。儿童期角膜外表面相对平滑，但成年人角膜表面常常变得不平整。虽然角膜混浊明显，但很多患者视力基本正常。出现早期病例特征及严重的角膜混浊的 TGFBI 纯合突变患者在 25 岁前常需要手术治疗。ACD 在日本、韩国、美国更常见。

【辅助检查】

前节 OCT 下 ACD 表现为角膜基质层中的高反光影像，其余角膜基质密度均匀，无炎性表现，上皮层和内皮层完整。前节 OCT 检查可以帮助确定病变层次及深度。

【诊断】

本病主要依据病史、临床表现和体征、病理学检查以及遗传学检查确诊。

组织病理学检查：可见颗粒状嗜酸性物质沉积在角膜基质层，属于非胶原蛋白，Masson 染色呈亮红色。网状纤维染色可见沉积物中包含嗜银纤维缠绕[4]。

透射电镜下可见棒状或梯形小体，切片横断面形状不规则，六角形直径在 100～500nm。这些细长小体集中出现在浅层角膜基质，可见于上皮细胞间隙或退化的基底细胞内。

【鉴别诊断】

由于 ACD 的特殊表现，常需要和颗粒状角膜营养不良 Ⅰ 型、格子状角膜营养不良鉴别。

1. 颗粒状角膜营养不良 Ⅰ 型

颗粒状角膜营养不良 Ⅰ 型表现为角膜中央基质

浅层多个白色不规则的斑点状混浊，相比于ACD，Ⅰ型的角膜混浊数量相对较多，混浊间不会出现类似格子状角膜营养不良的网格状混浊，在欧洲更为常见。

2. 格子状角膜营养不良

表现为角膜基质内出现相互交叉呈网状的丝状混合物。根据突变位点的不同以及是否累及全身其他器官分为Ⅰ型和Ⅱ型。颗粒状角膜营养不良Ⅰ型病变仅累及角膜，表现为网格状的角膜混浊，主要位于角膜中央区，随着病变的进展逐渐加重，角膜混浊加重，角膜知觉减退，周边角膜保持相对透明。患者可出现复发性角膜糜烂。颗粒状角膜营养不良Ⅱ型可见于系统性淀粉样变性的患者（家族性淀粉样物多发性神经病变Ⅳ型），双眼角膜基质中可见细小短线状半透明混浊，比Ⅰ型更细小，主要累及周边角膜基质，中央角膜几乎不受影响，角膜敏感度降低[4]。

【治疗】

对于ACD来说，目前尚无治愈的方法。虽然治疗性角膜切削术可以作为颗粒状角膜营养不良的初始治疗方法，但复发常见。随着激光辅助原位角膜磨镶术（LASIK）在治疗近视方面的广泛应用，一些研究发现，LASIK术后一些ACD患者角膜病变会加重[15]，激光上皮角膜磨镶术（LASEK）术后也观察到类似表现[16]。因此对于ACD来说，LASIK、LASEK和其他形式的角膜激光手术是相对禁忌的。早期患者主要针对眼部不适症状对症处理，随着疾病进展，影响患者视力则行角膜移植手术进行治疗，可行板层角膜移植术或穿透性角膜移植术。以上两种手术治疗均有效，但两种手术方式均有术后复发的可能。复发后仍可行穿透性角膜移植术[2]。

（宋文静）

【参考文献】

[1] Abazi Z, Magarasevic L, Grubisa I, et al. Individual phenotypic variances in a family with Avellino corneal dystrophy. BMC ophthalmology, 2013, 13: 30.

[2] Holland EJ, Daya SM, Stone EM, et al. Avellino corneal dystrophy. Clinical manifestations and natural history. Ophthalmology, 1992, 99 (10): 1564-1568.

[3] Weiss JS, Møller HU, Aldave AJ, et al. IC3D classification of corneal dystrophies-edition 2. Cornea, 2015, 34 (2): 117-159.

[4] Klintworth GK. Corneal dystrophies. Orphanet journal of rare diseases, 2009, 4: 7.

[5] Courtney DG, Poulsen ET, Kennedy S, et al. Protein Composition of TGFBI-R124C-and TGFBI-R555W-Associated Aggregates Suggests Multiple Mechanisms Leading to Lattice and Granular Corneal Dystrophy. Invest Ophthalmol Vis Sci, 2015, 56 (8): 4653-4661.

[6] Han KE, Kim TI, Chung WS, et al. Clinical findings and treatments of granular corneal dystrophy type 2 (avellino corneal dystrophy): a review of the literature. Eye & contact lens, 2010, 36 (5): 296-299.

[7] Mashima Y, Imamura Y, Konishi M, et al. Homogeneity of kerato-epithelin codon 124 mutations in Japanese patients with either of two types of corneal stromal dystrophy. American journal of human genetics, 1997, 61 (6): 1448-1450.

[8] Konishi M, Yamada M, Nakamura Y, et al. Varied appearance of cornea of patients with corneal dystrophy associated with R124H mutation in the BIGH3 gene. Cornea, 1999, 18 (4): 424-429.

[9] Kaji Y, Amano S, Oshika T, et al. Chronic clinical course of two patients with severe corneal dystrophy caused by homozygous R124H mutations in the betaig-h3 gene. Am J Ophthalmol, 2000, 129 (5): 663-665.

[10] Akimune C, Watanabe H, Maeda N, et al. Corneal guttata associated with the corneal dystrophy resulting from a betaig-h3 R124H mutation. Br J Ophthalmol, 2000, 84 (1): 67-71.

[11] 樊宁，刘璐，王芝，等．一个中国Avellino型角膜营养不良家系的分子遗传学分析．中华实验眼科杂志，2014，32（8）：718-722.

[12] Xie AR, Cai SP, Yang Y, et al. TGFBI gene mutation analysis in a Chinese pedigree of Avellino corneal dystrophy. Int J Ophthalmol, 2011, 4 (3): 275-279.

[13] Klintworth GK. Advances in the molecular genetics of corneal dystrophies. Am J Ophthalmol, 1999, 128 (6): 747-754.

[14] Oya F, Soma T, Oie Y, et al. Outcomes of photorefractive keratectomy instead of phototherapeutic keratectomy for patients with granular corneal dystrophy type 2. Graefes Arch Clin Exp Ophthalmol, 2016, 254 (10): 1999-2004.

[15] Jun RM, Tchah H, Kim TI, et al. Avellino corneal dystrophy after LASIK. Ophthalmology, 2004, 111 (3): 463-468.

[16] Lee JH, Stulting RD, Lee DH, et al. Exacerbation of granular corneal dystrophy type II (Avellino corneal dystrophy) after LASEK. J Refract Surg, 2008, 24 (1): 39-45.

第八节 Salzmann's 结节状角膜变性

【概述】

Salzmann's 结节状角膜变性（Salzmann's nodular degeneration，SND）是一种少见的增殖性、非炎症性的角膜退行性病变，常位于角膜表层的中周部位，表现为形状不同、散在、隆起的上皮下灰白色或蓝白色结节，最早是由 Maximilian Salzmann 于 1925 年提出的[1]，当时他报告了角膜出现形状各异的蓝白色结节的 23 个病例，称它们为"结节状角膜营养不良（nodular corneal dystrophy）"，并指出这些结节与反复发作的"湿疹性角膜结膜炎"有关。5 年后，Katz 报告类似的病例，并命名为"Salzmann's 结节状角膜营养不良"[2]。此后有学者陆续报道该病[3-4]，后逐渐被确认为是一种角膜变性[5-7]，而非角膜营养不良，故而得名为 Salzmann's 结节状角膜变性。其确切病因尚不十分清楚，已有的家族性研究和系列病例报道认为遗传和环境可能是其致病因素。Salzmann's 结节状角膜变性可见于瘢痕体质、甲状腺相关眼病、玫瑰痤疮、前基底膜病变（ABMD）、慢性葡萄膜炎、泡性角膜炎、春季角结膜炎、干燥性角结膜炎、暴露性角膜病变、Thygeson 浅层点状角膜炎、沙眼、麻疹、猩红热、角膜基质炎、配戴角膜接触镜、眼外伤和手术等患者，可能是这些因素引起慢性眼表刺激和眼表炎症而导致病变消退后角膜基质纤维过度增殖的结果。有些患者并无眼部慢性病史，故有学者将其分为原发性和继发性两大类，其中原发性 Salzmann's 结节状角膜变性较常见，但有学者认为这类患者中睑板腺功能障碍（MGD）的发病率较高。国外报告该病较多，Salzmann 在 1925 年估计的患病率大约是 2420 例眼科患者中有 1 例患该病，而我国报道该病极少。所有种族均可发病，白种人多见（58%～76%）。发病年龄范围为 4～70 岁，以老年人为多，女性多见（72%～89%）[8]。

一般无遗传倾向。曾有家族中三代和四代人患本病的报道，但由于在这些家族研究中都没有进行基因分型，故其遗传基础尚不清楚。到目前为止，遗传基因在 SND 中的作用我们仍然知之甚少。结节生长缓慢，隆起的表面可能导致泪膜异常、不规则散光及配戴接触镜不适等。

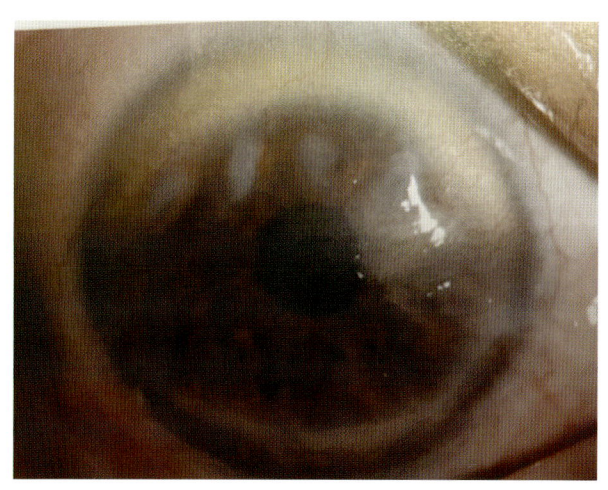

图 2-8-1 Salzmann's 结节状变性位于上方周边角膜。

【临床表现】

本病可单眼或双眼发病，以双眼为多（约占 80%）。

一般早期无症状，随病情进展，可能会出现多种症状。少数患者会因结节高出角膜面而有异物感，病灶表面的角膜上皮可反复发生糜烂从而引起眼红、眼痛、畏光、流泪、眩光、眼睑痉挛等刺激症状。

早期角膜周边结节对视力无明显影响，后期结节会直接或间接导致视力下降。累及视轴的结节或瘢痕，可直接阻碍视线而致视力下降[9]；靠近视轴的结节可引起不规则散光或远视飘移，从而导致视力下降；角膜四个角膜象限都有结节的患者中，远视飘移更为常见；散光程度与受结节影响的角膜总面积呈正相关[10]。

结节状病灶可发生在角膜任何部位，以中周部多见。裂隙灯检查可见上皮下蓝白色或黄灰色隆起，可以单发或多发（1～10 个不等），大小不一（0.5～3 mm），通常呈弓形或环形分布。初发结节常位于有眼表炎症患者角膜的上方或下方[11]。患者 Bell 征阳性可能与角膜下方结节的发生有关，反之，患者 Bell 征阴性可能与上方结节的发生有关。配戴角膜接触镜的近视患者中，结节通常发生于睑裂区角膜，患圆锥角膜而配戴接触镜者则角膜顶点可出现结节[9]。

结节的基底边缘可看到色素沉积线（可能含有铁质）。偶尔可见结节与角膜瘢痕或角膜血管翳相连，其本身并无新生血管，但其下方基质层可因原有的慢性炎症或翼状胬肉手术而产生深层新生血管[11]。病变进展缓慢，可由小变大，由少变多，由低向高，有时融合成较大的细长楔形的隆起病灶[9]。无自限或自动消失趋向。

【辅助检查】

1. 前节光学相干断层成像（optical coherence tomography, OCT）

结节位于前弹力层上方，是上皮下的高反射沉积物，可观察到前弹力层突然中断，可能是结节附着很深所致。角膜上皮变薄和结节大小之间呈弱的正相关（图2-8-2）。

2. 超声生物显微镜（ultrasound biomicroscopy, UBM）

分辨率较前节 OCT 低，可显示变薄上皮下的高回声结节及结节下方的前弹力层的突然中断。

3. 活体共聚焦显微镜（iv vivo confocal microscopy, IVCM）

可显示上皮细胞大小和形态的变化，结节表面的上皮细胞变薄，上皮下胶原层内的角膜基质细胞核呈现局灶性高反光，代表活化的角膜基质细胞。角膜深基质、后弹力层和内皮层均正常。形状不规则的基底上皮，具有与多形性基底细胞相当的突出局灶核，在组织学上呈团块状染色。深处结节内存在不规则的胶原蛋白和反射率增加的透明沉积物、角质细胞、扩大的神经（图2-8-3）。

4. 角膜地形图（corneal tomography）

可用于观察角膜表面形态和随结节增大而引起的散光，以指导临床手术等治疗（图2-8-4）。

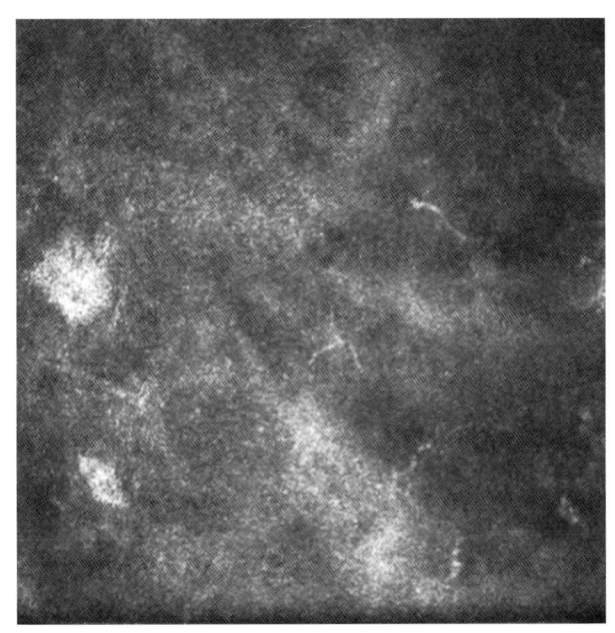

图 2-8-3 上皮下胶原层内的角膜基质细胞核呈现局灶性高反光

5. 组织病理学检查

结节呈透明斑块状，其上方角膜上皮变薄或缺失，下方前弹力（Bowman）层通常缺如或破碎，被 PAS 染色阳性的物质取代，类似基底膜。结节由不规则排列的胶原纤维、成纤维细胞和重新复制的基底层组成。胶原纤维呈梭形微隆起，苏木精和伊红染色弱阳性。结节中可见 B 和 T 淋巴细胞以及组织相容性复合物 II 类（MHCclass-II）抗原提呈细胞，也可有钙化。附近组织有慢性或陈旧性炎症表现，伴有瘢痕及新生血管。

6. 免疫组织化学检查

覆盖结节的上皮可表达高水平的细胞角蛋白 19（CK19），而结节内的细胞无表达；结节内基质细胞波形蛋白染色阳性，与成纤维细胞表型一致。覆

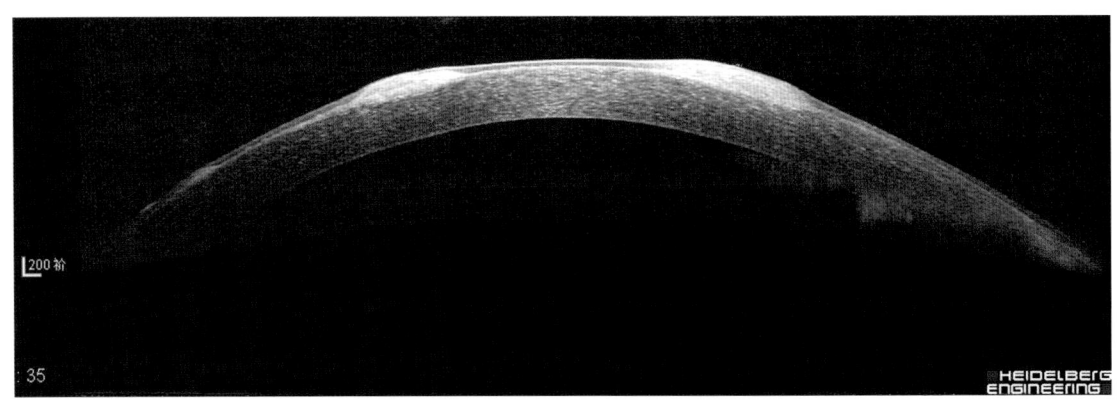

图 2-8-2 OCT 可见结节位于上皮和前弹力层之间，是高反射沉积物，上皮变薄，前弹力层突然中断

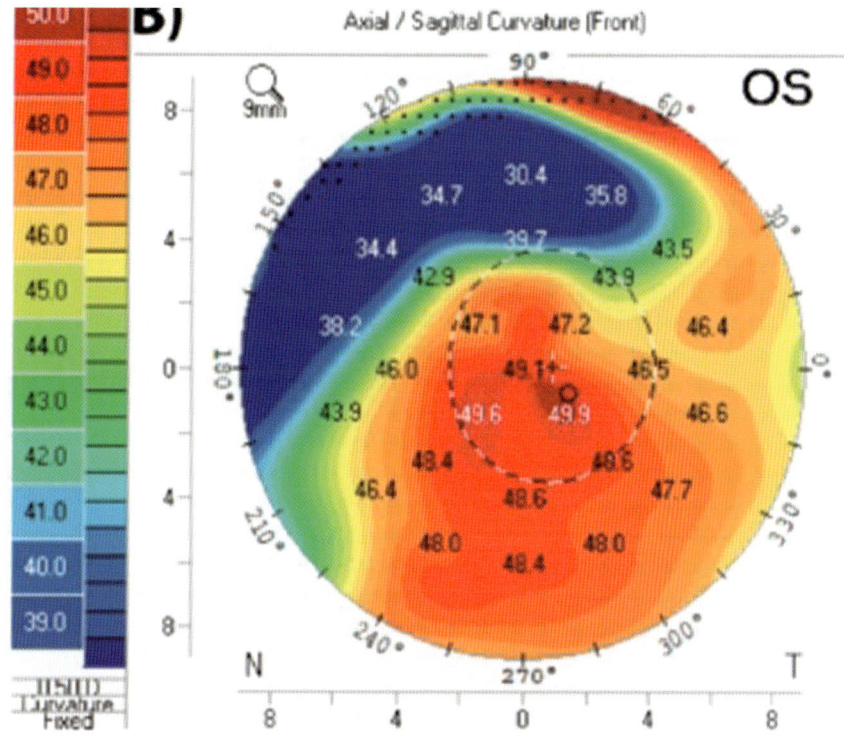

图 2-8-4　角膜地形图示角膜结节隆起引起散光

盖每个结节顶端的上皮细胞中的基质金属蛋白酶-2（MMP-2）表达升高，而基质金属酶-9（MMP-9）表达最低[12]。

7. 电镜检查

可见上皮呈扁平的基底细胞，细胞质中张力丝增加，细胞间液形成空泡，上皮可不连续且厚薄不一。增厚的上皮细胞往往会延伸到相邻的角膜；结节内含有过度分泌的基底膜样物质、透明样变性胶原及细胞碎屑，致密的透明样沉积物及少许成纤维细胞，成纤维细胞胞浆内可见增宽的内质网囊、核糖体和丝状结构；结节下方前弹力层消失。

【诊断】

临床上根据患者主诉单眼或双眼异物感、眼红、眼痛、畏光、流泪、视力下降等症状，以及发现"黑眼珠"上白点增生并逐渐长大的表现，裂隙灯检查见角膜中周部单发或多发的上皮下蓝白色或黄灰色隆起的结节，再根据患者有无眼部或全身慢性疾病史，即可对该病做出初步诊断。前节 OCT、UBM、IVCM 等影像学检查可以进一步显示病灶形态结构，角膜地形图可以显示结节隆起及角膜散光的情况，这些辅助检查可帮助加强诊断。手术后的组织病理、免疫组化、电镜等检查可进一步明确诊断。

【鉴别诊断】

1. 角膜瘢痕疙瘩

角膜瘢痕疙瘩通常在眼外伤或手术后形成，表现为隆起的白色增生结节，大体检查与 SND 类似，但组织学上与 SND 不同，瘢痕疙瘩的组织学检查显示，其上皮厚度正常或增厚并伴有角化，而 Salzmann 结节上的上皮变薄，另外，瘢痕结节有透明的胶原蛋白、活化的成纤维细胞和肌成纤维细胞。对于有眼外伤史的年轻患者，要高度怀疑瘢痕疙瘩。该病不太适合浅层角膜切除术。

2. 颗粒状角膜营养不良

是与家族遗传有关的原发性进行性角膜基质的病变，多为常染色体显性遗传，而 SND 的遗传因素不清楚。与 SND 不同，它很少伴有眼部或全身病变。多在 20 岁前起病，表现为前弹力层下界限清楚的灰白色圆形或不规则颗粒状混浊，大小不等，向基质深层发展，多侵犯角膜中央，双眼对称，病程缓慢，无新生血管，病灶之间角膜透明。早中期无症状，不需要治疗，视力下降明显影响生活和工作时可行准分子激光治疗性切除手术或板层角膜移植手术，效果良好，但容易复发。

【治疗】

1. 无症状患者的治疗

对于无症状患者，可采取观察或保守治疗方法[8]，包括润滑剂和睑缘清洁。所有患者的初始治疗都会选择润滑剂，并首选不含防腐剂者，绝大多数患者药物治疗有效，但无自愈倾向。

2. 有临床症状患者的治疗

存在临床症状的病变均需要治疗。润滑剂可用于有轻微症状的病变。伴有慢性眼表炎症的Salzmann结节患者应首先使用局部药物如糖皮质激素、环孢素、FK506、多西环素等治疗。

3. 伴发疾病的治疗

当伴发睑缘炎、睑板腺功能障碍时，需要做睑缘护理如热敷、按摩。若伴有甲状腺相关眼病、玫瑰痤疮等全身疾病或慢性葡萄膜炎等眼部炎症性疾病，积极治疗，控制炎症，避免引起长期眼表刺激。如果伴有炎症相关的干眼，给予0.05%环孢霉素滴眼液，每日2次，严重者同时可以应用20%和50%自体血清，对于那些由干眼引起的病例，可以采用可吸收泪道塞植入泪小管暂时缓解症状，也可以用硅胶泪点塞。另外，采用局部非甾体抗炎药、激素、口服多西环素治疗相关病变。角膜接触镜引起的SND，缩短佩带时间或停止佩带，可以减轻症状和病情进展，同时要检查接触镜的配适情况，并局部点不含防腐剂的人工泪液，当病情稳定、症状改善后可以重新配戴接触镜，但应该监测病情变化。

4. 手术治疗

适用于因位于视轴引起视力下降、有症状、不耐受接触镜、药物治疗无效的Salzmann结节。需要手术干预的患者很少，不到10%。目前有多种手术选择，包括Salzmann结节刮除术（或表层角膜切除术，superficia keratectomy，SK）、光性治疗性角膜切除术（phototherapeutic keratectomy，PTK）、板层或穿透性角膜移植术等。另外术中还有一些辅助治疗，如羊膜移植术，酒精辅助上皮剥离术或术中应用丝裂霉素C等。

SK是清除结节最简单、最常用的方法。手术是在显微镜下刮除结节上方的角膜上皮，然后用镊子将结节剥离即可[8]。对于浅表的结节变性，没有累及角膜前弹力层，用SK方法去除结节后，角膜表面通常是光滑的，治疗效果很好。

当病变较深而切除较多或Bowman层及前基质存在异常时，刮除面可能不规则，效果不如前者，这时可以联合PTK治疗，获得光滑的创面，利于角膜上皮愈合及恢复角膜透明性，改善对比敏感度和高阶像差。术后佩戴治疗性角膜绷带镜或联合羊膜覆盖，避免上皮延迟愈合或浅基质雾状混浊。去除结节后引发的近视多发生于人工切除手术，而PTK并未发生。有学者在行PTK治疗时应用0.02%的丝裂霉素30s，可有效阻止其复发。前节OCT可能有助于鉴别结节是否累及基质。

板层角膜移植术（anterior lamellar keratoplasty，ALK）或穿透性角膜移植术（penetrating keratoplasty，PKP）主要用于极少数严重患者。ALK可用于侵犯到角膜基质中部的深结节。Sharma等回顾性比较了ALK与PTK治疗Salzmann结节的效果，术后6个月视力无差异，随访期间两组均无复发。与PTK相比，ALK的并发症发生率较高，包括植片界面感染、持续性角膜上皮缺损和中央视轴区的新血管形成。PKP很少用于单纯的SND，当存在角膜全层病变或严重并发症时，才考虑采用本方法。角膜移植手术后也可能会复发[13]。

总之，SND是一种较为罕见的退行性角膜疾病，多见于老年女性。其确切的发病机制尚未确定，可能与先前角膜炎症有关。SND可引起视力下降，要及时做出正确诊断，通过保守或手术治疗，保护视功能，获得良好预后。结节的大小、位置和患者眼部不适症状严重程度决定了治疗方案不同。一般情况下因无症状和视力受损无需治疗，大部分患者采用保守治疗，严重的病例需要手术治疗。大部分患者用润滑剂即可以缓解症状，一般预后很好。

【病例摘要】

患者，女，66岁，右眼异物感、视物遮挡2个月余，伴双眼干涩，自述无全身及眼部疾病、外伤和手术史。视力：右眼0.4 Jr7，左眼0.5Jr4，矫正无提高，眼压正常。双眼上睑倒睫、睑缘增厚、睑板腺开口阻塞，泪河窄，BUT 3s。右眼角膜近瞳孔区和周边见多个散在灰白色结节状隆起病灶，大小不一，边界清，位于上皮层和浅基质层之间，结节表面上皮有少量荧光素点染，左眼角膜透明。双眼前房、瞳孔、晶状体及眼底未见异常。前节OCT示右眼角膜散在高密度结节状病灶，上方上皮层变薄但完整，前弹力层结构不清；共聚焦显微镜示病变呈高反光，无明显炎症细胞。诊断为：右眼Salzmonn

结节状角膜变性，双眼睑板腺功能障碍（MGD），干眼，双上睑倒睫。给予双眼睑缘护理、拔倒睫、润滑剂点眼，右眼手术剥除变性结节等治疗，取得较好效果。术后病理显示病变为间质胶原纤维增生伴玻璃样变性。病例详细资料见二维码数字资源2-8。

数字资源2-8

（李海丽）

【参考文献】

[1] Salzmann M. Über eine Abart der knötchenförmigen Hornhautdystrophie. Zeitschnft für Augenheilkunde, 1925, 57: 92-99.

[2] Katz D. Salzmann's nodular corneal dystrophy: Report of a case. Arch Ophthalmol, 1930, 4: 16-21.

[3] Brown EVL, Katz D. Salzmann's nodular corneal dystrophy, its pathologic process and successful therapy. Arch Ophthalmol, 1935, 13: 598-613.

[4] Katz D, Hartford MD. Salzmann's nodular corneal dystrophy. Acta Ophthalmologica, 1953, 31: 377-383.

[5] Arffa RC. Grayson's diseases of the cornea. 4th ed. St. Louis: Mosby, 1997: 401.

[6] Leigh AG, Duke-Elder S. Diseases of the outer eye. In: Duke-Elder S, ed. System of ophthalmology. Vol. VIII. London: Henry Kington, 1965: 904-907.

[7] Vannas A, Hogan MJ, Wood I. Salzmann's nodular degeneration of the cornea. Am J Ophthalmol, 1975, 79: 211-219.

[8] Hamada S, Darrad K, McDonnell PJ. Salzmann's nodular corneal degeneration (SNCD): clinical findings, risk factors, prognosis and the role of previous contact lens wear. Cont Lens Anterior Eye, 2011, 34 (4): 173-178.

[9] Das S, Langenbucher A, Pogorelov P, et al. Long-term outcome of excimer laser phototherapeutic keratectomy (o-PTK) for treatment of Salzmann's nodular degeneration. J Cataract Refract Surg. 2005, 31 (7): 1386-1391.

[10] Graue-HernándezEO, MannisMJ, EliasiehK, et al. Salzmann nodular degeneration. Cornea, 2010, 29 (3): 283-289.

[11] Wood TO. Salzmann's nodular degeneration. Cornea, 1990, 9 (1): 17-22.

[12] Stone DU, Astley RA, Shaver RP, et al. Histopathology of Salzmann nodular corneal degeneration. Cornea, 2008, 27 (2): 148-151.

[13] Mannis MJ, Holland EJ. 角膜. 史伟云, 译. 北京：人民卫生出版社, 2018: 869

第三章 晶状体相关罕见病

第一节 马方综合征

【概述】

马方综合征（Marfan's syndrome，MFS），又译为马凡综合征，是一种罕见的遗传性系统性结缔组织病，以眼部、心血管和骨骼系统异常为特征。马方综合征最早由法国儿科医生 Antonin Marfan 于 1896 年首先报道，描述了一名 5 岁半的女孩出现双侧对称性四肢、手指、脚趾细长，肌肉发育不良等表现[1]。Borger 等强调了眼部症状，特别是将晶状体异位作为本病的特征；1912 年 Salle 注意到心血管损害和本病的联系；1931 年 Weve 报道了 84 例，始定名为马方综合征。马方综合征患病率为 1/（3000～20 000）[2-3]，没有地理、种族或性别差异。

马方综合征是由于 *FBN1* 基因突变引起，通常为常染色体显性遗传，但也有隐性遗传的罕见报道[4]。多数患者具有阳性家族史，基因突变遗传自父母，但至少 25% 的患者为新发突变[5]。*FBN1* 是一个拥有 5 个外显子的基因，位于第 15 号染色体。目前已经报道的 *FBN1* 基因突变约有 600 种，其中部分突变对一个家系来说是独特的，只有不到 20% 的突变在多个家系中重复出现。近来有研究发现，编码转化生长因子 β 受体（TGFβR）的基因突变也可能是马方综合征的致病原因。一些具有 *TGFβR1* 或 *TGFβR2* 突变的个体具有与马方综合征一致的临床表现，而其他个体具有其他表现：Loeys-Dietz 综合征（LDS）或家族性胸主动脉瘤（FTAA）综合征[3]。

FBN1 基因编码的原纤维蛋白-1（Fibrillin-1）是形成结缔组织弹性纤维的基础。弹性纤维遍布身体的各种组织，没有这些原纤维蛋白提供支持，会出现多种组织的结构异常，出现相应病理改变，例如主动脉扩张、动脉夹层甚至破裂等。在眼部，纤维蛋白广泛分布于结缔组织，如晶状体囊膜和悬韧带、虹膜、角膜上皮、前弹力膜、结膜等，在巩膜、脉络膜、Bruch 膜和筛板中也有发现，因此马方综合征可能导致眼广泛的组织受累，其中晶状体异位是最常见的眼部改变。发生晶状体异位的确切原因尚不清楚，睫状突和悬韧带的异常可能在其中起到重要作用。正常人的睫状突表面及睫状肌均有原纤维蛋白分布，马方综合征患者的睫状突比正常人少且异常，可能是导致晶状体异位的原因之一。此外，正常情况下晶状体悬韧带及其附着在囊膜表面的附着点富含纤维蛋白，而马方综合征患者囊膜内的原纤维蛋白减少，呈无序的碎片状分布在囊膜中，悬韧带的纤维蛋白更细且缺少平行的排列。因此异常的睫状突和悬韧带可能共同导致晶状体异位[6-7]。紫外光（UVB）更主要汇聚在晶状体的鼻下象限，可能解释在马方综合征中，晶状体多向颞上方移位[8]。

【临床表现】

马方综合征临床表现差异较大，可从孤立症状，到出生后严重且快速进展的多器官损害。该综合征常引起眼部、心血管和肌肉骨骼损害，也可能累及肺、皮肤和中枢神经系统。

1. 眼部表现

马方综合征可累及眼内多种组织，几乎每个部位都可以发现大量组织病理学异常，包括角膜、虹膜、晶状体、视网膜等。其中最常见的异常改变为晶状体异位、近视及视网膜脱离，此外，可能出现角膜形态改变、虹膜、睫状肌发育不良等。

（1）晶状体异位：晶状体异位包括晶状体半脱位及全脱位，这种异常并非是马方综合征特异性的改变，也可见于其他疾病，例如外伤、假性囊膜剥脱综合征、同型胱氨酸尿症、Weill-Marchesani 综合征等。但马方综合征是遗传性疾病中引发晶状体异位的最常见原因，晶状体异位也是马方综合征最常见的眼部异常改变，可见于 30%～87% 的患者[8-9]，近半数发生在5岁前[10]。马方综合征合并的晶状体异位的临床表现与其他类型的晶状体异位相近，但合并本病者通常是双侧对称，常缓慢进展，向颞上方脱位更为常见。

晶状体异位的程度不同，临床表现也不同。轻度的晶状体异位可以没有症状，在常规裂隙灯显微镜检查时不易发现，可能在散瞳、观察到晶状体或虹膜震颤，或在房角镜检查下发现。晶状体异位较明显时，在瞳孔区内可见到晶状体赤道部，此时患者可能出现单眼复视及明显的视力下降。当晶状体发生全脱位时，可整个向前脱入前房内，或向后坠入玻璃体腔，此时患者会出现严重的视力下降。

晶状体发生不全脱位时，向前脱位可能造成瞳孔阻滞，引起继发性青光眼，此时患者可能出现类似原发性急性或慢性闭角型青光眼的表现，裂隙灯下发现双眼前房不等深或患侧周边前房不等深可提示晶状体异位的可能。超声生物显微镜（UBM）等检查有助于了解晶状体的情况。

（2）视网膜裂孔和（或）视网膜脱离：马方综合征患者更容易发生视网膜脱离，可能与脱位或半脱位的晶状体不稳定，从而对玻璃体基底部产生牵拉，造成视网膜裂孔有关。马方综合征中常见的眼轴变长与玻璃体液化和后玻璃体脱离、视网膜变薄，使患者易发生视网膜多发裂孔甚至巨大裂孔[11-12]。

视网膜脱离是马方综合征最严重的并发症，发生率5%~25.6%。在存在晶状体异位、无晶状体眼及长眼轴患者中的发生率更高，达到8%~38%。双侧视网膜脱离的发生也较为常见。视网膜脱离通常发生在20多岁的患者，男性多见。由于马方综合征患者晶状体病变等可能掩盖眼底病变的症状，且可能存在小瞳孔或晶状体异常而影响眼底检查，导致在常规检查中，可能会出现视网膜裂孔或早期视网膜脱离被漏诊的情况。因此对这些患者，尤其是合并晶状体异位等危险因素的患者，仔细的眼底检查及必要的辅助检查是十分重要的。

（3）其他眼部改变：①近视：马方综合征患者中，近视的发生率明显高于正常人。这些患者的眼轴长度高于正常人，在存在晶状体脱位的患者中尤为明显。值得注意的是，晶状体发生异位时表面曲率改变，并且可能向前脱位，也可能导致曲率性或位置性近视。②角膜形态改变：与正常人相比，马方综合征患者的角膜曲率更平、散光增大，这种表现在成年及儿童患者中均存在[9,13-14]，成人患者的角膜中央厚度变薄，儿童患者中也有这一趋势[13]。其中角膜曲率变平作为次要症状被纳入Ghent诊断标准。因此，详细的角膜生物学测量能更好地指导马方综合征的临床诊断，当患者需接受晶状体不全脱位的手术时，有助于更准确地进行人工晶状体计算。③青光眼：约35%的患者在一生中可能会出现青光眼，其中原发性开角型青光眼最常见，但也可能继发于晶状体异位、前房角异常或手术等[8]。④白内障：马方综合征可以合并晶状体局部混浊或后囊下混浊，这种改变可在患者30~50岁时出现，比普通人群的白内障出现更早[15]。⑤瞳孔异常：马方综合征患者的瞳孔括约肌和开大肌发育不良，可导致瞳孔偏心和对散瞳药物反应不佳[16]。可能会影响眼底检查及晶状体和玻璃体视网膜手术。

2. 心血管系统改变

心血管系统的异常或与之有关的*FBN1*基因变异是马方综合征诊断的关键点。这些异常包括主动脉和肺动脉扩张、主动脉瘤形成、二尖瓣脱垂、二尖瓣关闭不全、三尖瓣关闭不全等，可合并先天性房间隔缺损、室间隔缺损、法洛四联症、动脉导管未闭、主动脉缩窄等，也可合并各种心律失常如传导阻滞、预激综合征、房颤、房扑等。二尖瓣功能障碍以及主动脉异常逐渐发生和进展，早期通常没有症状，但到患者20岁后发生率明显增高，包括主动脉瘤破裂在内的心血管病变是本病患者致死的重要原因。

3. 骨骼改变

马方综合征肌肉骨骼表现包括全身性韧带松弛、脊柱侧凸、胸部畸形、髋臼前突、足畸形、过度活动、硬脑膜扩张和低骨密度等。患者通常身材高大，四肢细长，手脚可见典型的蜘蛛指（趾）改变，双臂平伸时指距大于身长，上半身长与下半身长比变小，以及长头畸形，面窄，高腭弓，皮下脂肪少，肌肉不发达，肌张力低，韧带、肌腱及关节囊伸长、松弛，关节过度伸展等改变。

【辅助检查】

1. 超声生物显微镜（UBM）

UBM具有高分辨率、实时、无创、可定量、不受角膜混浊影响等特点，可在活体观察眼前节结构。通过UBM检查可了解马方综合征患者眼前节改变，辅助判断晶状体异位有无和程度，了解房角情况及虹膜、睫状体的其他结构异常。

2. 房角镜检查

可了解房角有无关闭或粘连及其程度。对晶状体异位引起前房变浅、瞳孔阻滞或继发青光眼的患者尤为重要。

3. 眼科超声

可了解玻璃体混浊、视网膜脱离等情况，当合并白内障等屈光间质混浊无法看清眼底细节时尤为重要。

4. 彩色眼底照相

当患者瞳孔不能有效散大时，免散瞳广角彩色眼底照相可帮助了解周边视网膜情况。

5. 晶状体手术相关生物测量

马方综合征患者常存在角膜曲率低和大散光，角膜地形图和各种前节分析仪有助于全面了解患者角膜的生物形态和屈光力分布情况。这些患者同时易出现长眼轴，可能存在局部后葡萄肿，导致超声轴长测量出现偏差，光学轴长测量对这些患者可取得更精确的结果。

【诊断】

临床上，眼科医师发现晶状体异位的患者，若无外伤史、双眼发病，应考虑本病可能，此时应仔细询问患者的家族史、注意其骨骼肌肉发育情况及其他系统情况，对可疑患者请内科会诊明确诊断。基因检查有助于诊断，尤其是对于尚未发现心血管系统病变的年轻患者。现阶段，国际上被认可的马方综合征的诊断标准为2010年发布的修订版Ghent标准[18]，其在临床上强调心血管系统的主动脉瘤或夹层形成以及眼部晶状体位置异常，同时注重与主动脉扩张相关的基因突变，主要内容如下。

1. 无家族史的患者，满足以下任意一条，即可诊断。

（1）主动脉根部Z评分≥2，晶状体异位。

（2）主动脉根部Z评分≥2，并且检测到致病性 *FBN1* 基因突变。

（3）主动脉根部Z评分≥2，系统评分≥7。

（4）晶状体异位，并且检测到与主动脉扩张相关的 *FBN1* 基因突变。

2. 有家族史的患者，满足以下任意一条，即可诊断。

（1）晶状体异位，并且有马方综合征家族史。

（2）系统评分≥7，有马方综合征家族史。

（3）主动脉根部Z评分≥2（20岁以上）或≥3（20岁以下），有马方综合征家族史。

注：①"主动脉根部Z评分"是一种评价主动脉根部扩张程度的方式；②"系统评分"是综合评价除主动脉弓异常及晶状体异位外的其他全身各器官、系统所表现出与马方综合征相关异常的一种手段，总分20分，达到7分认为有诊断参考价值[其评分点：同时存在指征和腕征为3分（只出现一种1分），出现鸡胸2分，漏斗胸1分，足跟畸形2分（平足1分），气胸史2分，硬脊膜膨出2分，髋臼突出2分，上半身长/下半身长、臂长/身高增加且无脊柱侧凸1分，脊柱侧凸或后凸1分，面征1分，异常皮纹1分，近视超过3D 1分，二尖瓣脱垂1分等]；③有家族史是指家族中有患者独立满足前述无家族史的诊断标准；④需排除Sphrintzene-Goldberg综合征、Loeyse-Dietz综合征和血管型Ehlerse-Danlos综合征等疾病；⑤随着相关研究的进一步深入，可能会有除 *FBN1* 基因之外的其他基因纳入诊断标准。

【鉴别诊断】

马方综合征应与Sphrintzene-Goldberg综合征、Loeyse-Dietz综合征和Ehlerse-Danlos综合征等鉴别[18]，详见相关科室的章节。其眼部病变主要与其他可导致晶状体异位的疾病，尤其是其他遗传性疾病进行鉴别。

1. Weill-Marchesani综合征

除晶状体异位外，晶状体直径小，近球形，散瞳检查可能见到赤道部。晶状体脱位常移向下方，易合并青光眼等，尤其可能出现高度近视合并浅前房的情况。全身检查可见身材矮小、手指短粗等。

2. 同型胱氨酸尿症

晶状体多向鼻下方脱位，易发生晶状体全脱位，进入前房或玻璃体腔。常伴骨骼异常，以骨质疏松和全身血栓形成趋势为特征。实验室检查可检出血、尿中含有同型胱氨酸。

3. 外伤性晶状体脱位

患者多单眼发病，患眼发病前有眼部外伤史，无家族史。患眼检查可能发现房角后退等外伤后改变。对侧眼检查一般正常。

4. 假性囊膜剥脱综合征

患者一般年龄偏大，多单眼发病，但也可双眼。晶状体前表面及眼前节其他组织表面可见白色碎屑样或颗粒样物质沉积，散瞳后可见晶状体表面典型的同心圆样结构，即晶状体中央及周边可见剥脱物，中央为环形的透明区。除晶状体异位外，还可合并白内障和青光眼。无家族史和其他系统损害。

【治疗】

1. 眼科治疗

马方综合征患者眼科治疗的目的，主要是改善和维持视功能，防止儿童患者弱视和处置各种并发症。晶状体异位和视网膜脱离是眼部病变中最常需要干预的，这两种病变并非马方综合征特有，其手术适应证、时机、术式选择可参考其他原因导致的晶状体异位和视网膜脱离，但也要考虑到这些患者的特殊之处。首先，马方综合征患者往往有多种组织的发育异常，比如瞳孔散大困难等，会增加手术的难度；其次，马方综合征患者出现眼部病变年龄往往较低，甚至儿童时即需要治疗，手术难度高于成人，且需要考虑术后更长久的疗效，低龄患儿还要考虑弱视治疗；最后，这些患者常常合并心血管等疾病，围手术期需要多个科室的密切配合和周密准备。

（1）晶状体异位的治疗：当晶状体异位程度较轻、对视功能影响较小时，可暂时观察。对存在屈光不正的患者，可尝试验光配镜，应尝试多种镜片组合以获得最佳的矫正视力。当晶状体异位严重时，需要手术干预。一般来说，当马方综合征患者出现以下情况时，可考虑晶状体摘除手术治疗：①晶状体边缘移位至瞳孔中部，且视力无法进行光学矫正；②晶状体全脱位进入玻璃体腔；③晶状体向前移位并继发性青光眼；④白内障形成[6]。

异位晶状体的摘除多采用超声乳化术，对脱入玻璃体腔的晶状体可采用经平坦部玻璃体切除术。与其他原因导致的晶状体异位手术相比，马方综合征患者的手术更加复杂，更易发生各种并发症，如术中切口玻璃体脱出、切口处玻璃体嵌顿、虹膜脱出、角膜水肿，以及术后前房积血、持续性眼内炎症、人工晶状体脱位等。

晶状体摘除后的屈光矫正方法的选择值得重视。无晶状体眼可以通过眼镜、角膜接触镜等方法矫正，但人工晶状体植入无疑是最符合生理特征的矫正方法。根据患者眼部情况，可采用不同的人工晶状体植入方式。当晶状体异位的范围较小时，可考虑保留囊袋，将人工晶状体植入囊袋内，同时植入囊袋张力环或使用改良张力环进行悬吊，可取得良好的术后效果[19]。但考虑到本病晶状体半脱位常进行性进展，这种处理的患者后期有人工晶状体囊袋复合体脱位的风险。当晶体状脱位范围较大，囊膜不能提供支撑时，需考虑人工晶状体非囊袋内植入，包括使用前房型人工晶状体、虹膜固定人工晶状体、巩膜固定后房型人工晶状体等。儿童患者植入前房型人工晶状体可能会引发严重并发症，如角膜内皮细胞丢失、角膜失代偿、瞳孔异位和青光眼等，应慎重植入[6, 20]。巩膜固定法是常用的方法，一期还是二期进行巩膜固定对视力和并发症的影响不大，如何选择主要取决于术者的经验及患者病情。巩膜固定包括缝合固定和层间固定，前者是成人晶状体脱位手术中植入人工晶状体的常用方法，其安全性和有效性都得到证实。但需要注意的是，马方综合征患者中许多需要进行人工晶状体巩膜固定的是儿童，与成人患者相比，需要更长久地保持人工晶状体的稳定性，在数十年的过程中，要考虑到缝线断裂、线结滑脱或蚀穿巩膜等潜在风险。研究表明，10-0的聚丙烯缝线会随着时间推移而降解，导致人工晶状体脱位[21]。因此对儿童患者采用巩膜缝合固定时，应使用比10-0聚丙烯更粗的缝线，如9-0聚丙烯线等[22]。不需要缝合的巩膜层间固定是近年来采用的新方法，文献报道这种方法对晶状体异位的儿童患者同样有效，能够减少手术时间及术中术后并发症[23-24]。但这种人工晶状体固定方式对马方综合征患者的长期效果同样有待进一步观察。

拟进行晶状体摘除手术时，还应注意人工晶状体度数计算和预期的术后屈光状态。马方综合征患者眼轴长、角膜曲率低，可能会影响部分公式的准确性，例如第三代公式中，在国内广泛使用的SRK/T公式，受曲率极值的影响较大，偏低的曲率可能会导致术后远视漂移[25]，此时可考虑使用更新的公式，可能会减轻这种影响。此外，许多需接受晶状体摘除手术的患者为儿童，应为其个性化制订术后预期的屈光状态，具体可参考儿童白内障患者预留度数的方法[26]。还需要注意的是，当选择不同的人工晶状体囊袋外固定方法时，还应调整人工晶状体度数，例如采用巩膜缝合固定人工晶状体时，应比囊袋内植入的度数降低 $0.5 \sim 1.0$ D[27]。

（2）视网膜脱离的治疗：马方综合征患者出现视网膜脱离时，应尽快手术治疗。如果晶状体位置正常，或虽然透明晶状体发生脱位但不影响观察眼底细节，视网膜裂孔位于赤道或赤道前，建议将巩膜扣带术作为首选术式。在出现以下情况时，需要考虑进行玻璃体切除手术：巩膜扣带失败、增生性玻璃体视网膜病变、晶状体向后脱位、晶状体半脱位或白内障影响观察眼底，以及视网膜巨大裂孔[8]。

与普通人群相比，马方综合征患者的视网膜脱离手术更加困难，因为可能存在年龄较小、巩膜薄、瞳孔散大困难、晶状体异位、视网膜多发裂孔等情况[8]。以往，与其他视网膜脱离患者相比，马方综合征患者视网膜脱离的手术效果较差，随着现代手术技术和设备的改进，手术效果得到很大提高，马方综合征合并视网膜脱离患者的手术复位效果与普通患者相当，复位率可达86%～100%[19]。

由于马方综合征患者视网膜脱离双眼多见，因此当出现一眼视网膜脱离时，应对另一眼仔细检查，若存在视网膜裂孔或严重的视网膜变性，可行预防性激光光凝治疗。

2. 全身情况治疗

针对马方综合征患者骨骼肌肉及心血管损害，应及时转至相关科室治疗。治疗主要目的为改善或延缓症状，防止猝死，延长寿命。马方综合征如不加干预则预后不良，患者的早期诊断和治疗是降低发病率及死亡率的有效途径，早期治疗有助于减缓病变进展、延长患者的预期寿命及提高其生活质量。日常生活中，患者应避免一些剧烈或对抗性运动，避免用力憋气，可采用一些舒缓有氧运动。

【遗传咨询】

马方综合征的遗传方式为常染色体显性遗传，患者的子女有50%的风险发病，女性患者或男性患者的配偶在孕早期可以根据自身意愿选择做产前基因检查，以减少后代的患病风险。患者的兄弟姐妹也应警惕患病风险，根据其意愿做基因检查，如果不方便行基因检查，20岁以上的患者应该到心内科做心脏超声心动检查，评估是否存在主动脉扩张等相关异常。

【病例摘要】

患者，女，25岁，因"视力进行性下降多年，发现双眼矫正视力低3个月余"就诊。既往：双眼近视，屈光度约为-8.0D。家族史：其父亲疑似患马方综合征。眼科检查：右眼视力0.08，加-9.00DS矫正至0.4，左眼视力0.04，加-9.00DS矫正至0.15。双眼角膜透明，前房不等深，双眼晶状体均向鼻上方脱位，瞳孔区可见晶状体赤道部。眼底检查未见异常。基因检测确诊为马方综合征。患者双眼先后接受晶状体摘除联合人工晶状体植入术治疗。术后视力恢复良好。病例详细资料见二维码数字资源3-1。

数字资源3-1

（赵 亮 李 梅）

【参考文献】

[1] Van de Velde S，Fillman R，Yandow S. Protrusio acetabuli in Marfan syndrome：History，diagnosis，and treatment. J Bone Joint Surg Am，2006，88（3）：639-646.

[2] Yuan SM，Jing H. Marfan's syndrome：an overview. Sao Paulo Med J，2010，128（6）：360-366.

[3] Salik I，Rawla P. Marfan Syndrome. StatPearls[Internet]. Treasure Island（FL）：StatPearls Publishing.[2023-01-23].

[4] Hilhorst-Hofstee Y，Rijlaarsdam ME，Scholte AJ，et al. The clinical spectrum of missense mutations of the first aspartic acid of cbEGF-like domains in fibrillin-1 including a recessive family. Hum Mutat，2010，31（12）：E1915-1927.

[5] Sakai LY，Keene DR，Glanville RW，et al. Purification and partial characterization of fibrillin, a cysteine-rich structural component of connective tissue microfibrils. J Biol Chem，1991，266（22）：14763-14770.

[6] Nemet AY，Assia EI，Apple DJ，et al. Current concepts of ocular manifestations in Marfan syndrome. Surv Ophthalmol，2006，51（6）：561-575.

[7] Wheatley HM，Traboulsi EI，Flowers BE，et al. Immunohistochemical localization of fibrillin in human ocular tissues. Relevance to the Marfan syndrome. Arch Ophthalmol，1995，113（1）：103-109.

[8] Nahum Y，Spierer A. Ocular features of Marfan syndrome：diagnosis and management. Isr Med Assoc J，2008，10（3）：179-181.

[9] Kinori M，Wehrli S，Kassem IS，et al. Biometry characteristics in adults and children with Marfan syndrome：from the Marfan Eye Consortium of Chicago. Am J Ophthalmol，2017，177（5）：144-149.

[10] Simon MA，Origlieri CA，Dinallo AM，et al. New management strategies for ectopia lentis. J Pediatr Ophthalmol Strabismus，2015，52（5）：269-281.

[11] Loewenstein A, Barequet IS, De Juan E Jr, et al. Retinal detachment in Marfan syndrome. Retina, 2000, 20(4): 358-363.

[12] Sharma T, Gopal L, Shanmugam MP, et al. Retinal detachment in Marfan syndrome: clinical characteristics and surgical outcome. Retina, 2002, 22(4): 423-428.

[13] 陈佳惠, 张帆, 景清荷, 等. 不同年龄段马方综合征晶状体不全脱位患者角膜特征及意义. 眼科新进展, 2017, 37(11): 1036-1039.

[14] Salchow DJ, Gehle P. Ocular manifestations of Marfan syndrome in children and adolescents. Eur J Ophthalmol, 2019, 29(1): 38-43.

[15] Pyeritz RE. The Marfan syndrome. Annu Rev Med, 2000, 51: 481-510.

[16] Maumenee IH. The eye in the Marfan syndrome. Trans Am Ophthalmol Soc, 1981, 79: 684-733.

[17] Esfandiari H, Ansari S, Mohammad-Rabei H, et al. Management strategies of ocular abnormalities in patients with Marfan syndrome: current perspective, J Ophthalmic Vis Res, 2019, 14(1): 71-77.

[18] Loeys BL, Dietz HC, Braverman AC, et al. The revised Ghent nosology for the Marfan syndrome. J Med Genet, 2010, 47(7): 476-485.

[19] 王造文, 王尔茜, 陈有信. 超声乳化晶状体摘除联合人工晶状体植入治疗马方综合征晶状体半脱位的长期观察. 临床眼科杂志, 2020, 28(2): 120-124.

[20] Stem MS, Todorich B, Woodward MA, et al. Scleral-fixated intraocular lenses: past and present. J Vitreoretin Dis, 2017, 1(2): 144-152.

[21] Buckley EG. Hanging by a thread: the long-term efficacy and safety of transscleral sutured intraocular lenses in children (an American Ophthalmological Society thesis). Trans Am Ophthalmol Soc, 2007, 105: 294-311.

[22] Buckley EG. Safety of transscleral-sutured intraocular lenses in children. J AAPOS, 2008, 12(5): 431-439.

[23] Nb K, Kohli P, Pangtey BPS, et al. Evaluation of sutureless, glueless, flapless, intrascleral fixated posterior chamber intraocular lens in children with ectopia lentis. J Ophthalmol, 2018, 2018(8): 3212740.

[24] Walsh MK, Joshi M. Sutureless scleral tunnel intraocular lens fixation in the pediatric population. Retina, 2014, 34(4): 807-811.

[25] Melles RB, Holladay JT, Chang WJ. Accuracy of intraocular lens calculation formulas. Ophthalmology, 2018, 125(2): 169-178.

[26] Weakley DR Jr, Lynn MJ, Dubois L, et al. Infant Aphakia Treatment Study Group. Myopic shift 5 years after intraocular lens implantation in the infant aphakia treatment study. Ophthalmology, 2017, 124(6): 822-827.

[27] Olson RJ, Braga-Mele R, Chen SH, et al. Cataract in the adult eye preferred practice pattern®. Ophthalmology, 2017, 124(2): 1-119.

第二节 同型胱氨酸尿症

【概述】

同型胱氨酸尿症,又称高胱氨酸尿症、假性马方综合征,是可导致血液和尿液中同型半胱氨酸及其代谢产物含量增加,而引发多器官损害的一组遗传性含硫氨基酸代谢性疾病,可影响眼睛、骨骼、中枢神经系统和凝血系统等。在美国发病率约为1/10万;在全世界范围内发病率为1/(5万~20万)[1]。

同型半胱氨酸(homocysteine,Hcy)又称高胱氨酸,是一种含巯基的氨基酸,主要来源于饮食摄取的蛋氨酸(甲硫氨酸)。在体内,一部分Hcy与甲基四氢叶酸在甲硫氨酸合成酶(MS)的作用下,生成蛋氨酸和四氢叶酸,四氢叶酸在N5,N10-亚甲基四氢叶酸还原酶(MTHFR)的作用下生成甲基四氢叶酸;另一部分Hcy通过转硫途径,与丝氨酸在胱硫醚β合成酶(CBS)作用下形成胱硫醚,一部分在胱硫醚裂解酶的作用下形成半胱氨酸,最后生成丙酮酸、硫酸和水,另一部分则生成同型丝氨酸。

当基因突变导致酶活性缺乏,影响Hcy代谢时,引起同型半胱氨酸及其代谢产物,如同型胱氨酸、同型半胱氨酸-半胱氨酸复合物等,在血液中累积。血Hcy升高可以导致血管内皮细胞损伤,促进血管平滑肌细胞增殖,影响低密度脂蛋白的氧化,增强血小板功能,促进血栓形成,但其具体的机制尚不清楚。目前已发现同型胱氨酸尿症的多种酶活性缺乏类型,最常见的为CBS缺乏型,又称经典型,是*CBS*基因突变所致。基因突变导致其编码CBS功能异常，影响同型半胱氨酸通过转硫途径转化的第一步。该类型患病率约为 0.38/10 万[2]，临床表现具有很大的异质性。其他类型较少见，包括 MTHFR 缺乏型、功能性甲硫氨酸合酶（MS）缺乏型、甲硫氨酸合酶还原酶（MSR）缺乏型等，分别为 *MTHFR* 基因突变、编码 MS 的基因 *MTR* 突变、编码 MSR 的基因 *MTRR* 的突变引起。这些类型均以常染色体隐性遗传方式遗传。

【临床表现】

1. 眼部表现

晶状体异位是同型胱氨酸尿症患者最常见的眼部表现，发生率较高，7 岁前发生率约为 70%，中年时上升到 95%。晶状体异位在 8 岁左右出现，但也可在 3 岁时出现[2]。与马方综合征患者晶状体常向颞上方移位不同，同型胱氨酸尿症患者晶状体异位多向鼻侧和下方[3-5]，但晶状体脱位的方向不具有诊断意义[2]。晶状体异位的临床表现与马方综合征合并晶状体异位者相近，其发生机制不清，可能与半胱氨酸水平降低有关[2,4]。此外，同型胱氨酸尿症患者也可出现其他眼部异常，包括：高度近视、周边视网膜微囊样变性、继发性瞳孔阻滞性青光眼、视网膜脱离、小眼球、视神经萎缩、视网膜动脉阻塞和带状角膜病变等[6]。

2. 肌肉骨骼系统

患者典型表现是瘦高体型，表现为类似马方综合征，可出现肢体细长、蜘蛛指/趾、高腭弓、脊柱侧凸、胸廓畸形、膝外翻等。患者易患骨质疏松，尤其是脊椎和长骨，50% 的人在十几岁时表现出骨质疏松的迹象。

3. 心血管系统

血栓栓塞是本病的重要表现，可以影响任何血管，是年轻人死亡的主要原因。

4. 神经系统

发育迟缓通常是同型胱氨酸尿症患者的第一个异常体征。患者可有智力障碍，可出现癫痫发作。也可以出现精神问题，包括人格障碍、焦虑、抑郁、强迫行为和精神病发作等。

需要注意的是，不同类型的同型胱氨酸尿症的临床表现有所差异，例如 CBS 缺乏型常见以上表现，而 MTHFR 缺乏型的主要表现是神经系统症状，而一般没有眼部改变。

【辅助检查】

参见马方综合征章节。

【诊断】

患有晶状体异位的儿童或成人需考虑本病，尤其是合并血栓栓塞、典型骨骼发育异常的患者，可通过血液和尿液检测来诊断。欧洲已经制定了典型同型半胱氨酸尿症的诊断和治疗指南[7]。推荐总同型半胱氨酸（tHcy）和血浆氨基酸分析作为诊断的前线检测；tHcy 高于 100 μmol/L 伴有蛋氨酸临界或升高时支持本病诊断。此外，基因检测也有助于诊断。

【鉴别诊断】

对合并晶状体异位的同型胱氨酸尿症患者，主要应注意鉴别马方综合征。二者均可出现晶状体异位、高度近视等眼部改变，同时可具有细长体型、蜘蛛指/趾、心血管症状等，但同型胱氨酸尿症患者可出现血栓栓塞、骨质疏松、智力发育异常等，一般马方综合征患者不会出现。此外，二者致病基因与遗传方式不同，马方综合征没有生化代谢异常，因此血液及尿液检查，以及基因检测有助于鉴别这两种疾病。

【治疗】

眼科治疗主要是针对晶状体异位及其相关的并发症的治疗，具体请参见马方综合征章节。

全身治疗的主要目的是控制血浆总同型半胱氨酸浓度，对 CBS 缺乏型的患者需要限制蛋氨酸摄入，补充维生素 B_6、维生素 B_{12}、叶酸和甜菜碱。对已经出现的并发症，进行对症治疗。

（赵　亮）

【参考文献】

[1] 钱起，汪建文，罗本燕．代谢性疾病与卒中：同型半胱氨酸尿症/同型半胱氨酸血症．国际脑血管病杂志，2006，14（5）：397-400.

[2] Gus PI, Donis KC, Marinho D, et al. Ocular manifestations in classic homocystinuria. Ophthalmic Genet, 2021, 42（1）: 71-74.

[3] Shafique M, Muzaffar W, Ishaq M. The eye as a window to a rare disease: ectopia lentis and homocystinuria, a Pakistani perspective. Int Ophthalmol, 2016, 36（1）: 79-83.

[4] Burke JP, O'Keefe M, Bowell R, et al. Ocular complications in homocystinuria—early and late treated. Br J Ophthalmol, 1989, 73 (6): 427-431.
[5] Cross HE, Jensen AD. Ocular manifestations in the Marfan syndrome and homocystinuria. Am J Ophthalmol, 1973, 75 (3): 405-420.
[6] Weber Hoss GR, Sperb-Ludwig F, Schwartz IVD, et al. Classical homocystinuria: A common inborn error of metabolism? An epidemiological study based on genetic databases. Mol Genet Genomic Med, 2020, 8 (6): e1214.
[7] Morris AA, Kožich V, Santra S, et al. Guidelines for the diagnosis and management of cystathionine beta-synthase deficiency. J Inherit Metab Dis, 2017, 40 (1): 49-74.

第三节 Weill-Marchesani 综合征

【概述】

Weill-Marchesani 综合征（WMS）是一种罕见的遗传性结缔组织病，又名 Marchesani 综合征、反马方综合征、先天性中胚层畸形性营养不良、眼-短肢-短身材综合征、短指-球形晶状体综合征等。1932 年，Weill 首先描述了 8 名假定 Marfan 综合征的患者，但他指出其中一人身材矮小，手指短，活动范围受限；1939 年，Marchesani 报道了球形晶状体与短指畸形之间的联系，并将该病与马方综合征分离开；Meyer 和 Holstein 强调青光眼是其最严重的眼部并发症[1]；1968 年 Feilerofry 等正式命名本病为 Marchesani 综合征。Marchesani 综合征十分罕见，其发病率和患病率不详，可能比马方综合征和同型半胱氨酸尿症更罕见。

Marchesani 综合征的病因是编码细胞外基质成分的基因致病性突变。其病理改变为中胚叶组织（睫状体、晶状体、骨骼等）发育异常[2]，但其具体的病理机制尚不明确。根据突变基因不同，本病可分为四种类型，ADAMTS10 基因的纯合突变导致Ⅰ型；FBN1 突变导致Ⅱ型；LTBP2 突变导致Ⅲ型；ADAMTS17 突变导致的Ⅳ型。Marchesani 综合征具有两种遗传方式：Ⅰ型、Ⅲ型和Ⅳ型以常染色体隐性模式遗传（AR），Ⅱ型则为常染色体显性遗传（AD）[3]。Marchesani 综合征的遗传具有异质性，但临床表现具有同质性，即无论遗传方式和遗传异质性如何，大多数受影响的患者都有相似的临床表现，仅凭临床表现无法区分其遗传方式[4]。

【临床表现】

Marchesani 综合征可累及全身多个组织，常见的临床表现包括眼晶状体异常、身材矮小、短指畸形、关节僵硬和心血管缺陷等。有研究报道，Marchesani 综合征各种异常发生率为：眼部异常中，小球形晶状体（84%）、晶状体异位（73%）、近视（94%）、青光眼（80%）和白内障（23%）；骨骼表现中，身材矮小（98%）、短指（98%）和关节受限（62%）；其他表现包括皮肤增厚（68%）、肌肉发达（68%）、心脏异常（24%）和智力低下（13%）。

1. 眼部异常

常见的眼部问题包括小球形晶状体（microspherophakia）、继发于晶状体形状异常的近视、晶状体异位、青光眼等，也可合并视网膜脱离、视网膜色素变性等[4-6]。眼部病变发病早，发现的平均年龄为 7.5 岁。晶状体小球形改变和异位的机制目前不清，可能与晶状体本身和悬韧带的异常均有关。

（1）小球形晶状体：与正常人相比，Marchesani 综合征患者的晶状体圆、厚，而且直径偏小，文献报道患者晶状体直径 6.5～7 mm，而前后径轻度增加[1]，使之外观接近球形。散瞳后可见全部晶状体的赤道部，呈现"金环"样改变[7]。此外，晶状体的重量也低于正常。小球形晶状体比晶状体异位出现的更早，且可能出生时即存在。球形晶状体的表面曲率比正常晶状体更大，屈光力变强，从而引起曲率性近视，使患者出现高度近视。

（2）晶状体异位：晶状体异位在本病常见，与马方综合征晶状体多向颞上方脱位不同，Marchesani 综合征晶状体异位常偏向下方[1]，全脱位者少见。与其他疾病相比，晶状体异位对视力影响更早，而且更严重[8]。晶状体异位的发生机制不清，可能与悬韧带或其附着点异常有关。

（3）青光眼：青光眼是 Marchesani 综合征患者最常见的致盲性眼部病变。青光眼的发生与眼部结构或发育异常有关，晶状体改变是其中重要因素，有研究提出具体可能原因有：①球形晶状体前后径增加，增大了晶状体与虹膜的接触区而引起瞳孔阻滞导致眼压升高，其特点是使用缩瞳剂时，加重瞳孔阻滞可能使眼压进一步升高，而睫状肌麻痹剂反而能降低眼压；②球形晶状体和（或）晶状体异位导致晶状体前移，将整个虹膜向前推移，周边前房变浅引起虹膜周边前粘连，造成房角关闭；③合并房角发育异常，房水排出通道受阻引起眼压升高；④持续的高眼压致小梁损伤，形成永久性的高眼压；⑤部分患者存在睫状体的未成熟性增生，也可能是造成前房浅、继发青光眼的原因之一[2]。在年轻患者中出现闭角型青光眼，尤其是同时合并高度近视和浅前房，也是本病的一个特点。

（4）角膜改变：有研究报道 Marchesani 综合征患者角膜厚度较正常人变厚，且多伴有角膜散光[9-10]。

2. 全身改变

（1）生长发育：患者通常身材矮小，儿童患者生长率低于标准生长曲线，成年男性身高 142～169 cm；成年女性的身高为 130～157 cm[8]。

（2）肌肉骨骼：指/趾短粗。可能出现渐进性的手指、腕、肩、髋、膝、踝等关节僵直。

（3）心脏异常：包括动脉导管未闭、肺动脉狭窄、主动脉狭窄和二尖瓣脱垂等。

（4）智力发育异常：11%～17% 的患者合并智力障碍，通常为轻度改变[8]。

【辅助检查】

1. 超声生物显微镜（UBM）

UBM 检查有助于观察晶状体形态，了解有无晶状体异位和程度，还可以了解房角结构。

2. 房角镜检查

判断房角关闭或粘连情况及范围。

3. 视野检查

对合并青光眼的患者，可评价有无视野损害，需注意儿童患者可能不能配合本检查或配合差导致结果不可靠。

4. 光学相干断层成像（OCT）、海德堡视网膜厚度检查（HRT）

评价青光眼视神经损害是否存在以及程度。

5. 眼轴长度检查

了解患者眼轴长度，明确其近视程度与眼轴是否匹配，可有助于辅助判断有无球形晶状体。

【诊断】

目前尚无公认的临床诊断标准。当患者出现以下临床表现时怀疑本病：眼部异常如小球形晶状体和晶状体异位、身材矮小、短指、进行性关节僵硬、皮肤增厚、假性肌肉发达、心血管缺陷（如动脉导管未闭、肺动脉狭窄、胸主动脉瘤、颈动脉夹层、QTc 延长）等。临床上，当眼科医师遇到年轻、双眼发作的晶状体异位患者，应注意询问家族史，并注意其全身情况。如果临床特征不确定，可通过先证者的特征性体征和（或）通过鉴定 *ADAMTS10*、*ADAMTS17* 或 *LTBP2* 基因中的双等位基因致病性改变或 *FBN1* 中的杂合致病性突变确定诊断[8]。

【鉴别诊断】

Marchesani 综合征应与肢端发育不良、愉快性发育不良（又称为愉快性侏儒症）等疾病鉴别。其眼部情况需与其他晶状体异位鉴别，请参考马方综合征章节。

【治疗】

1. 眼科治疗

当患者存在晶状体异位，尚未出现继发性青光眼时，其治疗方式和手术指征及术式请参见马方综合征章节。手术可选择晶状体超声乳化吸除、角膜缘入路晶体切除术、睫状体平坦部入路晶状体前玻璃体切除术等，并可根据眼部情况，囊袋内植入后房型人工晶状体及囊袋张力环，或巩膜固定法植入人工晶状体。

小球形晶状体会有较高的风险引发青光眼，且致盲率较高[11]，患者又多为年轻人，因此应重视继发性青光眼预防和治疗，然而，目前尚无公认的治疗方案。保守治疗方法包括降眼压药物、睫状肌麻痹剂及激光周边虹膜切除术。研究表明，对各种原因（包括 Marchesani 综合征、马方综合征等）小球形晶状体继发青光眼的患者，药物治疗可能不能取得良好的效果，仅在 18% 的眼中有效控制眼压[11]。如前所述，除了瞳孔阻滞外，球形晶状体还有其他引发青光眼的机制，因此单纯行激光周边虹膜切除术效果也有限，患者接受治疗后仍然需要监测房角情况[12]，多数患者治疗后仍需药物或手术治疗[11]。

手术治疗时机和术式目前也没有公认的方法。有研究者认为，所有继发性青光眼的 Marchesani 综合征患者最终都需要摘除晶状体以控制眼压[13]。需要注意的是，儿童晶状体摘除术可能有一定的风险，包括玻璃体丢失和随之带来的视网膜并发症。对急性瞳孔阻滞或晶状体脱位继发青光眼，房角保持开放的情况下，单纯行球形晶状体摘除术可能足以控制眼压[14]；但如果已经存在明显的房角粘连，或房角异常的开角型青光眼，单纯晶状体摘除则可能无法控制眼压[11]，此时需考虑联合其他抗青光眼手术。有研究使用晶状体摘除联合房角分离手术取得良好效果[15]，国内报道一例患者接受这种术式后眼压维持6年，此外该研究也报道使用晶状体摘除联合引流阀植入、晶状体摘除联合眼内睫状体光凝，术后分别观察5个月和4个月，眼压得到控制[2]。也可以联合小梁切除和晶状体摘除术。单纯行小梁切除术治疗小球形晶状体继发青光眼效果，目前报道有限且存在争议。在一项研究中行小梁切除的24只眼中，术后6个月时完全成功的概率为86%，1年时为77%，8年时降至61%。虽然小梁切除术适用于伴有慢性房角关闭的球形晶状体继发青光眼，但可能出现恶性青光眼等严重并发症，因此应谨慎选择。

2. 全身治疗

主要采取支持治疗，对关节僵硬可进行理疗，存在心脏病变的患者，转诊至心内科进行相关治疗。

（赵　亮）

【参考文献】

[1] Jensen AD, Cross HE, Paton D. Ocular Complications in the Weill-Marchesani Syndrome. Am J Ophthalmol, 1974, 77（2）：261-269.

[2] 齐越，陈虹，唐圻. Weill-Marchesani综合征继发青光眼手术治疗的新观察. 眼科，2011，20（1）：44-49.

[3] Al Motawa MNA, Al Shehri MSS, Al Buali MJ, et al. Weill-Marchesani Syndrome, a Rare Presentation of Severe Short Stature with Review of the Literature. Am J Case Rep, 2021, 22: e930824.

[4] Faivre L, Dollfus H, Lyonnet S, et al. Clinical homogeneity and genetic heterogeneity in Weill-Marchesani syndrome. Am J Med Genet A, 2003, 123A（2）：204-207.

[5] 蒋宇振，黎晓新. Weill-Marchesani综合征合并孔源性视网膜脱离一例. 中华眼科杂志，2002，38（7）：442-443.

[6] Jethani J, Mishra A, Shetty S, et al. Weill-Marchesani syndrome associated with retinitis pigmentosa. Indian J Ophthalmol, 2007, 55（2）：142-143.

[7] Nayak B, Sinha G, Patil B, et al. Golden ring in the eyes: Weill-Marchesani syndrome. BMJ Case Rep, 2015, 2015: bcr2015210547.

[8] Marzin P, Cormier-Daire V, Tsilou E. GeneReviews®: Weill-Marchesani Syndrome. Seattle（WA）2007［Updated 2020］.

[9] Razeghinejad MR, Safavian H. Central corneal thickness in patients with Weill-Marchesani syndrome. Am J Ophthalmol, 2006, 142（3）：507-508.

[10] Razeghinejad MR, Hosseini H, Namazi N. Biometric and corneal topographic characteristics in patients with Weill-Marchesani syndrome. J Cataract Refract Surg, 2009, 35（6）：1026-1032.

[11] Senthil S, Rao HL, Hoang NTQ, et al. Glaucoma in microspherophakia: presenting features and treatment outcomes. J Glaucoma, 2014, 23（4）：262-267.

[12] Chang BM, Liebmann JM, Ritch R. Angle closure in younger patients. Trans Am Ophthalmol Soc, 2002, 100: 201-214.

[13] Taylor JN. Weill-Marchesani syndrome complicated by secondary glaucoma: Case management with surgical lens extraction. Aust N Z J Ophthalmol, 1996, 24（3）：275-278.

[14] 张自绒，张美霞. Weill-Marchesani综合征一例. 中华眼底病杂志，2018，34（1）：78-79.

[15] Kanamori A, Nakamura M, Matsui N, et al. Goniosynechialysis with lens aspiration and posterior chamber intraocular lens implantation for glaucoma in spherophakia. J Cataract Refract Surg, 2004, 30（2）：513-516.

第四节　先天性单纯性晶状体异位

【概述】

晶状体异位（ectopia lentis）一词由奥地利眼科专家Karl Stellwag于1856年提出，指晶状体偏移其本身的正常位置[1]，临床上常与晶状体脱位（dislocation）混用，包括晶状体半脱位和全脱位。

半脱位指晶状体发生移位但仍在瞳孔范围内，而全脱位指晶状体与睫状体完全分离，脱入前房或玻璃体腔[2]。晶状体异位的原因包括：①外伤性，是晶状体异位最常见的原因；②自发性，是悬韧带机械性伸长、炎症或变性所致，如高度近视、假性囊膜剥脱综合征等；③先天性，先天性晶状体异位中，晶状体异位可合并其他眼部异常，如小球形晶状体、晶状体缺损、无虹膜等；也可作为全身综合征的眼部表现，如马方综合征、Weill-Marchesani综合征、同型胱氨酸尿症等；当不合并眼部或全身其他异常，而作为孤立的眼部改变时，称为单纯性晶状体异位（simple ectopia lentis），或孤立性晶状体脱位（isolated ectopia lentis）。

先天性单纯性晶状体异位的病因不明，可能为悬韧带发育不良所致，与中胚叶发育异常有关。先天性单纯性晶状体异位通常为常染色体显性遗传，但常染色体隐性遗传也有报道[3-4]。

【临床表现】

根据晶状体异位的范围和程度，患者可出现不同程度的视力损害，晶状体轻度异位的患者可出现近视、散光，晶状体赤道部位于瞳孔区内时可出现复视，全脱位后可出现高度远视。

裂隙灯显微镜下，轻度的异位不易发现，半脱位的患者可能出现前房不等深、虹膜或晶状体震颤，散瞳后可能见到晶状体赤道部，甚至在未散瞳时瞳孔区见到赤道部。显性遗传性晶状体异位通常为双侧对称，多向上方移位[5]。发生晶状体全脱位时，可在前房内或玻璃体腔内见到晶状体。

【辅助检查】

超声生物显微镜（UBM）可辅助判断有无晶状体异位和范围，了解房角情况及虹膜、睫状体的其他结构异常。

【诊断】

先天性单纯性晶状体异位是排除性诊断。裂隙灯或其他检查发现晶状体异位的患者时，在排除外伤、相关的全身疾病、眼部其他相关先天异常后，可考虑本疾病诊断。

需要注意的是，部分患者晶状体异位可能是全身疾病所致，就诊时尚未出现其他系统典型损害而诊断为单纯性脱位，但后续出现其他系统异常。有文献报道存在 FBN1 基因突变的患者因缺少全身表现而排除马方综合征，但相同的致病突变在另一个马方综合征家系发现[1]。因此对 FBN1 基因突变所致的单纯性晶状体异位，应密切关注其心血管情况，因其可能在未来会出现马方综合征的心血管改变而改变诊断。

【鉴别诊断】

先天性单纯性晶状体异位应与其他先天性晶状体异位鉴别，包括马方综合征、Weill-Marchesani综合征、同型胱氨酸尿症等，有无全身其他系统或眼部其他相关损害是重要鉴别点。

【治疗】

许多患者可不经手术治疗，恰当的屈光矫正可以提供足够稳定的视力。儿童期后，晶状体异位程度进展可能性较低。如果存在进行性晶状体脱位、白内障、继发瞳孔阻滞性青光眼或视网膜脱离，则可能需要手术治疗。晶状体摘除可采用超声乳化术或玻璃体切除术，根据囊膜情况，可采用多种人工晶状体植入方式，如囊袋内植入人工晶状体及张力环、睫状沟缝合固定、巩膜层间固定等，具体参见马方综合征章节。

（赵 亮）

【参考文献】

［1］Chandra A, Charteris D. Molecular pathogenesis and management strategies of ectopia lentis. Eye（Lond）, 2014, 28（2）: 162-168.
［2］Simon MA, Origlieri CA, Dinallo AM, et al. New management strategies for ectopia lentis. J Pediatr Ophthalmol Strabismus, 2015, 52（5）: 269-281.
［3］al-Salem M. Autosomal recessive ectopia lentis in two Arab family pedigrees. Ophthalmic Paediatr Genet, 1990, 11（2）: 123-127.
［4］魏洪斌, 睢瑞芳, 王波, 等. 单纯性晶状体异位一家系. 中华眼科杂志, 2004, 40（6）: 424-425.
［5］Sadiq MA, Vanderveen D. Genetics of ectopia lentis. Semin Ophthalmol, 2013, 28（5-6）: 313-320.

第五节 后圆锥形晶状体

【概述】

后圆锥形晶状体（posterior lenticonus）也译为晶状体后圆锥，是一种罕见的先天性晶状体疾病，表现为晶状体后囊膜和后皮质局部向玻璃体腔膨出[1]。有文献认为晶状体膨出部分是球形的而不是圆锥形，称之为后球形晶状体（posterior lentiglobus）更符合解剖形态[2-3]，注意该名称含义与可见于Marchesani综合征的球形晶状体（spherophakia）不同。据报道后圆锥形晶状体的患病率约为1/10万[3]。目前已有几种理论来解释后圆锥形晶状体的发生，包括上皮下囊膜增生、玻璃体动脉牵拉、后部晶状体纤维减少、后囊膜薄弱、调节力量过强等[4-6]，但其真正的病因和病理机制并不明确。

【临床表现】

患者出生时一般不存在后圆锥形晶状体，但病变可能在出生后1个月即开始发展，多数情况下，患者在婴幼儿时期病变较轻不易被发现，多在年龄3~15岁时被诊断[1,3]，男女发病率相近。后圆锥形晶状体多为单侧发病，且多数为散发性[1-3]；双侧发病者可能与X连锁或常染色体显性遗传相关，或见于一些遗传性疾病，如Lowe综合征、Alport综合征[7-8]等。后圆锥形晶状体多为单独的眼部病变，但也可合并其他眼部异常，如小角膜[9]、Duane综合征和前圆锥形晶状体等。

裂隙灯下可见晶状体后皮质和后囊膜向玻璃体腔膨出，边界清楚，局部呈球形，位于晶状体中心或旁中心[3]，局限于2~7 mm范围内[10]（图3-5-1）。后部反光照明下，可见油滴样反光，UBM也有助于发现后圆锥形晶状体的存在[11]。由于晶状体后表面圆锥形凸起，局部曲率变大，会导致局部屈光力变强引起近视，而圆锥外为远视，使得屈光矫正变得困难。随着病情进展，可能出现白内障而引起视力进一步下降。典型的混浊位于后极部，累及后皮质和后囊下区域，但也可以出现全晶状体的混浊，呈现白瞳症，这也是本病的常见症状。患者也可出现后囊膜破裂或外伤后破裂[5,12]。晶状体全混的患者具有更高的可能性存在后囊膜缺损，可能是因为后囊膜破裂后白内障迅速进展[1]。严重的晶状体混浊可能掩盖后圆锥和后囊膜缺损，导致漏诊，并对手术治疗带来挑战。

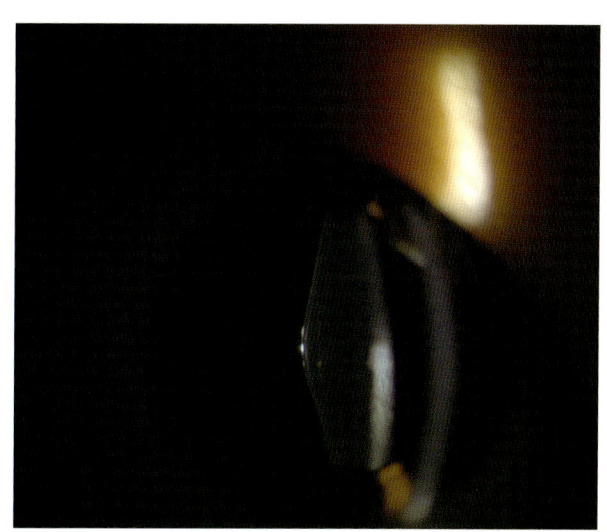

图3-5-1 后圆锥形晶状体患者眼前节照片，可见晶状体后皮质和后囊膜向玻璃体腔膨出，边界清楚，局部呈球形，位于晶状体后囊中心（本图片为北京大学第一医院 张文博医生提供）

【诊断】

根据患者裂隙灯检查下晶状体后囊膜和后皮质局限向后膨隆，透照下呈油滴样外观等典型表现可以诊断。部分患者由于白内障较重不能发现后圆锥的存在，白内障术中发现典型的边界清楚的、原有的后囊膜缺损也提示本病可能[1]。

【治疗】

对晶状体透明或存在白内障但不影响视力的患者，可使用散瞳药物联合屈光矫正和弱视治疗。对视力不能矫正或合并明显白内障的患者，可考虑手术。文献报道后圆锥形晶状体患者接受手术治疗的平均年龄为4.5~5.8岁[3,13]。手术方式多为晶状体吸除，多采用巩膜隧道切口，环形撕除前囊后使用注吸手柄吸除晶状体。因本病多为儿童患者，因此常常需要联合后囊膜撕除或切开，及前部玻璃体切除。对于存在后囊膜缺损的患者，应仔细处理晶状体核块，以防坠入玻璃体腔。最重要的是最大限度地保留晶状体囊膜以植入后房型人工晶状体，尽可能获得更好的视力预后[12]。需要注意的是，即使是术前后囊膜完整，术中仍可能有较高风险出现后囊膜破裂，因此对于存在后圆锥形晶状体的患者，应慎重进行水分离操作，以免瞬间增加的压力撕裂后囊膜，将晶状体物质冲入玻璃体腔。

与先天性白内障患儿类似，2岁以下的患儿不植入人工晶状体[1]，待二期植入。二期植入时，若能够分开前后囊膜间的粘连、打开囊袋，则可将人工晶状体置于囊袋内，否则置于睫状沟。2岁以上的患儿可考虑术中一期植入人工晶状体。术中吸除晶状体后，若后囊膜能够提供足够支撑，可将人工晶状体植入囊袋内；若后囊不能提供足够支撑但前囊口完整，可将人工晶状体置于睫状沟。睫状沟植入应选择带聚甲基丙烯酸甲酯（PMMA）襻的三片式人工晶状体，因其用于睫状沟固定时更加稳定[1]。不建议将一片式人工晶状体植入睫状沟内，因其可能引起虹膜摩擦和色素播散，引起葡萄膜炎-青光眼-前房积血综合征[12]。有报道植入带散光矫正的多焦点正型人工晶状体获得良好效果[14]，但应充分评估患者年龄、需求及眼部情况。此外患者多为儿童，术后需密切观察患者的视力及矫正视力情况，存在弱视的，及时进行弱视治疗。虽然后圆锥形晶状体患者常有弱视，但手术治疗联合弱视治疗后通常视力预后良好，多数文献报道术后近一半的患者视力可恢复至 0.5 以上[1,3,13]。

（赵 亮）

【参考文献】

[1] Lee BJ, Kim JH, Yu YS. Surgical outcomes after intraocular lens implantation for posterior lenticonus-related cataract according to preoperative lens status. J Cataract Refract Surg, 2014, 40（2）: 217-223.

[2] Mistr SK, Trivedi RH, Wilson ME. Preoperative considerations and outcomes of primary intraocular lens implantation in children with posterior polar and posterior lentiglobus cataract. J Aapos, 2008, 12（1）: 58-61.

[3] Wilson ME, Trivedi RH. Intraocular lens implantation in pediatric eyes with posterior lentiglobus. Trans Am Ophthalmol Soc, 2006, 104: 176-182.

[4] Kekunnaya R, Deshmukh AV, Kulkarni S. Newer insights into the clinical profile of posterior lenticonus in children and its surgical, visual, refractive outcomes. Eye（Lond），2022, 36（5）: 985-993.

[5] Jain DH, Agarkar S, Dhillon HK. Clinical profile and surgical outcomes in children with posterior lenticonus. Oman J Ophthalmol, 2021, 14（1）: 38-41.

[6] Kilty LA, Hiles DA. Unilateral posterior lenticonus with persistent hyaloid artery remnant. Am J Ophthalmol, 1993, 116（1）: 104-106.

[7] Tiwari US, Aishwarya A, Kujur R. Bilateral combined anterior and posterior lenticonus in Alport's Syndrome. Rom J Ophthalmol, 2018, 62（3）: 228-230.

[8] Al-Mahmood AM, Al-Swailem SA, Al-Khalaf A, et al. Progressive posterior lenticonus in a patient with alport syndrome. Middle East Afr J Ophthalmol, 2010, 17（4）: 379-381.

[9] Bleik JH, Traboulsi EI, Maumenee IH. Familial posterior lenticonus and microcornea. Arch Ophthalmol, 1992, 110（9）: 1208.

[10] Khalil M, Saheb N. Posterior lenticonus. Ophthalmology, 1984, 91（11）: 1429-1430, 43A.

[11] 陈媛媛，周健，蔡莉，等. 晶状体后圆锥合并圆锥角膜一例. 中华眼科杂志, 2015, 51（5）: 385-386.

[12] Subudhi P, Khan Z, Patro S, et al. Unusual case of ruptured posterior lenticonus. J Cataract Refract Surg, 2019, 45（6）: 870-871.

[13] Cheng KP, Hiles DA, Biglan AW, et al. Management of posterior lenticonus. J Pediatr Ophthalmol Strabismus, 1991, 28（3）: 143-149; discussion 150.

[14] Ladi JS, Shah NA. Toric multifocal intraocular lens implantation in a case of bilateral anterior and posterior lenticonus in Alport syndrome. Indian J Ophthalmol, 2016, 64（11）: 847-849.

第六节　真性晶状体囊膜剥脱

【概述】

真性晶状体囊膜剥脱是一种罕见的晶状体疾病，其特征是晶状体前囊膜分层，外层囊膜形成透明卷曲的薄膜漂浮在前房中。本病早期报道见于吹制玻璃的工人，随后在其他直接暴露在高温环境中工作的人群中也有发现,此外也见于葡萄膜炎、外伤和高龄患者[1-4]。真性晶状体囊膜剥脱确切的发病机制不清,与眼部长期暴露于热辐射或红外辐射、炎症、外伤、老化等因素有关,也可能与晶状体囊膜蛋白变性有关或晶状体上皮细胞变性有关,晶状体上皮细胞变性可能导致囊膜形成囊泡,囊泡融合成更大的空泡,引起前部囊膜的分离,从而导致真性囊膜剥脱[5]。

【临床表现】

真性晶状体囊膜剥脱可单眼或双眼发病,患者一般没有自觉症状,往往因为其他疾病行眼科检查时发现。裂隙灯下,可见由晶状体前囊膜表面延续至前房的透明的薄膜,散瞳后更加明显(图3-6-1)。显微镜或电镜下,可见透明膜即为板层分离的晶状体外层囊膜。

真性晶状体囊膜剥脱患者常合并白内障,一方面,导致囊膜剥脱的因素也常常是白内障的致病因素;另一方面,剥脱可能导致囊膜通透性改变而影响晶状体代谢导致混浊形成[6]。囊膜剥脱和白内障之间的确切关系仍需要进一步研究揭示。

晶状体脱位也可见于真性晶状体囊膜剥脱患者。有研究显示晶状体为向前脱位,扫描电镜显示前组悬韧带缺失而赤道部和后组悬韧带正常,提示晶状体脱位是前组悬韧带异常所致[6]。

许多研究发现真性晶状体囊膜剥脱合并青光眼的比例较高,提出这两种疾病的潜在关系,但由于患者量较少和许多患者是在青光眼门诊发现,所以目前尚不能确定二者之间的相关性[3-6]。

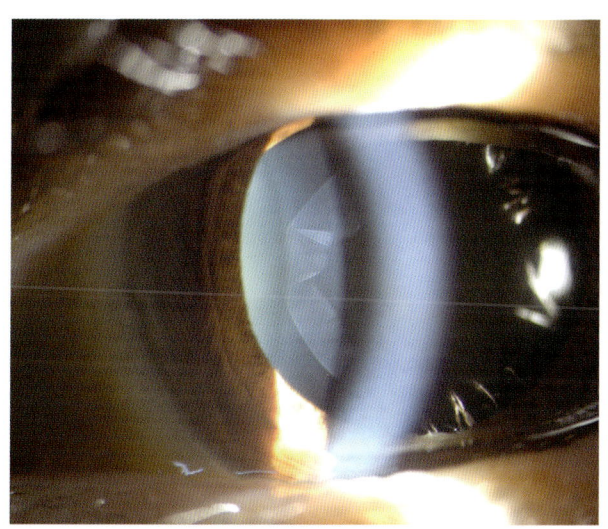

图3-6-1 真性晶状体囊膜剥脱前节照片,可见晶状体前囊膜表面延续至前房的透明的薄膜

【辅助检查】

常规裂隙灯检查即可诊断本病,超声生物显微镜(UBM)、前节光学相干断层成像、眼前节分析仪(如Pentacam等)检查有助于进一步了解囊膜情况[7-9]。

【诊断】

真性晶状体囊膜剥脱在常规裂隙灯检查时见到典型的表现即可诊断,但若观察不仔细可能漏诊。

【鉴别诊断】

真性晶状体囊膜剥脱,主要需与假性囊膜剥脱综合征鉴别。假性囊膜剥脱并非晶状体囊膜的板层分离,而是一种眼部基底膜疾病。裂隙灯显微镜下,囊膜表面可见白色碎屑样物质沉积,典型者散瞳后呈同心圆改变:晶状体前表面中央圆形和周边可见碎屑样物质沉积区,二者中间为环形的透明区。此外,在房角、瞳孔缘、虹膜表面也可见灰白色物质沉积,可合并青光眼和晶状体脱位。

【治疗】

单纯的真性晶状体囊膜剥脱不需要治疗。

当患者合并白内障需要手术治疗时,晶状体囊膜剥脱可能对撕囊带来一定挑战[4],这是由于可能发生囊膜径向的扩张和撕裂[5, 10]。此外由于囊膜劈裂,撕囊时可能需要进行两次环形撕囊才能将整个囊膜撕除,撕囊后可见到两层撕囊口,即双环征[11]。术中使用囊膜染色更有助于顺利完成环形撕囊[10],但多数研究在未使用染色剂的情况下仍顺利完成白内障超声乳化手术[4-5, 12]。

(赵 亮)

【参考文献】

[1] Karp CL, Fazio JR, Culbertson WW, et al. True exfoliation of the lens capsule. Arch Ophthalmol, 1999, 117(8): 1078-1080.

[2] Yamamoto N, Miyagawa A. True exfoliation of the lens capsule following uveitis. Graefes Arch Clin Exp Ophthalmol, 2000, 238(12): 1009-1010.

[3] Cashwell LF Jr, Holleman IL, Weaver RG, et al. Idiopathic true exfoliation of the lens capsule. Ophthalmology, 1989, 96(3): 348-351.

[4] Wong AL, Chan TC, Fong AH, et al. Clinical characteristics

and surgical outcomes of phacoemulsification in true exfoliation syndrome. J Cataract Refract Surg, 2014, 40（1）: 82-86.
[5] Ng AL, Marcet MM, Lai JS, et al. Age-related true exfoliation of the lens capsule: phacoemulsification surgery results. Case Rep Ophthalmol, 2015, 6（3）: 401-407.
[6] Teekhasaenee C. Current concepts in true exfoliation syndrome. J Glaucoma, 2018, 1: S105-S110.
[7] Chamney SM, Hughes ME, Sinton JE. The use of pentacam in the assessment of true exfoliation of the lens capsule. Eur J Ophthalmol, 2015, 25（4）: e50-52.
[8] Tan DK, Aung T, Perera SA. Novel method of assessing delamination of the anterior lens capsule using spectral-domain optical coherence tomography. Clin Ophthalmol, 2012, 6（6）: 945-948.
[9] Teekhasaenee C, Suwan Y, Supakontanasan W, et al. The clinical spectrum and a new theory of pathogenesis of true exfoliation syndrome. Ophthalmology, 2016, 123（11）: 2328-2337.
[10] Kim KH, Chung ES, Chung TY. Radial extension of capsulorhexis in true exfoliation patient: a potentially hazardous complication. J Cataract Refract Surg, 2009, 35（3）: 590-592.
[11] Kumari R, Tadros A. Double complete capsulorrhexis required for cataract extraction: is it a sign of true exfoliation? Int Ophthalmol, 2013, 33（3）: 285-287.
[12] 裴雪婷, 陈虹. 真性晶状体囊膜剥脱一例. 中华眼科杂志, 2011, 47（11）: 1033-1034.

第七节　先天性晶状体缺损

【概述】

眼组织缺损（coloboma）一般指眼组织出现缺口、孔洞或裂隙[1]，而晶状体缺损一般是指晶状体赤道部出现的切迹样缺损[2]。视盘、视网膜、脉络膜、虹膜、睫状体和晶状体均可发生缺损，眼底和葡萄膜组织的缺损可能与眼泡的胚裂闭锁不全有关，而晶状体缺损可能与先天脉络膜裂闭合不全、第三玻璃体发育异常有关。

玻璃体的胚胎发育分为三个阶段：原始玻璃体、次级玻璃体和三级玻璃体。在胚胎第3～9周，原始玻璃体周围开始形成次级玻璃体。在胚胎第3～4个月，睫状体神经上皮细胞分泌出细小原纤维，在晶状体周围逐渐发育为悬韧带。若此时受到炎症或毒性物质的影响，可能引起悬韧带发育不良。悬韧带发育异常会导致局部囊膜失去张力，晶状体局部收缩成切迹样。与其他眼部组织缺损不同，晶状体缺损并没有实质组织的缺失，缺损处晶状体边缘反而变厚变圆。先天性晶状体缺损与晶状体异位都存在悬韧带异常，可能具有相近的致病机制，区别仅是悬韧带异常出现的范围。

【临床表现】

晶状体缺损可累及单眼或双眼，缺损范围较小时可没有症状，较大范围的缺损引起晶状体形态改变，引发复性近视散光和不规则散光，严重时视力下降不能通过戴镜矫正。

裂隙灯显微镜下，晶状体赤道部边缘曲线变直，出现切迹样缺损，范围较大时可在正常晶状体轮廓内出现新月形、马鞍形或三角形的缺损。绝大多数情况下，典型的缺损见于晶状体下方，但也可见于任何其他方向。缺损处晶状体悬韧带往往缺失，导致切迹处晶状体赤道部局部厚度增加，边缘变得圆钝。晶状体缺损的患者发生白内障的可能性也更高。此外，晶状体缺损可孤立存在，也可合并虹膜、脉络膜等缺损；可无全身其他异常，也可见于全身疾病，如马方综合征等[3]。

【辅助检查】

超声生物显微镜（UBM）有助于了解晶状体和悬韧带情况，眼前节分析仪如Pentacam等可以更准确地显示晶状体缺损的形态，预测术中可能的并发症[4]。但部分儿童患者可能难以配合完成检查。

【诊断】

根据裂隙灯下典型表现可以诊断。

【鉴别诊断】

先天性晶状体异位和先天性晶状体缺损同样都存在悬韧带异常，可能是胚胎发育异常导致的不同程度的病理改变。一般来说，晶状体异位时，晶状体位置和形态均发生改变，而晶状体缺损仅有形态改变，而位置不发生变化[5]。晶状体异位更多见于合并全身疾病，且双眼多见。

【治疗】

对晶状体缺损范围较小，矫正视力正常的患者可以观察，但患者屈光状态可能会随年龄变化[5]，应给予监测。对视力不能矫正，或者合并明显白内障的患者，可考虑手术治疗，晶状体超声乳化手术可取得良好的效果[1,4]。应注意晶状体缺损的手术治疗具有挑战性，因为存在误吸囊袋、玻璃体疝入前房、植入人工晶状体时囊袋不能打开、人工晶状体偏心等风险[6]。晶状体缺损范围较小时，可将人工晶状体植入囊袋内；缺损范围较大时，可同时植入囊袋张力环[4]，也可将三片式人工晶状体植入睫状沟[1,4]。因为许多患者为儿童，术后应重视对弱视的检查和治疗。

（赵 亮）

【参考文献】

[1] Nordlund ML, Sugar A, Moroi SE. Phacoemulsification and intraocular lens placement in eyes with cataract and congenital coloboma: visual acuity and complications. J Cataract Refract Surg, 2000, 26（7）: 1035-1040.
[2] Bavbek T, Ogüt MS, Kazokoglu H. Congenital lens coloboma and associated pathologies. Doc Ophthalmol, 1993, 83（4）: 313-322.
[3] Thapa BB, Singh R, Ram J, et al. Lens coloboma in one eye and ectopia lentis in the other eye of a patient with Marfan syndrome. BMJ Case Rep, 2014, 2014: bcr2014207112.
[4] Wang JK, Ma SH. Lens coloboma treated with lens surgery. BMJ Case Rep, 2015, 2015: bcr2015210559.
[5] Clark CF. Coloboma and So-called Congenital Dislocation of the Lens. Trans Am Ophthalmol Soc, 1919, 17: 328-340.
[6] Mizuno H, Yamada J, Nishiura M, et al. Capsular tension ring use in a patient with congenital coloboma of the lens. J Cataract Refract Surg, 2004, 30（2）: 503-506.

第八节　Andogsky 综合征

【概述】

Andogsky 综合征也称为皮肤源性白内障，由 Andogsky 于 1914 年首次报道。主要特点为白内障及特应性皮炎（atopic dermatitis，AD），儿童期出现皮肤改变，发展缓慢，至 30 岁左右发生双侧白内障。55.8% 的 AD 患者合并多种眼部疾病，其中 30%～67.5% 合并过敏性结膜炎和角结膜炎[1]，12.4%～25% 合并白内障，1.3%～11.4% 合并视网膜脱离[2]。AD 合并白内障发生的平均年龄为 21.7 岁，合并视网膜脱离发生的平均年龄为 23.5 岁[1]。随着 AD 发病率的上升及眼科医生对该疾病的认识不断加深，AD 相关眼部并发症的发生率越来越高，且主要集中在青少年阶段。因此，对于就诊眼科的患有湿疹、皮炎的青少年患者，眼科医生应该详细询问病史并散瞳检查眼底[3]。

Andogsky 综合征的发病原因不详，可能与以下因素有关。

（1）遗传：皮肤、视网膜、晶体均起源于外胚叶，AD 患者伴有视网膜色素上皮发育不良，易发生视网膜脱离，也可能和皮肤及晶状体对抗原的过敏反应有关。

（2）药物：AD 患者长期服用糖皮质激素可能导致白内障的发生。

（3）外伤：皮肤瘙痒导致患者经常击打面部或搓揉眼睛，造成微小损伤产生白内障，同时眼部挫伤也是视网膜脱离发生的原因之一。

（4）免疫因素：Andogsky 综合征患者房水闪辉比例很高，这与血-房水屏障破坏有关，会进一步导致晶状体代谢异常。基于葡萄膜丰富的血管床且相对缺少平滑肌的特殊结构，葡萄膜易成为 AD 慢性持续性炎症侵犯的器官，从而导致慢性复发性葡萄膜炎，故可在前房检测到炎性细胞和房水闪辉。慢性葡萄膜炎可导致睫状体平坦部睫状上皮被牵拉，可能是形成锯齿缘离断的原因之一[1,4]。

Andogsky 综合征的发病机制并未完全阐明，AD 并发的视网膜脱离与外伤导致的视网膜脱离存在诸多相似，外伤导致的视网膜脱离多发生于青少年，裂孔多位于基底部，锯齿缘离断、大裂孔甚至巨大视网膜裂孔等为其主要特点。由于 AD 相关的视网膜脱离在位置、形态等方面都与之极为相似，因此推断 AD 患者为缓解眶周瘙痒引发的自伤性眼部挫伤是导致视网膜脱离的主要原因[4]。部分患者手术后发生严重的增生性玻璃体视网膜病变或慢性葡萄膜炎症对睫状体造成牵拉导致视网膜再次脱离或新的裂孔产生。

【临床表现】

1. 皮肤损害

儿童时期发生慢性湿疹，如丘疹及红斑状皮肤增厚、湿疹样皮肤损害及过度色素沉着等。颈部、四肢屈侧，尤以肘及膝部皮损呈苔藓化，面部皮损可导致狮面，也可伴有眼睑部皮炎。

2. 过敏性结膜炎和角结膜炎

过敏性结膜炎和角结膜炎是 AD 最常见的眼部并发症，在角结膜炎中干眼症患者占 83.3%，这与过敏反应引起的结膜杯状细胞损害有关[1]。

3. 白内障

多为双侧白内障，以后囊下白内障多见，典型的变化表现为致密的囊膜下斑块，可放射至前囊，伴有皮质的浑浊。双眼晶状体的发病可能有先后，但最终都会发展为晶状体的完全混浊[5]。

4. 视网膜裂孔和视网膜脱离

视网膜脱离通常发生于 10～30 岁，多无明确眼外伤病史。AD 相关的视网膜脱离与因年龄增长、玻璃体液化牵拉视网膜而发生的视网膜脱离相比较，患者更年轻，更易发生周边部视网膜裂孔、锯齿缘离断、巨大裂孔及睫状上皮脱离[6]。同时，年轻患者的玻璃体有一定的支撑作用，所以视网膜脱离多为局限性浅脱离，但少数患者也可出现泡性视网膜脱离。AD 相关的视网膜脱离患者眼压可偏低、正常或偏高，高眼压与视网膜脱离导致光感受器节段或色素及视网膜下黏稠物质释放阻塞小梁网相关，而低眼压则可能与脱离的视网膜下引流增加及炎症所致的睫状上皮房水生成减少相关[4]。

5. 圆锥角膜、葡萄膜炎等其他眼部并发症

葡萄膜易成为 AD 慢性持续性炎症侵犯的器官，从而导致慢性复发性葡萄膜炎。圆锥角膜的发生原因不明，发生率较低[4]。

【辅助检查】

（1）散瞳查眼底，可见视网膜灰白隆起。

（2）对眼底不能窥清患者进行眼部 B 型超声检查，可见视网膜脱离。

（3）后节 OCT 检查观察视网膜脱离程度和累及范围。

（4）怀疑合并圆锥角膜者行角膜地形图检查，了解角膜曲率变化情况。

（5）超声生物显微镜（UBM）检查房角、睫状体以及晶状体。

（6）AD 患者血清学检查可见 IgE 水平升高。

（7）过敏原皮肤试验检查，查找过敏原。

【诊断】

本病青少年多见，多数患者出生后 1～6 个月开始发病，反复发作，经婴儿期、儿童期、青少年及成人期，症状逐渐减轻。AD 患者及其家族成员容易罹患过敏性哮喘、过敏性鼻炎，并有对多种异体蛋白过敏的临床特点。血清学检查 IgE 水平升高。

白内障：晶状体发生变性和混浊，变为不透明。

视网膜裂孔：在充分散瞳下，检查眼底镜或眼底像，出现视网膜裂孔即可确诊。

视网膜脱离：眼底检查可见脱离区的视网膜失去了正常的红色反光而呈灰色或青灰色。

慢性葡萄膜炎：检查可见睫状充血或混合充血；角膜后沉着物；房水闪辉；前房积脓、积血、纤维絮状渗出；虹膜粘连、结节、萎缩、膨隆、新生血管；瞳孔缩小、膜闭；玻璃体混浊等。

圆锥角膜：明显的圆锥角膜易于确诊。当外观及裂隙灯所见不典型时，早期诊断较困难。最有效的方法为角膜地形图检查。

【鉴别诊断】

1. 婴儿脂溢性皮炎

多见于出生后 10 周内的婴儿，多发于皮脂腺分布稠密的部位，如头皮、前额、眉间、双颊、鼻唇沟，表现为红色斑片，表面有黄色油腻性鳞屑。本病是在皮脂溢出的基础上发生，可能与糠秕马拉色菌过度生长有关。维生素 B_2 的缺乏也会引起婴儿脂溢性皮炎。

2. 原发性刺激性皮炎

原发性刺激性皮炎患者无选择性，是皮肤或黏膜对外界刺激物的直接反应。发病与否主要取决于接触物质刺激性强弱，同机体自身关系不大。皮损局限于直接接触部位，界限清楚。最易接触刺激物的手腕和前臂，特别是指背、指侧和手背常为好发

部位。皮疹分布部位与刺激物的状态有关。

3. 湿疹

湿疹是由多种内外因素引起的瘙痒剧烈的一种皮肤炎症反应。主要根据病史、皮疹形态及病程进行鉴别诊断，多不伴有过敏史或血清 IgE 水平升高。

4. 葡萄膜渗漏

即脉络膜渗漏，常伴有视网膜脱离、半球形隆起，易于随体位改变而移动，无裂孔。B 超显示玻璃体腔球形隆起，其下液性暗区。

【治疗】

皮肤病治疗采取对症治疗，最常见药物是皮质类固醇激素霜剂或软膏，一旦出现感染或症状严重者，建议采取口服泼尼松等皮质类固醇激素或者抗组胺药。同时联合行为治疗、药物治疗以及心理治疗等。

合并圆锥角膜者，可佩戴框架眼镜或硬性角膜接触镜，必要时行角膜移植术，以改善视力。

晶状体混浊者可行白内障摘除术。

周边视网膜变性和视网膜裂孔者，可行视网膜光凝治疗。

视网膜脱离者可根据病情行巩膜环扎术或玻璃体切除术，手术后视网膜复位率和视功能恢复情况不如常规的视网膜脱离患者。

预防眼部揉搓，减少可能导致眼部并发症的创伤性运动，如篮球、足球、摔跤、跳水等。

【病例摘要】

患者男，36 岁，主因"右眼视物遮挡 2 周"就诊，经检查诊为"右眼视网膜脱离"。患者 2 年前因左眼视网膜脱离行左眼巩膜扣带术，2 年前因双眼白内障行双眼白内障超声乳化联合人工晶状体植入术。17 年前诊断特应性皮炎、阴囊湿疹，平日因面部瘙痒习惯拍打揉搓面部。全身查体：眼睑、面部及躯干四肢皮肤粗糙，可见皮疹，部分皮损破溃。眼部查体：右眼视力 0.4，左眼视力 0.4，右眼眼压 12.6 mmHg，左眼眼压 13.5 mmHg；右眼人工晶状体位正，颞侧视网膜脱离，累及黄斑区；左眼人工晶状体位正，视网膜平，可见加压嵴。诊断：Andogsky 综合征。病例详细资料见二维码数字资源 3-8。

数字资源 3-8

（董　力　邵　蕾　魏文斌）

【参考文献】

［1］沈玺，徐格致，焦秦，等 . 异位性皮炎的眼部并发症 . 眼科研究，2007，25（7）：544-546.

［2］于淑娟，张文一，孟瑞华，等 . 异位性皮炎合并白内障、裂孔源性视网膜脱离一例 . 眼科研究，2005，23（1）：19.

［3］沈玺，徐格致 . 异位性皮炎伴发双眼白内障、视网膜脱离 1 例 . 中国眼耳鼻喉科杂志，2006，6（1）：20.

［4］郑传珍，任新军，李筱荣 . 特应性皮炎并发视网膜脱离的研究现状与进展 . 中华眼底病杂志，2020，36（9）：735-738.

［5］Salacz G，Temesvári E，Fodor M，et al. Andogsky syndrome and association of other genodermatoses. Ophthalmologica，1997，211（4）：263-265.

［6］Margolin L，Hershko K，Garcia-Rojas M，et al. Andogsky syndrome variant：atopic dermatitis associated with bilateral cataracts and retinal degeneration with left retinal detachment. Pediatr Dermatol，2003，20（5）：419-420.

第四章 青光眼相关罕见病

第一节 Sturge-Weber 综合征

【概述】

Sturge-Weber 综合征（Sturge-Weber syndrome，SWS），也称作脑三叉神经血管瘤病，是一种罕见的头面部血管畸形发育性疾病[1-2]。可表现为面部尤其是三叉神经分布的面部区域的血管畸形（或称为"葡萄酒色"斑）、同侧软脑膜血管瘤以及同侧眼部血管异常和青光眼，属于斑痣性错构瘤病[1-2]。

SWS 的患病率为 1/（20 000～50 000），并无性别、种族差异，呈散发式发病，但部分患者的家庭成员可发现患者有综合征的一部分表现[1-2]。Sturge 在 1879 年首次报道了该病，他发现一名 6 岁女童右侧面部存在葡萄酒色胎记，右眼出现青光眼和巩膜、视网膜和脉络膜血管畸形，左侧肢体抽搐。Sturge 怀疑是由于面部和神经系统的血管畸形造成了患儿的抽搐[3]。1922 年 Weber 报道了一例左侧面部和肢体存在血管扩张性胎记、左侧青光眼和右侧偏瘫的患者的影像学资料，发现了患者颅内存在钙化灶和左侧大脑半球表面"花环样"的病灶[3]。1935 年，Bergstrand 将该病命名为"Sturge-Weber 综合征"用来纪念首次详细报告该病的两位医生。

SWS 的病因尚不明确。原始血管网在胚胎发育的前 3 个月进入脑部、皮肤和眼部，如果在这一时期发生了血管发育的异常，则可能影响额面部皮肤和神经管，进而可以解释 SWS 患者出现三叉神经分布区域皮肤和软脑膜的受累[1]。Shirley 等在 SWS 患者的病变皮肤和软脑膜组织中发现了 *GNAQ* 基因 c.548G → A 的非同义点突变（R183Q）[4-5]。郭文毅教授团队也在 SWS 患者的巩膜和表层巩膜中发现了 *GNAQ* R183Q 突变[6]。目前比较公认的观点是在胚胎发育的早期发生了体细胞突变，影响了血管的调控，患病个体为嵌合体，突变发生在病变的组织中[4, 7]。但应该注意到，同样的基因改变也发生在不伴有 SWS 的单纯面部葡萄酒样胎记的人群[7]和脉络膜黑色素瘤的患者中[4]，因此该突变与 SWS 及其眼部并发症之间的关系尚需要进一步研究。

【临床表现】

SWS 主要累及皮肤、颅内血管及眼部，以毛细血管瘤为特征性表现。

1. 皮肤表现

Sturge-Weber 综合征皮肤表现为面部皮肤的毛细血管瘤，在出生时即可出现，因其呈紫红色，类似葡萄酒，此胎记亦称为"葡萄酒色"斑（焰色痣，port-wine stain，PWS）[1, 8]。PWS 由真皮内迂曲扩张的毛细血管构成，累及前额、鼻和上下眼睑等三叉神经分布区域内的皮肤，常为单侧性，少数为双侧性，甚至累及全脸[1]。少数患者的口腔、咽部和鼻黏膜也有毛细血管瘤侵及[1]。据统计，约 60% 的患者受累区皮肤增生肥厚，13.8% 的患者受累区域骨骼增生肥大，43.8% 的病例可出现皮肤增生性结节[8]。随着年龄的增长，这些改变可以造成患者面部发生严重的畸形[8]。

PWS 并非 SWS 独有的皮肤异常，目前已有部分研究发现其分布区域与 SWS 和继发性青光眼的发生风险相关。Waelchli 等发现当 PWS 分布于外眦至耳上缘连线以上的额部皮肤和上眼睑时，SWS 的发生风险最高，这一范围包含了大部分三叉神经眼支和小部分上颌支和下颌支所支配的区域[9]。其他研究也发现当 PWS 累及三叉神经眼支和上颌支支配区域、同时出现在上睑和下睑皮肤或在双侧面部或广泛分布时，青光眼和软脑膜血管瘤的发生率升高[8, 10]（图 4-1-1 和 4-1-2）。

2. 神经系统表现

在颜面部血管瘤的同侧，常伴有颅内软脑膜血管瘤和软脑膜增厚，由位于蛛网膜下扩张的静脉组成，常位于大脑的枕部及顶部，有时可累及半侧大脑[2,8]。临床上软脑膜血管瘤的主要表现在出生时并不出现，随着患儿生长发育，可出现癫痫发作（最为常见，占75%～90%不等）、渐进性偏瘫、偏盲和类似脑血管事件发作的表现（如急性短暂性偏瘫、视野缺损和行为异常）[1,8]。半数以上的病例由于双侧大脑受累、大脑皮质的萎缩、反复且难以控制的癫痫而有不同程度的智力障碍[1]。头痛和偏头痛也是SWS常见的神经系统表现[1,8]。

3. 眼部表现

眼部受异常血管侵犯的结构包括眼睑、结膜、浅层巩膜、脉络膜和视网膜等，可引起上睑下垂、结膜和巩膜的血管扩张/血管瘤、虹膜异色、青光眼、脉络膜血管瘤和视网膜脱离等[1,7]。继发性青光眼是SWS引起的最严重的眼部并发症，可引起失明。

（1）结膜与浅层巩膜血管瘤：结膜与浅层巩膜均可出现扭曲扩张的血管瘤，可弥漫分布，或局限在球结膜，尤其是角巩膜缘的区域[11]。

（2）青光眼：当血管瘤累及眼睑或结膜，尤其是上下睑均受累时，同侧眼通常伴有青光眼，少数也可见对侧或双侧青光眼的发生，发病率30%～70%不等[1,12]。青光眼可在出生后至成年的各个阶段发病，其中婴幼儿时期（早发型）发病多见，约占60%；部分患者在儿童或青年期发病（晚发型），约占40%[10-11]。

如青光眼在婴幼儿期即发病，其表现与其他先天性青光眼相似，可出现角膜直径增大和角膜水肿。如为晚发型，则角膜直径保持正常，前房深度和房角外观可正常，呈类似于开角型青光眼表现[2,12]。持续的眼压升高可导致视盘损伤、视神经萎缩和视野缺损。少数病例报道发现SWS患者也可发生急性闭角型青光眼[13-15]，多见于成人，可能与晶状体脱位、后巩膜炎、睫状体/脉络膜增厚渗漏导致晶状体-虹膜隔前移等有关。

SWS继发青光眼的发病机制尚不完全明了，目前的观点有[12]：房角先天发育异常导致房水外流阻力增加；房角外观正常，但上巩膜静脉压明显升高影响房水引流；睫状体或脉络膜高灌注导致房水分泌增加；小梁网-Schlemm管过早老化导致房角和表层巩膜血流动力学异常。不同的发病机制导致了发病时期的差异，早发型患儿可能存在房角发育的异常，而晚发型可能是升高的巩膜静脉压等

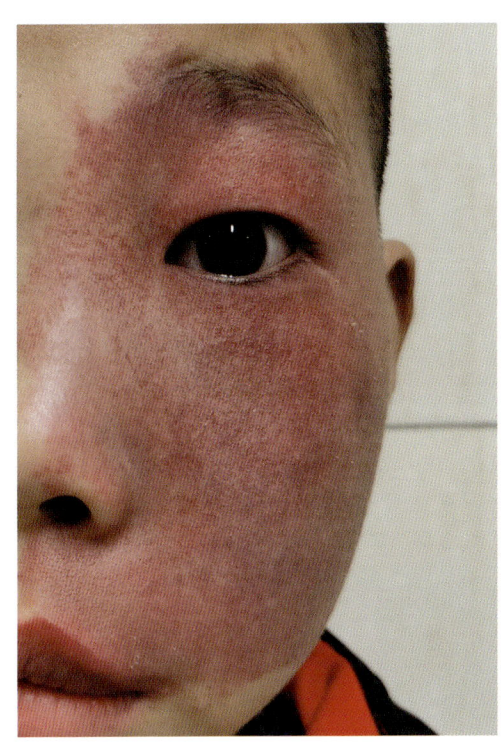

图4-1-1　SWS患者，左侧颜面部血管瘤（皮损主要沿三叉神经眼支及上颌支分布）伴晚发型继发性青光眼，角膜无扩大，就诊时眼压用药物可以控制正常

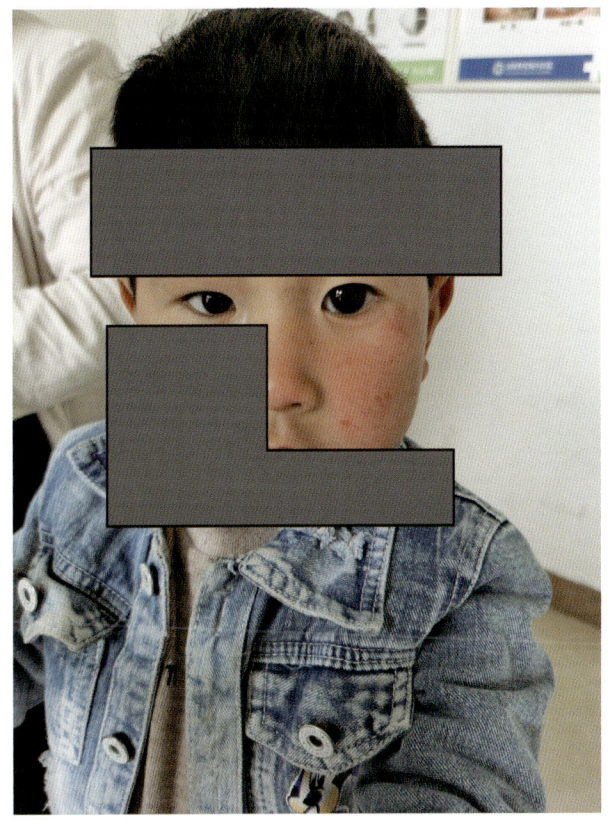

图4-1-2　SWS患者，左侧颜面部血管瘤（皮损主要沿三叉神经上颌支分布，为激光治疗后）伴早发型继发性青光眼，左眼青光眼治疗后，角膜明显扩大

原因所造成[11]。

（3）脉络膜血管瘤及视网膜血管异常：40%～50%患者可出现弥漫性脉络膜血管瘤[1]。脉络膜血管瘤生长缓慢，通常在儿童时期表现不明显，到青春期或成人阶段脉络膜可显著增厚，眼底呈弥漫橘红色，成为"番茄酱"眼底[11]。视网膜也可发生相应改变，血管可走行迂曲，偶见动静脉交通[1]，严重者可见视网膜变性、视网膜下出血、黄斑水肿和渗出性视网膜脱离[11]。也有个别病例报道发现SWS患者视网膜出现微小"Drusen样"白点改变[16]。同时，出现脉络膜血管瘤的患者发生青光眼的可能性也会增加[12]。

【辅助检查】

1. 房角镜

大部分患者房角外观正常，可有色素颗粒的沉积，虹膜根部附着靠近巩膜突，巩膜突不明显等，无房角粘连、异常血管或典型的先天性青光眼的房角表现[17,19]。部分患者在进行房角镜检查时，稍对眼球进行加压即可发现Schlemm管内血液回流，这种情况在发生青光眼的患者中更为常见[17,20]。

2. 超声生物显微镜（ultrasound biomicroscopy, UBM）

系统性观察SWS的UBM表现的报道较少。在一些个例报道中，UBM可在房角开放的患者中观察到脉络膜上腔积液[21]、表层巩膜增厚[21]和巩膜内部及表面的血管扩张[19,21]。

3. B型超声及彩色多普勒超声

普通B型超声下可观察到受累眼脉络膜增厚，提示存在脉络膜血管瘤，而对侧眼脉络膜厚度保持正常[7]。Conway等利用彩色多普勒超声观察球后血流动力学，可发现无论是否伴随青光眼，SWS患者视网膜中央动脉舒张末期流速较正常对照组降低[22]。

4. 上巩膜静脉压测量

Phelps[17]和Shiau[23]的团队分别利用上巩膜静脉压测量计观察了SWS患者的上巩膜静脉压，结果均发现发生青光眼的患眼上巩膜静脉压明显升高，而未发生青光眼的对照组或对侧眼上巩膜静脉压在正常范围内。

5. 光学相干断层成像和视网膜血管造影

光学相干断层成像（optical coherence tomography, OCT）的深部增强成像技术（EDI-OCT）可以清晰地观察视网膜脉络膜形态并可定量测量脉络膜厚度，可用于脉络膜血管瘤的诊断和疗效评估。EDI-OCT下可见SWS受累眼脉络膜巩膜界面模糊、脉络膜纹路消失和脉络膜显著增厚[24-25]。

荧光素眼底血管造影早期可出现脉络膜大量屈曲扩张小血管形成的异常背景强荧光[24]。吲哚菁绿血管造影早期和中期可见弥漫的斑点状强荧光，晚期出现荧光素渗漏，脉络膜血管结构模糊[24]。EDI-OCT和吲哚菁绿血管造影对脉络膜血管瘤的检出率高于眼底像和荧光素眼底血管造影[24]。

6. 头颅影像学

使用含钆造影剂的头颅增强磁共振是诊断SWS的首选检查。头颅增强磁共振可以发现软脑膜血管瘤和软脑膜增厚，多位于顶叶和枕叶[8]。头颅磁共振还可发现异常引流血管、脑容量减少、钙化灶和同侧脉络丛增大[8]。

CT下亦可见脑容量减少、脑室增大和脉络丛增大。年龄1～2岁或以上的儿童CT和头颅X线平扫下还出现脑皮质钙化灶，典型者呈火车轨道外观，称为"铁轨"征[8]。钙化灶由脑膜血管内层受累形成，常与软脑膜血管瘤相邻，属于晚发表现[8]。

【诊断】

SWS是多系统受累的临床综合征，根据累及部位不同，Roach将SWS分为三个临床亚型[26]。

Ⅰ型：面部及软脑膜血管瘤，可能存在青光眼。

Ⅱ型：仅存在面部血管瘤，无颅内病变，可能存在青光眼。

Ⅲ型：仅存在软脑膜/脑部血管瘤，通常不伴青光眼。

其中Ⅰ型为典型SWS，在临床上最为常见。如果患儿出生后在面部三叉神经支配区域内存在典型PWS，应进行SWS的排查，并进行长期随访[1,27]。如患儿不能配合，可考虑在全麻或镇静下完成眼科检查，但应注意患儿的全身情况。根据面部PWS累及范围（三叉神经分布区域）、神经系统表现（软脑膜血管瘤、癫痫和智力障碍等）和眼部受累情况（结膜巩膜血管瘤、继发性青光眼和脉络膜血管瘤）可诊断SWS。

【鉴别诊断】

1. Klippel-Trenaunay综合征

简称K-T综合征，也属于斑痣性错构瘤病，存在面部PWS和青光眼、脉络膜增厚的眼部表现，与 SWS 表现十分类似，因此也有学者认为 K-T 综合征和 SWS 属于同一种疾病[11]。但其 PWS 可蔓延至躯干及四肢皮肤，甚至内部脏器如结肠、肝和膀胱，导致器官内出血[11]。同时 K-T 综合征伴有静脉曲张、躯体骨骼和软组织的增生肥大，与 SWS 不同[11]。少数病例中，K-T 综合征与 SWS 可同时存在[28]。

2. 色素血管性斑痣性错构瘤病（phakomatosis pigmentovascularis，PPV）

PPV 可出现皮肤 PWS 和色素痣、先天性青光眼、脉络膜增厚和智力发育异常，需要与 SWS 进行鉴别。PPV 眼部表现主要以色素异常沉着为主，当皮肤改变累及三叉神经支配区域时可出现眼睑、结膜、巩膜、小梁网和脉络膜的色素沉着，房角发育的异常和虹膜表面乳头样结节等，且出现脉络膜黑色素瘤的风险升高[11]。需要注意的是 PPV 常与 SWS 单独或 SWS 和 K-T 综合征同时出现[11, 29]。

3. 原发性先天性青光眼

亦称为发育性青光眼，可出现在婴幼儿期、儿童期及青少年期。由于单纯小梁网先天发育异常导致房水排出受阻，进而出现畏光、流泪和眼睑痉挛、角膜水肿、增大和后弹力层破裂，眼球增大，前房加深和轴性近视，眼压升高，视盘萎缩和凹陷增大的症状和体征。原发性先天性青光眼并不存在其他全身异常，可与 SWS 进行鉴别。

【治疗】

1. 抗青光眼治疗

抗青光眼药物，如 β 肾上腺素受体拮抗药、肾上腺素能拟似剂、碳酸酐酶抑制剂和前列腺素衍生物，均可用于治疗 SWS 引起的青光眼，尤其对于晚发型的患者，抗青光眼药物可作为一线治疗方案[27, 30]。前列腺素衍生物通过增加葡萄膜引流途径降低眼压，但长期应用可能增加脉络膜渗漏的风险[30]。整体上，药物治疗 SWS 继发的青光眼效果欠佳，尤其对于早发型的患儿，通常需要进行抗青光眼手术。

若青光眼发生于婴幼儿时期，由于此类患儿通常存在房角发育异常，房角切开术和小梁切开术为首选手术方式[27, 30]，但成功率较低[31-33]。尤其当患者同时存在上巩膜静脉压升高时，手术很可能失败。手术并发症包括前房变浅、前房积血和脉络膜脱离等[32]。

当房角切开术或小梁切开术效果不佳时，或青光眼发生在成年期，可考虑进行滤过手术，如小梁切除术、小梁切开联合小梁切除术或巩膜切除术；也可行各类青光眼引流阀植入，如 Ahmed 引流阀、Express 引流钉和 Baerveldt 引流阀等[12, 34]。然而滤过性手术发生较严重的并发症的风险较高，已报道的术中/术后并发症包括术中/术后眼压迅速下降导致脉络膜血管扩张、渗漏和出血，渗出性视网膜脱离，浅前房和滤过失败[12]。Wygnanski-Jaffe 等报道了口服普萘洛尔（β 肾上腺素受体拮抗药）的降眼压效果，用药 1 周后患儿眼压平均降低 8.25 mmHg，但 1 个月后眼压有所回升[35]。除降低眼压外，普萘洛尔可以用于治疗皮肤、眼眶、咽部和眼部的血管瘤，抗青光眼术前 1 周每日口服普萘洛尔 2 mg/kg 并在术后持续使用 6 周，可以减少术后发生严重脉络膜渗漏的风险[36]。其他减少手术并发症的措施包括：术前使用脱水剂尽可能降低眼压[2]、术中应用黏弹剂[12]、预防性后巩膜切开[37]和术毕遗留少量黏弹剂维持前房[12]等。

当上述治疗方法均不能控制眼压时，可试行睫状体光凝术，需警惕眼压过低和眼球萎缩。总体来说，SWS 青光眼药物或手术治疗的效果相较于原发性先天性青光眼更差，预后不佳。

2. 治疗脉络膜血管瘤及视网膜并发症

长期存在的脉络膜血管瘤可以造成黄斑区视网膜下液，从而影响视力。治疗脉络膜血管瘤的主要原则是减少瘤体渗漏并且破坏瘤体。其中最有效的方法是视网膜光凝术，可以破坏瘤体从而减少渗漏[30]。光动力疗法（photodynamic therapy，PDT）可以封闭血管瘤以减少瘤体渗出，可用于治疗视网膜下液[30]。不同于视网膜光凝，PDT 可以用于治疗位于黄斑区的脉络膜血管瘤[30]。也有报道使用 PDT 联合玻璃体腔注射抗 VEGF 药物治疗渗出性视网膜脱离，随访 18 个月未见复发[38]。

对于弥漫性脉络膜血管瘤，可以采用体外放射，但其可以导致严重的眼部副作用如白内障和放射性视神经/视网膜病变[30]。个例报道 SWS 患者使用经瞳孔温热疗法，脉络膜厚度和眼压均可降低[39]。^{106}Ru 巩膜表面敷贴放疗也可有效缩小瘤体，可与经瞳孔温热疗法联合应用[40]。

【病例摘要】

患者男，15 岁，主因发现左眼压高 10 余天就诊于我科门诊。患者自幼左侧面部红色病灶，曾行激光治疗。查体可见：视力右1.2，左1.0，左侧上睑内侧、鼻根、下睑内侧及附近面部、上唇部皮肤可见酒红色血管痣，左侧结膜及浅层巩膜血管网较对侧丰富，双侧角膜直径等大，前房深，眼底视盘C/D右0.4，左0.5，左侧视杯较对侧深。眼压右15 mmHg，左27 mmHg，24h眼压曲线检查，右12～17 mmHg，左24～31 mmHg，OCT检查显示左眼视盘周围视神经纤维明显较对侧薄，黄斑部OCT检查显示左眼脉络膜明显增厚。头颅增强MRI检查未显示明显异常。诊断：Sturge-Weber综合征，左眼继发性青光眼。病例详细资料见二维码数字资源4-1。

数字资源4-1

（汤　韵　李　梅）

【参考文献】

［1］Nabbout R，Juhász C. Sturge-Weber syndrome. Handb Clin Neurol，2013，111：315-321.

［2］葛坚. 临床青光眼. 3版. 北京：人民卫生出版社，2015.

［3］Sudarsanam A，Ardern-Holmes SL. Sturge-Weber syndrome：from the past to the present. Eur J Paediatr Neurol，2014，18（3）：257-266.

［4］Wu Y，Guo WY. Research progress of Sturge-Weber syndrome induced glaucoma. Chinese journal of ophthalmology，2018，54（3）：229-233.

［5］Shirley MD，Tang H，Gallione CJ，et al. Sturge-Weber syndrome and port-wine stains caused by somatic mutation in GNAQ. N Engl J Med，2013，368（21）：1971-1979.

［6］Wu Y，Peng C，Huang L，et al. Somatic GNAQ R183Q mutation is located within the sclera and episclera in patients with Sturge-Weber syndrome. Br J Ophthalmol，2022，106（7）：1006-1011.

［7］Hassanpour K，Nourinia R，Gerami E，et al. Ocular Manifestations of the Sturge-Weber Syndrome. Vision Res，2021，16（3）：415-431.

［8］Higueros E，Roe E，Granell E，et al. Sturge-Weber Syndrome：A Review. Actas Dermo-Sifiliográficas（English Edition），2017，108（5）：407-417.

［9］Waelchli R，Aylett SE，Robinson K，et al. New vascular classification of port-wine stains：improving prediction of Sturge-Weber risk. Br J Dermatol，2014，171（4）：861-867.

［10］Ha A，Kim JS，Baek SU，et al. Facial Port-Wine Stain Phenotypes Associated with Glaucoma Risk in Neonates. Am J Ophthalmol，2020，220（8）：183-190.

［11］Abdolrahimzadeh S，Scavella V，Felli L，et al. Ophthalmic Alterations in the Sturge-Weber Syndrome，Klippel-Trenaunay Syndrome，and the Phakomatosis Pigmentovascularis：An Independent Group of Conditions? Biomed Res Int，2015，2015：786519.

［12］Javaid U，Ali MH，Jamal S，et al. Pathophysiology，diagnosis，and management of glaucoma associated with Sturge-Weber syndrome. Int Ophthalmol，2018，38（1）：409-416.

［13］Su WW. Acute primary angle-closure in Sturge-Weber syndrome. Am J Ophthalmol Case Rep，2018，10（2）：101-104.

［14］Maruyama I，Ohguro H，Nakazawa M. A case of acute angle-closure glaucoma secondary to posterior scleritis in patient with Sturge-Weber syndrome. Jpn J Ophthalmol，2002，46（1）：74-77.

［15］Moore DB，Reck SD，Chen PP. Angle closure glaucoma associated with ectopia lentis in a patient with Sturge-Weber syndrome. Eye，2011，25（9）：1235-1236.

［16］Abdolrahimzadeh S，Parisi F，Mantelli F，et al. Retinal pigment epithelium-photoreceptor layer alterations in a patient with Sturge-Weber syndrome with diffuse choroidal hemangioma. Ophthalmic Genet，2017，38（6）：567-569.

［17］Phelps CD. The pathogenesis of glaucoma in Sturge-Weber syndrome. Ophthalmology，1978，85（3）：276-286.

［18］Plateroti AM，Plateroti R，Mollo R，et al. Sturge-Weber Syndrome Associated with Monolateral Ocular Melanocytosis，Iris Mammillations，and Diffuse Choroidal Haemangioma. Case Rep Ophthalmol，2017，8（2）：375-384.

［19］Sihota R，Gupta V，Agarwal HC. Ultrasound biomicroscopic evaluation in Sturge Weber syndrome without glaucoma. Acta Ophthalmol Scand，2003，81（4）：408-409.

［20］Celebi S，Alagöz G，Aykan U. Ocular findings in Sturge-Weber syndrome. Eur J Ophthalmol，2000，10（3）：239-243.

［21］Kranemann CF，Pavlin CJ，Trope GE. Ultrasound biomicroscopy in Sturge-Weber-associated glaucoma. Am J Ophthalmol，1998，125（1）：119-121.

［22］Conway M，Hosking SL. Investigation of ocular hemodynamics in Sturge-Weber syndrome. Optom Vis Sci，2012，89（6）：922-928.

[23] Shiau T, Armogan N, Yan DB, et al. The role of episcleral venous pressure in glaucoma associated with Sturge-Weber syndrome. J AAPOS, 2012, 16（1）: 61-64.

[24] Surve A, Azad S, Venkatesh P, et al. Choroidal Vascular Pattern in Cases of Sturge-Weber Syndrome. Ophthalmol Retina, 2019, 3（12）: 1091-1097.

[25] Arora KS, Quigley HA, Comi AM, et al. Increased choroidal thickness in patients with Sturge-Weber syndrome. JAMA ophthalmology, 2013, 131（9）: 1216-1219.

[26] Roach ES. Neurocutaneous syndromes. J Pediatr Clin North Am, 1992, 39（4）: 591-620.

[27] De la Torre AJ, Luat AF, Juhasz C, et al. A Multidisciplinary Consensus for Clinical Care and Research Needs for Sturge-Weber Syndrome. Pediatr Neurol, 2018, 84（7）: 11-20.

[28] Pillai MR, Hasini PP, Ahuja A, et al. A rare case of overlapping Sturge-Weber syndrome and Klippel-Trenaunay syndrome associated with bilateral refractory childhood glaucoma. Indian J Ophthalmol, 2017, 65（7）: 623-625.

[29] Yang Y, Guo X, Xu J, et al. Phakomatosis Pigmentovascularis Associated With Sturge-Weber Syndrome, Ota Nevus, and Congenital Glaucoma. Medicine, 2015, 94（26）: e1025.

[30] Mantelli F, Bruscolini A, La Cava M, et al. Ocular manifestations of Sturge-Weber syndrome: pathogenesis, diagnosis, and management. Clin Ophthalmol, 2016, 10（5）: 871-878.

[31] Saltzmann RM, Reinecke S, Lin X, et al. Long-term outcomes of a pseudo 360-degree trabeculotomy ab externo technique for congenital glaucoma at children's medical center. Clin Ophthalmol, 2012, 6（5）: 689-698.

[32] Wu Y, Yu R, Chen D, et al. Early Trabeculotomy Ab Externo in Treatment of Sturge-Weber Syndrome. Am J Ophthalmol, 2017, 182（10）: 141-146.

[33] Karaconji T, Ting ER, Zagora SL, et al. Surgical Treatment for SWS Glaucoma: Experience From a Tertiary Referral Pediatric Hospital. J Glaucoma, 2020, 29（12）: 1132-1137.

[34] Kaushik J, Parihar JKS, Jain VK, et al. Ahmed valve implantation in childhood glaucoma associated with Sturge-Weber syndrome: our experience. Eye, 2019, 33（3）: 464-468.

[35] Wygnanski-Jaffe T, Spierer A, Melamed S, et al. The effect of oral propranolol on intraocular pressure in infants with Sturge-Weber syndrome glaucoma. Eur J Ophthalmol, 2015, 25（2）: 134-136.

[36] Kaushik S, Kataria P, Joshi G, et al. Perioperative Propranolol: A Useful Adjunct for Glaucoma Surgery in Sturge-Weber Syndrome. Ophthalmol Glaucoma, 2019, 2（4）: 267-274.

[37] Budenz DL, Sakamoto D, Eliezer R, et al. Two-staged Baerveldt glaucoma implant for childhood glaucoma associated with Sturge-Weber syndrome. Ophthalmology, 2000, 107（11）: 2105-2110.

[38] Anaya-Pava EJ, Saenz-Bocanegra CH, Flores-Trejo A, et al. Diffuse choroidal hemangioma associated with exudative retinal detachment in a Sturge-Weber syndrome case: photodynamic therapy and intravitreous bevacizumab. Photodiagnosis Photodyn Ther, 2015, 12（1）: 136-139.

[39] Gambrelle J, Kivela T, Grange JD. Sturge-Weber syndrome: decrease in intraocular pressure after transpupillary thermotherapy for diffuse choroidal haemangioma. Acta Ophthalmol, 2011, 89（2）: 190-193.

[40] Kubicka-Trząska A, Karska-Basta I, Oleksy P, et al. Management of diffuse choroidal hemangioma in Sturge-Weber syndrome with Ruthenium-106 plaque radiotherapy. Graefes Arch Clin Exp Ophthalmol, 2015, 253（11）: 2015-2019.

第二节　Axenfeld-Rieger 综合征

【概述】

Axenfeld-Rieger 综合征（ARS）是一组具有临床及遗传异质性的发育类疾病，表现为眼前节发育不全以及牙齿、心脏、颅面和腹壁缺损等全身异常。1920 年，Axenfeld 报告了一例角膜后段（近角膜缘 1 mm 处）出现"一条白线"的患者，并有组织条带自虹膜延伸至此白线上，Axenfeld 称之为"角膜后胚胎环"[1]。之后，1934 年 Rieger 报告了两例有相似临床特征的患者。此外，他还观察到虹膜基质厚度改变和先天性瞳孔畸形。Rieger 称之为"角膜和虹膜中胚层发育不全"，认为上述表型是妊娠第 2 个月的发育障碍所致[2]。Axenfeld 和 Rieger 所述的眼前节异常相似，因此认为这些异常可归为同一组疾病。传统上，该疾病分为以下3个不同的亚型：① Axenfeld异常，可见突出的Schwalbe线，并有突出的条带自虹膜周边延伸至此线上；② Rieger异常，除前述症状外，还伴有虹膜改变（如基质发育不全、多瞳症和瞳孔异位）；③ Rieger综合征，表现为Rieger异常联合全身症状。这三个亚型往往很难界定，并且许多病例的相应症状有一定重叠，因此一般采用通用术语"Axenfeld-Rieger综合征"[3]。

ARS是一种罕见疾病，新生儿患病率为1/(50 000～100 000)。欧洲、非洲、北美、南美、中东和亚洲人群等多个种族均有ARS的报告。ARS可分为3型：ARS 1型患者通常表现为眼部、牙齿和面部异常；ARS 2型患者通常表现为少牙、小牙和牙齿过早脱落，较少见上颌发育不全和脐部缺损；ARS 3型患者可有眼部和全身异常，但单独的眼部异常更常见，尤其是眼前节发育不全，包括Schwalbe线前移、虹膜基质发育不全、瞳孔异位和青光眼。ARS 3型患者很少表现为牙齿异常和面部异形，相反，更常见感觉神经性耳聋和心脏异常[4]。Axenfeld-Rieger综合征以常染色体显性方式遗传，外显率较高。自1992年以来，在其分子遗传学及相关表型方面已有重大发现。研究发现染色体4q25、6p25和13q14上存在3个致病基因位点。4q25和6p25上的致病基因分别命名为PITX2（或表示为RIEG1）和FOXC1（或表示为FKHL7）。此外，连锁分析显示，13q14的位点缺失可致病，但确切的致病基因尚未明确[5-6]。目前，约60% ARS患者的致病基因仍未可知（并非由已鉴别基因的突变所致）[7]。

Axenfeld-Rieger综合征眼部异常的发病机制一直存在很大争议。普遍认为该疾病是由胚胎早期发育期间神经嵴（NC）异常迁移所致。睫状体、角膜和虹膜基质等重要的眼部结构的正常发育均以充足的NC迁移为支撑条件。这些过程由不同基因的转录因子严格调控[8-9]。覆盖角膜的原始内皮细胞应在妊娠晚期吸收，破坏这一过程可能导致出现角膜后胚胎环和虹膜异常插入，进而引起瞳孔变化，如假多瞳症或虹膜外翻[8-9]。这些前房发育异常还可能会影响Schlemm管发育，进而减少房水外流并增加发生青光眼的风险[8-9]。两个已知的Axenfeld-Rieger基因PITX2和FOXC1并不编码特定的结构蛋白，而是编码在胚胎形成过程中调控其他基因的转录因子的表达。故基因突变可引起调控功能改变，进而引起各种发育异常[10-11]。

【临床表现】

ARS的临床表现大致可分为眼部和全身表现。

1. 眼部表现

ARS的眼部异常主要累及虹膜、角膜和前房角。ARS通常以不对称的方式累及双眼，很少累及单眼。

（1）虹膜：观察虹膜变化（图4-2-1）有助于确诊ARS，包括虹膜变薄（发育不全）、瞳孔位置移动（瞳孔异位），或者虹膜上形成孔洞，类似有多个瞳孔（多瞳症）。虹膜变化可能非常细微，如果不进行房角检查可能发现不了异常。瞳孔异位和多瞳症可以根据瞳孔位置判断，这类疾病可能引发畏光和外貌问题[12]。

（2）角膜：裂隙灯检查或前房角镜检查可观察到在近角膜缘处的一条白线，即突出且前移的Schwalbe线（角膜后胚胎环）（图4-2-1）。大多数ARS患者可观察到角膜后胚胎环，但这并不是诊断标准之一[13]。约15%的普通人群可见角膜后胚胎环，但青光眼风险并不会因此增加[14]。当在患有眼前节疾病的患者中观察到角膜后胚胎环时，首先应考虑是否为ARS。ARS与其他眼前节疾病的鉴别点为是否存在巨角膜、巩膜化角膜和角膜混浊等其他角膜异常。

（3）前房角：ARS患者的房角结构十分有特点，可在虹膜角膜角与小梁网之间观察到虹膜条带。这种条带可附着在Schwalbe线上，厚度也不尽相同（图4-2-2）。如果疑似ARS，应使用前房角镜检查

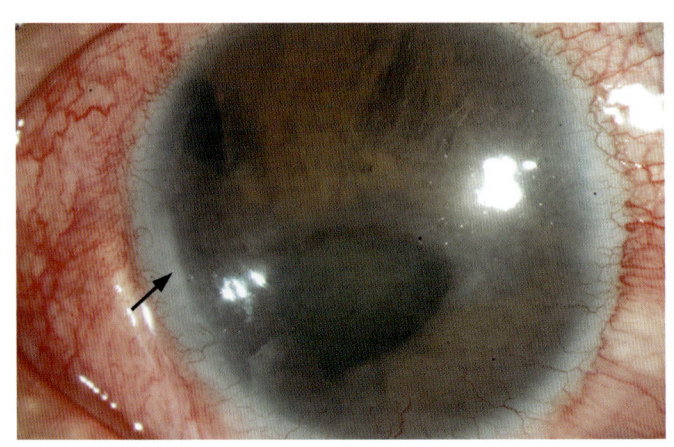

图4-2-1 前节照相示近角膜缘处角膜后胚胎环（箭头所示）及虹膜基质变薄、瞳孔异位、虹膜孔洞

是否存在这些体征。青光眼是 ARS 最严重的并发症，发生率约为 50%。青光眼的严重程度与房角异常组织的量无关，而与虹膜插入房角的程度相关，虹膜高插入者发生青光眼的风险大[15]。青光眼可在婴儿期发病，但通常见于青春期或成年早期。在某些情况下，中年后也有发生。ARS 患者的青光眼风险持续终身，因此需定期检查眼压和评估视神经损伤。

2. 全身表现

ARS 还可伴有多系统异常，如牙齿异常、轻度颅面畸形和脐周皮肤冗余[12]。面部特征性改变有助于诊断 ARS，尤其在家庭成员仅有轻度眼部表型的情况下[12]。ARS 相关的颅面特征包括前额突出、眼距过宽、内眦距过宽、上颌发育不全、面中部扁平伴鼻梁宽扁、上唇薄和下唇突出等[12, 16]。仔细检查还可发现牙齿异常，其中已有关于小牙、缺牙、少牙、无牙和锥形牙（图 4-2-3）的报告[16-17]。腹部可见皮肤萎缩，这会导致脐周皮肤冗余，此种情况下有时会误诊为脐疝，导致患者接受不必要的手术。在罕见情况下，冗余的脐周皮肤实际上可能为异常突起。ARS 的其他特征可能包括肛门狭小、尿道下裂、垂体异常、蛛网膜囊肿、生长迟缓和心脏缺损[12]。一般情况下，伴有多系统发育异常的 ARS 患者携带有 *PITX2* 基因突变；而在仅有眼前节发育异常患者中，主要为 *FOXC1* 基因突变。

【辅助检查】

综合评价应包括眼科和全身多系统检查。儿童青光眼是 ARS 的常见并发症。为保护视功能，患者应定期进行眼部系统性评价和治疗。除眼科检查以外，其他检查则应包括神经发育评价、超声心动图筛查、脑成像，以及听力测试等。

【诊断】

可根据临床检查结果（包括眼前节生物显微镜检查、眼压测量、前房角镜检查和眼底检查）诊断 ARS。常规检查包括眼压测量、房角检查和视神经结构评估。疑似青光眼患者可进行自动视野计检查，便于初步诊断和随访。鉴于 ARS 患者通常伴有全身异常，因此还应检查患者的非眼部变化，如是否有面部特征性改变，以及牙齿和骨骼是否畸形。临床检查结果如果提示疑似 ARS，应尽可能通过基因检

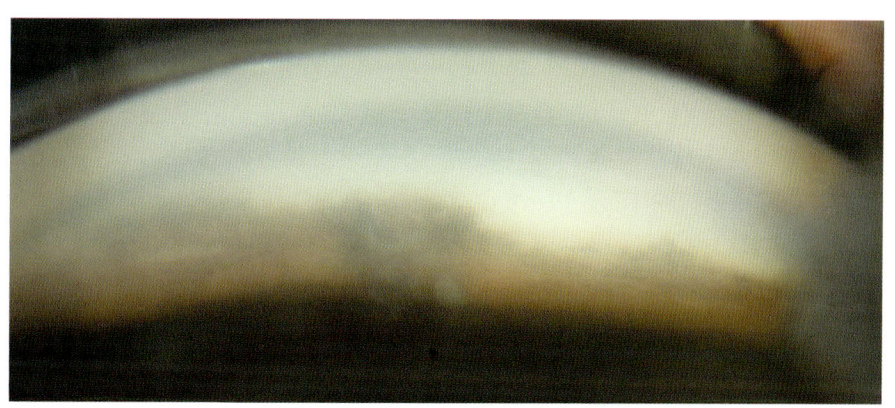

图 4-2-2　前房角镜示虹膜条带附着于 Schwalbe 线

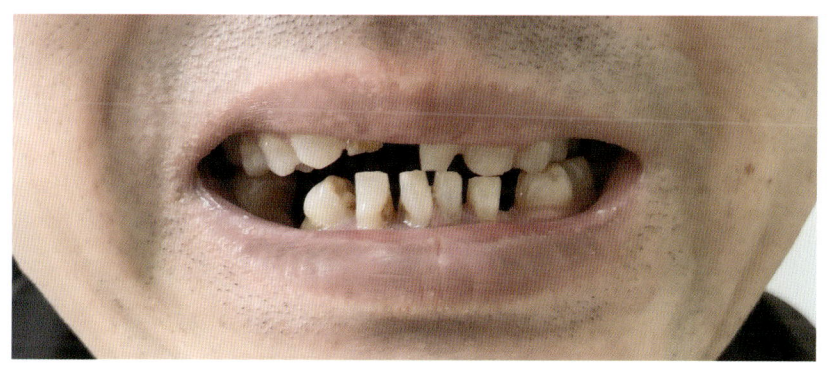

图 4-2-3　缺牙、少牙、锥形牙

测进行确诊。G 显带染色体分析和 DNA 微阵列比较基因组杂交（CGH）技术也有助于筛查基因组是否失衡并精确确定重排范围。约 40% 的 ARS 患者携带 FOXC1 或 PITX2 突变，其余 60% 的分子诊断结果尚未得出[18-19]。因此，需要进一步的研究以确定与 ARS 相关的其他致病基因，为患者的综合治疗提供新机会。

【鉴别诊断】

眼前节发育不全的疾病有很多，有些具有相似的临床特征。ARS 需要与以下疾病进行鉴别。

1. 虹膜角膜内皮综合征（ICE 综合征）

虹膜角膜内皮综合征（ICE 综合征）是一组特定的眼部病变（进行性虹膜萎缩、Cogan-Reese 综合征和 Chandler 综合征）。临床上很难区分这些疾病，多数情况下可根据虹膜异常的程度进行区分，Chandler 综合征是最常见的亚型[20]。ICE 综合征通常为散发性、单眼发病，且常影响成人患者，女性的发病率高于男性。ICE 与 ARS 鉴别点为：单眼常见，青年期起病，女性发病率高，角膜内皮异常，PAS 常越过 Schwalbe 线，不伴有全身系统性改变，缺乏家族史等。

（1）进行性虹膜萎缩：涉及显著的虹膜萎缩，通常伴有孔洞形成。但无法据此做出诊断，因为 Cogan-Reese 变异型也可能有此症状[21]。可以通过前房角镜检查确定是否有房角内皮化导致的周边前粘连迹象。这可导致不同程度的房角闭合并引发眼压升高。虹膜异色和虹膜外翻很少见[21]。

（2）Cogan-Reese 综合征：表现为角膜内皮增生，可累及大部分虹膜和前房角。但通常不会引起明显的瞳孔移位。该亚型可见多个虹膜结节，其周围虹膜基质少隐窝、颜色暗淡。这些结节常在病程后期出现，虹膜表面早期表现为淡黄色小结节，之后颜色逐渐加深并增大[22,23]。

（3）Chandler 综合征：虹膜受累较少。主要表现为角膜水肿、角膜上皮大疱、角膜内皮呈碎银状外观。也可能发生轻度虹膜萎缩，但罕见全层虹膜孔洞[24]。

2. 虹膜发育不全（IH）/虹膜-前房角发育异常（IGDA）

1932 年，Berg 在一个家系中首次报道了该疾病。该家系成员虹膜较薄、青光眼发病率高且发病早（年龄范围为 16～43 岁）。Berg 提出了 IGDA 的 3 个关键特征，包括虹膜发育不全、前房角发育异常和早发性青光眼，而角膜基本正常，无角膜后胚胎环或虹膜粘连迹象。此后陆续有多个家系的报道[25-27]，因虹膜基质发育不全而透见虹膜上皮色素沉着，均表现为灰色/棕色虹膜。青光眼的发生考虑是前房角发育异常所致，但这种异常与真正的原发性房角发育异常（即先天性青光眼）不同，很难通过前房角镜检查发现，且房角切开术对这种疾病的治疗效果不佳。在 IH/IGDA 中，经常被忽视的虹膜特征是虹膜卷缩轮缺如或体积很小且不易观察到，这可能是诊断 IH/IGDA 的重要体征之一[28-30]。

3. 先天性无虹膜

先天性无虹膜是一种罕见的眼部发育性疾病，表现为虹膜发育不全[31]。尽管"先天性无虹膜"这一名称指示虹膜完全缺如，但实际上患者有一些虹膜组织，既有小到难以发现的虹膜，也少数患者有外观正常的虹膜。这些异常的虹膜可能累及周边角膜并阻塞房水外流，进而导致眼内压升高、视神经损伤和继发性青光眼。其他重要特征还包括角膜血管翳、中心凹发育不全和白内障[32]。先天性无虹膜的表现形式各异，且患者的角膜血管翳、中心凹发育不全和虹膜异常的严重程度不等[31]。

4. Peters 异常

这种异常是由不同程度的角膜内皮、角膜后弹力层和角膜后基质缺如所致。常发生于角膜中央，可致角膜中央混浊，通常在出生时即可观察到，可单眼或双眼发病[33,34]。Peters 异常表型差异很大，角膜混浊程度不等。症状轻微者可表现为角膜后表面小凹陷，部分作者称之为"后圆锥角膜"[34-36]，症状严重者则仅能通过眼部超声进行诊断[37]。该病可仅有角膜混浊，也可伴有虹膜条带附着、晶状体混浊或虹膜粘连。随着时间的推移，角膜混浊程度可略微改善，这可能与缺损部位周围角膜内皮细胞功能改善有关[34]。约 50% 的病例可合并青光眼，但在出生时出现很少见[34]。降低眼压在某些情况下可改善角膜混浊。

5. 先天性遗传性角膜内皮营养不良（CHED）

角膜内皮完全或几乎完全缺如，因此表现为双侧弥漫性角膜水肿，在眼压正常的情况下不会消退或改善。该疾病很可能是神经嵴细胞迁移/分化失败的一种表现，因此被归类为眼前节发育不全[34,38]。根据疾病的严重程度和遗传特征，将 CHED 分为两种类型。1型CHED的严重程度低于2型CHED，后者的发病年龄较早且视力较差，眼球震颤的可能性也较高[39-40]。1型很可能在出生后的某个时间才出现，且预后相对较好。

【治疗】

ARS患者的临床表现各异，因此治疗因人而异。在ARS患者中，首先需要治疗的问题是青光眼。如果发生青光眼，建议在手术干预前进行药物治疗。相比影响房水排出的药物，能够减少房水生成的药物（β受体阻滞剂、α受体激动剂和碳酸酐酶抑制剂）效果相对更好。使用药物治疗时，临床医生还应了解ARS患者发生全身副反应的可能性。一项针对ARS患者青光眼治疗有效率的研究对药物治疗是否能够成功降低眼压和保持良好视力进行了评估，研究结果表明，目前的药物治疗无法成功控制携带FOXC1或PITX2突变的ARS患者的眼压或阻碍青光眼的进展[18]。除药物治疗外，现有多种针对青光眼的激光治疗方案，包括激光虹膜切开术、激光小梁成形术和激光睫状体光凝术等[41]。手术也可用于治疗伴有青光眼的ARS患者，如小梁切除术、房水引流装置植入术以及已经研发多年的青光眼微创手术（MIGS）[42]。ARS患者的预后主要取决于是否确诊青光眼以及确诊时间。ARS患者应接受完整的检查，以便于确定和监测全身症状，联合多学科医生共同协作，制定综合治疗方案。

【典型病例】

患者男，34岁，34年前外院诊断"双眼虹膜缺损、脉络膜缺损"，发现青光眼16年，右眼失明14年。8年前诊断为"双眼Axenfeld-Rieger综合征、双眼继发性青光眼"，先后行左眼小梁切除术和白内障手术及多次右眼睫状体光凝术。家族中无类似发病者。查体：最佳矫正视力NLP/0.4；眼压31mmHg/23mmHg，右眼角膜缘处角膜后胚胎环，虹膜节段性萎缩变薄伴周边虹膜孔洞，瞳孔不圆、下移，晶体混浊，眼底不入。左眼滤过泡扁平，角膜清，前房中，上方虹膜周切口畅通，瞳孔大，不圆，人工晶体在位，眼底可见视乳头杯盘比0.9，神经纤维层反光消失。牙齿呈锥形。结合全外显子基因检测结果：PITX2基因有1个杂合突变，考虑双眼Axenfeld-Rieger综合征诊断明确。病例详细资料见二维码数字资源4-2。

数字资源4-2

（董栩然　张　纯）

【参考文献】

[1] Axenfeld TH. Embryotoxon corneaposterius. Klin Monatsbl Augenheilkd, 1920, 65: 381-382.

[2] Rieger H. Dysgenesis mesodermalis corneae et iridis. Z Augenheilkd, 1935, 86: 333.

[3] Rao A, Padhy D, Sarangi S, et al. Unclassified Axenfeld-Rieger Syndrome: A CASE SERIES and Review of Literature. Semin Ophthalmol, 2018, 33 (3): 300-307.

[4] Alward WLM. Axenfeld-Rieger syndrome in the age of molecular genetics. Am J Ophthalmol, 2000, 130 (1): 107-115.

[5] Stathacopoulos RA, Bateman JB, Sparkes RS, et al. The Rieger syndrome and a chromosome 13 deletion. J Pediatr Ophthalmol Strabismus, 1987, 24 (4): 198-203.

[6] Phillips JC, del Bono EA, Haines JL et al: A second locus for Rieger syndrome maps to chromosome 13q14. Am J Hum Genet, 1996, 59 (3): 613-619.

[7] Hjalt TA, Semina EV. Current molecular understanding of Axenfeld-Rieger syndrome. Expert Rev Mol Med, 2005, 7 (25): 1-17.

[8] Idrees F, Vaideanu D, Fraser SG, et al. A review of anterior segment dysgeneses. Surv Ophthalmol, 2006, 51 (3): 213-231.

[9] Shields MB, Buckley E, Klintworth GK, et al. Axenfeld-Rieger syndrome. A spectrum of developmental disorders. Surv Ophthalmol, 1985, 29 (6): 387-409.

[10] Semina EV, Reiter R, Leysens NJ, et al. Cloning and characterization of a novel bicoid-related homeobox transcription factor gene, RGS, involved in Rieger syndrome. Nat Genet, 1996, 14 (4): 392-399

[11] Nishimura DY, Swiderski RE, Alward WLM, et al. The forkhead transcription factor gene FKHL7 is responsible for glaucoma phenotypes which map to 6p25. Nat Genet, 1998, 19 (2): 140-147

[12] Tümer Z, Bach-Holm D. Axenfeld-Rieger syndrome and spectrum of PITX2 and FOXC1 mutations. Eur J Hum Genet, 2009, 17 (12): 1527-1539.

[13] Sim KT, Krri B, Kaye SB. Posterior embryotoxon may not be a forme fruste of Axenfeld-Rieger's syndrome. J

AAPOS, 2004, 8 (5): 504-506.

[14] Burian HM, Rice MH, Allen L. External visibility of the region of Schlemm's canal; report on a family with developmental anomalies of cornea, iris, and chamber angle. AMA Arch Ophthalmol, 1957, 57 (5): 651-658.

[15] Shields MB. Axenfeld-Rieger syndrome: a theory of mechanism and distinctions from the iridocorneal endothelial syndrome. Trans Am Ophthalmol Soc, 1983, 81: 736-784.

[16] O'Dwyer EM, Jones DC. Dental anomalies in Axenfeld-Rieger syndrome. Int J Paediatr Dent, 2005, 15 (6): 459-463.

[17] Jena AK, Kharbanda OP. Axenfeld-Rieger syndrome: report on dental and craniofacial findings. J Clin Pediatr Dent, 2005, 30 (1): 83-88.

[18] Strungaru MH, Dinu I, Walter MA. Genotype-phenotype correlations in Axenfeld-Rieger malformation and glaucoma patients with FOXC1 and PITX2 mutations. Invest Ophthalmol Vis Sci, 2007, 48 (1): 228-237

[19] Du RF, Huang H, Fan LL, er al. A Novel Mutation of FOXC1 (R127L) in an Axenfeld-Rieger Syndrome Family with Glaucoma and Multiple Congenital Heart Diseases. Ophthalmic Genet, 2016, 37 (1): 111-115.

[20] Wilson MC, Shields MB. A comparison of the clinical variations of the iridocorneal endothelial syndrome. Arch Ophthalmol, 1989, 107 (10): 1465-1468.

[21] Scheie HG, Yanoff M. Iris nevus (Cogan-Reese) syndrome. A cause of unilateral glaucoma. Arch Ophthalmol, 1975, 93 (10): 963-970.

[22] Sacchetti M, Mantelli F, Marenco M, et al. Diagnosis and management of iridocorneal endothelial syndrome. Biomed Res Int, 2015, 2015: 763093.

[23] Eagle RC, Jr, Font RL, Yanoff M, et al. Proliferative endotheliopathy with iris abnormalities.The iridocorneal endothelial syndrome. Arch Ophthalmol, 1979, 97 (11): 2104-2111.

[24] Chandler PA. Atrophy of the stroma of the iris, endothelial dystrophy, corneal edema, and glaucoma. Trans Am Ophthalmol Soc, 1955, 53: 75-93

[25] Jerndal T. Dominant goniodysgenesis with late congenital glaucoma. A re-examination of Berg's pedigree. Am J Ophthalmol, 1972, 74 (1): 28-33.

[26] Waring GO III, Rodrigues MM. Ultrastructure and successful keratoplasty of sclerocornea in Mietens' syndrome. Am J Ophthalmol, 1980, 90 (4): 469-475.

[27] Weatherill JR, Hart CT. Familial hypoplasia of the iris stroma associated with glaucoma. Br J Ophthalmol, 1969, 53 (7): 433-438.

[28] Alward WL, Semina EV, Kalenak JW, et al. Autosomal dominant iris hypoplasia is caused by a mutation in the Rieger syndrome (RIEG/PITX2) gene. Am J Ophthalmol, 1998, 125 (1): 98-100.

[29] Chisholm IA, Chudley AE.Autosomal dominant iridogoniodysgenesis with associated somatic anomalies: fourgeneration family with Rieger's syndrome. Br J Ophthalmol, 1983, 67 (8): 529-534.

[30] Heon E, Sheth BP, Kalenak JW, et al. Linkage of autosomal dominant iris hypoplasia to the region of the Rieger syndrome locus (4q25). Hum Mol Genet, 1995, 4 (8): 1435-1439.

[31] Brauner SC, Walton DS, Chen TC. Aniridia. Int Ophthalmol Clin, 2008, 48 (2): 79-85.

[32] Hingorani M, Hanson I, van Heyningen V. Aniridia. Eur J Hum Genet, 2012, 20 (10): 1011-1017.

[33] Townsend WM. Congenital corneal leukomas. 1. Central defect in Descemet's membrane. Am J Ophthalmol, 1974, 77 (1): 80-86.

[34] Waring GO III, Rodrigues MM, Laibson PR. Anterior chamber cleavage syndrome. A stepladder classification. Surv Ophthalmol, 1975, 20 (1): 3-27.

[35] Kenyon KR. Mesenchymal dysnegesis in Peters Anomaly, sclerocornea and congenital endothelial dystrophy. Exp Eye Res, 1975, 21 (2): 125-142.

[36] Krachmer JH, Rodrigues MM. Posterior keratoconus. Arch Ophthalmol, 1978, 96 (10): 1867-1873.

[37] Haddad AM, Greenfield DS, Stegman Z, et al. Peter's anomaly: diagnosis by ultrasound biomicroscopy. Ophthalmic Surg Lasers, 1997, 28 (4): 311-312.

[38] Churchill A, Booth A. Genetics of aniridia and anterior segment dysgenesis. Br J Ophthalmol, 1996, 80 (7): 669-673.

[39] Kirkness CM, McCartney A, Rice NS, et al. Congenital hereditary corneal oedema of Maumenee: its clinical features, management, and pathology. Br J Ophthalmol, 1987, 71 (2): 130-44.

[40] Maumenee AE. Congenital hereditary corneal dystrophy. Am J Ophthalmol, 1960, 50: 1114-1124.

[41] Meyer JJ, Lawrence SD. What's new in laser treatment for glaucoma? Curr Opin Ophthalmol, 2012, 23 (2): 111-117.

[42] Richter GM, Coleman AL. Minimally invasive glaucoma surgery: current status and future prospects. Clin Ophthalmol, 2016, 10 (1): 189-206.

第三节 先天性无虹膜

【概述】

先天性无虹膜（congenital aniridia）是一种罕见的眼部发育异常性疾病，以虹膜部分或全部缺损为突出表现，多累及角膜、晶体、视网膜、视神经等全眼球组织。角膜缘干细胞缺乏所导致的一系列角膜病变、继发性青光眼、白内障、黄斑及视神经发育异常是影响患者视功能的主要原因。本病是一种遗传性疾病，多为常染色体显性遗传，约2/3患者遗传自父母，另有约1/3为散发病例，常由编码与眼球发育相关转录因子的基因配对盒6基因（paired box gene 6，PAX6）突变而引起，发病率为1/（40 000～100 000），一般双眼发病[1]。

1819年，英国人Alex Morison在其作品中首次描述了存在先天性虹膜组织缺损的患者[2]。后来学者们注意到，虽然虹膜的发育异常是其最显著的特征，但先天性无虹膜实际上是一种累及全眼球的发育异常性疾病[3]。1991年Ton等确定PAX6为本病的致病基因[4]，PAX6单倍剂量不足（haploinsufficiency，即一对同源染色体中一条染色体上的某个基因发生突变，另一条染色体上的等位基因所编码翻译的正常蛋白质的数量不能完成其正常功能）是主要的致病机制。PAX6位于11q13染色体上，是配对同源框基因家族的一个成员，在进化过程中表现出高度的序列保守性。PAX6编码的转录因子参与眼、脑、胰腺等人体多个组织器官的发育，其突变可以导致这些部位的发育异常[5]。

临床上还有一些与先天性无虹膜相关的综合征。1964年，Miller等首次记录了儿童Wilms肿瘤与无虹膜、泌尿生殖系异常和智力发育迟缓在临床上可同时存在[6]。之后学者们确定这些异常是因为11q13染色体上PAX6基因与邻近的WT1基因同时缺失所致，典型的临床表现包括：Wilms tumor（Wilms肿瘤，即肾母细胞瘤），aniridia（无虹膜），genitourinary abnormalities（泌尿生殖系异常）和mental retardation（智力发育迟缓），称之为WAGR综合征。WAGR综合征常出现在散发病例，为常染色体显性遗传性疾病[7]。1965年，Gillespie报道了一对孪生子同时患有双侧无虹膜、小脑性共济失调及智力缺陷，称之为Gillespie综合征[8]。Gillespie综合征患者并非PAX6基因异常而是位于染色体3p26.1的1.4.5三磷酸肌醇受体1型（inositol triphosphatereceptor type 1 gene，ITPR1）基因突变，遗传方式可以为常染色体显性或隐性遗传。ITPR1基因编码内质网上具有钙离子通道活性的肌苷三磷酸受体，其变异可以导致多系统异常[9]。

【临床表现】

先天性无虹膜患者常存在标志性的虹膜发育不全，伴有角膜、晶体、视网膜及视神经发育不全及眼球震颤。80%以上的患者视力不超过0.2，少数患者不存在眼球震颤，视力可以达到0.3或以上，有些家系中甚至60%的患者视力超过0.6[10]。作为遗传性疾病，同一家族内的病例中同样的基因突变其临床表型可以相似，也可以不同[10-12]。

1. 角膜改变[3, 13-16]

约90%的先天性无虹膜患者存在不同程度的眼表异常，如干眼、泪膜稳定性差等，20%的PAX6基因变异患者会出现先天性无虹膜相关性角膜病变（aniridia-associated keratopathy，AAK）。AAK严重威胁视功能，主要由角膜缘干细胞缺乏所致，表现为角膜上皮细胞的分化异常、角膜上皮细胞间及与基底膜之间连接异常、角膜的修复反应受损及角膜结膜化等。角膜病变常在10岁前出现，最初表现为周边角膜浅层混浊增厚，早期为灰色环状无血管组织，荧光素染色阳性，后来形成环状血管翳，病变向心性发展逐渐累及全角膜，最终形成基质瘢痕，严重影响角膜的透明性。病变的角膜还易出现复发性上皮糜烂及溃疡。此外，先天性无虹膜患者一般均伴有泪液分泌减少、泪膜不稳定、角膜内神经减少、睑板腺开口狭窄等，加重患者的病情。患者多在四五十岁时开始出现明显的眼红、异物感、畏光（非虹膜缺损所致）、视物模糊等症状，其不适感会随时间缓慢加重，而眼部手术引起的干细胞损伤可使病情急剧恶化。

先天性无虹膜患者的角膜厚度常增加，文献报道中其中央角膜厚度从632±51 μm（17例）到692±75 μm（10例）不等。部分患者伴发小角膜。

2. 虹膜异常[3, 17]

虹膜发育不全是先天性无虹膜患者的标志性表现，但虹膜并非完全缺失，大部分患者残留根部少量组织，有时需要在裂隙灯或房角镜下才能看到，瞳孔极大（图 4-3-1）。组织学检查显示虹膜仅保留一个小的蒂，通常缺乏肌肉组织，并伴有前房角和睫状体异常。超声生物显微镜（ultrasound biomicroscopy，UBM）检查可清晰显示虹膜的形态（图 4-3-2）。少数患者的虹膜缺损并不十分典型，表现为虹膜部分萎缩、缺损、瞳孔异位或色素膜外翻。虹膜缺损程度不一可以出现在家族间、家族内，甚至同一患者的双眼间。严重的虹膜缺失所致的大瞳孔可引起较明显的畏光。

3. 青光眼[18]

先天性无虹膜患者青光眼的发生率为 30%～67%，大部分患者在儿童晚期发病，发生青光眼年龄的中位数为 8 岁。关于青光眼发生的机制，早期学者们认为是残存的虹膜组织增生并逐渐向前延伸覆盖变性的房角组织，之后增生组织收缩引起周边虹膜前粘连。这一过程并非出生就存在，而是随着年龄增长逐渐出现并加重，房角关闭达到一定的程度会引起眼压升高。近年来有学者发现引起青光眼的主要原因并不是房角粘连，而是包括 Schlemm 管在内的房角组织发育不良，患者的房角常呈现开放状态。白内障、虹膜假体植入等内眼手术会加速青光眼的发生及进展。

值得一提的是，先天性无虹膜患者的角膜常较厚，可能导致眼压测量值较实际值高，在评估患者眼压时应予以注意。

4. 晶体异常[19-22]

先天性无虹膜患者中 50%～80% 会发生白内障，常在 20 岁前即出现，并有进展倾向。出生时即出现的白内障常表现为晶体前极、后极的混浊（图 4-3-1）；皮质和绕核性白内障则多发生于 20 岁以前。另外，患者可出现晶体悬韧带的异常，发生率报道不一，从少见到超过 50%，严重者可产生晶状体不全脱位。患者的晶状体前囊膜较为脆弱，在白内障手术连续环形撕囊中容易破裂。这些特点会增加其白内障手术出现并发症的风险，术前应做好充分的应对措施。

5. 黄斑发育不良和视神经发育不良[23-27]

早期报道中先天性无虹膜患者黄斑发育不良的发生率为 10%～55%，其诊断主要是基于眼底镜下观察或眼底像所见，表现为黄斑区中心凹消失或中心凹反光不见，有时还可伴有视网膜血管分支穿行通过黄斑中心区。近期不少基于光学相干断层成像（optical coherence tomography，OCT）观察的研究，发现其实超过 90% 的先天性无虹膜患者存在不同程度的黄斑发育不全，主要表现为中心凹处的改变：变浅或消失、出现本该缺失的内五层结构、正常情况下光感受器外节层及外颗粒层的增厚变得不明显或消失、视网膜厚度增加等。学者们还发现黄斑受累程度与虹膜受损的程度之间没有必然关系，有的患者虹膜仅轻微缺损但黄斑发育不良非常严重。*PAX6* 基因致功能丧失的突变，如无义突变、移码突变、部分或全部序列缺失等所造成的黄斑病变常更为严重。此外，大部分先天性无虹膜的患者黄斑区缺少正常情况下应该存在的低自发荧光。部分患者视神

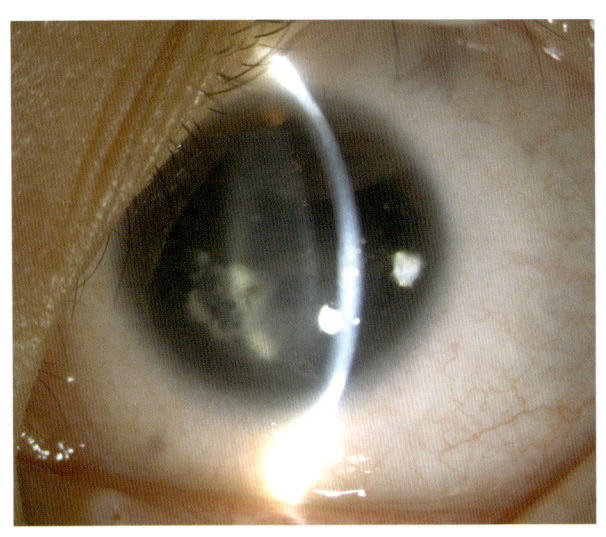

图 4-3-1 先天性无虹膜患者虹膜大部分缺如（自然非散瞳状态），瞳孔大，晶状体后囊下及皮质混浊

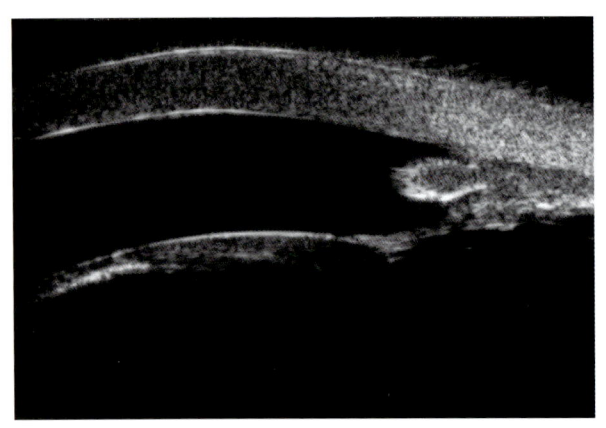

图 4-3-2 UBM 显示虹膜组织大部分缺如，仅残留根部少许组织

经发育不全，表现为视盘面积明显变小。

6. 其他异常[25, 28-30]

先天性无虹膜患者眼球震颤的发生率为80%～95%，多为水平震颤。眼球震颤发生的原因可能是视力过差或控制眼球运动的神经发育异常。此外，患者还可能出现红绿色觉异常、上睑下垂、小眼球、永存瞳孔膜、视网膜变性或脱离、斜视等。OCT检查还发现黄斑区下脉络膜厚度变薄，视网膜电图也常表现异常。

7. 先天性无虹膜相关的综合征或全身异常

（1）WAGR综合征[7, 31]：约2.4%的先天性无虹膜患者为WAGR综合征，其典型的临床表现包括Wilms肿瘤、先天性无虹膜、泌尿生殖系异常（男性可表现为隐睾病、尿道下裂；女性则表现为卵巢发育不全，子宫、输卵管和阴道畸形）和智力发育迟缓，当患者出现上述两种异常时应怀疑本综合征。WAGR综合征是11q13染色体上PAX6基因与邻近的WT1基因同时缺失所致，常为散发病例，有家族史的患者鲜有出现，此综合征的遗传方式为常染色体显性遗传。超过45%的该综合征患者会发生Wilms肿瘤，好发年龄为1～3岁，绝大部分出现在8岁前，但也有25岁才发生此肿瘤的报道。因此，确诊患者需终身随访，腹部超声检查或CT检查有助于诊断。不患Wilms肿瘤的患者最终发生终末期肾病的风险较大，需终身检测肾功能。患者出现高血压及尿常规中出现蛋白尿常提示肾功能受损，这两项检查应该列入定期随访的常规检查项目。临床上，对于年长的儿童，先天性无虹膜加其他三项表现中的一项即应考虑本诊断。

（2）Gillespie综合征[32]：Gillespie综合征非常罕见，表现为双侧虹膜发育不良、非进展性小脑性共济失调及智力发育异常。Gillespie综合征的虹膜异常和典型的先天性无虹膜略有不同，其瞳孔散大固定为虹膜卷缩轮之内的瞳孔部虹膜组织缺如所致，缺失组织主要包括外胚叶来源的瞳孔括约肌及其周围相应的中胚叶来源的其他组织，而虹膜卷缩轮之外的睫状部存在。此外，残留虹膜与晶体间常存在色素样条索组织。虽然AAK、白内障等在Gillespie综合征也很常见，但少见黄斑发育不良。Gillespie综合征患者不存在PAX6基因异常，而是位于染色体3p26.1的ITPR1基因发生突变，以常染色体显性或隐性方式遗传。ITPR1基因编码内质网上具有钙离子通道活性的肌苷三磷酸受体，此受体广泛分布于多个系统。国外有文献显示，少数ITPR1基因变异的家系内，除了出现Gillespie综合征，还伴发心血管系统（肺动脉瓣硬化、卵圆孔未闭）、骨骼系统异常（影响椎骨或手指及足趾）和胃食管缺损，其遗传方式可以为X连锁、常染色体显性或常染色体隐性遗传。

（3）其他：丛日昌等[33]通过对国内一个大型先天性无虹膜家系研究，发现本病患者还可能合并糖尿病、鼻窦发育异常、脑结构异常等。此外，还有研究显示，先天性无虹膜患者容易伴发肥胖[34]。

【辅助检查】

1. 全身检查

怀疑WAGR综合征的患者应建议患者进行泌尿外科及内科（或儿科）检查。若患者不超过8岁，腹部超声或CT检查可以发现是否存在Wilms肿瘤；怀疑Gillespie综合征的患者应推荐到神经内科（或儿科）进行检查，头颅MRI或CT检查有助于发现小脑及大脑皮质发育异常。

2. 基因检查

多数先天性无虹膜患者存在PAX6基因的异常，少数患者可能与FOXC1、PITX2、CYP1B1、FOXD3和TRIM44等基因变异相关。临床上发现无虹膜患者，在排除外伤或手术等外源性因素后，可行包含上述多种与眼前节异常有关的基因组套测序检查或全基因组序列检查，有助于进一步进行更为精准的基因诊断。对于怀疑WAGR综合征的患者，高分辨率染色体分析辅以荧光原位杂交（fluorescence in situ hybridization，FISH）有助于发现基因缺失异常。怀疑Gillespie综合征的患者可以行包括ITPR1基因在内的基因组套序列检查。

【诊断】

典型的先天性无虹膜患者诊断并不困难，因为患者常有标志性的表现：出生时即存在的全周虹膜异常。对于一些不是非常典型的虹膜部分缺损的患者，则眼表异常、白内障、黄斑中心凹变浅或消失、视盘面积明显变小、眼球震颤等有助于诊断。基因检查若发现PAX6或相关基因突变可以在分子遗传学层面明确诊断。

【鉴别诊断】

典型的先天性无虹膜在临床上诊断并不困难，一些不典型的病例需要与其他伴随虹膜异常的疾病鉴别。

1. 先天性虹膜缺损[35]

先天性虹膜缺损为胚胎发育过程中胚裂闭合不全所致，是眼缺损的临床表现之一，可单眼或双眼，如果双眼出现则应与不典型的先天性无虹膜相鉴别。先天性虹膜缺损患者的眼部组织的缺损常不对称，缺损为局限性，表现为下方偏鼻侧虹膜全层组织的部分或完全缺损，使瞳孔呈梨形，胚裂闭合不全严重者可伴有相应方位的睫状体、晶体、晶体悬韧带、脉络膜及视盘缺损等。这些形态学改变有助于本病的鉴别诊断。

2. 其他包括虹膜形态异常的先天性疾病

（1）Peter 异常[36-38]：Peters 异常是一种临床表现各异的先天性眼部异常，主要表现为角膜不同程度的局部后基质、后弹力层及内皮层缺损所致角膜混浊及角膜虹膜粘连，50%～70% 的 Peters 异常患者可同时合并青光眼。60% 以上的 Peters 异常的患者为双眼发病，如果这些患者角膜虹膜粘连牵拉瞳孔引起瞳孔偏位或变形则需与不典型的先天性无虹膜鉴别。先天性无虹膜患者因青光眼或角膜病变可出现角膜混浊、少数患者可以存在中央角膜混浊，此时也应与 Peters 异常相鉴别。Peters 异常患者在出生时即存在不同程度的角膜混浊，且角膜后部存在不同程度的组织缺损，而先天性无虹膜患者的角膜各层无明显缺损，且大部分角膜混浊常在后期角膜缘干细胞缺乏后发生。此外，Peters 异常患者虹膜与角膜混浊边缘部分粘连这一点很难在先天性无虹膜中见到。对于角膜混浊较明显致后部结构无法看清的患者，UBM 或前节光学相干断层扫描仪（anterior segment optical coherence tomography，AS-OCT）有助于诊断，Peters 异常的患者显示角膜后部不同程度的局限性缺损及虹膜于混浊位置的前粘连。Peters 异常的基因学异常与先天性无虹膜有交叉，不足以鉴别两者。

（2）Axenfeld-Rieger 综合征[39-40]：Axenfeld-Rieger（A-R）综合征是一类罕见的以眼前节发育不良为主要表现的常染色体显性遗传病，常发生虹膜基质发育不良，其虹膜基质发育不良主要表现为局部虹膜变薄、孔洞形成、瞳孔异位、多瞳、瞳孔缘葡萄膜外翻，常存在虹膜角膜粘连等，约 50% 的患者可合并继发性青光眼。相关的突变基因主要是 *FOXC1* 及 *PITX2*，与本病患者的基因异常有交叉，需要鉴别。A-R 综合征最主要的特点是患者的 Schwalbe 线增殖突出、前移形成明显的角膜后胚胎环，同时房角镜下还可见有条带自虹膜周边跨越房角附着于后胚胎环上，这些条带的质地与虹膜相似，粗细不一，分布密度也稀疏不一。与 A-R 综合征相关的全身异常则主要包括面部发育不良、脐周皮肤冗赘、心血管异常等。这些特点与先天性无虹膜不同。

【治疗】

单纯眼部受累的先天性无虹膜患者智力正常，寿命与常人无异，因此，对他们的治疗需要有长远的规划。对于因为黄斑及视神经发育不良所致视力较差的患者可以进行一些低视力康复训练，有屈光不正的患者应佩戴合适的矫正镜，而对于可能进一步影响患者视功能的病变应该进行适当的治疗。

1. 眼表异常的治疗

轻症患者主要使用高质量无防腐剂的人工泪液改善症状，有轻到中度角膜病变的患者可以选择自体血清滴眼。有条件的患者可佩戴绷带镜，但需注意预防感染。角膜严重受累使视功能受到明显影响的患者，羊膜移植可以改善症状，但并不能从根本上解决角膜缘干细胞缺乏这一问题。同样的，角膜移植的成功率也很低。新鲜尸眼的环形角膜缘移植成功率较高，术后需全身及局部使用免疫抑制剂，以提高成功率。体外培养的同种异体角膜缘上皮细胞或自体干细胞移植对这些病例有一定的应用前景，常需同期或后续联合角膜移植术恢复角膜的透明性。对一些严重病例，人工角膜也不失为一种改善视力的方法[13-14]。

需要强调的是，内眼手术一般都会损害角膜缘干细胞使其缺乏进一步加重，所以先天性无虹膜患者的眼病尽量保守治疗，如果不得不手术治疗，要选择对眼表影响相对较小的微创手术，尽量减少对角膜缘干细胞的影响。

2. 白内障

如果患者的白内障程度不重，对视功能影响不大，不用治疗，明显影响视功能者可行手术治疗。由于多数患者角膜透明度较差，无足够的虹膜支撑，加上晶状体悬韧带比较脆弱或不完整，且前囊膜脆弱，所以行白内障手术难度和并发症风险较大。因此术前应做好充分准备，必要时进行囊膜染色，尽量完成连续的环形撕囊。可选择全虹膜隔单片式人工晶状体，也可选择特殊的全虹膜囊袋张力环联合折叠式人工晶状体植入。前者可改善畏光症状，但手术切口较大，加重角膜病变及加速青光眼发生或进展的风险较大，后者手术切口小，但植入张力环时有撑破囊袋的危险。故术前应充分考虑到患者的各种情况谨慎选择[21]。

3. 青光眼

先天性无虹膜患者应该至少一年随访一次，做包括眼压、视盘、房角等青光眼相关的详细检查，以便早期发现青光眼。对房角粘连程度超过180°而眼压尚未升高的患者，有学者行预防性房角分离手术，平均随访9年，约90%不使用降眼压药物未出现明显的眼压升高[41]，但考虑到并非所有患者都出现青光眼及内眼手术相关的并发症，这一措施并未被推荐为常规预防性治疗。

发生在婴幼儿期的青光眼可与先天性青光眼治疗方式一样首选房角类手术，根据角膜透明性及各自医院的条件，可选择包括房角镜辅助下的内路小梁切开（包括其他微创房角类手术）、房角切开手术或外路小梁切开[18]。在先天性青光眼患儿中，360°范围小梁切开的手术效果优于传统的120°房角切开[42]。临床实践中，先天性无虹膜患者的房角类手术的成功率远不及先天性青光眼患儿高。

大部分本病患者的青光眼发生在儿童晚期，可先使用药物治疗，尽量选择无防腐剂的药物。多数患者最终因药物不能控制眼压而需要手术治疗。目前，学术界就首选手术方式并没有形成共识。在世界青光眼协会共识专家组专家推荐的手术选择方式中，对于房角开放的患者，小梁切开及房角切开术占第一位（31%），引流装置植入术占第二位（25%），第三位为小梁切开联合小梁切除术（20%）。对于房角关闭的患者引流装置植入术为第一位（36%），第二位为小梁切除术（29%）。鉴于本病继发青光眼的手术效果欠佳，常需要多次手术，在上述这些术式中，可先尝试房角镜指引下的内路房角类手术，因其不影响结膜，对后续的滤过手术影响较小，操作中要注意用黏稠剂保护眼内组织，尤其是因为无虹膜而容易受损的晶体，这一点其实是先天性无虹膜患者行非晶状体内眼手术时均应该关注的问题。对于引流阀植入的患者，可以选择把引流管植在前房角，为保护内皮和晶体，引流管在眼内宜较短，斜跨在悬韧带之上，并应采取措施降低前房变浅或消失的风险。引流管也可以植在睫状沟或者睫状体平坦部，此时，引流管易较长，确保能观察到管口是否被玻璃体或积血和其他碎屑堵塞。2岁以内的儿童一般不要做引流装置植入术，因为随着眼球发育植入物可能发生移位[18]。

由于房角镜下可见到睫状突，经瞳孔行睫状突激光光凝治疗也可以作为一种可重复使用的治疗手段[43]。使用抗代谢药物的小梁切除术也常用来治疗本病。经巩膜睫状体光凝或微脉冲睫状体光凝术有时用于顽固性病例[18]。

先天性无虹膜患者的继发青光眼为难治性青光眼，常需要多种治疗手段或多次手术治疗，超过50%的患者在术后5年最终失明[44]。

对一些畏光严重的患者可根据不同情况佩戴墨镜或仅中央透光的角膜接触镜，也可行虹膜假体植入术。后者诱发青光眼的风险较大，有学者建议可先行或同期行引流阀植入术[45]。

伴随其他全身异常的患者需到相应科室就诊随访并进行必要的治疗。

此外，必须强调一种与先天性无虹膜有关的综合征：前节纤维化综合征（aniridic fibrosis syndrome，AFS）[46]。此综合征于先天性无虹膜患者内眼手术后出现，在病例最多的一篇文献报道中，其发生率为5%（7/155），最常出现在白内障术后，尤其是人工晶体植入术后。增生的纤维组织起始于虹膜残端，先延伸包绕在人工晶体周围，并逐渐向前覆盖房角及角膜后壁，向后覆盖睫状体及前部视网膜，若不进行手术干预，纤维组织收缩可以引起人工晶体移位、角膜内皮失代偿及睫状体脱离，最终引起眼球萎缩。因此先天性无虹膜患者白内障术后应该密切观察，早期发现增殖的纤维组织，及时行纤维膜切除，对于手术后前节纤维化多次复发的病例，取出人工晶体可以降低复发风险[46-48]。

【遗传咨询】

绝大部分先天性无虹膜患者的遗传方式为常染色体显性遗传，患者的子女有50%的风险发病，女性患者或男性患者的配偶在孕早期可以根据自身意愿选择做产前基因检查，以减少后代的患病风险。对不足8岁的散发病例，可建议患儿到泌尿科及儿科就诊，以便及时发现Wilms肿瘤及其他异常。

【病例摘要】

患者男，13岁，自幼视力差，畏光。视力双眼0.1，双眼球震颤（+），双眼可见角膜血管翳，虹膜基本缺如，晶体皮质及前后囊下混浊，眼底可见黄斑中心凹反光消失，黄斑区可见血管穿行，眼压：右27 mmHg，左29 mmHg。全身情况：体型胖，步态欠稳，检查的过程中基本配合，和家长及其他人之间仅能完成简单的交流，血压高，腹部超声显示脂肪肝，隐睾。血尿常规正常，血尿酸高。目前诊断：先天性无虹膜，WAGR综合征。病例详细资料见二维码数字资源4-3。

数字资源4-3

（李 梅）

【参考文献】

[1] Hingorani M, Hanson I, van Heyningen V. Aniridia. Eur J Hum Genet, 2012, 20（10）：1011-1017.

[2] Rohrbach JM. History of Aniridia. Klin Monbl Augenheilkd, 2018, 235（3）：324-329.

[3] Singh B, Mohamed A, Chaurasia S, et al. Clinical manifestations of congenital aniridia. J Pediatr Ophthalmol Strabismus, 2014, 51（1）：59-62.

[4] Ton CC, Hirvonen H, Miwa H, et al. Positional cloning and characterization of a paired box-and homeobox-containing gene from the aniridia region. Cell, 1991, 67（6）：1059-1074.

[5] Lim HT, Kim DH, Kim H. PAX6 aniridia syndrome：clinics, genetics, and therapeutics. Curr Opin Ophthalmol, 2017, 28（5）：436-447.

[6] Miller RW, Fraumeni JF Jr, MANNING MD. Association of wilms's tumor with aniridia, hemihypertrophy and other congenital malformations. N Engl J Med, 1964, 270：922-927.

[7] Fischbach BV, Trout KL, Lewis J, et al. WAGR syndrome：a clinical review of 54 cases. Pediatrics, 2005, 116（4）：984-988.

[8] Gillespie FD. Aniridia, cerebellar ataxia, and oligophrenia in siblings. Arch Ophthalmol, 1965, 73：338-341.

[9] Gerber S, Alzayady KJ, Burglen L, et al. Recessive and Dominant De Novo ITPR1 Mutations Cause Gillespie Syndrome. Am J Hum Genet, 2016, 98（5）：971-980.

[10] Elsas FJ, Maumenee IH, Kenyon KR, et al. Familial aniridia with preserved ocular function. Am J Ophthalmol, 1977, 83（5）：718-724.

[11] Tripathy K, Salini B. Aniridia. Stat Pearls, 2021. Treasure Island（FL）：StatPearls Publishing, 2022.

[12] Vasilyeva TA, Marakhonov AV, Voskresenskaya AA, et al. Analysis of genotype-phenotype correlations in PAX6-associated aniridia. J Med Genet, 2021, 58（4）：270-274.

[13] Ihnatko R, Eden U, Fagerholm P, et al. Congenital Aniridia and the Ocular Surface. Ocul Surf, 2016, 14（2）：196-206.

[14] 赵晓彬，晏晓明. 先天性无虹膜的角膜病变. 国际眼科纵览，2006, 30（4）：254-258.

[15] Whitson JT, Liang C, Godfrey DG, et al. Central corneal thickness in patients with congenital aniridia. Eye Contact Lens, 2005, 31（5）：221-224.

[16] Komoto S, Oie Y, Kawasaki S, et al. Quantitative Analysis of the Association Between Follow-Up Duration and Severity of Limbal Stem Cell Deficiency or Visual Acuity in Aniridia. Invest Ophthalmol Vis Sci, 2020, 61（6）：57.

[17] Okamoto F, Nakano S, Okamoto C, et al. Ultrasound biomicroscopic findings in aniridia. Am J Ophthalmol, 2004, 137（5）：858-862.

[18] Muñoz-Negrete FJ, Teus MA, García-Feijoó J, et al. Aniridic glaucoma：An update. Arch Soc Esp Oftalmol（Engl Ed）, 2021, 96 Suppl 1：52-59.

[19] Puthalath AS, Gupta N, Samanta R, et al. Congenital aniridia with ectopia lentis and unilateral buphthalmos：an unusual presentation. BMJ Case Rep, 2021, 14（8）：e244000.

[20] D'Oria F, Barraquer R, Alio JL. Crystalline lens alterations in congenital aniridia. Arch Soc Esp Oftalmol（Engl Ed）, 2021, 96 Suppl 1：38-51.

[21] Neuhann IM, Neuhann TF. Cataract surgery and aniridia. Curr Opin Ophthalmol, 2010, 21（1）：60-64.

[22] Angmo D, Dewan L, Behera A, et al. Aniridia with lenticular and choroidal coloboma. Eur J Ophthalmol, 2021, 31（2）：NP116-NP118.

[23] McCulley TJ, Mayer K, Dahr SS, et al. Aniridia and optic nerve hypoplasia. Eye（Lond）, 2005, 19（7）：762-764.

[24] Casas-Llera P, Ruiz-Casas D, Alió JL. Macular involvement in congenital aniridia. Arch Soc Esp Oftalmol（Engl Ed）, 2021, 96 Suppl 1：60-67.

[25] Schanilec P, Biernacki R. Aniridia：a comparative overview. Am Orthopt J, 2014, 64：98-104.

[26] Landsend E, Pedersen HR, Utheim ØA, et al. Characteristics and Utility of Fundus Autofluorescence in Congenital Aniridia Using Scanning Laser Ophthalmoscopy. Invest Ophthalmol Vis Sci, 2019, 60（13）：4120-

[27] Daruich A, Robert MP, Leroy C, et al. Foveal Hypoplasia Grading in 95 Cases of Congenital Aniridia: Correlation to Phenotype and PAX6 Genotype. Am J Ophthalmol, 2021, 237: 122-129.

[28] Pedersen HR, Hagen LA, Landsend E, et al. Color Vision in Aniridia. Invest Ophthalmol Vis Sci, 2018, 59 (5): 2142-2152.

[29] Chen H, Wu X, Li X, et al. Analysis of Choroidal Thickness in Children with Congenital Aniridia. Curr Eye Res, 2020, 45 (10): 1292-1297.

[30] Dangremond T, Wang K, Helms M, et al. Correlation between electroretinography, foveal anatomy and visual acuity in aniridia due to PAX6 mutations. Doc Ophthalmol, 2021, 143 (3): 283-295.

[31] Blanco-Kelly F, Tarilonte M, Villamar M, et al. Genetics and epidemiology of aniridia: Updated guidelines for genetic study. Arch Soc Esp Oftalmol (Engl Ed), 2021, 96 Suppl 1: 4-14.

[32] Hall HN, Williamson KA, FitzPatrick DR. The genetic architecture of aniridia and Gillespie syndrome. Hum Genet, 2019, 138 (8-9): 881-898.

[33] 丛日昌, 韩丽川, 宋书娟. PAX6 基因突变至先天性无虹膜一家系的临床相关性研究. 眼科新进展, 2008, 28 (11): 829-831, 849.

[34] Lee HJ, Colby KA. A review of the clinical and genetic aspects of aniridia. Semin Ophthalmol, 2013, 28 (5-6): 306-312.

[35] 吕刚, 戴沈佳. 先天性脉络膜缺损合并虹膜缺损. 中华眼科杂志, 2013, 49 (11): 1039.

[36] Bhandari R, Ferri S, Whittaker B, et al. Peters anomaly: review of the literature. Cornea, 2011, 30 (8): 939-944.

[37] Khan AO, Aldahmesh MA, Mohamed JY, et al. Complete aniridia with central keratopathy and congenital glaucoma is a CYP1B1-related phenotype. Ophthalmic Genet, 2014, 35 (3): 187-189.

[38] Zhang Z, Syed NA, Alward W. Peters Anomaly. Ophthalmol Glaucoma, 2019, 2 (4): 266.

[39] Seifi M, Walter MA. Axenfeld-Rieger syndrome. Clin Genet, 2018, 93 (6): 1123-1130.

[40] Chrystal PW, Walter MA. Aniridia and Axenfeld-Rieger Syndrome: Clinical presentations, molecular genetics and current/emerging therapies. Exp Eye Res, 2019, 189: 107815.

[41] Chen TC, Walton DS. Goniosurgery for prevention of aniridic glaucoma. Trans Am Ophthalmol Soc, 1998, 96: 155-165; discussion 165-169.

[42] Lim ME, Neely DE, Wang J, et al. Comparison of 360-degree versus traditional trabeculotomy in pediatric glaucoma. J AAPOS, 2015, 19 (2): 145-149.

[43] 于伟泓, 董方田, 李静贞, 等. 先天性无虹膜患者的临床分析. 中华眼科杂志, 2008, 44 (1): 46-49.

[44] Samant M, Chauhan BK, Lathrop KL, et al. Congenital aniridia: etiology, manifestations and management. Expert Rev Ophthalmol, 2016, 11 (2): 135-144.

[45] Nascimento E, Silva R, Shen LQ, et al. Glaucoma Management in Patients With Aniridia and Boston Type 1 Keratoprosthesis. Am J Ophthalmol, 2019, 207: 258-267.

[46] Moshirfar M, Hastings J, Ronquillo Y. 2023 Jul 18. In: StatPearls [Internet]. Treasure Island (FL): StatPearls Publishing; 2023 Jan.

[47] Kothari M, Rao K, Moolani S. Recurrent progressive anterior segment fibrosis syndrome following a descemet-stripping endothelial keratoplasty in an infant with congenital aniridia. Indian J Ophthalmol, 2014, 62 (2): 246-248.

[48] Tsai JH, Freeman JM, Chan CC, et al. A progressive anterior fibrosis syndrome in patients with postsurgical congenital aniridia. Am J Ophthalmol, 2005, 140 (6): 1075-1079.

第四节　Lowe 综合征

【概述】

Lowe 综合征（Lowe syndrome）又称眼脑肾综合征（oculo-cerebro-renal syndrome），是一种罕见的 X 连锁隐性遗传性疾病，由位于 Xq26.1 的 *OCRL*（oculocerebrorenal syndrome of Lowe）基因突变所引起。Lowe 综合征以双眼先天性白内障、神经系统发育异常和近端肾小管功能受损为特征。该病好发于高加索和亚裔男性，全球发病率约为 1/500 000[1]。女性多为携带者，女患者十分罕见，已报道的女性病例均为散发，可能的遗传学原因为：两条 X 染色体的 *OCRL* 基因均受累；发生 *OCRL* 基因突变的 X 染色体为活性染色体等[2]。

Lowe 综合征于 1949 年由 Lowe 和同事发现并

于1952年首次报导[3]。后期的研究显示，X染色体q26.1的 OCRL 基因是其致病基因，多为点突变，目前报道的突变位点超过200个，大部分为移码突变、无义突变或剪切位点突变，使其转录的mRNA降解或翻译过程提前终止，进而引起其所编码的磷脂酰肌醇4,5-二磷酸5-磷酸酶活性丧失，导致高尔基复合体中小泡的转运受到影响，使眼部、肾及神经系统出现发育缺陷，最终表现为Lowe综合征[4-5]。部分 OCRL 基因突变表现为Dent-2综合征，是一种轻型的Lowe综合征，常成年发病，眼部受累少或不受累，主要表现为低分子量蛋白尿、高钙尿症，部分患者出现轻到中度智力障碍、肌张力低、肾钙化、肾结石、低磷酸盐血症、肾功能不全及白内障，其白内障一般对视力影响不明显，多为周边皮质的点片状混浊[6]。

【临床表现】

典型的Lowe综合征累及多个脏器，主要表现为眼部异常、中枢神经异常及肾异常。

1. 眼部异常

几乎所有患儿在出生时就存在致密的双侧白内障，多为核部混浊。白内障产生于胚胎形成期，为来源于晶体后囊晶状体上皮细胞的原始晶体纤维形成缺陷、变性坏死导致，因此，晶体常为中央核部混浊，位于视轴区，呈盘状。早期白内障手术是患儿后期发生青光眼的危险因素。约50%的患儿同时伴有婴幼儿青光眼，后者常在出生后1年内出现，少数患儿于1岁后出现，个别患者甚至在20~30岁才表现出来。根据青光眼出现的早晚，患者可以伴有或不伴有角膜水肿扩张。部分患者出现角膜瘢痕化从而进一步影响患儿的视功能。上述因素加上先天性白内障术后的无晶体状态，常常严重损害患者的视功能，其最佳矫正视力很少超过0.2，且多伴有眼球震颤[5, 7-8]。

约1/4患者在出生后数年内（3~11岁）出现角膜瘢痕或瘢痕瘤，后者可为单眼或双眼，白色外观，质软，表面可伴有或不伴有血管。此表现并非本病的特有异常，可为先天性，也可出现在外伤、炎症、虹膜嵌顿后[1, 4]。

值得一提的是超过90%，甚至95%以上的 OCRL 异常基因女性携带者存在进展性双侧晶状体混浊，典型表现为位于核周深层皮质或囊下的点状或局灶性混浊，常需要散瞳检查才能发现，随着年龄增长而增多，形态不一，大小从几微米到几毫米不等。病变的部位提示混浊开始于婴儿早期。携带者的白内障多在20~30岁被发现，也有报道7岁就被诊断[7, 9-10]。

2. 神经系统异常

患者常在出生时就表现为广泛的中枢性肌张力减退和深腱反射丧失，严重者甚至在出生后1年内会影响呼吸功能。肌张力减退虽可以随年龄增长有所改善，但始终难以达到正常水平。肌张力减退使患儿的运动发育延迟，约75%的患者在6~13岁才可以独立行走。此外，几乎所有患者都存在不同程度的智力发育迟缓，只有10%~25%患者能接近正常同龄人的低线，绝大多数呈现中到重度受损，智商不超过50%。80%以上的患儿还表现为行为异常，如固执、易激怒、易怒、自残、具有攻击性等。18岁以上的患者约50%有癫痫发作史[1, 5]。

3. 肾异常

肾受损主要表现为以近端肾小管功能异常为特征的范科尼（Fanconi）综合征，包括低分子蛋白尿、全氨基酸尿、糖尿、磷酸盐尿、尿钙增多、肾小管性酸中毒、多尿、低钾血症、低磷酸盐血症等，大部分患者肾性佝偻病明显。这些表现中，低分子蛋白尿出现在所有患者中，常出生时即存在，其他异常则多在出生后数周或数月出现，肾功能损害呈慢性进行性加重，常在十几岁或二十多岁出现终末期肾病。患者的寿命很少超过40岁，死亡的原因多为肾衰竭或肾功能不全继发感染[1, 5]。

4. 其他表现

其他临床表现包括：部分患儿伴有隐睾症、佝偻病、前额突出、马鞍鼻、脐疝、关节肿胀、脊柱侧弯、骨折等。部分患者伴发口腔部异常，包括牙釉质发育不全、牙本质发育异常、牙齿萌出延迟、牙龈发育不全等，还可出现腭收缩、齿拥挤、咬合错位、下颌发育不全和阻生齿等[1, 5]。

【辅助检查】

1. 实验室检查

血、尿标本的实验室检查显示近端肾小管功能受损，表现为低分子蛋白尿、全氨基酸尿、糖尿、磷酸盐尿、尿钙增多、肾小管性酸中毒、尿量多、低钾血症、低磷酸盐血症等。

2. 头颅MRI检查

神经影像学检查可见一些非特异性表现，包括髓鞘形成延迟、血管周围间隙扩张、T2延长融合区和深层脑白质和脑室周围脑白质多发小囊性病变，脑室轻度扩大，脑白质容积减少等，这些病变在病程后期可以进展[11]。

3. 基因检测

OCRL基因是本病的致病基因，多数患者存在OCRL基因的异常，少数患者无法检测到基因异常。约2/3患者的致病基因来源于母亲，32%的患者为散发病例，5%患者的母亲存在生殖系嵌合体，后者不能通过常用的基因检查手段发现异常。由于绝大部分本病患者的基因异常为OCRL单基因变异，临床上怀疑此综合征的患儿，可行OCRL单基因检查，也可以行基因组套测序检查或全基因组序列检查以期发现新的变异基因，这些检查有助于患者的基因诊断[1]。

【诊断】

对于双侧先天性白内障，或双侧先天性青光眼的男性患儿，若发现发育迟缓、肌张力低、方颅、隐睾等异常，应建议到儿科检查，如果存在近端肾小管功能障碍的实验室检查结果异常，并存在中枢性肌张力减退和深腱反射丧失及智力发育迟缓，可在临床上诊断本病。发现患者OCRL1基因的致病性突变有助于从分子遗传学水平进行诊断。

【鉴别诊断】

对于眼科医生来说，Lowe综合征在临床上主要应该与其他类型双眼发病的先天性白内障和先天性青光眼患者鉴别。

Lowe综合征患者的白内障具有一定的特点：双眼发病，出生时即存在，晶体混浊主要位于中央核部，呈盘状。但这些特点并不足以区分开本病和其他类型的先天性白内障。本病50%以上的患者也出现双眼青光眼，大部分为双眼，少数为单眼，多于出生后1年内发生，单从眼部表现看同样很难与先天性青光眼区分。有些患儿因双眼先天性青光眼导致角膜水肿从而使大夫不易发现其同时存在白内障。因此，临床上无论以双眼先天性白内障还是双眼或单眼先天性青光眼就诊的患儿均应警惕本病，后者需注意其是否伴发白内障，如果确认患儿存在双眼先天性白内障，需要关注其一般发育，尤其是运动发育是否明显落后、肌张力是否降低、是否存在方颅等缺钙的表现、尿常规检查是否有异常等。对于可疑患者应推荐到儿科会诊以便明确诊断。

【治疗】

1. 全身病的治疗

Lowe综合征患儿应该请儿科医生会诊，必要时矫正因近端肾小管功能障碍所致的电解质紊乱，以及由于肌张力低下所致的进食困难等异常。同时酌情治疗发育迟缓、控制癫痫及情绪异常、治疗口腔科疾病等。如患者需行眼科手术治疗，应在围手术期请儿科医生会诊，以减少并及时处理全麻相关并发症[5]。

本病患者需终身随访。患者需每年评估肾功能、发育状况及骨骼系统的异常；需每半年做一次口腔科检查。

2. 白内障的治疗

Lowe综合征患者常需要早期行双眼白内障手术，治疗策略与先天性白内障基本一致。可选择截囊吸除术联合中央后囊撕除及前部玻璃体切除，术后推荐佩戴框架镜并进行弱视训练，以便尽可能提高视力。不推荐同期植入人工晶状体，有增加青光眼发生的风险。佩戴角膜接触镜存在护理困难、增加角膜瘢痕瘤的风险等，不推荐使用。白内障术后有增加青光眼发生的风险，因此，患儿术后应该定期观察眼压以便及时处理[5, 7-8]。

3. 青光眼

青光眼治疗方式选择与原发性先天性青光眼基本一致，一经确诊需要尽早手术，首选小梁切开术或房角切开术等房角类手术，上述手术失败者可行联合抗代谢药使用的小梁切除术或引流装置植入术。局部降眼压药物可以作为术前维持治疗及术后补充治疗[5, 7-8]。白内障术后的青光眼患者，上述房角类的手术效果欠佳，可考虑滤过性手术。

即使初次就诊未发现眼压异常，本病患者也应该半年监测一次眼压。

4. 角膜瘢痕瘤

角结膜瘢痕瘤术后复发率高，局部药物治疗效果不佳，因此在未对视力造成明显影响时，不提倡手术或药物治疗，以观察为主。严重影响视力的情况下可予手术治疗，可行穿透性角膜移植术，但术后仍可能复发或发生角膜植片穿孔，穿孔的主要原因是角膜上皮修复能力不足，使植床和植片缝合口愈合不良；部分患者因自发性角膜穿孔或继发青光眼发展成牛眼而最终眼球摘除。穿透性角膜移植或板层角膜移植术联合羊膜覆盖术后可能减少复发率[7]。

【遗传咨询】

本病的遗传方式为X连锁隐性遗传，患者因身体原因很难孕育下一代，遗传风险不大，但患儿母亲和姐妹可能处于育龄期，很可能为携带者，有再次孕育出男性患者的风险。所以，一旦患儿临床上确诊或怀疑本病，可向患儿家长解释他们面临的问题，可以对患者及其母亲进行基因检查。一旦患儿母亲明确为携带者，患儿的姐妹及患者母亲的姐妹也应行基因检查。没有条件行基因检测时，可以对患儿的母亲及姐妹进行散瞳检查，若发现存在晶状体皮质的多发点片状混浊，应高度怀疑为携带者。女性携带者的每一位后代有25%的风险为男性患者，25%的风险为女性携带者，25%的可能为正常女性和25%的可能为正常男性（后两者指基于此基因而言的正常）。携带者如果准备妊娠，在孕早期可以做产前基因检查，以减少后代的患病风险。患者母亲即使未检测到异常，由于可能存在生殖系嵌合体，下一代男性患病风险也比常人高，同样可建议其在再次妊娠的孕早期做产前基因检查[5]。

【病例摘要】

患儿，男，7个月，畏光流泪不追视4个月余。查体：患儿易哭闹，方颅，蛋白尿（++），肌张力低，隐睾；视力检查不合作。眼压：右35 mmHg，左37 mmHg。双角膜雾状混浊扩大，Haab纹（+），眼轴长，隐见瞳孔区双白色反光，临床诊断为Lowe综合征，基因检查结果明确为Lowe综合征。病例详细资料见二维码数字资源4-4。

数字资源4-4

【参考文献】

[1] Bökenkamp A, Ludwig M. The oculocerebrorenal syndrome of Lowe: an update. Pediatr Nephrol, 2016, 31 (12): 2201-2212.

[2] Cau M, Addis M, Congiu R, et al. A locus for familial skewed X chromosome inactivation maps to chromosome Xq25 in a family with a female manifesting Lowe syndrome. J Hum Genet, 2006, 51 (11): 1030-1036.

[3] Lowe CU, Terrey M, Maclachlan EA. Organic-aciduria, decreased renal ammonia production, hydrophthalmos, and mental retardation; a clinical entity. AMA Am J Dis Child, 1952, 83 (2): 164-184.

[4] Song E, Luo N, Alvarado JA, et al. Ocular Pathology of Oculocerebrorenal Syndrome of Lowe: Novel Mutations and Genotype-Phenotype Analysis. Sci Rep, 2017, 7 (1): 1442.

[5] Lewis RA, Nussbaum RL, Brewer ED. Lowe Syndrome. 2001 Jul 24 [Updated 2019 Apr 18]. In: Adam MP, Ardinger HH, Pagon RA, et al., editors. GeneReviews? [Internet]. Seattle (WA): University of Washington, Seattle; 1993-2020. Seattle (WA).

[6] Recker F, Reutter H, Ludwig M. Lowe syndrome/Dent-2 disease: A comprehensive review of known and novel aspects. J Pediatr Genet, 2013, 2 (2): 53-68.

[7] Ma X, Ning K, Jabbehdari S, et al. Oculocerebrorenal syndrome of Lowe: Survey of ophthalmic presentations and management. Eur J Ophthalmol, 2020, 30 (5): 966-973.

[8] Walton DS, Katsavounidou G, Lowe CU. Glaucoma with the oculocerebrorenal syndrome of Lowe. J Glaucoma, 2005, 14 (3): 181-185.

[9] Röschinger W, Muntau AC, Rudolph G, et al. Carrier assessment in families with lowe oculocerebrorenal syndrome: novel mutations in the OCRL1 gene and correlation of direct DNA diagnosis with ocular examination. Mol Genet Metab, 2000, 69 (3): 213-222.

[10] Cibis GW, Waeltermann JM, Whitcraft CT, et al. Lenticular opacities in carriers of Lowe's syndrome. Ophthalmology, 1986, 93 (8): 1041-1045.

[11] Allmendinger AM, Desai NS, Burke AT, et al. Neuroimaging and renal ultrasound manifestations of Oculocerebrorenal syndrome of Lowe. J Radiol Case Rep, 2014, 8 (10): 1-7.

（李 梅）

第五节　先天性葡萄膜外翻

【概述】

葡萄膜外翻（ectropion uvea，EU）是指虹膜前表面存在虹膜色素上皮的一类疾病。EU 多为获得性疾病，而先天性葡萄膜外翻罕见。先天性葡萄膜外翻（congenital ectropion uvea，CEU）是一种非进行性疾病，可孤立发生，也可与全身性疾病（如神经纤维瘤病）相伴发生。关于 CEU 发病率的流行病学数据相当有限。Wicherkiewicz[1] 和 Spiro[2] 分别于 1891 年和 1896 年对 CEU 进行了准确描述。虽然已有双眼发病的报道，但该疾病通常以单眼多见。

CEU 的特征为虹膜前表面出现环绕瞳孔的虹膜色素上皮增生，而虹膜括约肌和基质不受累，组织病理学检查未见外翻[3]。目前考虑增生是由原始内皮细胞（前房内一种未完全消失的胚胎残留物[4]）诱导产生的，而发生该异常的原因可能是孕晚期神经嵴组织发育停滞，但迁移停滞的触发因素尚未确定。此外，这还将导致虹膜根部附着点前移和房角发育不全。部分作者推测，这可能与原发性血管损伤造成的神经嵴细胞迁移缺陷有关。Harasymowycz PJ 等报道了一例 CEU，组织病理学检查发现其虹膜基质前层存在纤维血管膜[5]。由此提出假设：神经嵴迁移缺陷可能是血管损伤所致。CEU 没有特定的遗传倾向，大多数情况下与全身性疾病无关。但也有报道称，CEU 与几种全身性疾病有关（包括神经纤维瘤病、面部偏侧萎缩、Axenfeld-Rieger 综合征和 Prader-Willi 综合征），其中最常与神经纤维瘤病 1 型（NF-1）相关[6]。

【临床表现】

应仔细询问病史，确定有无相关的全身性综合征（如 NF-1）。瞳孔不等大通常发生在婴儿期或幼儿期，通过仔细观察旧照片，可以明确患者是否长期存在瞳孔不对称。由于青光眼发病较晚，通常不会出现先天性青光眼中常见的泪溢、畏光和眼睑痉挛这一经典三联征。部分患者可能会出现继发性青光眼或眼内压升高的晚期症状，例如头痛、视物模糊或眼痛。

典型的临床表现：虹膜表面如玻璃样光滑且无隐窝、虹膜基质萎缩、瞳孔周围虹膜前表面色素上皮增生以及青光眼。瞳孔通常呈圆形，对光反射存在，但可能因虹膜色素上皮的出现而导致大体外观不一致。患眼可有轻至中度上睑下垂而提上睑肌功能良好，可能与米勒氏肌来源于神经嵴细胞有关。

青光眼是 CEU 的常见并发症。一份报告显示，8 例 CEU 病例中有 7 例发生了青光眼[6]。而另一份报告指出，10 例 CEU 患者中有 9 例存在青光眼，而第 10 例患者预计终将出现青光眼[3]。青光眼最常发生于儿童或青少年早期，但患者确诊时的年龄从 7 个月至 42 岁不等。青光眼发病时间和严重程度的差异或许可通过虹膜迁移停滞和继发小梁网畸形的程度不一加以解释。内皮残留量也存在差异，但似乎与青光眼的严重程度无关[4]。在 CEU 患眼中，前房角镜检查可见虹膜根部附着点前移，有时几乎延伸至 Schwalbe 线[3,6]。虹膜根部附着点后移失败可导致房角发育不全以及小梁网和 Schlemm 管形成不完全[4]。此种发育不全是 CEU 患者发生青光眼的主要机制。

已知青光眼是 NF-1 相关眼部并发症之一[6-8]。与 NF-1 相关的葡萄膜外翻被认为是虹膜内皮化的继发反应，其产生的牵拉力可引起葡萄膜外翻。上述变化以及周边虹膜前粘连可引发青光眼。NF-1（尤其是眼睑神经纤维瘤）累及眼眶会增加青光眼的发生率。在一个由 56 例 NF-1 患者组成的队列中，13 例患者并发青光眼，其中 8 例存在葡萄膜外翻。在 43 例无青光眼的患者中，仅 4 例存在葡萄膜外翻，且这 4 例患者均可见部分房角关闭[8]。遗憾的是，并发青光眼的 NF-1 患者视力预后较差。

本病患者眼部检查可见以下表现。

（1）裂隙灯检查：可见眼前节的特征性异常。

（2）前房角镜检查：最常见虹膜根部附着点前移，几乎可延伸至 Schwalbe 线（虹膜周边前粘连不应延伸至 Schwalbe 线上方）[9]。

（3）眼压（IOP）测量：发生青光眼的患者可有眼压升高。当婴儿以仰卧位睡眠或哺乳时，可使用 Perkins 压平式眼压计或 TonoPen 眼压计准确测量 IOP。Icare 回弹式眼压计也可用于测量婴儿的 IOP。对于无法准确获得 IOP 结果的儿童，可考虑在镇静下进行检查。对于配合度较高的年长患者，可以使用标准 Goldmann 压平式眼压计测量 IOP。

（4）其他检查：眼底照片仔细检查视乳头可识别青光眼视神经凹陷或盘沿变薄。视盘的光学相干断层扫描可用于评估视网膜神经纤维层厚度，而 Humphrey 视野检查可评价特征性视野缺损。

【诊断】

CEU 的诊断主要基于临床所见，如出生时即存在的葡萄膜外翻和房角发育不全，且葡萄膜外翻并无其他已知的基础病因。诊断主要依靠裂隙灯生物显微镜、前房角镜检查和 IOP 测定。与先天性青光眼相似，诊断方法取决于患者的年龄和配合能力。CEU 儿童均应行青光眼相关检查，以确认是否存在青光眼。

【鉴别诊断】

CEU 伴青光眼的鉴别诊断包括 Axenfeld-Rieger 综合征、虹膜角膜内皮综合征和原发性先天性青光眼。

1. Axenfeld-Rieger 综合征（ARS）

ARS 与神经嵴组织发育停滞有关。可出现虹膜根部附着高位、房角发育不全、葡萄膜外翻和青光眼。葡萄膜外翻可能在 ARS 后期开始显现，且往往为进行性。此外，ARS 还可伴有其他体征，例如角膜后胚胎环、虹膜萎缩、瞳孔异位或多瞳症。可能会观察到面部异常，例如上颌骨发育不全和牙齿缺损。ARS 多为常染色体显性遗传病，且为双侧发病。在 50% 的 ARS 患者中可观察到青光眼[10]。

2. 虹膜角膜内皮综合征（iridocorneal endothelial syndrome，ICE）

通常为单侧发病，属于获得性疾病（血清学分析表明，其与单纯疱疹病毒或 EB 病毒感染相关）。尽管 ICE 综合征多发于中年女性，但已有儿童发病的报道。在 ICE 综合征中，发生改变的角膜内皮细胞覆盖虹膜和小梁网，最终形成一层细胞被膜。该被膜收缩可导致虹膜周边前粘连（PAS）和继发性青光眼[11]。ICE 的特征性表现为 PAS 越过 Schwalbe 线；尽管 CEU 中也常见虹膜根部附着高位，但不会越过 Schwalbe 线。

3. 原发性先天性青光眼（primary congenital glaucoma，PCG）

与 CEU 相似，PCG 患者也表现为 IOP 升高，检查时可见杯盘比增大。与 CEU 不同的是，PCG 多为双侧发病（可能不对称），通常在出生后不久即出现溢泪、畏光和眼睑痉挛这一经典三联征，一般不出现虹膜色素层外翻。PCG 中常见，但 CEU 中不常见的表现还包括角膜水肿和牛眼。

【治疗】

CEU 患者的治疗重点是继发性青光眼，即 CEU 的常见并发症，且通常需要手术治疗。在制订出更明确的治疗方案之前，可以先接受药物治疗。患者视功能的预后取决于青光眼的诊断和治疗是否及时。

1. 药物治疗

适用于儿童的局部降眼压药物包括 β 受体阻滞剂、碳酸酐酶抑制剂（CAI）和前列腺素类似物。α2 激动剂（溴莫尼定）对呼吸和中枢神经系统具有抑制作用，故禁用于 2 岁以下儿童，在大约 8 岁之前应避免使用此类药物。阿可乐定可用于短期降低 IOP，但在幼儿中观察到快速抗药反应和过敏的发生率较高。阿可乐定还可引发婴幼儿嗜睡和呼吸抑制，但可能性相对较小。

2. 手术

与 PCG 的情况相似，患有 CEU 的儿童大多需要通过手术治疗青光眼[11]。但由于 CEU 患者存在重度房角发育不全，故手术选择与 PCG 患者不同。前房角切开术治疗 CEU 的成功率远低于其治疗 PCG 时的成功率。在大多数情况下，青光眼滤过手术联合或不联合抗代谢药物是控制 IOP 的首选治疗方法[11-12]。由于 CEU 非常罕见，故尚未获得青光眼治疗成功率的相关随访数据。预计该结果与其他儿童继发性青光眼的结果相似。在此类病例中，单纯小梁切除术在长期随访中的成功率为 30%～35%。使用辅助药物丝裂霉素 C（MMC）时，手术成功率增加至 52%～95%，2 年时成功率为 60%。使用青光眼引流装置的治疗成功率与小梁切除术联合 MMC 的成功率相似：成功率为 44%～95%，2 年时成功率为 60%～65%[11]。通常术后需要辅助药物治疗，方可持续控制 IOP。此外，还需注意可能发生需要手术干预的并发症，包括引流管与角膜接触、引流植入物暴露、引流管堵塞或脱位等。难治性病例可能需要行睫状体破坏性手术，但此类手术的成功率有限，且并发症的发生率较高[11]。

（董栩然　张　纯）

【参考文献】

[1] Wicherkiewicz B. Contribution to the knowledge of the Ectropion Uveae congenitum. Graefe's Arhiv for Ophthalmology, 1891, 37: 204-207.

[2] Spiro G. Ein Fall von Ectropion uveae congenitum. Centralbl Prakt Augenheilkd, 1896, 20: 310-311

[3] Dowling JL Jr, Albert DM, Nelson LB, et al. Primary glaucoma associated with iridotrabecular dysgenesis and ectropion uveae. Ophthalmology, 1985, 92（7）: 912-921.

[4] Wilson ME. Congenital iris ectropion and a new classification for anterior segment dysgenesis. J Pediatr Ophthalmol Strabismus, 1990, 27（1）: 48-55.

[5] Harasymowycz PJ, Papamatheakis DG, Eagle RC, et al. Congenital ectropion uveae and glaucoma. Arch Ophthalmol, 2006, 124（2）: 271-273.

[6] Ritch R, Forbes M, Hetherington J Jr, et al. Congenital ectropion uveae with glaucoma. Ophthalmology, 1984, 91（4）: 326-331.

[7] Edward DP, Morales J, Bouhenni RA, et al. Congenital ectropion uvea and mechanisms of glaucoma in neurofibromatosis type 1: new insights. Ophthalmology, 2012, 119（7）: 1485-1494.

[8] Morales J, Chaudhry IA, Bosley TM. Glaucoma and globe enlargement associated with neurofibromatosis type 1. Ophthalmology, 2009, 116（9）: 1725-1730.

[9] 张康玉, 唐炘, 李凯等. 先天性葡萄膜外翻与青光眼. 临床眼科杂志, 2022, 30（3）: 276-278.

[10] Beck AD. Diagnosis and management of pediatric glaucoma. Ophthalmol Clin North Am. 2001, 14（3）: 501-512.

[11] Wolter JR, Butler RG. Pigment spots of the iris and ectropion uveae with glauco ma in neurofibromatosis. Am J Ophthalmol, 1963, 56: 964-973.

[12] 蔡鸿英, 王思慧. 先天性葡萄膜外翻. 中华眼视光学与视觉科学杂志, 2010, 12（2）: 159-160.

第六节　太田痣

【概述】

太田痣又称眼皮肤黑色素细胞增多症、眼上腭部褐青色痣，是日本学者太田于1938年首次描述的一种累及巩膜和同侧面部沿三叉神经眼支、上颌支走行部位的灰蓝色斑片损害。太田痣多见于黄种人和黑种人，而白种人中少见。在日本，发病率据报道为0.89%，而国内的调查则显示为0.16%，低于日本的水平[1]。太田痣多发于女性，男女之比约为1:4。起病年龄自出生至80岁不等，而约55%的患者于出生后2年内发病，其余大部分于2～10岁时发病，青春期后发病者少[2-4]。据一项调查显示：出生即发病者占23.3%，0～1岁发病者占25%，1～10岁发病者占10.8%，11～20岁发病者占36.2%，21～26岁发病者占4.6%。可见太田痣的发病高峰有2个：婴儿期和青春期，其中1岁以内发病占48%，这可能和垂体激素水平的波动有关[5]。

【临床表现】

太田痣皮损为淡青色、灰蓝色、褐青色至蓝黑色或褐黄色的斑片或斑点，斑片中央色深，边缘渐变淡，界限不清楚。一般呈褐色斑状或呈网状，而蓝色较为弥漫。偶尔色素斑的某些区域可隆起甚至发生粟粒到绿豆大小的小结节。斑点呈群集状分布，疏密不一，或中央为斑片，边缘为斑点。皮损的颜色因日晒、劳累、月经期、妊娠而加重。有的青春期变深扩大。本病最常见的受累部位为眶周、颞、前额、颧部和鼻翼，即相当于三叉神经第一、二支分布的区域；单侧分布，偶为双侧性（10%左右），最常见于眶周、颞部、鼻部、前额和颧骨。约2/3的患者同侧巩膜出现蓝染，结膜、角膜、虹膜、眼底、视神经乳头、视神经、眼球后脂肪及眶周骨膜也可累及。色斑颜色还常随年龄的增长而加深，在斑中偶有结节表现。少数患者可伴发伊藤痣、持久性蒙古斑或鲜红斑痣[6]。太田痣极少恶变。

Tanino 提出如下分型：

1. 轻型

（1）眼眶型：淡褐色斑，仅限于上下眼睑。

（2）轻颧骨型：淡褐色斑，仅限于颧骨部。

2. 中型

深蓝色至紫褐色，分布于眼睑、颧骨及鼻根部。

3. 重型

深蓝色至褐色，分布于三叉神经的第一、二支支配区。

4. 双侧型

约占5%。

此外，日本的谷野还提出如下分类[8]：轻型（又分眼窝型、颧骨型、前额型、鼻翼型）；中等型；重型。

两侧性分布的分为：对称型（又分中央型、边缘型）、非对称型。

根据颜色分为：褐色型、青色型。

根据组织学特点分为：浅在型（色素细胞位于真皮浅层，临床多呈褐色）、深在型（色素细胞位于真皮深层，多呈青紫色）、弥漫型（色素细胞位于真皮全层，多呈紫青色）[9]。

根据年龄分为：早发型（出生后数年内）、迟发型（青春期以后）。

太田痣可合并持久性蒙古斑，并发伊藤痣、蓝痣和血管瘤，亦有报道前房角因色素增生受阻而导致青光眼，合并神经耳聋、眼球后退综合征，同侧先天性白内障和上肢萎缩[8-12]。太田痣终身不消退，无自觉症状。恶变的机会极少，文献上曾报道本病合并有虹膜、脉络膜恶性黑素瘤、恶性蓝痣[13-14]。

伊藤痣属太田痣的范畴，除分布部位不同外，两者的临床表现及病理变化完全相同，主要分布于一侧的肩、颈、锁骨上区等后锁骨上及臂外侧神经所支配的区域，有些病例可伴发同侧或双侧太田痣。

眼压升高是太田痣最常见的严重并发症。可能机制为太田痣引起色素在房角的大量沉积，导致房水排出受阻从而引起眼压升高。在泰国一项研究中，对194例本病患者眼部检查时发现，其中20例眼压升高，占总数的10.3%，包括3例合并先天性青光眼，3例合并闭角型青光眼，其他14例合并开角型青光眼或高眼压症[15]。在我国也有报道太田痣合并继发性青光眼的病例[16-17]。本病另一严重并发症是恶变，大多源于脉络膜，白种人多见。Sharan等[18]报道了一例双眼太田痣合并脉络膜黑色素瘤。国内也有太田痣合并眼眶恶性黑色素瘤的报道[14]。

【诊断】

根据色素斑的发生部位及颜色即可诊断。

【治疗】

由于太田痣发生于颜面部，常给患者造成较大心理障碍，因而太田痣的治疗对患者而言无疑是非常重要的，然而由于太田痣的病变位于真皮，又给治疗带来了相当大的难度，在新型脉冲激光问世以前，人们尝试过各种治疗方法，主要包括：化学药物剥脱术、冷冻疗法、磨削术、外科手术、二氧化碳激光、氩离子激光等。这些手段虽可使色素部分消退，但难以达到100%消退，同时往往有治疗后色素异常改变及瘢痕形成等副作用，所以总体疗效难以令人满意，太田痣的确迫切需要一种新型治疗手段来达到既彻底消除真皮黑素细胞，而又不累及周围正常组织，即无创伤性治疗的目的。

冷冻治疗太田痣：治疗缺乏选择性，是从皮肤表面一层一层地由表及里地冻伤组织，由于太田痣病损部位深，所以冷冻治疗极易留下瘢痕。事实上冷冻治疗太田痣深度是不够的，难以达到理想的疗效，事实上绝大部分太田痣患者冷冻治疗无效[19]。

普通激光治疗太田痣：利用激光进行太田痣的治疗可以达到理想的效果，一般需要3～7次治疗，即可达到接近完全消退。治疗间隔为3个月左右，每次治疗可在数分钟至数十分钟内完成，患者可感觉到皮肤受脉冲光束的拍击，术后疼痛多迅速消失。太田痣治疗的次数与病灶特点的关系最密切。

太田痣在激光治疗后罕见增生瘢痕、皮肤质地改变及持久的色素改变等，因此明显优于其他治疗太田痣的手段。选择性光热作用激光治疗是目前太田痣的首选方法。同样这种激光治疗也缺乏选择性，也是将皮肤由表及里一层一层地烧灼掉，因此治疗后一定会留下瘢痕。

治疗太田痣一般是采用将太田痣病损区皮肤磨去，或将太田痣病损区皮肤切除，最后植皮。这种治疗方法无疑会留下明显的瘢痕，所植皮肤会非常不自然，即使最成功的手术，治疗的结果仍难以让患者满意。

以上的这些治疗方法治疗太田痣或疗效差，或会留下明显的瘢痕，所以目前有条件的医院已不再使用这些传统方法进行太田痣的治疗。

1990年调Q开关激光的诞生使太田痣的治疗获得了革命性的变化，这种方法治疗选择性强，能做到既能消除太田痣，又能不留瘢痕[20-21]。

1. 激光治疗太田痣

（1）技术原理：激光治疗太田痣是根据激光的选择性光热效应理论（即不同波长的激光可选择性

地作用于不同颜色的皮肤），其瞬间产生的高强度的辐射能量，集中作用于太田痣色素组织颗粒上，将其直接气化、击碎，再通过淋巴组织排出体外，达到消除或减淡太田痣的效果。

（2）禁忌人群：①绝对禁忌证：对于孕妇、对光敏感者及近期用过光敏感药物（维A酸类、四环素等）、高血压、糖尿病、长期服用某些精神类药物者、服用消炎药、降压药者、2周内有日光暴晒者以及面部有炎症者，应禁忌治疗。②相对禁忌证：曾行化学剥脱、物理磨削、其他换肤术及皮肤放疗、吸烟、糖尿病、增生性瘢痕史、色素异常、不稳定个性等。

（3）技术方法：治疗前先清洁面部，疼痛敏感者可于术前1h外涂表面麻醉膏，麻醉满意后使用激光对准太田痣处依次进行照射。

目前用于太田痣治疗的激光主要有3种：调Q紫翠玉激光、调Q红宝石激光、调Q Nd：YAG激光，均有理想疗效[22]。

自激光器产生以来，激光在医疗领域有着广泛的应用。近些年来激光在医疗美容方面应用发展很快，其疗效也比皮肤磨削术、冷冻、化学剥脱效果好。特别是其准确度高，对病变周围组织损伤小的优点，能够有效地对太田痣达到治疗的效果。新型激光选择激光波长为黑素颗粒的吸收高峰，又采用调Q开关技术获得极大的瞬间能量，作用于黑素细胞中的黑素小体，黑素小体在吸收大量能量后发生爆破，导致黑素细胞破碎坏死，随后被周围的细胞吞噬，顺淋巴回流，经过肾等排出体外。因为作用的激光波长特异，仅能被黑素细胞中的黑素小体吸收，周围正常组织缺乏黑素小体，或很少，在极短的脉宽激光作用下几乎对正常组织无损伤。

目前常用的激光器主要有波长755 nm的翠绿宝石激光、1064 nm的Nd：YAG激光、694 nm的红宝石激光等。这类激光均采用调Q技术，脉宽在100 ns以内[23]。能量密度根据各个激光器不同有所区别，一般要求在治疗即刻，皮损部位呈现灰白色为宜，以后逐渐呈暗红色瘀斑。1064 nm激光治疗后皮损局部可有出血点，约1周左右皮损结痂脱落。

（4）风险和并发症：①局部肿胀：所有激光治疗后均有轻、中度局部肿胀，术后2~3天最重，5~7天逐渐消退。②色素沉着：大部分都在治疗后初为色素减退，但不久可出现色素沉着，一般不需要治疗，在2~4个月内色素沉着可自行消退。③瘙痒：少见，可能意味着伤口的愈合，也要警惕感染的可能。④感染：伤口创面如因挠抓破溃或沾水污染等可出现红斑渗液，一旦发生感染，要尽快就医，以促进伤口尽快愈合，但愈合后可能留有表浅瘢痕。⑤瘢痕形成：激光由于准确性高，治疗的大小及深度都能严格控制，术后一般不会留瘢痕，但少数可形成遗留凹陷性瘢痕，或刺激形成增生性瘢痕。形成瘢痕后应尽快就医治疗，以减轻瘢痕程度。

（5）疗程和恢复时间：1次治疗约1周后皮损结痂脱落。对于较深的色素沉着，为了达到最佳的治疗效果，激光通常需要按疗程治疗，通常是3~5次，由于每次治疗后，皮肤都需要新陈代谢过程，因此，医生建议治疗的间隔时间为8~16周。

（6）注意事项：①治疗前清洁面部，不能残留化妆品。②治疗后，痂皮脱落以前治疗区域不接触水，不搓擦，忌辣、烟和酒，近段时间禁食颜色深的食物如咖啡、可乐等，要让痂皮自行脱落，不得强行剥落。③痂皮脱落以前不参加激烈运动，以免出汗后引起感染。④术后注意防晒，避免阳光直射，外出戴太阳帽，打太阳伞，外用防晒产品。要选用安全性高且防晒效果佳的产品，如UVB防晒指数（SPF）>30，UVA防晒系数（PFA）>++及R指数较大的物理防晒剂。

2. 光子治疗太田痣[12]

（1）技术原理：光子又称强脉冲光，英文缩写IPL，是一种宽谱可见光。光子治疗太田痣是通过光子释放一个波段的光能量到达黑色素细胞时，黑色素细胞吸收光能继而转变成热能，后者使黑色素细胞温度升高，当升到足够高时，这些细胞就被破坏，引起病变崩解，而对周围组织几乎没有非特异损伤，起到治疗太田痣的效果。但对于重度的太田痣治疗效果不佳。

（2）禁忌人群：①近期接受过阳光暴晒及将要接受阳光暴晒的人群。②光敏性皮肤及正使用光敏性药物的人群。③近期口服异维A酸者。④妊娠期妇女。⑤糖尿病患者。⑥具有瘢痕疙瘩史者。⑦怀疑有皮肤癌的患者。⑧存有不现实期望者。

（3）技术方法：①受术者洁面后平卧。②戴眼罩保护眼睛。③治疗部位涂冷凝胶。④在耳垂下方施行测试光斑。观察测试反应，选择合适治疗参数，依次在太田痣部位施行治疗。随时局部冷敷，依反应情况，可做重复治疗。

（4）并发症：术后可能出现轻微的热灼感，可能持续 0.5～2 h；轻微的发红，可能持续 4～12 h；术后可能出现暂时的斑点轻微变深现象，一般 1 周内可逐渐脱落。当术前使用过光敏性药物时，可能会出现显著性的水肿。色素减退或色素脱失可能出现在肤色较黑或受日光暴晒的人中。

（5）注意事项：①治疗前清洁面部，不能残留化妆品。②术后几天内应避免用热水清洗，而应使用冷水清洁皮肤，注意清洁防护。③术后注意防晒：避免阳光直射，外出戴太阳帽，打太阳伞，用防晒产品。

3. 并发症的治疗

关于太田痣并发高眼压的治疗，由于整体上病例不多，尚没有总结出有别于原发性青光眼的治疗方案，其治疗原则参考原发性青光眼。若应用降眼压药物可将眼压降至正常，且视神经和视野无明显变化，可考虑长期随访。若药物无法将眼压控制在目标眼压范围，视神经和视野改变进行性加重，则考虑手术治疗。另外，在长期随访中还应密切注意太田痣患者的眼部组织形态学变化，争取早期发现和治疗可能并发的眼部恶性黑色素瘤。

（田　甜）

【参考文献】

[1] 匡瑞霞，张瑛，盖君，等. 太田痣一家 10 例. 中华皮肤科杂志，1997，30（6）：423.

[2] 李秉煦，龚士伟. 颧部褐青色痣患病率调查. 中华皮肤科杂志，1999，32（6）：404.

[3] Balmaceda CM, Fetell MR, O'Brien JL, et al. Nevus of Ota and leptomeningeal melanocytic lesions. Neurology, 1993, 43（2）：381-386.

[4] Trese MT, Pettit TH, Foos RY, et al. Familial Nevus of Ota. Ann Ophthalmol, 1981, 13（7）：855-857.

[5] 汪治中，卫连坤，牟贤龙. 太田痣发病时间分析. 中华医学美容杂志，1998，3：43-44.

[6] 余文林，曾东，苑凯华，等. 太田痣并发伊藤痣和鲜红斑痣. 临床皮肤科杂志，2008，37（2）：103-104.

[7] 王宏伟，王家璧，左亚刚，等. 太田痣患者真皮黑素细胞免疫组化研究. 中国麻风皮肤病杂志，2004，20（3）：217-219.

[8] 韦萍. Van der Hoeve 综合征合并太田痣一例. 中华眼科杂志，2007，43（5）：458-459.

[9] Haw JA，王薇. 太田（Ota）痣伴发青光眼. 美国医学会眼科杂志（中文版），1996，8（1）：37-38.

[10] Alvarez-Cuesta CC, Raya-Aguado C, Vázquez-López F, et al. Nevus of Ota associated with ipsilateral deafness. J Am Acad Dermatol, 2002, 47（5 Suppl）：S257-S259.

[11] Gewirtzman GB, Rasmussen JE. Nevus of Ota with ipsilateral congenital cataract. Arch Dermatol, 1976, 112（9）：1284-1285.

[12] 朱铁军，赵广，张书元，等. 色素性皮肤病. 北京：北京医科大学 中国协和医科大学联合出版社，2006.

[13] 何麟，钱江，马波，等. 太田痣合并脉络膜黑色素瘤. 中国眼耳鼻喉科杂志，2008，8（6）：379-381.

[14] 徐智勇，赵敏. 眼颧部褐蓝痣合并眼眶恶性黑色素瘤一例. 中华眼科杂志，2002，038（10）：640.

[15] Reed JE, Thomas JV, Lytle RA, et al. Malignant glaucoma induced by an intraocular lens. Ophthalmic Surg, 1990, 21（3）：177-80

[16] 刘科琳，邹莹，王君，等. 太田痣并发青光眼睫状体炎综合征 1 例报告及文献复习. 吉林大学学报：医学版，2020，46（5）：6.

[17] 陈祝青，梁都雅. 太田痣综合征并发开角型青光眼一例报告. 广州医学院学报，1996，（1）：80.

[18] Sharan S, Grigg JR, Billson FA. Bilateral nervs of Ota with choroidal melanoma and diffuse retinal pigmentation in a dark person. Br J Ophthalmol, 2005, 89（11）：1529.

[19] 付小卒. 太田痣的治疗. 国际皮肤性病学杂志，1992，18（4）：209-211.

[20] 卢忠，陈军庞，王侠生. 调 QAlexandrite 激光对太田痣黑素细胞作用机制的研究. 中华皮肤科杂志，1999，32（3）：163.

[21] Lowe NJ, Wieder JM, Sawcer D, et al. Nevus of Ota: treatment with high energy fluences of the Q-switched ruby laser. J Am Acad Dermatol, 1993, 29（6）：997-1001.

[22] 卢忠，方丽华，焦圣，等. 调 Q Alexandrite 激光治疗太田痣对正常表皮黑素细胞作用的研究. 中华医学美学美容杂志，2001，7（3）：130-132.

[23] 曾维惠，王永贤. Q 开关 Nd：YAG 激光治疗太田痣的疗效及影响因素分析. 中国美容医学，2003，12（5）：481-483.

第七节 真性小眼球

【概述】

真性小眼球（nanophthalmos）是一种罕见的眼部发育异常，最先在1964年由Elder命名，指胚胎7周至8个月期间胚裂闭合后眼球发育停止，导致眼球体积明显小于正常而不伴有其他眼部畸形[1]。发病率为（1～1.5）/10 000，多为双侧发病，临床特征为高度远视，小睑裂，小角膜，眼轴短，而晶状体多为正常厚度或球形，故晶状体/眼球体积比值偏高，眼前节拥挤，易发生葡萄膜渗漏、恶性青光眼、出血等严重并发症[2-3]。

真性小眼球可为常染色体显性或隐性遗传，根据家系报道表现出较强的家族遗传性，但也有散发病例报道，散发病例可能与环境或基因突变引起眼球发育停滞有关。目前发现了5个与真性小眼球相关的基因位点[4]。1998年Othman等[5]通过连锁分析首先在11号染色体上发现第一个与真性小眼球相关的基因位点NNO1，为D11S905及D11S987之间的片段缺失，但其具体作用机制尚未明确。NNO2与膜卷曲相关蛋白（MFRP）突变有关，大部分隐性遗传小眼球与该基因有关，MFRP在睫状体及视网膜色素上皮中均有表达，研究认为其可能在儿童期参与调控眼球大小及生长，但具体功能尚未被阐释[6-7]。NNO3位于2号染色体q11～q14，部分显性遗传小眼球患者家系中发现该基因[8]。NNO4与TMEM98突变有关，THEM98是一种膜转运蛋白，其编码的蛋白在人体内普遍表达，包括睫状体、虹膜、巩膜及视网膜色素上皮，其特异作用通路目前还不明确，但推测可能导致真性小眼球患者巩膜病理性增厚，继发性青光眼发生[9-10]。MCOP6与PRSS56突变有关，PRSS56位于2号染色体，主要在胚胎组织、大脑及眼部表达，具体生理及病理作用机制还未确定[11-12]。另外，研究发现CRB1及BEST1（VMD2）可能也与真性小眼球相关，分别作用于光感受器及视网膜色素上皮[13-14]。

【临床表现】

真性小眼球患者自幼高度远视，戴镜矫正后视力提高有限，随着年龄增长，晶状体膨胀，眼前节拥挤加剧，逐渐出现继发性青光眼，另外可自发或在手术等诱因下发生葡萄膜渗漏及视网膜脱离等严重并发症，严重威胁视力。其主要临床表现如下。

1. 外观

真性小眼球患者睑裂狭小，眼窝深陷，多伴有角膜横径小，国内余敏斌等[15]报道9例共17只眼，角膜横径9.5～10.5 mm，平均9.94 mm。

2. 眼轴

真性小眼球患者眼球较正常人明显偏小，眼轴明显偏短，但目前国际尚无统一诊断标准。Elder等[1]将小眼球定义为眼球体积小于正常的2/3，眼轴16～18.5 mm，其他研究报道真性小眼球患者眼轴上限范围在18～20.5 mm[16-17]，也有学者认为较正常人群平均值少2个标准差为诊断标准（大约20 mm）[18]。

3. 裂隙灯检查所见

真性小眼球患者中央及周边前房普遍偏浅，而晶状体则为正常大小或球形，晶状体/眼球体积比值偏高，眼前节拥挤。眼底检查可见小视盘，视网膜皱褶，部分患者合并黄斑视盘发育不良、视盘玻璃疣等[19-21]。

4. 巩膜

超声检查提示真性小眼球患者巩膜壁明显增厚，是此类患者另一个特征性改变。Brockhurst等[22-23]研究发现，小眼球患者赤道附近巩膜厚度可达2 mm。病理检查可见巩膜胶原纤维肿胀，粗细不一，且不规则排列[24]；另外，有研究对小眼球患者巩膜标本进行组织学检查及培养，发现此类患者巩膜细胞纤维连接蛋白分泌明显高于正常眼，并认为纤维连接蛋白的增加与真性小眼球的发生可能有关[24-25]。

5. 屈光状态

由于此类患者眼轴极短，因而多伴有高度远视，据不同文献报道，屈光度高达+7D到+17D不等。余敏斌等[15]报道17只眼，眼轴14.33～19.33 mm，平均16.42 mm；屈光度+7.00D～+16.00D，平均+10.58D。

6. 继发青光眼

此类患者常常合并青光眼，主要为闭角型青光眼，发病年龄大多在40岁以后，早期表现为无痛性眼压增高，至房角大部分关闭后，出现眼痛、视力下降、视神经损伤等。继发青光眼具体机制为：晶状体/眼球体积较正常人群（4%）大，可达10%～30%，加之晶状体随年龄增长而增大，会导致瞳孔阻滞；巩膜组织异常可致穿行其中的涡静脉回流障碍，使睫状体脉络膜血液回流受阻，引起睫状体肥厚、脉络膜膨胀，从推顶虹膜及引起晶状体-虹膜膈前移，加重房角关闭；此外，自发或各种内眼手术诱发的葡萄膜渗漏，也可加剧房角关闭[3,26]。

7. 继发葡萄膜渗漏综合征

患者可出现葡萄膜渗漏综合征，部分自发，部分为内眼手术后出现，患者多无明显临床症状，眼底检查可见局限或弥漫性脉络膜隆起，浆液性视网膜脱离，不伴视网膜裂孔。关于葡萄膜渗漏综合征的发生机制，认为可能与巩膜增厚及巩膜组织结构异常有关，可导致涡静脉回流障碍及巩膜导水管导水能力降低，进而引起脉络膜内外及上腔液体潴留[21-22,27]。

【辅助检查】

临床考虑该病者，除外观睑裂狭小，裂隙灯下前房普遍偏浅，还需结合眼轴进一步明确诊断，另外可通过超声生物测量及光学相干断层成像（optical coherence tomography，OCT）等辅助评价前房角开放情况及晶状体厚度。

1. 眼轴及晶状体厚度、巩膜厚度测量

通过 A 型超声或光学生物测量，眼轴小于 20 mm，结合其他临床表现，可诊断真性小眼球；晶状体厚度及巩膜厚度测量，可通过前节 OCT 或超声测量，晶状体厚度基本同正常人群，为 4～5 mm，而巩膜及脉络膜视网膜厚度较正常人群明显偏厚（图 4-7-1）。

2. 屈光检查

验光提示多为高度远视，由于自幼视力差而形成弱视，矫正视力多欠佳。

3. 前房角检查

可通过前房角镜及超声生物显微镜评价房角开放状态：前房角镜下静态多为全周房角关闭，虹膜膨隆，晶体前移有时呈帐篷状遮挡房角结构，动态加压下，在未发生青光眼时期，房角尚开放，随着青光眼进展，房角逐渐缩短关闭、粘连，最后可全周关闭甚至粘连。超声生物显微镜可见前房中轴及周边均不同程度变浅，虹膜不同程度膨隆，睫状体肥厚、靠前，晶状体大小多正常或表现为球形，房角入口窄，随青光眼进展，房角出现不同程度关闭。发生恶性青光眼时，则表现为后房结构消失，睫状体与晶状体赤道部相贴，有时可见睫状突被牵拉向前。

4. 青光眼性视神经损害评价

继发闭角型青光眼后，OCT 测量视盘周围神经纤维层厚度可见部分象限或普遍变薄，视野检查对应出现楔形缺损、弓形暗点、环形暗点，甚至最终可表现为管状视野。

5. 其他

有研究发现真性小眼球患者视网膜电流图异常改变，主要表现为 b 波潜伏期延长及波幅减低[28]。

【诊断】

目前主要通过眼部特征及影像检查、生物学测量共同诊断。结合患者外观（睑裂狭小，眼窝

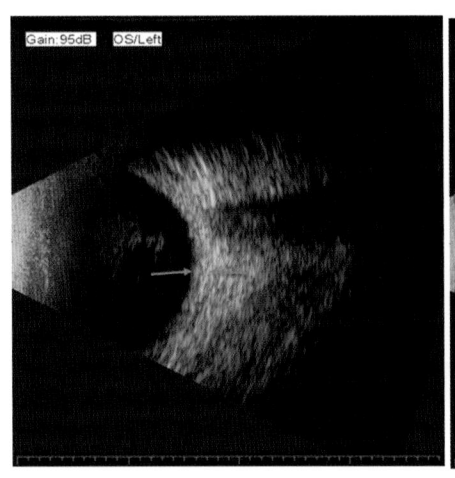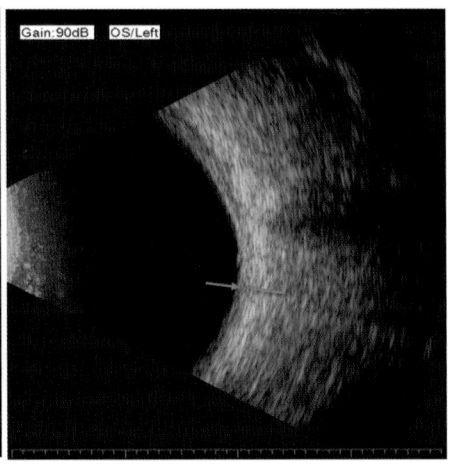

图 4-7-1 左图为真性小眼球患者超声图像，右图为原发性闭角型患者超声图像，可见真性小眼球患者眼轴短、视网膜脉络膜偏厚（蓝色箭头间）

深陷）、裂隙灯下前房普遍偏浅及眼轴短（小于20 mm），伴或不伴眼压升高，伴或不伴闭角型青光眼家族史，结合超声巩膜增厚，即可确定真性小眼球诊断。

【鉴别诊断】

需与其他类型闭角型青光眼鉴别。

1. 原发性慢性闭角型青光眼

同样表现为前房角逐渐缩短、关闭，眼压缓慢升高，合并远视性屈光不正，可伴有闭角型青光眼家族史，但此类患者多为正常眼球大小，眼轴偏短但多大于 20 mm，巩膜厚度正常，很少为高度远视，主要通过眼轴长度与真性小眼球患者区分。

2. 继发性闭角型青光眼

外伤或晶状体悬韧带松弛等造成前房急性或缓慢变浅，眼压升高，但此类患者眼球大小及眼轴多为正常，伴或不伴远视性屈光不正，很少为高度远视，通过眼轴长度及既往外伤史等可与真性小眼球区分。

【治疗】

主要为针对各种并发症的治疗。由于此类患者可因各种手术诱发甚至自发恶性青光眼、葡萄膜渗漏综合征甚至暴发性脉络膜出血等灾难性并发症，因而在选择手术治疗前需全面谨慎地评估。

1. 继发闭角型青光眼的治疗

真性小眼球继发青光眼的治疗一直是青光眼领域的难题，药物和激光治疗对早期病例有效，但对病变程度重的患者往往效果欠佳，而手术治疗时，患者围手术期出现各种并发症的风险很高，常需要采取一些措施预防[17, 26]。

青光眼早期在房角关闭范围小于180°时，与慢性闭角型青光眼治疗类似，可考虑激光周边虹膜切开术，由于激光引起的眼压波动小，对眼内扰动较小，操作相对安全，可通过激光改善前房拥挤状态，缓解瞳孔阻滞。若激光后眼压不能控制，还可以试行激光周边虹膜成形术，通过改变周边虹膜的形态加宽房角。若仍无法控制眼压，可考虑局部降眼压药物治疗，但需要注意的是，此类患者需谨慎使用缩瞳剂。缩瞳剂可以引起晶状体悬韧带的松弛、晶状体增厚并前移，加重瞳孔阻滞，出现反象效应[26]，而睫状肌的收缩致使睫状环进一步变小、睫状突前旋，加重睫状环阻滞及房角关闭。

当房角广泛粘连激光及药物等保守治疗不能控制眼压时，需考虑手术治疗。根据既往国内外文献报道，此类患者进行传统滤过性手术围术期易发生包括脉络膜渗漏及恶性青光眼等在内的严重并发症，可能导致视力丧失[17]，因而建议联合进行预防性板层巩膜切除和开窗手术以及预防性前部玻璃体切除并彻底沟通前房和玻璃体腔[29-30]。对于视功能损伤严重同时眼压难以控制的患者，亦可考虑睫状体破坏性手术，如睫状体光凝手术。但有文献回顾分析4例应用经巩膜睫状体光凝术治疗真性小眼球继发青光眼，无一例外均发生脉络膜脱离，虽然最终通过激素治疗得到改善，但提示睫状体光凝围术期亦需警惕脉络膜脱离的可能，必要时给予预防性激素治疗[31]。另外，研究发现，切口小的白内障超声乳化术亦可用于青光眼的预防或治疗，可联合滤过手术或房角分离术[32-33]。尽管联合手术可能避免并发症发生，但眼轴极短的情况下，手术风险仍较高。结合文献，建议当眼轴小于 16 mm 时，尽量考虑保守治疗[32]，确实需要手术治疗时，宜结合眼部其他表现，若存在巩膜厚或脉络膜明显增厚，可联合预防性手术以减少脉络膜渗漏及恶性青光眼的发生。

2. 继发葡萄膜渗漏综合征的治疗

葡萄膜渗漏综合征可自发出现及缓解，反复发作，药物治疗主要为全身糖皮质激素的应用，但效果欠佳。手术治疗包括涡静脉减压术、巩膜切除、巩膜切开等[23, 30]。早应期用涡静脉减压治疗葡萄膜渗漏，但这种手术本身难度较大，且治疗关键在于巩膜的全层切开。因而目前临床上多采用巩膜板层切除加部分巩膜开窗及巩膜下放液治疗葡萄膜渗漏，根据患者情况同时可考虑联合丝裂霉素等抗代谢药物应用[34-35]。此类患者手术风险较高，选择手术治疗前需谨慎评估并与患者进行充分沟通。

【病例摘要】

患者，女，60岁，因"体检发现左眼眼压升高，激光周边虹膜切开后眼压控制不佳"就诊。查体：双眼高度远视，眼压右眼 15 mmHg，左眼 36 mmHg；裂隙灯检查：双角膜横径 10 mm，双眼前房浅，双眼虹膜周切口可疑不通畅，双眼晶状体混浊。眼底：双眼视盘小，色红，C/D 0.3。眼轴：右眼 16.16 mm，左眼 15.79 mm。诊断为双眼真性小眼球，左眼继发性闭角型青光眼，双眼高度远视，双眼弱视。治疗：

首先给予双眼再次激光周边虹膜切除术,术后右眼眼压正常,左眼加用2种药物维持正常。随访观察中左眼前房进行性变浅,眼压逐渐失控,最终给予左眼白内障超声乳化加人工晶状体植入加房角分离加板层巩膜切除加部分巩膜开窗加前部玻璃体切除加周边虹膜切除及相应部位局部晶状体囊膜和悬韧带切除术。术后1周及2月眼压升高前房变浅,为晶状体囊膜孔被膜样物覆盖导致玻璃体腔与前房间的通道阻塞所致,给予YAG激光击开后即刻前房加深,后随访2年余,视力、眼压稳定[36]。病例详细资料见二维码数字资源4-7。

数字资源4-7

(李若诗 李 梅)

【参考文献】

[1] Duke Elder S. System of ophthalmology vol IIII: normal and abnormal development part 2 Congenital deformities. London: Henry Kimpton, 1964.

[2] 陶靖, 赵博文, 刘谦, 等. 真性小眼球解剖特征的超声影像学分析. 中华超声影像学杂志, 2009, 18(7): 611-614.

[3] 汤悠, 张美霞. 真性小眼球研究现状与进展. 中华眼底病杂志, 2020, 36(5): 400-403.

[4] Carricondo PC, Andrade T, Prasov L, et al. Nanophthalmos: A Review of the Clinical Spectrum and Genetics, J Ophthalmol, 2018, 2018: 2735465.

[5] Othman MI, Sullivan SA, Skuta GL, et al. Autosomal dominant nanophthalmos (NNO1) with high hyperopia and angle-closure glaucoma maps to chromosome 11. Am J Hum Genet, 1998, 63(5): 1411-1418.

[6] Sundin OH, Leppert GS, Silva ED, et al. Extreme hyperopia is the result of null mutations in MFRP, which encodes a Frizzled-related protein. Proc Natl Acad Sci U S A, 2005, 102(27): 9553-9558.

[7] Sundin OH, Dharmaraj S, Bhutto IA, et al. Developmental basis of nanophthalmos: MFRP Is required for both prenatal ocular growth and postnatal emmetropization. Ophthalmic Genet, 2008, 29(1): 1-9.

[8] Li H, Wang JX, Wang CY, et al. Localization of a novel gene for congenital nonsyndromic simple microphthalmia to chromosome 2q11-14. Hum Genet, 2008, 122(6): 589-593.

[9] Awadalla MS, Burdon KP, Souzeau E, et al. Mutation in TMEM98 in a large white kindred with autosomal dominant nanophthalmos linked to 17p12-q12. JAMA Ophthalmol, 2014, 132(8): 970-977.

[10] Khorram D, Choi M, Roos BR, et al. Novel TMEM98 mutations in pedigrees with autosomal dominant nanophthalmos. Mol Vis, 2015, 21: 1017-1023.

[11] Said MB, Chouchène E, Salem SB, et al. Posterior microphthalmia and nanophthalmia in Tunisia caused by a founder c.1059_1066insC mutation of the PRSS56 gene. Gene, 2013, 528(2): 288-294.

[12] Gal A, Rau I, El Matri L, et al. Autosomal-recessive posterior microphthalmos is caused by mutations in PRSS56, a gene encoding a trypsin-like serine protease. Am J Hum Genet, 2011, 88(3): 382-390.

[13] Paun CC, Pijl BJ, Siemiatkowska AM, et al. A novel crumbs homolog 1 mutation in a family with retinitis pigmentosa, nanophthalmos, and optic disc drusen. Mol Vis, 2012, 18: 2447-2453.

[14] Boon CJ, Klevering BJ, Leroy BP, et al. The spectrum of ocular phenotypes caused by mutations in the BEST1 gene. Prog Retin Eye Res, 2009, 28(3): 187-205.

[15] 余敏斌, 黄圣松, 叶天才. 真性小眼球继发青光眼的治疗. 中国实用眼科杂志, 2002, 20(9): 677-679.

[16] Altintaş AK, Acar MA, Yalvaç IS, et al. Autosomal recessive nanophthalmos. Acta Ophthalmol Scand, 1997, 75(3): 325-328.

[17] Singh OS, Simmons RJ, Brockhurst RJ, et al. Nanophthalmos: a perspective on identification and therapy. Ophthalmology, 1982, 89(9): 1006-1012.

[18] Weiss AH, Kousseff BG, Ross EA, et al. Simple microphthalmos. Arch Ophthalmol, 1989, 107(11): 1625-1630.

[19] 梁远波, 于妍婷, 王宁利. 真性小眼球及其并发症. 国际眼科纵览, 2004, 28(1): 21-24.

[20] Yang N, Zhao LL, Liu J, et al. Nanophthalmos: An Update on the Biological Parameters and Fundus Abnormalities. J Ophthalmol, 2021, 2021: 8853811.

[21] 肖辉, 刘杏, 钟毅敏, 等. 真性小眼球患者眼底改变及相干光断层扫描图像分析. 中华眼科杂志, 2013, 49(12): 1069-1074.

[22] Brockhurst RJ. Nanophthalmos with uveal effusion. A new clinical entity. Arch Ophthalmol, 1975, 93(12): 1989-1999.

[23] Brockhurst RJ. Vortex vein decompression for nanophthalmic uveal effusion. Arch Ophthalmol, 1980, 98(11): 1987-1990.

[24] Yue BY, Duvall J, Goldberg MF, et al. Nanophthalmic

sclera. Morphologic and tissue culture studies. Ophthalmology, 1986, 93（4）: 534-541.

[25] Yue BY, Kurosawa A, Duvall J, et al. Nanophthalmic sclera. Fibronectin studies. Ophthalmology, 1988, 95（1）: 56-60.

[26] Yalvac IS, Satana B, Ozkan G, et al. Management of glaucoma in patients with nanophthalmos. Eye（Lond）, 2008, 22（6）: 838-843.

[27] Mansour A, Stewart MW, Shields CL, et al. Extensive circumferential partial-thickness sclerectomy in eyes with extreme nanophthalmos and spontaneous uveal effusion. Br J Ophthalmol. 2019, 103（12）: 1862-1867.

[28] MacKay CJ, Shek MS, Carr RE, et al. Retinal degeneration with nanophthalmos, cystic macular degeneration, and angle closure glaucoma. A new recessive syndrome. Arch Ophthalmol, 1987, 105（3）: 366-371.

[29] Feng YF, Wang DD, Zhao YE, et al. Surgical management of malignant glaucoma with white cataract in nanophthalmos. J Cataract Refract Surg, 2013, 39（11）: 1774-1777.

[30] Rajendrababu S, Babu N, Sinha S, et al. A Randomized Controlled Trial Comparing Outcomes of Cataract Surgery in Nanophthalmos With and Without Prophylactic Sclerostomy. Am J Ophthalmol, 2017, 183: 125-133.

[31] Golan S, Kurtz S. Diode laser cyclophotocoagulation for nanophthalmic chronic angle closure glaucoma. J Glaucoma, 2015, 24（2）: 127-129.

[32] Day AC, MacLaren RE, Bunce C, et al. Outcomes of phacoemulsification and intraocular lens implantation in microphthalmos and nanophthalmos. J Cataract Refract Surg, 2013, 39（1）: 87-96.

[33] Utman SA. Small eyes big problems: is cataract surgery the best option for the nanophthalmic eyes?. J Coll Physicians Surg Pak, 2013, 23（9）: 653-656.

[34] Venkatesh P, Majumdar SS, Kakkar A, et al. Resolution of serous retinal detachment following partial sclerectomy with mitomycin C in nanophthalmos. Ophthalmic Surg Lasers Imaging Retina, 2013, 44（3）: 287-289.

[35] Khatri A, Singh S, Joshi K, et al. Quadrantic vortex vein decompression with subretinal fluid drainage for manangement of Nanophthalmic choroidal effusions-a review of literature and case series. BMC Ophthalmol, 2019, 19（1）: 210.

[36] Li R, Li M, Zhang S. Goniosynechialysis combined with multiple surgeries for secondary glaucoma in nanophthalmos: A case report. Eur J Ophthalmol, 2022, 32（1）: NP71-NP75

第五章 葡萄膜相关罕见病

第一节 肾小管间质性肾炎葡萄膜炎综合征

【概述】

肾小管间质性肾炎葡萄膜炎综合征（tubulointerstitial nephritis and uveitis syndrome，TINU）是一种以肾和眼葡萄膜炎组织为主要受累部位的自身免疫性炎症性疾病，肾的主要表现为急性肾小管间质性肾炎，眼部的主要表现为双侧非肉芽肿型前葡萄膜炎[1]。

1975年Dobrin最先描述了2例肾衰竭合并葡萄膜炎的患者，他们的肾衰竭继发于弥漫性嗜酸性间质性肾炎，眼部均表现为双侧前葡萄膜炎，患者还伴有骨髓肉芽肿、高γ球蛋白血症及红细胞沉降率增高。他们的临床表现不能归因于任何已存在的诊断。随后，有相同临床表现的患者逐渐被报道，并于1985年被Vanhaesebrouck等确定为一种综合征[2]。1975—2015年，TINU病例报告率稳步上升。虽然这一增长可能反映了其发病率的自然上升，但也可能是基于人们对该病的逐步认识。

1. 病因

目前认为，TINU是由宿主易感性因素和环境因素共同作用引起的。

（1）感染性诱因：TINU患者常伴有类似流感的症状，包括发烧、不适、厌食、关节痛和乏力。由于通常没有阳性微生物培养证据和局部感染迹象，TINU不太可能代表一种传染病本身，而是一种对外部诱因产生的炎症反应。虽然有TINU患者伴肝结核、近期EB病毒感染、活动期衣原体感染等感染性疾病的个案报道，但没有人能够在TINU和这些感染之间建立直接的因果关系。

（2）化学和药物诱因：在一些病例报告中，TINU被归因于药物毒性，包括非甾体抗炎药、对乙酰氨基酚和磷酸可待因的混合物，配方中含Goreisan的草药。虽然非甾体抗炎药物被认为可以诱发急性间质性肾炎，但文献报道的病例与TINU不同，表现为大量蛋白尿，且与葡萄膜炎无明显的相关性。

（3）遗传易感性：母子、兄弟姐妹和同卵双胞胎共同患病的报道提示了TINU与遗传相关。就像对其他自身免疫性疾病的研究一样，TINU的基因易感性标记迄今为止集中在HLA基因上。Perasaari等对31例急性间质性肾炎患者进行基因分型，其中20例为TINU，发现单倍型DRB1*14、DQA1*01：04和DQA1*04：01在TINU患者比健康人群更多见。此外，TINU患者的子集显示DQA1*01：04和DRB1*14在TINU患者更多见[3]。Levinson等在18例TINU患者中发现DRB1*0102等位基因变异频率增加，并显示与DQB1基因型的相关性[4]。随后对28例TINU和14例急性间质性肾炎患者的HLA基因分型显示，TINU患者存在与DRB1*0102等位基因的关联性[5]。我国杨莉等对154例不同原因的急性肾小管间质性肾炎（ATIN）患者和200例健康对照进行HLA-DQA1、-DQB1和-DRB1位点基因分型。发现HLA-DQA1*0104、-DQB1*0503、-DRB1*1405是药物诱发的间质性肾炎和TINU发生的显著危险等位基因[6]。

2. 发病机制

（1）体液免疫：2008年，Shimazaki等发现来自TINU患者的血清与健康的肾、视网膜和纤毛组织发生反应。不久之后，Abed等报道了一名15岁男孩TINU患者的血清中含有抗健康人肾小管上皮组织和小鼠虹膜和睫状体的IgG抗体。2011年，杨莉等在9名TINU患者的血清中检测到mCRP抗体，其浓度远远高于其他形式肾病患者，认为mCRP可能是TINU的靶点自身抗原。

（2）细胞免疫：TINU更多的被认为与细胞免疫相关。主要原因为TINU患者的肾活检标本中普遍存在淋巴细胞和单核细胞浸润，并且TINU与特定HLA基因型相关。T细胞介导的免疫反应可能在发病中起到重要作用。

【临床表现】

TINU的发病率尚不清楚，多见于儿童，但也可见于成人，包括一些年龄超过60岁的患者。女性患者比男性患者多，其比例从2.5到5.28不等。据报道，TINU在眼科临床所见葡萄膜炎病例中占 <2%[7-8]。其主要临床表现如下。

1. 全身表现

TINU综合征患者可表现出多种与肾病相关的非特异性体征和症状，最常见的初始症状是发热（53%）、体重减轻（47%）、疲劳和不适（44%）。其他常见的初始症状有厌食（28%）、无力或乏力（28%）、腹痛或腰痛（28%）以及关节痛或肌痛（17%）。少数患者出现皮疹[1]。

2. 眼部表现

主要眼部表现为葡萄膜炎。通常发生在急性间质性肾炎发病前2个月到发病后14个月之间。大多数患者（80%）表现为急性非肉芽肿性前葡萄膜炎，伴眼红、疼痛和畏光。但有前瞻性研究发现，有高达50%的患者无眼红、眼痛症状[9]。由于肾病皮质类固醇治疗可掩盖眼部疾病，所以部分患者的葡萄膜炎在糖皮质激素逐渐减量或停药时发生。大约80%的病例表现为双侧葡萄膜炎。双眼平均发病间隔为1周。20%的患者表现为后葡萄膜炎或全葡萄膜炎[8]。也有少数报告TINU合并肉芽肿性前葡萄膜炎和中间葡萄膜炎及结节性巩膜炎。

3. 肾表现

（1）急性肾损伤：急性血肌酐升高是最常见表现。TINU的急性肾损伤通常在轻到中度范围，随着疾病活动的减弱而减轻。因此尽管有复发或停止治疗后炎症持续的情况，但一般认为TINU的肾相关表现预后良好[10]。

（2）慢性肾病：少数患者在肾活检中发现持续性的淋巴细胞浸润、间质纤维化和瘢痕。这表明某些患者的肾恢复是不完全的。老年、白细胞增多、治疗反应缓慢和复发是肾功能预后不良的预测因素[11]。虽然有TINU引起终末期肾病的报告，但非常罕见。

【辅助检查】

1. 尿液检查

非特异性。可表现为蛋白尿，但尿蛋白定量通常小于1 g/d。肾小管损伤的生物标志物，如β2微球蛋白和NAG酶升高非常常见[12]。也可出现血尿、尿白细胞升高、尿糖升高管型尿及氨基酸尿。

2. 肾活检

TINU的标志性肾病变是肾间质细胞浸润，主要由CD3阳性淋巴细胞和不同成分的巨噬细胞、浆细胞组成。伴有肾小管炎和肾间质水肿。慢性患者可表现为肾间质纤维化。

3. 荧光素眼底血管造影检查

部分患者可表现为视盘荧光素渗漏、中周部视网膜微血管渗漏、视网膜色素上皮损害[13]。其中，中周部视网膜微血管渗漏最为常见[14]。

4. 血液检查

患者可出现外周血异常，如贫血、血沉升高、高γ球蛋白血症和CRP升高、血尿素氮和/或血肌酐升高、肾小球滤过率进行性降低、高钾或代谢性酸中毒。

【诊断】

一般认为，根据典型的肾损害、双侧非肉芽肿型前葡萄膜炎等表现即可做出诊断。但有时患者的葡萄膜炎发生在间质性肾炎之前或之后数月，给诊断带来困难。应注意询问病史及随访观察，以明确诊断。

目前尚无TINU诊断的公认标准，目前可用的诊断标准是Mandeville等提出的[1]（表5-1-1）。

【鉴别诊断】

应排除其他可引起葡萄膜炎及肾损伤的疾病。

1. 结节病

结节病也可同时表现为肾损伤和葡萄膜炎。但儿童少见，成人多见。且眼部表现多为肉芽肿型葡萄膜炎，肾可表现为肉芽肿性间质性肾炎、肾钙质沉积、肾小球肾炎。血清血管紧张素转化酶升高、影像学检查肺门淋巴结肿大和肺部结节有助鉴别[10, 15]。

2. 肉芽肿性多血管炎

主要累及上下呼吸道和肾，眼部受累虽然不少，但是以巩膜炎最为常见，葡萄膜炎较少，肾表现为肾小球肾炎，所以，相应的实验室检查异常主要是肾小球功能的异常。

3. 幼年性特发性关节炎伴发的葡萄膜炎

儿童发病，女性常见，葡萄膜炎表现为双侧非

表 5-1-1　肾小管间质性肾炎葡萄膜炎综合征诊断标准

急性间质性肾炎的标准
1. 肾活检证实
2. 临床证据（符合下列 3 项为"完全"标准，符合 2 项为"不完全"标准）
（1）肾功能异常：血肌酐水平升高或肌酐清除率降低
（2）尿检异常：β2 微球蛋白升高，轻度蛋白尿
（3）下列全身表现持续 2 周以上：
a. 发热、体重减轻、食欲不振、乏力、皮疹、腹痛、关节疼痛或肌肉疼痛
b. 实验室检查发现贫血、肝功能异常、嗜酸性粒细胞增多、红细胞沉降率升高
葡萄膜炎表现
1. 典型表现
（1）双侧前葡萄膜炎，伴或不伴中间葡萄膜炎或后葡萄膜炎
（2）发生于急性间质性肾炎之前 2 个月内或之后 12 个月内
2. 非典型表现
（1）单侧前葡萄膜炎或中间葡萄膜炎、后葡萄膜炎、全葡萄膜炎
（2）发生于急性间质性肾炎之前 2 个月内或之后 12 个月内
结果判定
确定性 TINU
组织学证实或符合临床"完全"标准的肾病＋典型的葡萄膜炎
疑似 TINU（任何其中一项即可诊断）
1. 组织学证实＋非典型的葡萄膜炎
2. 符合临床"完全"标准的肾病＋非典型的葡萄膜炎
3. 符合临床"不完全"标准的肾病＋典型的葡萄膜炎
拟诊 TINU
符合临床"不完全"标准的肾病＋非典型的葡萄膜炎

肉芽肿型葡萄膜炎。但患者往往有关节炎病史，抗核抗体阳性，无肾损害。

4. 复发性多软骨炎

复发性多软骨炎也可以同时发生眼和肾的病变，眼部表现以巩膜炎常见，葡萄膜炎少见，肾表现以肾小球肾炎为主。

【治疗】

TINU 综合征的治疗应由眼科及肾内科医生共同完成。对 TINU 综合征的长期随访研究仍然不足，目前还没有针对 TINU 的循证治疗方案[10]。肾炎和葡萄膜炎有相对独立的病程和严重程度。大部分患者眼部炎症和肾功能指标对糖皮质激素治疗均敏感，但控制眼病可能更困难。葡萄膜炎可能持续或复发，而肾病的预后较好。

1. 葡萄膜炎治疗

虽然糖皮质激素点眼是急性前葡萄膜炎的首选治疗，但约 80% 的 TINU 患者需要口服糖皮质激素治疗。对于后葡萄膜炎或全葡萄膜炎患者，口服糖皮质激素治疗是必要的。一般首选的治疗药物是口服皮质激素，如泼尼松或泼尼松龙，剂量范围为 1～1.5 mg/（kg·d）。减量速度和持续时间取决于患者对药物的反应。口服糖皮质激素治疗眼部炎症的缓解率高，只有 10% 的患者对激素治疗反应不佳。最近，有研究表明，在 70% 的 TINU 患者中，口服糖皮质激素减量后会出现葡萄膜炎的复发[16-17]。复发的危险因素包括年龄和持续 > 3 个月的慢性葡萄膜炎。复发患者推荐使用氨甲蝶呤（MTX）、硫唑嘌呤（AZA）或霉酚酸酯（MMF）治疗[18]。不同免疫调节剂的治疗效果没有显著差异。对于葡萄膜炎每周一次的 MTX 通常是首选。AZA 或 MMF 是肾受累的首选。免疫调节剂治疗应维持 12～24 个月或以上的时间。对于难治性病例，TNF-α 抑制剂阿达木单抗也已经被用于治疗 TINU。在葡萄膜炎缓解之前，需要经常进行眼科检查以评估眼内疾病的进展，缓解之后定期监测是否复发。TINU 的葡萄膜炎一般视力预后良好。眼部并发症发生率 20%，包括瞳孔后粘连、视盘水肿、黄斑囊样水肿及脉络膜视网膜瘢痕。

2. 肾病治疗

立即全身使用皮质类固醇是肾小管间质性肾炎治疗的主要方法。糖皮质激素可以减少间质炎症和随后的纤维化，促进肾症状更快的恢复。使用糖皮质激素后，肾炎的复发比葡萄膜炎的复发要少得多，既往认为TINU的肾病预后良好，但随着糖皮质激素剂量逐渐减少，肾炎也存在复发和慢性进展的风险。目前尚没有比较糖皮质激素单独治疗和联合免疫抑制剂治疗的肾功能结果的研究。

【病例摘要】

患儿，女，11岁，主因间断发热2周就诊于儿科。实验室检查：尿蛋白＋＋＋，ANA阳性，ESR升高。经肾活检诊断为急性肾小管间质性肾炎。眼科会诊未发现葡萄膜炎表现。予口服泼尼松龙50mg qd治疗，逐步减量。6个月后，泼尼松龙减量至10mg qd时出现轻微眼红、眼痛。眼科就诊发现双眼角膜后沉着物，房水闪辉＋，浮游细胞＋＋，眼底检查未发现异常，荧光素眼底血管造影周边视网膜血管轻度渗漏。诊断为TINU。治疗：泼尼松龙加量至40mg qd，并加用局部糖皮质激素。用药10天后出现眼压升高（右眼27mmHg，左眼29mmHg），予加用来氟米特15mg qd，局部及口服激素逐渐减量，眼部炎症控制平稳。10个月后因肝酶升高停用来氟米特，随后前葡萄膜炎反复发作，荧光素眼底血管造影周边血管显著荧光素渗漏。随后4年间先后应用环孢素、吗替麦考酚酸酯、他克莫司、氨甲蝶呤及TNF-α抑制剂，期间曾出现肾小管间质性肾炎反复一次。目前应用低剂量糖皮质激素及氨甲蝶呤控制病情。病例详细资料见二维码数字资源5-1。

数字资源5-1

（池 滢）

【参考文献】

[1] Mandeville JT, Levinson RD, Holland GN. The tubulointerstitial nephritis and uveitis syndrome. Surv Ophthalmol, 2001, 46（3）：195-208.

[2] Iida H, Terada Y, Nishino A, et al. Acute interstitial nephritis with bone marrow granulomas and uveitis. Nephron, 1985, 40（1）：108-110.

[3] Perasaari J, Saarela V, Nikkila J, et al. HLA associations with tubulointerstitial nephritis with or without uveitis in Finnish pediatric population: a nation-wide study. Tissue Antigens, 2013, 81（6）：435-441.

[4] Levinson RD, Park MS, Rikkers SM, et al. Strong associations between specific HLA-DQ and HLA-DR alleles and the tubulointerstitial nephritis and uveitis syndrome. Invest Ophthalmol Vis Sci, 2003, 44（2）：653-657.

[5] Mackensen F, David F, Schwenger V, et al. HLA-DRB1*0102 is associated with TINU syndrome and bilateral, sudden-onset anterior uveitis but not with interstitial nephritis alone. Br J Ophthalmol, 2011, 95（7）：971-975.

[6] Jia Y, Su T, Gu Y, et al. HLA-DQA1, -DQB1, and -DRB1 Alleles Associated with Acute Tubulointerstitial Nephritis in a Chinese Population: A Single-Center Cohort Study. J Immunol, 2018, 201（2）：423-431.

[7] Kump LI, Cervantes-Castaneda RA, Androudi SN, et al. Analysis of pediatric uveitis cases at a tertiary referral center. Ophthalmology, 2005, 112（7）：1287-1292.

[8] Mackensen F, Smith JR, Rosenbaum JT. Enhanced recognition, treatment, and prognosis of tubulointerstitial nephritis and uveitis syndrome. Ophthalmology, 2007, 114（5）：995-999.

[9] Saarela V, Nuutinen M, Ala-Houhala M, et al. Tubulo-interstitial nephritis and uveitis syndrome in children: a prospective multicenter study. Ophthalmology, 2013, 120（7）：1476-1481.

[10] Clive DM, Vanguri VK. The Syndrome of Tubulointerstitial Nephritis With Uveitis (TINU). Am J Kidney Dis, 2018, 72（1）：118-128.

[11] Li C, Su T, Chu R, et al. Tubulointerstitial nephritis with uveitis in Chinese adults. Clin J Am Soc Nephrol, 2014, 9（1）：21-28.

[12] Goda C, Kotake S, Ichiishi A, et al. Clinical features in tubulointerstitial nephritis and uveitis (TINU) syndrome. Am J Ophthalmol, 2005, 140（4）：637-641.

[13] Matsuo T. Fluorescein angiographic features of tubulo-interstitial nephritis and uveitis syndrome. Ophthalmology, 2002, 109（1）：132-136.

[14] Yang M, Chi Y, Guo C, et al. Clinical Profile, Ultra-Wide-Field Fluorescence Angiography Findings, and Long-Term Prognosis of Uveitis in Tubulointerstitial Nephritis and Uveitis Syndrome at One Tertiary Medical Institute in China. Ocul Immunol Inflamm, 2019, 27（3）：371-379.

[15] Shah S, Cole MD, Nicholls A. Ocular and renal sarcoidosis. J R Soc Med, 1995, 88（10）：597P-598P.

[16] Joyce E, Glasner P, Ranganathan S, et al. Tubulointerstitial nephritis: diagnosis, treatment, and monitoring. Pediatr Nephrol, 2017, 32（4）：577-587.

[17] Sobolewska B, Bayyoud T, Deuter C, et al. Long-term

Follow-up of Patients with Tubulointerstitial Nephritis and Uveitis (TINU) Syndrome. Ocul Immunol Inflamm, 2018, 26 (4): 601-607.

[18] Gion N, Stavrou P, Foster CS. Immunomodulatory therapy for chronic tubulointerstitial nephritis-associated uveitis. Am J Ophthalmol, 2000, 129 (6): 764-768.

第二节　先天性虹膜异色症

【概述】

先天性虹膜异色症是指两眼或单眼不同部位的虹膜呈不同颜色，是一种先天性异常。与虹膜颜色相关的因素主要包括：虹膜后部色素上皮内的色素颗粒，虹膜基质黑色素细胞内色素的浓度，虹膜黑色素细胞内黑色素的性质，以及细胞外基质的光散射和吸收特性。虹膜基质和前边缘层的色素含量决定了虹膜从绿色到深棕色的所有颜色。波长较长的光容易穿透虹膜并被吸收，而波长较短的光则被反射回来并被散射。虹膜基质内的色素增多导致更强的光吸收，从而导致更深的眼睛颜色。最近的研究表明，眼睛颜色是作为一种多基因特征遗传的，与眼睛的颜色有关的基因包括 *OCA2*、*TYRP1*、*MAPT*、*MYO5A*，但其中的具体机制还未完全阐明[1-3]。

【临床表现】

双眼虹膜颜色不同，或为单眼节段性虹膜颜色不同。

【辅助检查】

无特殊。

【诊断】

根据典型的临床表现，可以确诊。

【鉴别诊断】

与其他可能引起虹膜颜色改变的疾病相鉴别。

1. Fuchs 综合征

也称 Fuchs 虹膜异色性虹膜睫状体炎，多为单眼受累，临床表现包括弥漫性分布的星形或中等大小角膜后沉着物，虹膜弥漫性脱色素，呈"虫蚀样"外观，可见虹膜结节，前房穿刺时穿刺对侧发生线状出血（Amsler 征），并发青光眼和白内障[4]。通过典型的临床表现，可与先天性虹膜异色症进行鉴别。

2. Waardenburg's 综合征

是一种以先天性感音性耳聋及皮肤、虹膜、毛发色素异常为主要特征的遗传综合症，又被称为听力-色素综合征，临床上分为四型。Waardenburg's 综合征为常染色体显性遗传病，其中Ⅰ型和Ⅲ型的致病基因为 *PAX3*，Ⅱ型致病基因为 *MITF* 和 *SNAI2*，Ⅳ型致病基因为 *SOX10*、*EDN3* 及 *EDNRB*[2,5]。本综合征除有虹膜异色的表现外，同时会合并听力、皮肤的其他异常，结合患者病史及临床表现，可以与先天性虹膜异色症进行鉴别。

3. 虹膜色素痣

是虹膜浅基质层内异常的色素细胞的聚集，临床上比较常见。虹膜痣属于一种错构瘤性病变，是由具有良性细胞学形态的黑色素细胞组成的肿瘤性团块。根据裂隙灯下特征可与虹膜异色症相鉴别。

【治疗】

本病无须治疗。

（朱瑞琳）

【参考文献】

[1] Thompson WS, Curtin VT. Congenital bilateral heterochromia of the choroid and iris. Arch Ophthalmol, 1994, 112 (9): 1247-1248.

[2] Rennie IG. Don't it make my blue eyes brown: heterochromia and other abnormalities of the iris. Eye. 2012; 26: 29-50.

[3] 姜雅琴，周玉娟，马健利. 先天性虹膜异色症. 中华眼科杂志, 2018, 54 (6): 474-474.

[4] Sun Y, Ji Y. A literature review on Fuchs uveitis syndrome: An update. Surv Ophthalmol, 2020, 65 (2): 133-143.

[5] 顾虹. Waardenburg 综合征一家系二例. 中华眼底病杂志. 2020; 36 (12): 971-972.

第三节 无脉络膜症

【概述】

无脉络膜症（choroideremia，CHM）是1871年Burke等[1]首次报道并描述的。1937年，Bedell准确定义了CHM是一种进行性疾病。该病是一种X连锁隐性遗传疾病，由位于X染色体q21.2区域的编码包含653个氨基酸的胞内蛋白质Rab Escort Protein 1（REP1）的*CHM*基因缺失或突变引起。REP1缺失会打断Rab小GTP酶（Rab蛋白）正常的细胞内转运和修饰。Rab蛋白参与细胞内物质转运过程中的几个方面，包括物质形成、转运、与受体膜融合，并将信号传输到其他细胞器。若缺乏REP1，Rab蛋白不能参与细胞内的转运，导致视网膜光感受器、视网膜色素上皮细胞（RPE）和脉络膜毛细血管层的脉络膜视网膜进行性萎缩变性。无脉络膜症发病率为1/（50 000～100 000）[2]。男性患者发病较早，症状从早期的（青少年时期）夜盲症逐渐发展为周边视野缺失，到晚年仅存中心管状视野，最终失明，女性携带者一般无症状或仅有轻微的夜盲症和眼底色素改变。虽然CHM主要被认为是一种孤立的视网膜疾病，但这种疾病也可能以综合征表型为特征，如智力残疾、唇腭裂、骨骼畸形。但需要明确的是，基因型-表型相关性仍然不清楚，即使在具有相同突变的单一家族中，该病的临床特征和严重程度也可能存在变异。

【临床表现】

男性患者发病较早，一般在十几岁至二十几岁时开始出现夜盲，周边视野逐渐丧失，形成管状视野，严重者仅剩5°～10°的中央视野，最终失明。多数情况中心视力保存至40～50岁，男性患者每隔5年视力下降的平均值约为0.09个logMAR视力，相当于国际视力表的一行。眼底的主要表现如下。

（1）初期：由于视网膜色素上皮细胞变性，眼底赤道部及周边部色素颗粒沉着，色素之间有脱色素区，视力下降则先出现在周边，这种改变通常被称为椒盐状改变。

（2）中期：病变逐渐从赤道向后极部发展，出现区域性的视网膜外层、脉络膜血管和RPE萎缩，可以见到脉络膜大血管暴露。

（3）晚期：脉络膜及RPE向眼底后极部进行性萎缩，至视乳头周围。RPE几乎完全被破坏，脉络膜毛细血管消失并萎缩，可仅在黄斑区残留小片区域，边界清楚。

此外，约有三成男性患者伴随着后囊下白内障，半数以上患者伴随有黄斑囊样水肿。还可以发生脉络膜新生血管。

*REP-1*突变基因的女性携带者大多无症状，可能只是生理性盲点扩大。眼底仅有轻微的临床表现，类似于年轻的男性患者。点状或者团状的色素沉着在视网膜的赤道部和后极部[3]。

【辅助检查】

（1）眼底自发荧光（FAF）：眼底自发荧光能反映RPE中的脂褐素分布，因此是CHM疾病进展的重要监测项目。CHM患者的脉络膜视网膜萎缩区域表现为弱荧光，且具有尖锐的强荧光边界，因此自发荧光可以作为监测CHM进展的重要手段。因为视锥细胞/视杆细胞比例不同，视盘鼻侧视网膜弱荧光较为明显，而黄斑中心通常受累较少。根据报告，FAF每25年减少10倍，对应的是每年视网膜残余区域减少7.7%。值得注意的是，女性携带者可能表现为独特的斑驳样荧光，即强荧光与弱荧光夹杂出现[4]。

（2）光学相干断层成像（OCT）：儿童早期黄斑中心凹厚度（CMT）增加。随着视力下降，他们的CMT逐渐变薄。OCT上还有RPE反射降低，穿透性增强，以及外界膜和椭圆体带的断裂、消失，以及外层视网膜管状结构（ORT），推测可能代表了变性光感受器的重建。约20%的CHM病例显示视网膜内层微囊肿，并与不良预后相关。

（3）光学相干断层血管成像（OCTA）：光学相干断层血管成像显示男性患者及女性携带者的脉络膜毛细血管层灌注显著减少。值得注意的是，无脉络膜症患者的脉络膜毛细血管层在明显受损和相对正常区域之间有明确的过渡，而女性携带者的特征是脉络膜毛细血管无灌注为斑片状。而脉络膜毛细血管无灌注区域位于受损的椭圆体带（EZ带）下，进一步证明了外层视网膜与脉络膜毛细血管病变间的紧密联系。并且，OCT上EZ带残存区域大于自发荧光上 RPE 残存区域，提示脉络膜毛细血管层和视细胞损伤继发于 RPE 损伤。

（4）荧光素眼底血管造影（FFA）：一般来说，CHM 患者并不常规做 FFA 检查，除非怀疑继发脉络膜新生血管。FFA 通常表现为视网膜血管狭窄，视网膜和脉络膜充盈迟缓。

（5）视网膜电图（ERG）：疾病早期，全视网膜电图即可显示病理改变。最早改变表现为暗适应异常，对应视杆细胞受损，夜视力下降。具体表现为暗部成分的异常反应，这与视杆细胞主导的夜视能力的降低相关。随着疾病进展，ERG 表现继发于视锥细胞受累的明视反应异常。总的来说，ERG 检测视功能异常灵敏度高，特别是对于视力尚稳定的患者。而女性携带者，大部分表现为 ERG 正常，少数可有暗适应波幅轻微下降。

【诊断】

无脉络膜症的确诊建立在已知的 CHM 致病突变的基础上。有下列表现的个体应列为无脉络膜症的疑似对象。

1. 男性患者

具备下列条件的可做出无脉络膜症的诊断：①夜盲，夜盲通常是男性患者的首发症状。②典型的眼底表现，详见上述。③周边视野缺损，视野的缺损通常遵循眼底外观的变化，视野缺损区与脉络膜视网膜变性区密切相关。④ERG 的变化，最初显示视杆细胞到视锥细胞损伤的模式，最终变为熄灭型。⑤与 X 连锁隐性遗传相符的家族史。

2. 女性携带者

具备下列条件的可做出携带者的诊断：①眼底表现，眼底的表现与男性患者的早期相似。②没有视力相关的主诉，一般没有明显的视力变化。③检查结果，A. 女性携带者的 ERG 可能是正常的；B. 眼底自发荧光显示斑片状弱荧光；C.21～65 岁的女性携带者的眼电图 Arden 比值没有变化。

【鉴别诊断】

根据眼底的特征和 ERG，可以诊断 CHM，但是 CHM 容易被误诊为其他遗传性视网膜营养不良性疾病，所以 CHM 的临床鉴别诊断包括以下疾病。

1. 视网膜色素变性（RP）

RP 是一组遗传性疾病，视网膜色素上皮细胞和光感受器细胞的异常导致渐进性视力丧失。RP 的夜盲症和周边视野变窄的临床症状与 CHM 相似。晚期的 CHM，脉络膜毛细血管层和视网膜外层明显萎缩，眼底表现易与 RP 混淆。但是，色素迁移到视网膜是 RP 的典型特征，在 CHM 患者中看不到。RP 的诊断依赖于 ERG 和视野检查。其遗传方式有常染色体显性、常染色体隐性和 X 染色体隐性。X 染色体隐性遗传的 RP 的携带者的自发荧光与 CHM 携带者的不同[5]。

2. Usher 综合征 1 型

该病特点是先天性、双侧发病、严重的听力丧失、前庭反射消失和青春期即发病的视网膜色素变性，为常染色体隐性遗传。诊断建立在临床的基础上，检测听觉电生理学和主观性测试以及视网膜功能。Usher 综合征 1 型可与 CHM 混淆，但是 CHM 典型的仅有脉络膜毛细血管层和视网膜外层萎缩的特征在 Usher 综合征 1 型中看不到。

3. 回旋状脉络膜视网膜萎缩

本病是常染色体隐性遗传病，由于常染色体的基因突变，导致血浆中鸟氨酸因鸟氨酸转氨酶异常从而升高。本病的眼底与 CHM 十分相似，但通过检测血浆中鸟氨酸水平可以区分这两种疾病。

【治疗】

1. 对症治疗

多吃新鲜水果和多叶绿色蔬菜，适当补充抗氧化维生素和 ω3 长链脂肪酸[6]。户外活动时，注意防止紫外线的照射。定期进行眼底、视力、视野等检查，为患者及家属提供相关评估，优化使用剩余的视力。有后囊下白内障的患者需要行白内障手术，有视网膜脱离的患者，需行常规的眼科手术治疗。

2. 并发症的预防及治疗

若患者出现脉络膜新生血管时，使用玻璃体腔内抗 VEGF 治疗可以改善 CNV 相关的视功能以及解剖结构变化[7]。

3. 仍在研究中的治疗方法

无脉络膜症的基因治疗是患者的新希望。Anand 等提出利用包含 CHM 编码区的腺病毒转染后可以为 CHM-缺陷细胞提供缺乏的 REP-1 蛋白。几种以腺病毒（AAV）为载体的基因疗法已用于 CHM 治疗。2017 年，一项采用 AAV 的多中心非随机临床试验在 CHM 患者中进行 REP1 载体检测。14 例不同病程的患者接受玻璃体平部切除术，视网膜下注射 AAV2 REP1 载体。14 名患者中有 2 名出现了手术相关的并发症并接受了治疗，而其余患者在随访中与未治的同眼患者相比，视力有显著改善。尽管基因疗法是一种很有前途的治疗方法，但仍有挑战尚待解决。目前，移植 RPE 细胞或 RPE 衍生因子也取得了重大进展，但是移植过程中的安全风险仍待解决。另外，研究表明使用多佐胺滴眼液用于治疗患有黄斑囊样水肿的 CHM 患者，能明显改善视网膜的厚度[8]。

【病例摘要】

患者，男，24岁，20年前双眼无明显诱因出现夜间视物不清，未诊治，夜盲症状逐渐加重，近6年来觉双眼视力下降明显，影响生活，伴随畏光、视物范围缩小。父母健在，否认近亲结婚，独生子。两个舅舅、母亲的外公有类似病史。散瞳后查眼底可见双眼视网膜在位，赤道部及周边部可见色素沉着，中周部至后极，视盘周围可见 RPE 萎缩，脉络膜大血管暴露。眼底自发荧光（FAF）：双眼弥漫 RPE 萎缩。光学相干断层成像（OCT）：可见视网膜外层、RPE、脉络膜毛细血管层，甚至大血管萎缩。视野检查显示双眼管状视野。视网膜电图（ERG）近熄灭型。基因测序显示受检者在 X 染色体上 85155715 位置存在纯合核苷酸变异，经家系验证分析，诊断为无脉络膜症。病例详细资料见二维码数字资源 5-3。

数字资源 5-3

【参考文献】

[1] Burke MJ, Choromokos EA, Bibler L, et al. Choroideremia in a genotypically normal female. A case report. Ophthalmic Paediatr Genet, 1985, 6（3）：163-168.

[2] Van den Hurk JA, Schwartz M, van Bokhoven H, et al. Molecular basis of Choroideremia（CHM）：mutations involving the Rab escort protein-1（REP-1）gene. Hum Mutat, 1997, 9（2）：110-117.

[3] MacDonald IM, Russell L, Chan CC, et al. Choroideremia: new findings from ocular pathology and review of recent literature. Surv Ophthalmol, 2009, 54（3）：401-407.

[4] Brambati M, Borrelli E, Sacconi R, et al. Choroideremia: Update On Clinical Features And Emerging Treatments. Clin Ophthalmol, 2019, 13：2225-2231.

[5] Preising MN, Wegscheider E, Friedburg C, et al. Fundus autofluorescence in carriers of Choroideremia and correlation with electrophysiologic and psychophysical data. Ophthalmology, 2009, 116（6）：1201-1209.

[6] Duncan JL, Aleman TS, Gardner LM, et al. Macular pigment and lutein supplementation in Choroideremia. Exp Eye Res, 2002, 74（3）：371-381.

[7] Chen RC, Traboulsi EI, Rachitskaya A. Chronic Choroidal Neovascular Membrane in Choroideremia Treated With Intravitreal Bevacizumab. Ophthalmic Surg Lasers Imaging Retina, 2019, 50（6）：e188-e192.

[8] Genead MA, McAnany JJ, Fishman GA. Topical dorzolamide for treatment of cystoid macular edema in patients with Choroideremia. Retina, 2012, 32（4）：826-833.

（石 璇）

第四节　脉络膜骨瘤

【概述】

脉络膜骨瘤，是一种少见的眼内良性肿瘤，多见于20~30岁的健康女性青年，单侧或双侧发病，其发病原因仍不明确[1]。组织病理学显示脉络膜骨瘤由致密的骨小梁及衬以内皮细胞的大血窦和毛细血管所组成，可见大量的成骨细胞、骨细胞和破骨细胞。骨小梁间的髓腔可见疏松的纤维血管成分、肥大细胞和泡沫间质细胞[2-3]。

【临床表现】

1. 症状

本病发展缓慢，早期患者一般无自觉症状，若并发视网膜下新生血管形成或视网膜下液形成，患者可发生视力下降、视物变形和视野缺损等症状。

2. 体征

眼底检查见肿瘤主要位于后极部,环绕并接近视乳头,多呈扁平状生长,边界清楚并常有圆钝的伪足状突出,瘤体呈黄白色或橙红色,近似椭圆形或地图状。双眼发病者病变多为对称分布,部分可不对称或先后发病。瘤体的表面可见散在的色素斑块。有些病例可于黄斑中心凹附近发生脉络膜新生血管膜,可引起视网膜下出血及渗出[1,3]。

【辅助检查】[3-5]

1. FFA

早期病变处呈斑片状强荧光,且逐渐增强。晚期为弥漫性荧光染色。如有新生血管形成,早期可见网状荧光渗漏。

2. ICGA

早期为弱荧光,周围脉络膜血管迂曲,晚期常见持续弱荧光。

3. B 超

肿瘤强回声,球后大部分软组织被遮挡。降低增益至眼内其他组织回声消失,但肿瘤回声仍然存在。

4. CT

呈现与眶骨一致的高密度影像。眼球后极部眼环上圆形、卵圆形、弧形或半环状光滑锐利的致密影。

5. OCT

可清晰显示瘤体边界。所有瘤体脉络膜毛细血管以及大部分中、大血管层结构均消失,呈现"海绵"状、"丝瓜络"样、"板层"样以及不规则样外观。瘤体内部可见水平强反射板层线、垂直弱反射管腔或水平弱反射管腔,或圆形弱反射管腔、强反射水平线等表现[6]。

【诊断】[3]

(1)多见于年轻女性,单眼多见,发病缓慢。

(2)眼底后极部可见较扁平的,黄白色或橙红色的,地图状或类圆形肿物,周边可见伪足,表面呈丘陵状起伏,可有色素沉着。

(3)超声检查显示肿瘤的强回声,降低增益肿瘤回声仍然存在。

(4)CT 扫描检查呈现眼球后极部圆形、卵圆形、弧形或半环形光滑锐利的与眶骨一致的致密影。

(5)眼底造影可见瘤体强荧光并逐渐增强,并发新生血管时可有荧光渗漏。

【鉴别诊断】[3]

1. 脉络膜黑色素瘤

多见于中老年人,肿瘤进行性生长,眼底检查可见视网膜下隆起棕褐色蘑菇样肿物,超声可探及蘑菇形肿块、挖空征及脉络膜凹等特征表现;脉络膜黑色素瘤在 MRI 中呈现特征性信号,但在 CT 中无骨性改变;FFA 及 ICGA 显示瘤体荧光渗漏。

2. 脉络膜转移癌

孤立或多发的扁平状隆起,边界不规则,形态多样,多为黄色或黄白色,瘤体上方视网膜水肿,多伴有视网膜脱离,进展迅速,可双眼发病,全身体检时可发现原发病灶。

3. 脉络膜血管瘤

孤立性脉络膜血管瘤眼底可见后极部的橘红色实性占位病变,FFA 显示瘤体于动脉前期或动脉早期出现不规则网状荧光,至动静脉期呈强荧光,晚期染料渗漏更明显。而 ICGA 于脉络膜荧光刚开始出现的 1～5s 内可清晰显示瘤体由脉络膜血管团组成,随后荧光素渗漏,呈强荧光灶。

【治疗】

无症状的脉络膜骨瘤以临床观察为主。若并发视网膜下新生血管膜,可行抗 VEGF 药物注射治疗或光动力疗法治疗[7-8]。

【病例摘要】

患者,女性,30 岁,因体检发现眼底异常就诊,眼底检查可见左眼视网膜后极部边界清楚、形态不规则的黄白色隆起病灶。诊断为左眼脉络膜骨瘤。病例详细资料见二维码数字资源 5-4。

数字资源 5-4

(朱瑞琳)

【参考文献】

[1] Kadrmas EF, Weiter JJ. Choroidal osteoma. Int Ophthalmol Clin, 1997, 37（4）: 171-182.

[2] Williams AT, Font RL, Van Dyk HJ, et al. Osseous choristoma of the choroid simulating a choroidal melanoma: association with a positive 32P test. Arch Ophthalmol, 1978, 96（10）: 1874-1877.

[3] 魏文斌, 陈积中. 眼底病鉴别诊断学. 北京: 人民卫生出版社, 2012.

[4] Olguin-Manríquez F, Enríquez AB, Crim N, et al. Multimodal imaging in choroidal osteoma. Int J Retina Vitreous, 2018, 4: 30.

[5] 姜钊, 陈莲, 张鹏, 等. 脉络膜骨瘤的多模式影像分析. 国际眼科杂志, 2020, 20（7）: 1269-1274.

[6] 宣懿, 王敏, 常青, 等. 脉络膜骨瘤扫频源光相干断层扫描影像特征. 中华眼底病杂志, 2020, 36（6）: 435-441.

[7] Zhang Y, Fang J, Zhao S, et al. Secondary choroidal neovascularization due to choroidal osteoma after 9 years follow-up. BMC Ophthalmol, 2021, 21（1）: 242.

[8] Scupola A, Ruggeri ML, Sammarco MG, et al. Photodynamic therapy for macular choroidal osteoma. Eur J Ophthalmol, 2022, 32（4）: NP82-NP87.

第五节　双眼弥漫性葡萄膜黑色素细胞增生

【概述】

双眼弥漫性葡萄膜黑色素细胞增生（BDUMP）最早于1966年由Machemeral等[1]首次发现，是一种非常罕见的副肿瘤综合征，随着肿瘤患者的生存率的逐年增高，以及眼底影像学进展，近年来对本病的报道显著增多。据统计，BDUMP的发病年龄区间为34～89岁，平均64岁，无性别差异，常累及双眼。仅44%的患者在发病前已诊断出恶性肿瘤；24%因确诊BDUMP进行全身检查中发现肿瘤原发灶，女性的原发肿瘤常见于生殖系统肿瘤（卵巢癌），男性则多见于肺癌。BDUMP一旦确诊，无论是视力还是全身肿瘤的预后均不佳，平均生存期约15个月[2]。原发肿瘤所表达的异常抗原，其产生的自身抗体与视网膜自身抗原发生交叉免疫反应被认为是主要致病机制[3]。BDUMP特征性的眼底表现包括：后极部RPE水平多发的圆形或卵圆形的斑块状病灶及在眼底荧光造影早期即显示多灶性强荧光、伴有整个葡萄膜组织的弥漫增厚和渗出性视网膜脱离、快速进展的白内障[4]，以及眼底特征性的"长颈鹿斑"。确诊的意义更多地在可促使医生及患者致力寻找原发病灶，对原发病进行治疗，挽救生命。

【临床表现】

BDUMP的初发症状多为双眼的突发视力下降，尽管症状上缺乏特异性，其特征性的眼底表现却叫人过目难忘。1990年，GASS曾提出BDUMP的五个临床特点[4]，直至今日仍被当作诊断BDUMP的重要参考标准：

（1）后极部RPE水平多发的圆形或卵圆形的红褐色/灰褐色斑块状病灶。

（2）这些区域在眼底荧光造影早期即显示多灶性强荧光。

（3）逐步发展成多发的、轻微隆起的、色素性或非色素性葡萄膜色素细胞性团块样病变，伴有整个葡萄膜组织的弥漫增厚。

（4）渗出性视网膜脱离。

（5）快速进展的白内障。

除去眼底的改变外，眼前节可伴随出现虹膜色素性结节、囊肿等异常改变[5]，皮肤及黏膜亦可出现色素沉着、色素痣[6]。

【辅助检查】

1. 多模影像表现

①光学相干断层成像（OCT）：OCT上显示RPE水平的局灶增殖与缺损交错，脉络膜的弥漫增厚，可伴随有视网膜下积液，色素沉积和光感受器损失。②眼底自发荧光[2]：表现为斑块状强荧光与弱荧光交杂斑驳的特征性长颈鹿斑。钱币样斑片病灶常显示低自发荧光。③荧光素眼底血管造影（FFA）：后极部RPE水平多发的圆形或卵圆形的红褐色/灰褐色钱币样病灶处常显示透见强荧光。④吲哚菁绿血管造影（ICGA）：ICGA的结果和FFA类似，亦显示卵圆形病灶处的强荧光。⑤眼科超声：多无特异

性表现，可为双眼的玻璃体轻混/玻璃体后脱离，UBM可排查睫状体虹膜处的异常，如肿物、虹膜痣等。⑥眼电生理：没有ERG特征性表现。可以观察到明适应和暗适应a波和b波振幅的降低[7]。

2. 活组织病理

病理学改变为葡萄膜黑色素细胞的增殖。所有来自眼内色素性病灶的组织检查显示，主要成分是纺锤形的黑素细胞，有时混有上皮细胞，但没有或很少出现有丝分裂活动，也没有非典型性。有数个病例报告了眼球外黑色素细胞增生的情况，有丝分裂活动很少[2]。

【诊断】

诊断需结合患者的既往病史及临床表现、辅助检查结果。眼底的详细检查、周边部视网膜下局部隆起或不隆起的黑色团块、扫频源OCT上脉络膜弥漫增厚、正常结构的完全消失对诊断都至关重要。同时对BDUMP患者行UBM检查，是否存在睫状体虹膜的异常亦不容忽视。除了关注眼底长颈鹿斑的改变，还需致力于寻找黑色素瘤细胞增殖的体征，并进行系统性检查，寻找全身的原发肿瘤病灶。近年来的病例报道也证实了该病临床表现的多样化。眼内外组织病理结果可以排除眼内其他原发恶性肿瘤，例如眼内淋巴瘤和脉络膜黑色素瘤。

【鉴别诊断】

BDUMP的临床鉴别诊断包括其他肿瘤或免疫相关视网膜病变及有眼底长颈鹿斑（豹斑）征表现的其他视网膜疾病。

1. 副肿瘤性视网膜病变

（1）肿瘤相关性视网膜病变：肿瘤相关性视网膜病变（CAR）是一种常见的表现为严重的视力丧失的双眼疾病。进展速度从几天到几个月不等。它同时影响视锥细胞和视杆细胞。视锥功能障碍的症状表现为光敏感和光幻觉（一种视觉幻觉，可以看到闪光）、长时间眩光、最佳矫正视力下降、色觉障碍，以及中心暗点。视杆细胞功能障碍可能包括夜盲症，暗适应延长，以及周边或环状盲点。

初期正常眼底可伴有轻度玻璃体炎。晚期可出现小动脉狭窄、视网膜色素上皮层变薄斑驳（"椒盐"样外观）、前房细胞、视网膜小动脉鞘、视盘苍白。OCT可显示外层视网膜结构包括椭圆体带和嵌合体带的缺失。眼底自发荧光成像显示黄斑区高自发荧光环，其外周区域自发荧光减弱。荧光素眼底血管造影可正常或表现为血管周围炎。视野检查可发现中央或环形暗点。在视网膜电流图中，视锥视杆反应显著降低，首先影响a波，然后迅速进展为"熄灭型ERG"[8]。

（2）副肿瘤性卵黄样黄斑病变：这是一种罕见的双侧性疾病，又称急性渗出性副肿瘤多形性卵黄样黄斑病变。其发病机制尚不完全清楚。据推测，这种自身免疫介导的视网膜色素上皮病变可能由抗PRDX3抗体引起的。PRDX3蛋白是一种线粒体过氧化物酶，是防止细胞氧化损伤的关键。缺乏这种保护可能使未处理的细胞碎片和脂褐素积累，宏观上表现为黄色的视网膜下沉积物。

其临床表现可能包括白天视力下降，视物模糊，闪光感和光晕。症状持续时间从几周到几年不等，两眼不对称。眼底检查通常显示黄橙色的卵黄样病变，可伴有浆液性视网膜脱离，呈现"假性积脓"外观。在OCT中，色素上皮上沉积的卵黄样物质使视网膜神经感觉层被顶高。荧光素眼底血管造影显示荧光遮蔽效应，在晚期可有着染。ERG通常在正常范围内，但也有一些研究表明可以出非特异性改变。EOG则表现为异常的Arden比，类似于Best病。

（3）黑色素瘤相关性视网膜病变（MAR）：双眼疾病，先后发病时间间隔从几周到几个月不等。临床表现包括突然闪烁、忽明忽暗、夜视困难、畏光，常伴有视觉幻觉、最佳矫正视力降低（不如CAR明显）、色觉减退，以及周边视觉缺失。进展通常发生在几个星期到几个月，但在罕见的情况下，也可能突然加重。眼底检查在大多数情况下是正常的。晚期病例中，可观察到与CAR相似的症状，视盘苍白、血管反光减弱、视网膜色素上皮萎缩（"椒盐"样外观）、玻璃体炎伴有血管炎。OCT常表现为黄斑萎缩、视网膜内层变薄。荧光素眼底血管造影通常是正常的，如果伴有血管炎，则显示病变处荧光素渗漏。电生理常表现为暗适应下b波的下降甚至消失，而a波仍然正常。在EOG中，视网膜色素上皮功能障碍可以通过Arden比值降低来评估。MAR有三个典型特征：①夜盲症，有阳性视觉症状及视野缺损；②ERG的b波振幅下降；③血清中存在与视网膜双极细胞反应的自身抗体。除此之外，MAR的原发肿瘤也是已知的。这些特征表现用于诊断MAR，且与其他副肿瘤性视网膜病变相鉴别[7]。

2. 眼底长颈鹿斑（豹斑）征样表现的视网膜疾病

根据病例报道，除去 BDUMP，可能在眼底相和（或）荧光素眼底血管造影中发现豹斑（长颈鹿斑）征的疾病还包括葡萄膜渗漏综合征、白血病、慢性中心性浆液性脉络膜视网膜病变、单侧视网膜色素上皮发育不良、婴儿 Refsum 病、器官移植性脉络膜病变、β-地中海贫血、原发性眼内淋巴瘤（PIOL）、新生儿肾上腺白质发育不良症、Walker-Warburg 综合征、梅毒性鳞状脉络膜视网膜炎、高血压脉络膜病变（Elschnig 斑）等[9]。

（1）原发性眼内淋巴瘤（PIOL）：也称原发性玻璃体视网膜淋巴瘤（PVRL）和原发性中枢神经系统淋巴瘤（PCNSL）分支，是一种侵袭性的弥漫性大细胞淋巴瘤，大部分为 B 细胞来源。其发病年龄的中位数是 60 岁。它通常伪装成慢性中间性葡萄膜炎，最初对类固醇治疗有部分反应，但随着长期使用类固醇而治疗效果逐渐减弱。大多数 PIOL 患者会出现中枢神经系统受累，中位生存期为 31 个月。PIOL 的诊断是通过发现眼内或脑脊液（CSF）中的非典型淋巴细胞来完成的。由于诊断往往需要多种侵入性措施，因此利用辅助临床工具来确定风险最大的患者是非常重要的。目前，荧光素眼底血管造影、吲哚青绿血管造影、眼底自发荧光和光学相干断层成像已被证明有助于识别 PIOL 病例。荧光素眼底血管造影常表现为豹斑样表现[10]。

（2）葡萄膜渗漏综合征（UES）：是另一种罕见的疾病，其发病源于液体的异常聚集，使脉络膜上腔空间扩大，产生脉络膜的内部隆起。各种炎症和静水压改变的条件下可以引起葡萄膜渗出，但当不存在明显继发诱因时，患者被认为是脉络膜或巩膜出现了原发性异常，称为 UES。UES 可能是特发性的，也可能与远视有关。组织学研究显示，无定形的糖胺聚糖样物质填充在巩膜组织的纤维间隙中，并伴有胶原纤维的破坏。在一些患者眼内也可能存在白蛋白经巩膜排出受阻，由于渗透压的改变而导致脉络膜液体潴留。另有假说称增厚的巩膜压迫经巩膜血管，导致液体潴留。UES 患者多为中年男性，有复发和缓解的临床过程。常常同时存在移位的视网膜下积液，可能累及黄斑。慢性进展可能导致继发性视网膜色素上皮（豹斑）改变和永久性视力下降。用全身性类固醇治疗似乎并不有效，但部分人对眼内局部激素使用敏感。手术治疗包括经巩膜的涡静脉手术减压、全层巩膜切除术等[11-12]。

3. 其他

BDUMP 发生多灶色素性脉络膜增厚后也需要与如下疾病相鉴别：①转移癌；②多灶性视网膜下血肿；③多发性脉络膜痣；④多灶性色素上皮细胞肥大等色素性良恶性肿瘤。

【治疗】

眼部放疗、玻璃体切割手术、玻璃体腔注射抗 VEGF 药物疗效均欠佳。目前主流的治疗方案是治疗肿瘤原发病灶，局部应用糖皮质激素来缓解渗出性视网膜的脱离，以及在处理肿瘤原发灶的基础上进行血浆置换[13]。

【病例摘要】

患者，男，61 岁，双眼无痛性视力下降 4 个月，右眼重。患者既往无眼科手术、外伤史、屈光不正史。高血压病史 7 年，否认糖尿病、肿瘤等其他全身疾病病史。右眼视力眼前数指，左眼视力 0.25，矫正无提高。眼底可见后极部视网膜散在分布大量钱币样黄色斑片状病灶，造影及自发荧光呈现长颈鹿斑眼底样改变，OCT 示黄斑区视网膜高反射 RPE 增殖团块与 RPE 缺失灶交错，可见视网膜下液。根据病史、典型的眼底改变，诊断双眼 BDUMP。病例详细资料见二维码数字资源 5-5。

数字资源 5-5

（石　璇）

【参考文献】

[1] Machemer R. Zur Pathogenese des flächenhaften malignen Melanoms [On the pathogenesis of the flat malignant melanoma]. Klin Monbl Augenheilkd, 1966, 148（5）: 641-652.

[2] Klemp K, Kiilgaard JF, Heegaard S, et al. Bilateral diffuse uveal melanocytic proliferation: case report and literature review. Acta Ophthalmologica, 2017, 95（5）: 439-445.

[3] Tong N, Wang L, Wang N, et al. Bilateral diffuse uveal melanocytic proliferation secondary to rectal adenocarcinoma: a case report and literature review. Frontiers in Medicine, 2021, 8 (7): 691686.

[4] Gass JDM, Gieser RG, Wilkinson CP, et al. Bilateral diffuse uveal melanocytic proliferation in patients with occult carcinoma. Archives of Ophthalmology, 1990, 108 (4): 527-533.

[5] Chen TYT, Bhagat S, Bhagat N. Melanocytic Lesions in Buccal Mucosa in BDUMP. Ophthalmology, 2020, 127 (8): 1063.

[6] Joseph A, Rahimy E, Sarraf D. Bilateral diffuse uveal melanocytic proliferation with multiple iris cysts. JAMA ophthalmology, 2014, 132 (6): 756-760.

[7] Przeździecka-Dołyk J, Brzecka A, Ejma M, et al. Ocular Paraneoplastic Syndromes. Biomedicines. Biomedicines, 2020, 8 (11): 490.

[8] Sarkar P, Mehtani A, Gandhi HC, et al. Paraneoplastic ocular syndrome: a pandora's box of underlying malignancies. Eye, 2022, 36 (7): 1355-1367.

[9] Jabbarpoor Bonyadi MH, Ownagh V, Rahimy E, et al. Giraffe or leopard spot chorioretinopathy as an outstanding finding: case report and literature review. International Ophthalmology, 2019, 39 (6): 1405-1412.

[10] Casady M, Faia L, Nazemzadeh M, et al. Fundus autofluorescence patterns in primary intraocular lymphoma. Retina, 2014, 34 (2): 366-372.

[11] Elagouz M, Stanescu-Segall D, Jackson TL. Uveal effusion syndrome. Survey of ophthalmology, 2010, 55 (2): 134-145.

[12] Forrester JV, Lee WR, Kerr PR, et al. The uveal effusion syndrome and trans-scleral flow. Eye, 1990, 4 (2): 354-365.

[13] Alrashidi S, Aziz AA, Krema H. Bilateral diffuse uveal melanocytic proliferation: a management dilemma. BMJ Case Reports, 2014, 2014: bcr2014204387.

第六节 眼内髓上皮瘤

【概述】

眼内髓上皮瘤（intraocular medulloepithelioma）是一种先天性非遗传性的胚胎肿瘤，起源于原始视杯内层髓上皮细胞，主要见于儿童[1]。肿瘤主要发生于睫状体，少数病例发生于原始髓上皮细胞分布的其他部位如虹膜后表面、视网膜或视神经。眼内髓上皮瘤发病机制尚不明确，除了胸膜肺母细胞瘤和发育异常综合征（一种与 *DICER1* 基因突变相关的罕见综合征）外，大多数眼内髓上皮瘤是偶发性的，与先天性畸形或细胞遗传学异常无关[2]。

髓上皮瘤最初在 1892 年由 Badel 和 Lagrange 教授命名为"原始上皮癌（carcinome primitif）"，随后在 1904 年被 Frederick Herman 教授称为"畸胎神经瘤（teratoneuroma）"[1]。1908 年 Ernst Fuchs 教授发现神经上皮纤维在显微镜下成网状排列，因此引入了术语"视网膜胚胎瘤（diktyoma）"[3]；1931 年 Roy R. Grinker 教授发现其病理表现与胚胎神经管神经上皮肿瘤类似，于是命名为髓上皮瘤（dedulloepithelioma），并沿用至今[4]。

【临床表现】

眼内髓上皮瘤早期的临床特征主要表现为白瞳症、斜视、视力下降或眼痛等，多为单眼发病。视力下降通常是继发晶状体脱位或白内障所导致。裂隙灯检查可发现典型的粉红色至棕褐色肿块，形状不规则，表面光滑，表面可见血管，常伴有透明的囊肿。囊肿可能发展为肿瘤的重要部分，甚至会发生脱离从而漂浮在前房或玻璃体腔中。

髓上皮瘤可以形成特征性的新生睫状体假膜，这层假膜由肿瘤细胞移行至晶状体后表面产生的一层胶原组织构成，其内包含肿瘤细胞束，有时会与永存原始玻璃体增生症（persistence hyperplastic primary vitreous，PHPV）相混淆[1]。相比其他眼内肿瘤，继发青光眼发生率较高，可达 60%，最常见的原因为虹膜新生血管形成和继发性房角关闭[5]。此外，视网膜脱离也是其常见的并发症。

髓上皮瘤瘤体位于虹膜后方，发病隐匿，不易发觉，较难诊断，常因并发症就诊。有的病例是在接受白内障、青光眼或玻璃体手术时被发现[6]。髓上皮瘤侵犯眼眶较为罕见，若继续向颅内生长侵犯中枢神经系统可危及生命。尽管极少出现，但髓上皮瘤可转移至局部淋巴结或全身其他部位。发生于视神经的髓上皮瘤通常表现为视力减退，后极部肿块以及视盘的边界不清[7]。肿瘤逐渐生长常引起继发性视网膜脱离。

【辅助检查】

1. 超声检查特征

B 超对髓上皮瘤的诊断具有重要意义，表现为边界清晰、形状不一的中高回声肿物，常位于睫状体上皮层内，瘤体内有不规则囊变区域，与肿瘤内的囊性结构有关。D 型超声检查：肿瘤较小时，血流信号少；当肿瘤较大时，可见丰富的血流信号。团块内的软骨区域可产生回声，与视网膜母细胞瘤所见的营养不良性钙化回声非常相似[8]。临床上，应用超声检查可在眼前节混浊时明确眼内髓上皮瘤的诊断。

UBM 主要用于对睫状体髓上皮瘤的诊断，可鉴别肿瘤是囊性或实性以及显示在 5 mm 以内的肿物大小及其与周围组织关系，为手术切口的位置选择和范围提供参考，有助于肿物的完整切除。然而由于其探测深度和范围的限制，对较大的肿物仍需要 B 型超声或 D 型超声等其他辅助检查用于诊断，并结合临床表现特点进行定位和定性诊断[9-10]。

2. CT 检查特征

肿瘤可为囊性或实性，通常无钙化，可增强。在 30% 的畸胎瘤样髓上皮瘤中可观察到软骨发生营养不良性钙化[11]。

3. 荧光素眼底血管造影检查特征

荧光素眼底血管造影检查可见较大的分支动、静脉与肿瘤表面相连，肿物表现为早期强荧光，晚期荧光着染[3]。

4. 病理特征

髓上皮瘤在组织病理学上表现为假复层原始神经上皮，呈腺管样、腔样或网状排列，伴透明质酸丰富的细胞外基质。根据肿瘤成分不同，可以分为非畸胎瘤样髓上皮瘤和畸胎瘤样髓上皮瘤。其中 50%～63% 的肿瘤为非畸胎瘤样（10%～31% 为良性；19%～40% 为恶性），38%～50% 为畸胎瘤样（0～31% 为良性；19%～50% 为恶性）[1, 11]。非畸胎瘤样髓上皮瘤主要由巢状或片状的低分化神经上皮细胞和原纤维状基质组成。畸胎瘤样髓上皮瘤可以见到正常眼球内不应存在的异种组织结构，如脑组织、软骨或横纹肌组织[6]。

恶性髓上皮瘤通常出现以下几种特征：可见类似视网膜母细胞瘤的低分化原始神经母细胞；瘤细胞异型性，病理性核分裂；出现类似软组织肉瘤的区域；侵犯葡萄膜基质和巩膜[10]。显微镜下两种类型的髓上皮瘤还可以形成大小不一的囊肿结构。这种特征性囊肿的形成是由于肿瘤细胞分泌的透明质酸酶敏感的粘多糖汇集形成，其破裂后可以进入玻璃体及房水中[1, 14]。通常复发性髓上皮瘤的组织病理学特征更多表现为恶性。

【诊断】

对眼内占位患者要充分散瞳利用间接眼底镜检查眼底，特别是周边部，并结合影像学辅助检查，进行病理学检查可以明确诊断。

【鉴别诊断】

1. 视网膜母细胞瘤（retinoblastoma，Rb）

临床上，表现为白瞳症的患儿常需要与 Rb 相鉴别。超声可显示后极部或玻璃体腔内球形或半球形或不规则形实质团块样回声，常见到点状、斑片状、团块状的强回声，即"钙斑样"回声。与 Rb 相比，髓上皮瘤常位于眼前部，生长缓慢且发病及就诊年龄较大。

2. Coats 病

Coats 病（外层渗出性视网膜病变）也可表现为白瞳症，为单侧性、特发性、非遗传性的渗出性视网膜病变，荧光素眼底血管造影可见到典型的毛细血管扩张。超声波能发现视网膜下的脂质沉积，而荧光素眼底血管造影可见到典型的毛细血管扩张。睫状体未受累是与髓上皮瘤的重要鉴别点[12]。

3. 永存原始玻璃体增生症（PHPV）

据报道，PHPV 与大约 20% 的髓上皮瘤病例有关。与 PHPV 的纤维血管膜不同，髓上皮瘤形成的睫状体假膜上的血管来自周边，而不会延伸至视神经[2]。此外，髓上皮瘤还应与睫状体黑素瘤、黑素细胞瘤和虹膜睫状体囊肿相鉴别[13]。

【治疗】

髓上皮瘤的治疗方法包括冷冻治疗、肿瘤局部切除、敷贴放射治疗、外照射放疗和眼球摘除术[1]。全身化疗在治疗睫状体髓上皮瘤中的作用尚不明确[15]。局部冷冻疗法可用于较小或复发的肿瘤。敷贴放射治疗是较小肿瘤的另一种选择。Kaliki 等[1]对 3 个病例进行了剂量为 4000 cGy 的敷贴放射治疗。在所有 3 例病例中，肿瘤均得到了控制，并且在 1 年的随访期内无复发。对于局限性小肿瘤（3～4 个钟点），可以考虑采用板层巩膜切除术，但 50%～100% 的病例会存在肿瘤复发的风险。眼球摘除术是治疗较大髓上皮瘤的首选方法。尽管髓上皮瘤发生远处转移及死亡的病例较为少见，若出现肿瘤扩散到眼外的病例，应行眶内容剜除术。

【病例摘要】

患儿男，4岁，因"家长发现左眼视力差3周"就诊。查体：视力：右眼1.0，左眼0.05；眼压：右眼12 mmHg，左眼11 mmHg；左眼角膜透明，鼻侧前房浅，鼻下方瞳孔缘色素外翻，晶体后可见不规则灰白色半透明肿物，表面可见血管，眼底不入。辅助检查：外院UBM检查提示左眼睫状体实性占位。行左眼睫状体肿瘤切除术，病理诊断为左眼恶性髓上皮瘤。病例详细资料见二维码数字资源5-6。

数字资源5-6

（杨婧研　邵蕾　魏文斌）

【参考文献】

[1] Kaliki S, Shields C, Eagle R, et al. Ciliary body medulloepithelioma: analysis of 41 cases. Ophthalmology, 2013, 120 (12): 2552-2559.

[2] Saunders T, Margo CE. Intraocular medulloepithelioma. Arch Pathol Lab Med. 2012, 136 (2): 212-216.

[3] Tadepalli SH, Shields CL, Shields JA, Honavar SG. Intraocular medulloepithelioma-A review of clinical features, DICER 1 mutation, and management. Indian J Ophthalmol. 2019, 67 (6): 755-762.

[4] Grinker RR. Gliomas of the retina: including the results of studies with silver impregnations. Arch Ophthal. 1931. 5(6): 920-935.

[5] Singh A, Singh A, Shields C, et al. Iris neovascularization in children as a manifestation of underlying medulloepithelioma. J Pediatr Ophthalmol Strabismus, 2001, 38 (4): 224-228.

[6] Jerry A, Shields JA, Shield CL. Intraocular Tumors: An Atlas and Textbook. 2nd ed. Philadelphia; Lippincott Williams & Wilkins, 2008.

[7] Corrêa ZM, Augsburger JJ, Spaulding AG. Medulloepithelioma of the optic disc. Hum Pathol, 2011, 42 (12): 2047-2051.

[8] García-Feijoó J, Encinas JL, Méndez-Hernández C, et al. Medulloepithelioma of the ciliary body: ultrasonographic biomicroscopic findings. J Ultrasound Med, 2005, 24 (2): 247-250.

[9] Conway RM, Chew T, Golchet P, et al. Ultrasound biomicroscopy: role in diagnosis and management in 130 consecutive patients evaluated for anterior segment tumours. Br J Ophthalmol, 2005, 89 (8): 950-955.

[10] 朱利民，何彦津，周晓冬，等. 眼部髓上皮瘤临床特征分析. 国际眼科杂志, 2006, 6 (2): 460-463.

[11] Shields JA, Eagle RC Jr, Shields CL, et al. Congenital neoplasms of the nonpigmented ciliary epithelium (medulloepithelioma). Ophthalmology, 1996, 103 (12): 1998-2006.

[12] Sansgiri RK, Wilson M, McCarville MB, et al. Imaging features of medulloepithelioma: report of four cases and review of the literature. Pediatr Radiol, 2013, 43 (10): 1344-1356.

[13] Shields JA, Eagle RC Jr, Shields CL, et al. Pigmented medulloepithelioma of the ciliary body. Arch Ophthalmol, 2002, 120 (2): 207-210.

[14] Kaliki S, Eagle RC, Grossniklaus HE, et al. Inadvertent implantation of aqueous tube shunts in glaucomatous eyes with unrecognized intraocular neoplasms: report of 5 cases. JAMA Ophthalmol, 2013, 131 (7): 925-928.

[15] Meel R, Chawla B, Mohanti BK, et al. Ocular medulloepithelioma chemosensitivity. Ophthalmology, 2010, 117 (12): 2440.e1-2440.e24402.

第六章 玻璃体视网膜相关罕见病

第一节 Stargardt 病

【概述】

Stargardt 病（又称眼底黄色斑点症）是最常见的一种缓慢进展的遗传性黄斑变性类疾病，大多与 ABCA4 基因突变有关。ABCA4 基因表达一种 ATP 转运蛋白，位于光感受器细胞外节，该基因异常会导致脂褐素在视网膜色素上皮（RPE）中过量堆积，进而造成 RPE 及光感受器细胞死亡。Stargardt 病为常染色体隐性遗传，多见于近亲结婚的后代。该病具有高度的基因、临床表现的异质性。Stargardt 病多见于年轻人，患病率 1/（8000～10 000）[1]，男女患病率接近，没有明显种族特异性。该病的发病年龄与病情严重程度关系密切，发病越早，病情越严重，一般在 10～15 岁发病，也有病例为成年后迟发类型。主要表现为中心视力下降，在 0.1～0.3 之间；也会出现中心暗点、色觉障碍、特征性的黄斑萎缩以及后极部 RPE 层面的黄色斑点。Stargardt 病典型的眼底表现是牛眼征，或黄斑区金属样反光，伴或不伴眼底黄色斑点。

【临床表现】

1. 症状

Stargardt 病常见的表现为双眼视力进行性、对称性下降，早期可以没有症状，晚期多数患者视力下降至 0.1，甚至更低；可伴有中心暗点、色觉障碍、畏光、暗适应缓慢等症状。

2. 体征

早期眼底检查不易发现异常，容易漏诊、误诊为球后视神经炎、弱视、伪盲等。进展期最早出现黄斑中心凹反光消失，表现为横椭圆形边界较清晰的萎缩区，呈金箔样反光。后极部及周边部可出现颗粒状黄色斑点，斑点中央为深棕色，外围是灰黄色颗粒，呈"牛眼征"，该病的眼底斑点常伴随动态的吸收重现[2]。视盘旁是最不容易受累的区域，仅有 2%～7% 的病例会累及视盘周围，原因可能是该区域更不容易受到 ABCA4 基因突变的影响，并且此处的 RPE/ 光感受器的比值更高，视网膜神经纤维更厚，更不容易堆积代谢产物脂褐素[3]。

3. 临床分期[3]

1 期：病变局限在黄斑区，呈金属样反光，黄斑周围可有约一个视盘直径范围内可见呈环形排列但不连续的斑点。此时视网膜电图（ERG）检查结果正常（图 6-1-1）。

2 期：斑点分布的区域超出颞侧血管弓，可到达鼻侧视盘。此时 ERG 检查中，视锥和视杆细胞反应异常（图 6-1-2）。

3 期：斑点被重吸收，伴随广泛的脉络膜毛细血管萎缩。ERG 检查显示视锥和视杆细胞功能异常。

4 期：斑点被进一步吸收，脉络膜毛细血管萎缩范围进一步扩大，并且伴随 RPE 萎缩（图 6-1-3）。

【辅助检查】

1. 彩色眼底照相

可表现为黄斑区金属样反光，后极部斑点，脉络膜毛细血管及 RPE 萎缩，具体详见上文。

2. 眼底自发荧光检查

可以反映 RPE 的脂褐素沉积情况，能够在眼底镜或眼底彩照检查发现病变之前，检测出早期的 RPE 改变，是 Stargardt 病的一项重要辅助检查。眼底自发荧光异常包括低自发荧光和高自发荧光。低自发荧光多源于缺失或减少的 RPE 脂褐素，或源于 RPE 或光感受器细胞的丢失。高自发荧光多源于 RPE 脂褐素的过度堆积。

眼底自发荧光表现，可分为下面 3 种类型，并有研究表明，不同的自发荧光类型，对应不同的基

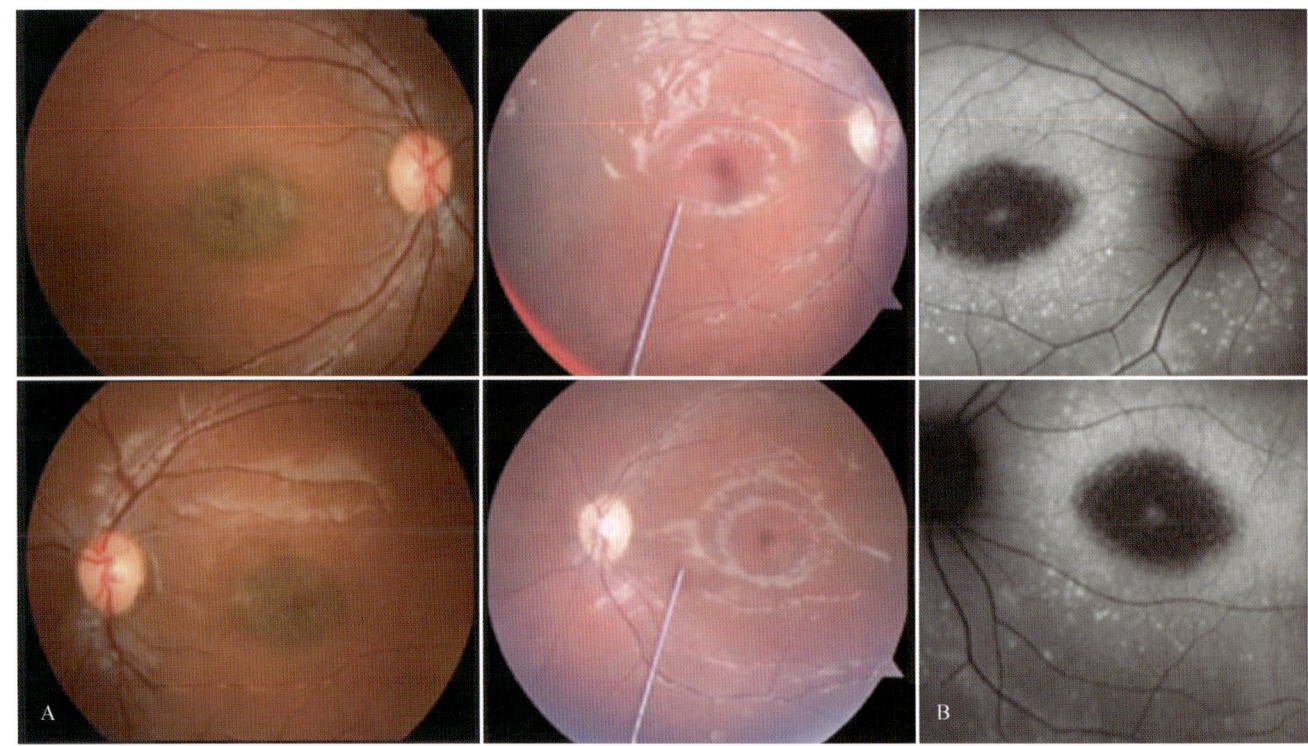

图 6-1-1　A.患者眼底彩照,显示牛眼样黄斑病变,不伴斑点;B.眼底彩照及自发荧光照片,前者显示牛眼样黄斑病变,黄斑周围环绕小斑点,后者显示黄斑区低自发荧光

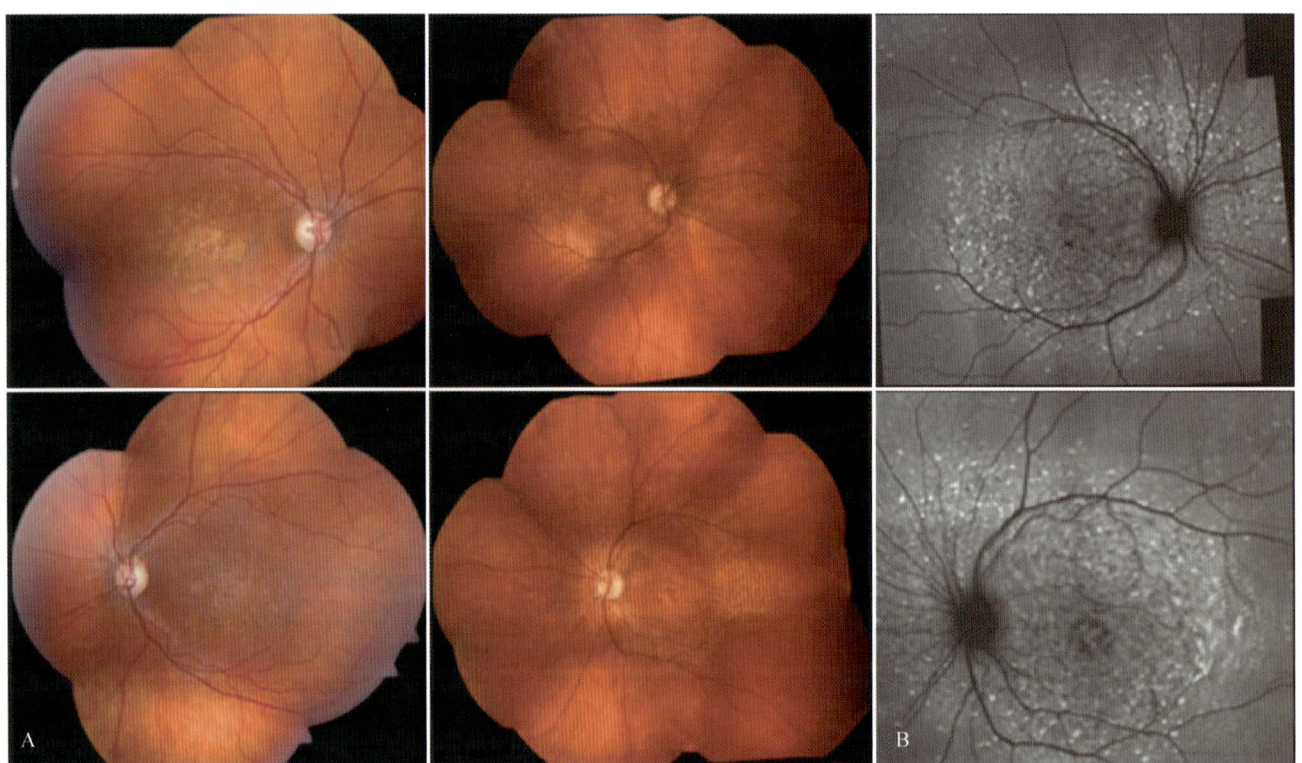

图 6-1-2　A.眼底彩照,显示黄斑区及视盘旁多发斑点,伴黄斑区萎缩灶;B.眼底彩照及自发荧光,前者显示后极部多发斑点,黄斑区可见萎缩灶,后者可见黄斑区低自发荧光灶,后极部多发强荧光灶

因型[4]。

（1）中央区域低自发荧光,周围环绕高自发荧光病灶。

（2）单纯中央区域低自发荧光。

（3）散在的高自发荧光或低自发荧光灶,中央区域无低自发荧光。

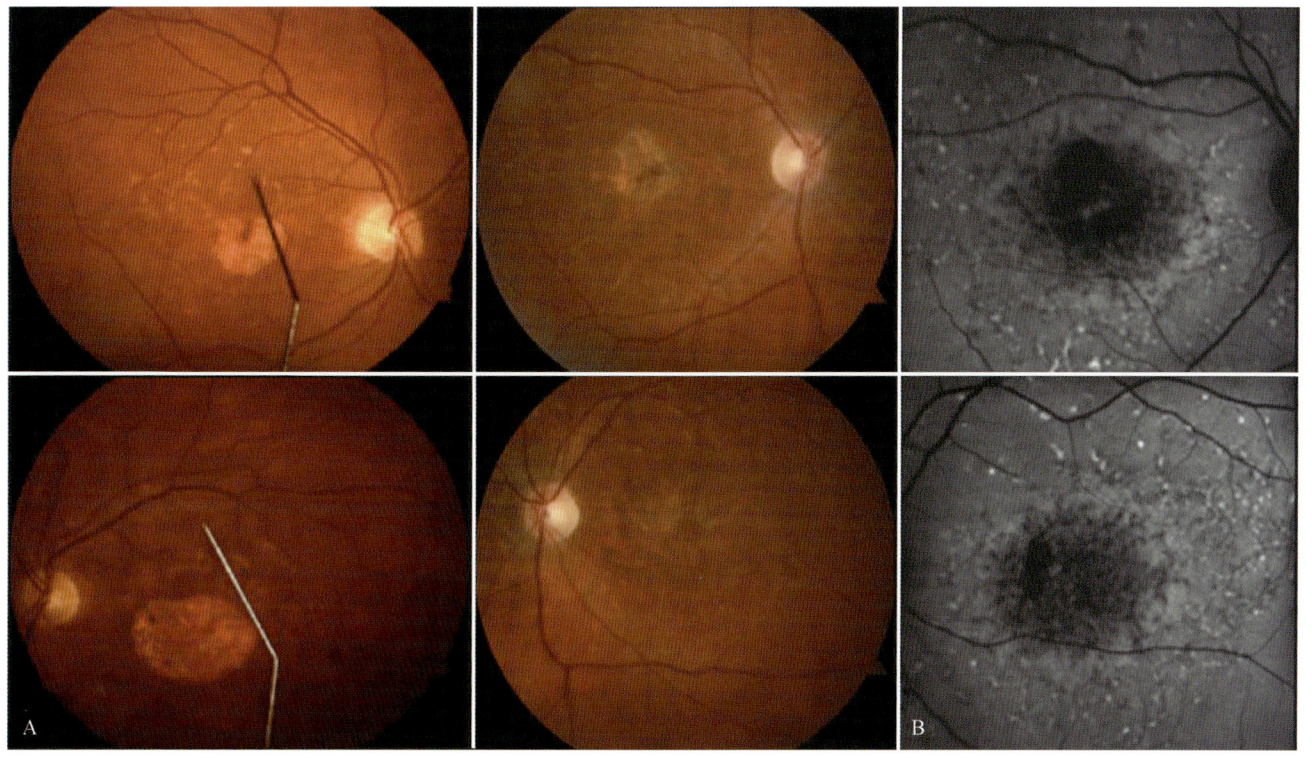

图6-1-3 A.眼底彩照，显示黄斑区大片萎缩病灶；B.眼底彩照及自发荧光照，前者可见黄斑区RPE萎缩，伴周边稀疏斑点，后者显示黄斑区低自发荧光

3. OCT检查

可以检测RPE及视网膜各层结构的异常，并且可以监测疾病进展情况[5]。Stargardt常见的OCT表现有黄斑区外层视网膜变薄，RPE层萎缩[6]。有研究表明，黄斑区中心厚度与视力下降具有一定相关性[7]；OCT异常最早可以在5岁的患儿中检出，表现为外界膜增厚[8]，并且这一特征出现在视网膜萎缩之前[9]。Stargardt病根据其OCT的不同表现，可分为5种类型：①斑点局限于OS层；②斑点突破OS层，进入IS层；③斑点进入外核层；④斑点局限于外核层；⑤Drusen样色素上皮脱离。

4. 视网膜荧光素血管造影

Stargardt病早期FFA检查即可观察到细小的透见荧光。Stargardt病的黄斑区RPE细胞萎缩，在FFA中呈透见荧光；另外因该病的RPE细胞内脂褐素沉积，在FFA检查中遮蔽脉络膜背景荧光，有研究表明，约80%的Stargardt患者可检出脉络膜弱荧光，或叫做"脉络膜湮灭（dark choroids）"[10-11]。更多情况下，该检查已被能够更好地显示RPE异常的眼底自发荧光检查替代[12]。

5. 视网膜电图

可分为3种类型[3]。

（1）闪光ERG和图形ERG异常，明/暗适应ERG正常。

（2）闪光ERG和图形ERG异常，明适应ERG异常，暗适应ERG正常。

（3）闪光ERG和图形ERG异常，明/暗适应ERG均异常。

6. 基因检查

Stargardt病大多是*ABCA4*基因突变引起，该病的遗传特征为常染色体隐性遗传模式。

（1）*ABCA4*基因表达在视杆细胞的外节层，是一种ATP转运蛋白，ABCA4蛋白可以转运视网膜光感受器细胞产生的毒性代谢产物，即脂褐素及其代谢产物维生素A的二聚体（A2E），若毒性代谢产物没有被及时清除，堆积在RPE细胞内，使得RPE功能下降，进一步引起视网膜光感受器细胞死亡。*ABCA4*基因异质性很强，不同的基因突变类型，导致首次发病时间、病情严重程度不同。大多数的情况是ABCA4轻度缺失，占比95%；中度缺失导致视锥视杆细胞萎缩，该类型占比30%～50%；完全丢失导致视网膜色素变性，视锥视杆细胞功能丧失，占常染色体隐性遗传的RP病例的8%[3]。此外，幼年期就发病的情况，与更有害的突变有关，如无义突变；而成年发病或病灶不累及黄斑的情况，与错义突变有关[1]。

（2）有5%的Stargardt病例是因为STGD4、ELOVL4或PRPH2基因突变。ELOVL4基因异常会导致超长链脂肪酸合成异常，ELOVL4基因异常导致ELOVL4蛋白堆积并导致细胞死亡。晚发型（36岁以后发病）病例的黄斑区多为正常，往往容易与AMD混淆[3]。

【诊断】

该病患者出现视力下降，伴特征性的眼底表现，结合眼底自发荧光，可考虑该病的诊断，结合基因检查，可进一步明确基因分型。但需注意，在疾病早期，视力正常或者轻度下降，眼底检查往往显示视网膜正常或者轻度异常（如黄斑中心凹反光消失、轻度色素紊乱），此时，眼底自发荧光检查、OCT，必要时电生理检查对诊断很有帮助。有近1/3的患儿在发病时行眼底检查未见视网膜斑点，但随着病情发展，会出现进行性的黄斑萎缩。

【鉴别诊断】

该病还需与其他遗传性眼部疾病相鉴别：

1. 视锥细胞营养不良

该病也可出现视力下降，伴畏光及色觉障碍，另外该病还可出现昼盲和眼球震颤，而夜间症状好转。电生理检查可见明适应ERG异常而暗适应ERG正常。该病多为常染色体显性遗传，异常的基因导致视锥细胞自身的酶异常从而致病。

2. 卵黄样黄斑营养不良

该病多见于儿童及青少年，黄斑区可见对称的鸡蛋黄样特征性隆起病灶，位于RPE水平，ERG正常。该病为常染色体显性遗传，异常的基因导致部分酶代谢障碍从而发病。

3. 视网膜色素变性

常出现夜盲、视野缩小，查体可见视网膜骨细胞样色素沉着，电生理检查可见a、b波波峰重度降低或熄灭。该病为一组累及RPE及光感受器细胞的遗传病，多为单基因遗传，但具有有多种遗传方式：常染色体显性遗传、常染色体隐性遗传、X连锁隐性遗传等。

【治疗】

Stargardt病目前没有标准的治疗方法，该病患者除了需要使用低视力辅助设备，以便最大限度利用周边视野及尚未损伤的旁中心视野，还需要尽量避免接触过量的光线，减少紫外线暴露，延缓疾病的进展[6]。除了生活方式的干预外，目前有三类可能有效的治疗手段正在研究阶段：药物治疗、基因治疗、干细胞疗法。

在Stargardt病中，变异的ABCA4基因表达异常的蛋白，影响视循环的正常进行。变异的ABCA4基因会引起A2E的沉积，大量的A2E会导致RPE细胞功能异常，从而进一步造成光感受器细胞损伤[13]。Stargardt病药物治疗主要针对视循环的通路[14]，包括soraprazan、emixustat、ALK-001（氘化维生素A）、STG-001、fenretinide（维甲酸类视网膜结合蛋白拮抗剂）、A1120（非维甲酸类视网膜结合蛋白拮抗剂）这些都是视循环的调节剂，可以减缓维生素A的二聚合反应（ALK-001）[15]、竞争性抑制视网膜结合蛋白-4[16-19]（TG-001、fenretinide、A1120）、调节RPE65的活性（emixustat）[20]、促使RPE细胞清除沉积的脂褐素[21]（soraprazan），从而减轻A2E对RPE细胞产生毒性作用。大部分药物都正在进行Ⅰ/Ⅱ/Ⅲ期临床试验，例如emixustat（NCT03772665/03033108）[20]、ALK-001（NCT02402660）。此外补体C5抑制剂avacincaptad pegol，正在进行Ⅱ期临床试验（NCT03364153），抗氧化剂saffron也正在进行临床试验（NCT01278277）。

基因治疗的靶组织是光感受器细胞，治疗目标是防止远期的视网膜变性，所以基因治疗越早干预效果越好。腺病毒是基因治疗常用的载体[22]，但是因为ABVCA4基因太大，超出了腺病毒载体的承载力，故Stargardt病基因治疗常用的载体是慢病毒。目前正在进行Ⅰ/Ⅱ期临床试验（NCT01736592/01367444），虽然安全性尚可，但未见明显有效的证据，可能与前期纳入的患者病情较重有关，症状较轻的患者也正在招募，期待他们参与后的结果[23-25]。

鉴于Stargardt病的RPE功能异常先于光感受器异常出现，并且RPE细胞容易在实验室中制得，干细胞移植治疗Stargardt病得以在临床开展。Ⅰ/Ⅱ期临床试验（NCT01469832）将人胚胎干细胞来源的RPE细胞，移植道视网膜下，来治疗相对严重的Stargardt病[26]。目前该临床试验已完成，未见安全性事件的报道，12名受试者中，4名视力有所提高[27]。

【病例摘要】

患者，男，48岁，主因"双眼视力逐渐下降2年"就诊。8岁时发现近视（-8.0D），成年后体检时查矫正视力双眼约为0.5，16年前双眼行角膜屈光矫正手术，术后双眼视力0.5。查体：双眼矫正视力0.2，双眼压15 mmHg，双眼角膜透明，前房深，瞳孔圆，对光反射灵敏，晶体密度稍增高，双眼黄斑区可见萎缩灶。眼底彩照显示：双眼黄斑区萎缩。OCT检查示中央视网膜厚度降低，椭圆体带消失。自发荧光检测示黄斑区呈低自发荧光，周围可见环形高自发荧光病灶。FFA检查示牛眼征及窗样缺损。多焦ERG检查示双眼黄斑区视网膜反应振幅下降。根据该患者典型的病史、症状、查体及辅助检查，考虑诊断Stargardt病。后续随访中，该患者视力较为稳定。病例详细资料见二维码数字资源6-1。

数字资源6-1

（张　婧）

【参考文献】

[1] Tanna P, Strauss RW, Fujinami K, et al. Stargardt disease: clinical features, molecular genetics, animal models and therapeutic options. Br J Ophthalmol, 2017, 101（1）: 25-30.

[2] 吴琨芳，孙祖华，文峰. 临床眼底病内科卷. 北京：人民卫生出版社，2015: 414-418.

[3] Tsang SH, Sharma T. Stargardt Disease. Adv Exp Med Biol, 2018, 1085: 139-151.

[4] Fujinami K, Lois N, Mukherjee R, et al. A longitudinal study of Stargardt disease: quantitative assessment of fundus autofluorescence, progression, and genotype correlations. Invest Ophthalmol Vis Sci, 2013, 54（13）: 8181-8190.

[5] Strauss RW, Muñoz B, Wolfson Y, et al. Assessment of estimated retinal atrophy progression in Stargardt macular dystrophy using spectral-domain optical coherence tomography. Br J Ophthalmol, 2016, 100（7）: 956-962.

[6] Rahman N, Georgiou M, Khan KN, et al. Macular dystrophies: clinical and imaging features, molecular genetics and therapeutic options. Br J Ophthalmol, 2020, 104（4）: 451-460.

[7] van Huet RA, Bax NM, Westeneng-Van Haaften SC, et al. Foveal sparing in Stargardt disease. Invest Ophthalmol Vis Sci, 2014, 55（11）: 7467-7478.

[8] Lee W, Nõupuu K, Oll M, et al. The external limiting membrane in early-onset Stargardt disease. Invest Ophthalmol Vis Sci, 2014, 55（10）: 6139-6149.

[9] Burke TR, Yzer S, Zernant J, et al. Abnormality in the external limiting membrane in early Stargardt disease. Ophthalmic Genet. Mar-Jun 2013;34（1-2）: 75-7.

[10] Fishman GA, Stone EM, Grover S, et al. Variation of clinical expression in patients with Stargardt dystrophy and sequence variations in the ABCR gene. Arch Ophthalmol, 1999, 117（4）: 504-510.

[11] Armstrong JD, Meyer D, Xu S, et al. Long-term follow-up of Stargardt's disease and fundus flavimaculatus. Ophthalmology, 1998, 105（3）: 448-458.

[12] Lambertus S, van Huet RA, Bax NM, et al. Early-onset stargardt disease: phenotypic and genotypic characteristics. Ophthalmology, 2015, 122（2）: 335-344.

[13] Sparrow JR, Boulton M. RPE lipofuscin and its role in retinal pathobiology. Exp Eye Res, 2005, 80（5）: 595-606.

[14] Lu LJ, Liu J, Adelman RA. Novel therapeutics for Stargardt disease. Graefes Arch Clin Exp Ophthalmol, 2017, 255（6）: 1057-1062.

[15] Ma L, Kaufman Y, Zhang J, et al. C20-D3-vitamin A slows lipofuscin accumulation and electrophysiological retinal degeneration in a mouse model of Stargardt disease. J Biol Chem, 2011, 286（10）: 7966-7974.

[16] Radu RA, Han Y, Bui TV, et al. Reductions in serum vitamin A arrest accumulation of toxic retinal fluorophores: a potential therapy for treatment of lipofuscin-based retinal diseases. Invest Ophthalmol Vis Sci, 2005, 46（12）: 4393-4401.

[17] Malpeli G, Folli C, Berni R. Retinoid binding to retinol-binding protein and the interference with the interaction with transthyretin. Biochim Biophys Acta, 1996, 1294（1）: 48-54.

[18] Mata NL, Lichter JB, Vogel R, et al. Investigation of oral fenretinide for treatment of geographic atrophy in age-related macular degeneration. Retina, 2013, 33（3）: 498-507.

[19] Dobri N, Qin Q, Kong J, et al. A1120, a nonretinoid RBP4 antagonist, inhibits formation of cytotoxic bisretinoids in the animal model of enhanced retinal lipofuscinogenesis. Invest Ophthalmol Vis Sci, 2013, 54（1）: 85-95.

[20] Kubota R, Birch DG, Gregory JK, et al. Randomised study evaluating the pharmacodynamics of emixustat

hydrochloride in subjects with macular atrophy secondary to Stargardt disease. Br J Ophthalmol, 2022, 106 (3): 403-408.

[21] Julien-Schraermeyer S, Illing B, Tschulakow A, et al. Penetration, distribution, and elimination of remofuscin/soraprazan in Stargardt mouse eyes following a single intravitreal injection using pharmacokinetics and transmission electron microscopic autoradiography: Implication for the local treatment of Stargardt's disease and dry age-related macular degeneration. Pharmacol Res Perspect, 2020, 8 (6): e00683.

[22] Warrington KH Jr, Herzog RW. Treatment of human disease by adeno-associated viral gene transfer. Hum Genet, 2006, 119 (6): 571-603.

[23] Smith J, Ward D, Michaelides M, et al. New and emerging technologies for the treatment of inherited retinal diseases: a horizon scanning review. Eye (Lond), 2015, 29 (9): 1131-1140.

[24] Dalkara D, Goureau O, Marazova K, et al. Let There Be Light: Gene and Cell Therapy for Blindness. Hum Gene Ther, 2016, 27 (2): 134-147.

[25] Han Z, Conley SM, Naash MI. Gene therapy for Stargardt disease associated with ABCA4 gene. Adv Exp Med Biol, 2014, 801: 719-724.

[26] Schwartz SD, Regillo CD, Lam BL, et al. Human embryonic stem cell-derived retinal pigment epithelium in patients with age-related macular degeneration and Stargardt's macular dystrophy: follow-up of two open-label phase 1/2 studies. Lancet, 2015, 385 (9967): 509-16.

[27] Mehat MS, Sundaram V, Ripamonti C, et al. Transplantation of Human Embryonic Stem Cell-Derived Retinal Pigment Epithelial Cells in Macular Degeneration. Ophthalmology, 2018, 125 (11): 1765-1775.

第二节　鱼雷样黄斑病变

【概述】

鱼雷样黄斑病变（torpedo maculopathy，TM）是一种先天性的视网膜色素上皮（RPE）层损害，位于黄斑颞侧，沿水平缝走行，尖端指向中心凹，呈特征性的鱼雷样改变；同时也是一种罕见的黄斑病，通常无症状，在常规检查中发现。该病以单眼发病为多见，不影响中心视力[1]。1989年Gass用"痣"这一概念来描述RPE层鳞状的发育性色素损害[2]。1992年Roseman和Gass首次报道在1例12岁男童左眼近黄斑区发现一孤立扁平、边界清晰、偏白色的椭圆形病变，并将其称为"RPE低色素痣"[3]。1993年Daily在学术会议上首次使用"鱼雷样黄斑病变"这一术语描述该疾病[4]。之后陆续出现TM的报道，全球现有相关报道大约100例，其中我国仅报道2例。多为偶然发现，单眼发病，目前仅有1例双眼发病的报道[5]。TM是RPE痣的低色素损害，表现为低色素或白化痣、孤立的白化斑、先天性低色素斑及黄斑旁缺损等[1]。但随着研究的深入，TM在FAF中呈现弱荧光、OCT上RPE层反射消失、FFA透见强荧光等特征均提示其并非RPE的低色素，而为RPE缺失[1, 6-7]。

TM的发病机制目前尚无定论，学者们根据该病在视网膜上的特殊位置、形态，结合多种辅助检查等提出不同的假说。主要有4个假说：

（1）Pian等认为，胎儿出生后早期，在沿着黄斑结构的水平缝发育时弓状束的不完全分化是造成该病变的主要原因[8]。

（2）Williams等总结1992—2017年共80个病例的临床资料，发现TM病灶的鼻侧尖端总是指向视盘，且集中位于黄斑颞侧上、下弓状束及乳斑束连接处的风筝形区域内。该结果提示TM的发病机制可能与视网膜神经纤维层的发育影响RPE细胞的成熟有关[9]。

（3）Teitelbaum等认为，出生前后睫状短动脉和静脉的紊乱造成脉络膜血管发育异常，导致RPE损害，从而造成鱼雷样改变[10]。近年来，有研究应用OCT血管成像（OCTA）发现了TM患眼脉络膜毛细血管层缺失，为该假说提供了依据[11]。

（4）Chawla等认为，某种异常阻止了脉络膜毛细血管在水平缝的正常分布是导致该病变的始发原因[12]。

此外，还有其他如婴儿颞侧束RPE发育缺失、先天脉络膜外翻等假说[13-14]。虽然TM的发病机制尚不明确，但相信随着新技术的发展结合组织病理学更深入的研究，可为该病发病机制探索提供更多思路。

【临床表现】

1. 疾病分型

Wong 等根据 TM 在 OCT 上的表现将其分为两型[15]。Ⅰ型表现为轻微的外层视网膜紊乱不伴有外层视网膜腔隙；Ⅱ型为外层视网膜结构紊乱伴腔隙且神经上皮层抬高。Wong 等进一步对年龄 4～73 岁的 14 例 TM 患者进行人口分布学及影像学研究，发现Ⅰ型与Ⅱ型患者平均年龄分别为 17 岁、39 岁，因此提出这两种分型是 TM 在几十年内进展的不同阶段的猜想。但也有对此观点提出质疑者。Shirley 等对年龄 3～15 岁的 8 例 TM 患儿进行研究，发现Ⅰ型与Ⅱ型患儿平均就诊年龄并无明显差异，分别为 8 岁、7 岁，更支持其为 TM 的两种不同表型[16]。但值得注意的是，Wong 等的分型方法并未将伴有视网膜内层结构改变的 TM 包括在内。有研究将伴有视网膜脉络膜凹陷、视网膜变薄且内层视网膜改变但无视网膜下腔隙的 TM 归为Ⅲ型[17]。利用 OCT 上该病变的表现将其分型，为疾病的研究提供了便利，对疾病的发生发展及预后观察有重要意义[11,18]。

2. 眼部检查所见

针对 TM 的检查主要包括形态结构以及功能两方面，前者包括眼底彩色照相、OCT、眼底荧光造影（FAF）等影像学检查，而后者包含视力、视野及电生理等检查。

TM 在眼底彩色照相中表现为视网膜血管下、黄斑颞侧的孤立扁平、边界清晰、低色素或苍白的鱼雷样病灶，尖端指向中心凹，尾部表现多样，多为边界清晰的圆钝状，偶呈高色素。该病变典型大小横径为 1.0～2.0 视盘直径（disk diameter，DD），纵径为 0.5～1.0 DD；病灶表面视网膜血管走行正常[14,19]。OCT 常表现为外层视网膜结构异常，外核层变薄，光感受器细胞丢失，椭圆体带和嵌合体区紊乱，可伴有神经上皮层下腔隙、脉络膜反射增强、脉络膜凹陷等。RPE 和神经上皮之间的腔隙可能是由于病灶边界光感受器细胞退化或者 RPE 丢失所致。有学者发现，该疾病并非仅表现为视网膜外层结构的破坏，视网膜内层也可出现轻微结构紊乱或小囊腔。应用 OCT 增强深部成像技术对病灶进行扫描，发现脉络膜厚度无变化[20-21]。

FAF 可见病灶呈弱荧光，有些病灶边界呈强荧光[19]。弱荧光是由 RPE 萎缩或缺失造成，而边界强荧光与脂褐质在功能异常或代谢应激的 RPE 细胞中聚集有关[22]。FFA 可见病灶处由于 RPE 萎缩呈透见强荧光，多无新生血管形成或荧光素渗漏。但有研究发现，该病可并发脉络膜新生血管，晚期可出现荧光素渗漏。

对于视野检查得到的结果有所不同，有报道提示出现微囊肿，鱼雷病变的视网膜敏感性部分降低，但是也有报道视网膜敏感性似乎正常，并且患者具有良好的视觉功能。

【诊断及鉴别诊断】

TM 具有典型的眼底病变区形态学特点，配合其他眼部检查有助于诊断。

与 TM 类似的 RPE 层色素改变的疾病很多，如先天性 RPE 肥大（CHRPE）、Gardner 综合征的 RPE 损害等，鉴别该病与其他疾病的要点是其独特的位置与形态。

1. CHRPE

CHRPE 是一类扁平、边界清晰的 RPE 层色素性损害，常呈灰黑色或者褐色，可伴有脱色素腔隙或周围伴低色素晕轮。该病虽为先天性疾病，但由于患者常无症状，多单眼发病，且病灶靠近周边不易发现，因此平均诊断年龄为 45 岁。CHRPE 病灶多为色素性，约占 88%，但有 12% 为无色素性，该类无色素性病灶易与 TM 混淆[19]。CHRPE 按病灶数量可分为孤立型和多灶型。孤立型 CHRPE 即位于周边眼底的单个扁平病灶。多灶型则是由几组边界清晰的灰色扁平病灶构成，每组由 3～30 个独立的色素性病灶组成。多灶型 CHRPE 因其形态特点，被称为"熊脚印"；若病灶呈现无色素，则被称作"北极熊脚印"[23]。孤立型的无色素性 CHRPE 在彩色眼底像上与 TM 较难鉴别，在 FAF 中两者病灶都呈弱荧光。但 CHRPE 在 OCT 上表现为视网膜变薄、光感受器丢失、RPE 增厚及脉络膜反射减弱；这与 TM 中 RPE 层萎缩甚至丢失、脉络膜反射增强有显著不同。利用 FFA 也可鉴别，CHRPE 在 FFA 中可见病灶遮蔽荧光，脱色素腔隙处显示较小斑片状透见荧光；而 TM 则主要表现为透见荧光。CHRPE 与 TM 均可造成相应的视野改变，改变程度取决于病灶大小，并不具有特征性。此外，有研究发现，CHRPE 在 5 年随访期间有 74%～83% 的患者病灶扩大，2% 的患者会在原病灶发展出结节性腺瘤[24]；而 TM 病灶则多数稳定。

2. Gardner 综合征

Gardner 综合征是家族性腺瘤性息肉病（FAP）的结肠外表现，包括骨瘤、纤维瘤、皮样囊肿以及其他肿瘤。Gardner 综合征患者约有 70% 会出现 RPE 损害，表现为双侧多发扁平的卵圆形小病灶，边界不规则，直径常小于 1 mm[19]。一些病灶周围伴低色素晕轮或尾部呈现低色素，其尾部可能尖锐但可指向任意方向，而不只是中心凹。Shields 等将这种眼部 RPE 改变称作是"FAP 相关 RPE 错构瘤"[13]。单个的 Gardner 综合征眼部病灶形态上类似 TM，但前者常双眼发病，且为多发小病灶；而后者则多为单眼的单个病灶，呈尖端指向中心凹的特征性鱼雷样改变。Gardner 综合征的 RPE 损害在 OCT 上表现为视网膜变薄、光感受器丢失及 RPE 增厚；而 TM 则为 RPE 的变薄甚至缺失。前者在 FFA 可见高色素区域有遮蔽荧光，而低色素区域呈现透见荧光，也有毛细血管无灌注、微动脉瘤、视网膜血管变细等报道，可与 TM 进行鉴别[25]。

【治疗】

TM 为无症状的良性疾病，且多数稳定，不需要特殊治疗，临床应注意观察随访。尽管该病本身不影响中心视力，但考虑其可能造成相应的视野缺损，因此随访时应关注视野变化。TM 合并神经上皮层脱离者，必要时可根据脱离范围进行激光光凝或冷冻治疗。TM 还可并发脉络膜新生血管，患者可出现视力下降、视物变形等症状，抗 VEGF 药物治疗效果较好[16, 26]。

（边俊杰 刘大川）

【参考文献】

[1] Golchet PR, Jampol LM, Mathura JR, et al. Torpedo maculopathy. Br Ophthalmol, 2020, 94（3）: 302-306.

[2] GassJD. Focal congenital anomalies of the retinal pigment Epithelium. Eye, 1989, 3（Pt 1）: 1-18.

[3] Roseman RL, Gass JD. Solitary hypopigmented nevus of the retinalpigment epithelium in the macula.ArchOphthalmol, 1992, 110（10）: 1358-1359.

[4] Daily MJ. Torpedo maculopathy or paramacular spot syndrome. New Dimensions in Retina Symposium, Chicago, USA, 1993.

[5] Richez F, Gueudry J, Brasseur G, et al. Bilateral torpedo maculopathy. J Fr Ophtalmol, 2010, 33（4）: 296.

[6] Sanabria MR, Coco RM, Sanchidrian M. OCT findings in torpedo maculopathy. Retin Cases Brief Rep, 2008, 2（2）: 109-111.

[7] Cullen C, Zaborowski AG. A case report of torpedo maculopathy in an African boy. J AAPOS, 2013, 17（6）: 625-626.

[8] Pian D, Ferrucci S, Anderson SF, et al. Paramacular coloboma. Optom Vis Sci, 2003, 80（8）: 556-563.

[9] Williams PJ, Salek S, Prinzi RA, et al. Distribution patterns of torpedo maculopathy: further evidence of a congenital retinal nerve fiber layer-driven etiology. Saudi J Ophthalmol, 2019, 33（3）: 260-267.

[10] Teitelbaum BA, Hachey DL, Messner LV. Torpedo maculopathy.J Am Optom Assoc, 1997, 68（6）: 373-376.

[11] Giannakaki-Zimmermann H, Munk MR, DysliC, et al. Optical coherence tomography angiography features of torpedo maculopathy. Retin Cases Brief Rep, 2017, 13（4）: 337-342.

[12] Chawla R, Pujari A, Rakheja V, et al. Torpedo maculopathy: a primary choroidal capillary abnormality?. Indian J Ophthalmol, 2018, 66（2）: 328-329.

[13] Shields CL, Guzman JM, Shapiro MJ, et al. Torpedo maculopathy at the site of the fetal "bulge". Arch Ophthalmol, 2010, 128（4）: 499-501.

[14] Trevino R, Kiani S, Raveendranathan P. The expanding clinical spectrum of torpedo maculopathy. Optom Vis Sci, 2014, 9191（4Suppl 1）: S71-78.

[15] Wong EN, Fraser-Bell S, Hunyor AP, et al. Novel optical coherence tomography classification of torpedo maculopathy. Clin Experiment Ophthalmol, 2015, 43（4）: 342-348.

[16] Shirley K, O'Neill M, Gamble R, et al. Torpedo maculopathy: disease spectrum and associated choroidal neovascularisation in a paediatric population. Eye（Lond）, 2018, 32（8）: 1315-1320.

[17] Tripathy K, Sarma B, Mazumdar S. Commentary: inner retinal excavation in torpedo maculopathy and proposed type 3 lesions in optical coherence tomography. Indian J Ophthalmol, 2018, 66（8）: 1213-1214.

[18] Papastefanou VP, Vázquez-Alfageme C, Keane PA, etal. Multimodality imaging of torpedo maculopathy with swept-source, en face optical coherence tomography and optical coherencetomography angiography. Retin Cases Brief Rep, 2018, 12（2）: 153-157.

[19] Villegas VM, Schwartz SG, Flynn HW, et al. Distinguishing torpedo maculopathy from similar lesions of the posterior segment.Ophthalmic Surg Lasers Imaging Retina, 2014, 45（3）: 222-226.

[20] Panigrahi PK, Minj A, Satapathy J. Torpedo maculopathy with multifocal central serouschorioretinopathy: a rare case report.Indian J Ophthalmol, 2018, 66 (2): 330331.

[21] 石婕, 李杨, 彭晓燕. 鱼雷样黄斑病变一例. 中华眼科杂志, 2018, 54 (4): 294-296.

[22] Rohl A, Vance S. Hyperpigmented torpedo maculopathy with pseudo-lacuna: a 5-year follow-up. Case Rep Ophthalmol, 2016, 7 (1): 184-190.

[23] Shields CL, Mashayekhi A, Ho T, et al. Solitary congenital hypertrophy of the retinal pigment epithelium: clinical features and frequency of enlargement in 330 patients. Ophthalmology, 2003, 110 (10): 1968-1976.

[24] Shields JA, Shields CL. Tumors and related lesions of the pigmented epithelium. Asia Pac J Ophthalmol (Phila), 2017, 6 (2): 215-223.

[25] Su Y, Gurwood AS. Neurosensory retinal detachment secondary to torpedo maculopathy. Optometry, 2010, 81 (8): 405-407.

[26] Touriño R, Rodríguez-Ares MT, López-Valladares MJ, et al. Fluorescein angiographic features of the congenital hypertrophy of the retinal pigment epithelium in the familial adenomatous polyposis. Int Ophthalmol, 2005, 26 (1-2): 59-65.

第三节　Alport 综合征

【概述】

Alport 综合征（Alport syndrome，AS），又称遗传性进行性肾炎、家族性出血性肾炎，是一种可同时累计肾、眼部及耳部的遗传性疾病，故曾被称为眼耳肾综合征，人群中患病率约 1/（5000～50 000），但常常未被识别[1]。Alport 综合征最早在 20 世纪早期，由 Guthrie 报道了家族性先天性血尿。Alport 发现血尿与听力损害相关，并提出病变的严重程度与性别相关，而眼部症状最早由 Sohar 于 1954 年报道[2]。

Alport 综合征是由于编码Ⅳ型胶原 α3～α5 链的基因异常，导致Ⅳ型胶原结构和功能发生异常，从而引起相应组织和器官出现病变。Ⅳ型胶原是一种糖蛋白，其单体由 3 条肽链（α 链）相互缠绕而成，α 链共有 6 种，分别为 α1～α6 链。这 6 种 α 链以 3 种不同的三螺旋结构构成胶原单体，即 α1α1α2，α3α4α5 及 α5α5α6。胶原单体继续聚合呈网状的Ⅳ型胶原，并进一步与层粘连蛋白、巢蛋白、蛋白多糖等物质共同构成基底膜。组成Ⅳ型胶原的 α1～α6 链分别由 6 个不同基因参与编码，包括：位于 13 号染色体的 COL4A1 和 COL4A2，分别编码 α1 和 α2 链；位于 2 号染色体的 COL4A3 和 COL4A4，编码 α3 和 α4 链；以及位于 X 染色体的 COL4A5 和 COL4A6，编码 α5 和 α6 链。Alport 综合征是因为 COL4A3、COL4A4 或 COL4A5 基因发生突变，导致对应的 α3、α4、α5 链合成异常，导致本应含有这些 α 链的Ⅳ型胶原结构异常。Ⅳ型胶原为基底膜组织中仅有的一种胶原，为构成全身各种基底膜的重要组成部分，其合成异常可引起相应组织基底膜结构和功能的异常，从而引发多系统的损害。由于发生突变的基因及所在染色体不同，Alport 综合征表现为三种遗传方式，即 X 连锁遗传（XLAS），常染色体隐性遗传（ARAS）及常染色体显性遗传（ADAS）。其中 X 连锁遗传约占 85%，是最为常见的遗传方式，其次为常染色体隐性遗传，常染色体显性遗传最为少见。

眼部具有多种基底膜组织，如角膜上皮细胞基底膜、后弹力膜、晶状体囊膜、视网膜内界膜、Bruch 膜等。这些基底膜组织亦主要由Ⅳ型胶原构成，其中 α1 和 α2 链分布于整个眼部的基底膜，而 α3～α5 链则分布于晶状体囊膜、角膜后弹力层、Bruch 膜及视网膜内界膜。因此，Alport 综合征患者Ⅳ型胶原链合成异常并非影响眼部所有基底膜，而仅影响特定组织的基底膜，从而引起这些组织结构和功能上的异常改变。

【临床表现】

1. 眼部表现

Alport 综合征可以出现多种眼部异常，包括复发性角膜上皮糜烂、多形性角膜营养不良、白内障、前圆锥形晶状体、晶状体前囊破裂、黄斑区斑点样视网膜病变、黄斑颞侧视网膜薄变、黄斑区菱形改变、黄斑孔、黄斑板层孔、黄斑靶心样改变、黄斑卵黄样病变、周边部斑点样视网膜病变和视网膜劈裂等[3-9]，但一般认为前圆锥形晶状体和黄斑区斑点样视网膜病变是其特异性的改变。特异性的眼部改变有助于辅助诊断本病，也可预测早发性肾衰竭的风险[1]。部分眼部病变可能并非由Alport综合征直接引起，而是继发于其他病变，例如患者肾受累，肾功能损害导致脂质代谢异常，可能引起角膜环；或患者在确诊本病之前使用激素治疗导致激素性白内障等。

眼部异常发生率在不同文献的报道中相差较大，国外报道多为11%～92%，国内报道为17%～41%[10]，其差异与患者的年龄，以及纳入研究的眼部病变种类有关。一般来说，多数眼部异常的发生率随年龄增加而增加。在XLAS中，男性患者眼部异常的发生率较女性高，而ARAS中可能相近。本节介绍与Alport综合征关系较为密切的部分常见眼部异常改变。

（1）前圆锥形晶状体：是Alport综合征的特异性的眼部表现，文献报道其发生率为2.7%～28%[10]。前圆锥形晶状体多为双眼同时出现，男性较女性患者发生率更高。目前文献报道的前圆锥形晶状体患者均为10岁以上，其发生率随年龄增加而增加。当患者出现前圆锥形晶状体时，裂隙灯下可见晶状体中央部呈圆锥形局限向前房内突起，透照法可见瞳孔中间呈油滴样外观，散瞳后检查时更为明显（图6-3-1）。

前圆锥形晶状体的发生与晶状体囊膜结构异常相关。晶状体囊膜是包绕在晶状体表面的一层透明基底膜，主要由Ⅳ型胶原、层粘连蛋白、蛋白多糖等成分构成，对维持晶体正常形态具有重要作用。研究发现伴有前圆锥形晶状体的Alport综合征患者的晶状体前囊缺少Ⅳ型胶原α3、α4或α5链，使Ⅳ型胶原难以形成正常的网状结构，进而引起晶状体囊膜的结构异常[11]。电镜下，可见前圆锥形晶状体的前囊膜变薄，中央部分更为明显。囊膜内2/3层可见大量垂直走形的裂隙，同样以晶状体中央部分为著，裂缝内含有空泡及纤维组织。此外，晶状体上皮细胞失去立方上皮的形态，变为不规则形，细胞边界模糊，胞质内存在大量空泡，缺乏细胞器，这些微结构的改变使晶状体囊膜变得脆弱[12]（图6-3-2）。此外，晶状体圆锥多累及直径约3 mm的范围且边界相对较清[13]，与瞳孔直径相仿；圆锥发生的部位多位于晶状体中央偏鼻侧处，与瞳孔位置相符；患者出生时不会出现前圆锥形晶状体，而是随着年龄增长才逐渐出现，这些提示前圆锥形晶状体产生的原因可能为晶状体囊膜结构异常导致其不能抵抗晶状体发育及调节活动所产生的压力，而瞳孔区缺少虹膜的限制，因此晶状体自瞳孔区向前房内膨出形成前圆锥形改变。

前圆锥形晶状体是引起Alport综合征患者视力下降的最主要原因。由于晶状体前表面中部曲率变大，在早期导致患者出现近视，近视程度随圆锥进展而进展，早期可通过配镜矫正，随病变进展最佳矫正视力随之下降。此外，圆锥通常位于晶状体中央，使晶状体中央和周边的屈光力不同，在处于较暗的环境时，瞳孔放大，光线同时通过晶状体中央的圆锥部分和周边相对正常的部分，由于两部分屈光力不同，引起视物模糊或视物重影。

（2）晶状体前囊膜破裂：Alport综合征患者晶状体囊膜变薄及结构异常，除可导致前圆锥形晶状体外，也可导致晶状体前囊膜破裂。前囊膜破裂可

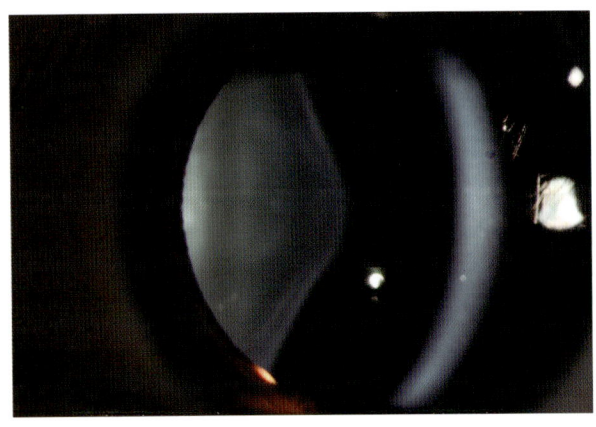

图6-3-1 Alport综合征合并前圆锥形晶状体患者散瞳后的裂隙灯显微镜照相结果。可见晶状体中央部局限前突，类似圆锥样

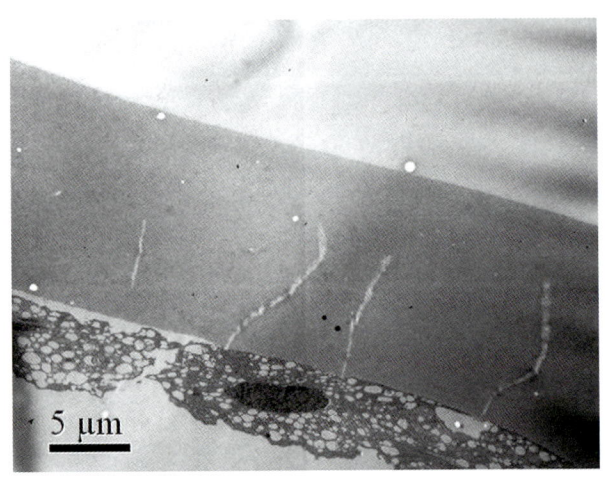

图6-3-2 前圆锥形晶状体患者前囊膜的电镜照片。该患者因前圆锥形晶状体行透明晶状体超声乳化摘除联合人工晶体植入术治疗，将撕除的前囊膜送电镜检查，可见囊膜内层2/3可见垂直表面走形的裂隙，上皮细胞可见大量空泡样改变

在患者发生外伤后出现，也可为自发性[4]。外伤后发生囊膜破裂者，可无前圆锥形晶状体[14]；而自发性破裂者多具有前圆锥形晶状体。囊膜破裂后继发白内障而致视力进一步下降。应告知 Alport 综合征患者在外伤后，或前圆锥形晶状体者出现突然视力下降时，应及时就诊排查有无前囊膜破裂。

（3）斑点样视网膜病变：斑点样视网膜病变是 Alport 综合征患者特征性的眼底改变，文献报道其发病率为 2%～52%[10]，儿童患者少见，随病程延长而逐渐出现。根据斑点出现部位，分为黄斑区斑点和周边部斑点，也可同时累及这两个区域（图 6-3-3）。

黄斑区斑点样视网膜病变是 Alport 综合征特异性的表现。斑点多为黄白色、圆形或椭圆形病损，可以融合，多散在分布于血管弓之间的黄斑中心凹周围区域，双眼对称，不累及中心凹[15]。黄斑区斑点不影响视力，其荧光素眼底血管造影及电生理检查也通常正常。这些斑点产生原因尚不清楚，有学者认为是 Müller 细胞的产物，为异常沉积的Ⅳ型胶原 α 链。这些沉积物位于细胞外，定位于多层视网膜组织并可累及视网膜血管。

周边部斑点样视网膜病变形态类似黄斑斑点，但融合相对多见。有研究显示，即使在没有黄斑斑点的患者，周边部的斑点也很常见，并认为其发病机制可能也与黄斑斑点相同[16]。

（4）黄斑颞侧视网膜薄变：黄斑颞侧薄变是新近得到关注的一种 Alport 综合征合并的眼部异常，最早由 Usui 于 2004 年报道，见于一名 38 岁的患者。这种改变通过常规的眼底检查及眼底照相难以发现，而光学相干断层成像（OCT）可有效发现这一异常，在视网膜厚度图上，可见到黄斑中心凹周围视网膜较厚的环形区域变为 C 字形。Ahmed 等首次引入颞侧薄变指数（temporal thinning index，TTI）来量化评估视网膜薄变程度[17]。具体方法为 OCT 测量后，以黄斑中心凹为中心放置标准为 6 mm×6 mm 的标准 ETDRS 环形网格，记录黄斑中心凹颞外侧、颞内侧、鼻内侧、鼻外侧各区域内的视网膜厚度，分别记录为 T2、T1、N1 及 N2，通过公式 TTI =（N1 + N2 − T1 − T2）/（N1 + N2）× 100，计算黄斑颞侧薄变指数，即颞侧与鼻侧视网膜厚度差相对于颞侧视网膜厚度的比值（图 6-3-4）。

我们曾对儿童 Alport 综合征患者黄斑颞侧视网膜薄变情况进行相关研究（图 6-3-5），发现视网膜薄变在男性 XLAS 患儿中更常见，女性 XLAS 患儿中少见，而 ARAS 患儿中男女发生率相近，这一情况与前圆锥形晶状体、斑点样视网膜病变和肾脏损害等在不同遗传类型 Alport 综合征患者中的表现类似，因此认为黄斑颞侧视网膜薄变可能也是 Alport 综合征的一种特异性的改变。此外，在男性患儿中，黄斑颞侧薄变是最常见的眼部异常，而且可能比前

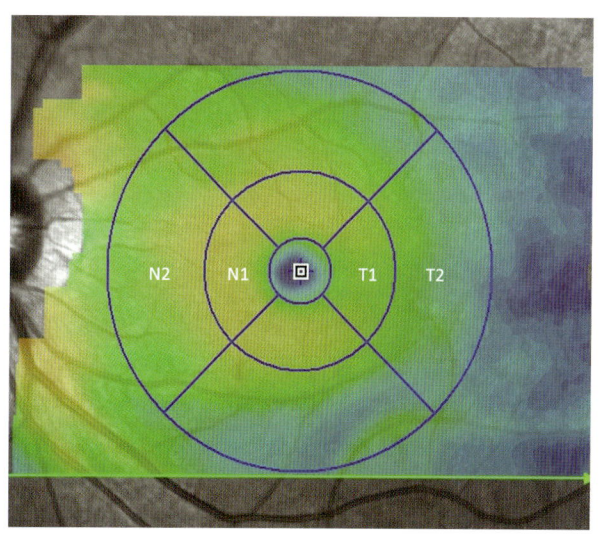

图 6-3-4　TTI 计算方法，OCT 检查后，在视网膜厚度图上以黄斑中心凹为中心，放置标准 ETDRS 环形表格，记录 T2、T1、N1 及 N2（分别代表颞侧和鼻侧相应视网膜区域）的平均厚度

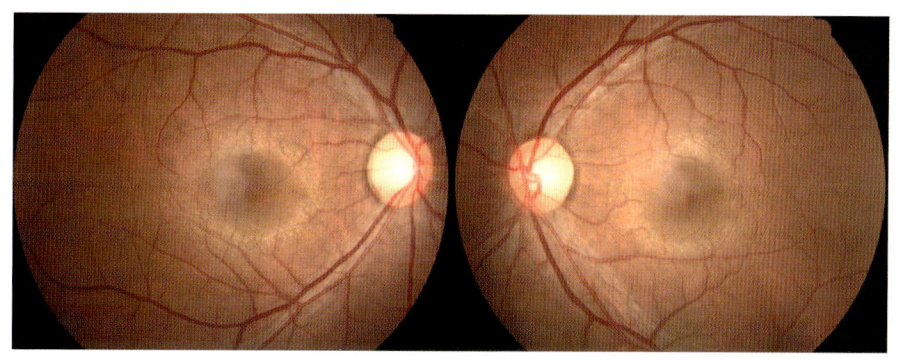

图 6-3-3　Alport 综合征患者黄斑区斑点样视网膜病变。双眼可见围绕黄斑区的黄色斑点，不累及中心凹

圆锥形晶状体或黄斑区斑点等特异性异常出现得更早，可能是儿童 Alport 综合征最常见的眼部异常。此外，TTI 的测量和计算可能具有一定的辅助诊断的意义：在男性儿童中，TTI > 9.47 有助于区分 Alport 综合征和正常儿童，但不能区分 ARAS 和 XLAS；在女性儿童中，单纯测量 TTI 难以区分 Alport 综合征和正常儿童，但较大的 TTI 提示其可能为 ARAS。

目前关于 Alport 综合征患者黄斑颞侧视网膜薄变的研究较少，其发生机制尚不清楚，有研究认为可能是内界膜/神经纤维层和内核层变薄引起的[18]，也可能是局部视网膜支撑结构的异常。总之，黄斑颞侧视网膜薄变的确切原因和与 Alport 综合征的关系，其在辅助诊断和判断预后的作用，仍需进一步研究阐明。

（5）黄斑区其他改变：除了黄斑区斑点和黄斑颞侧视网膜薄变之外，Alport 综合征还可以出现以下黄斑区的异常改变。

1）黄斑裂孔/巨大裂孔：黄斑裂孔是 Alport 综合征的一种罕见眼部并发症，发生率不详，目前主要见于个案报道[6, 19-20]。黄斑裂孔的发生机制不详，可能与视网膜内界膜、视网膜色素上皮脱离基底膜-Bruch 膜-脉络膜复合体的结构异常有关[20]。

2）黄斑板层孔/视网膜内侧缺损：视网膜内层局灶缺损，或称为黄斑板层孔，亦见于 Alport 综合征的患者（图 6-3-6）。这种改变一般不影响视力，原因和转归情况不明，可能与视网膜内界膜结构异常有关。

3）黄斑区菱形改变：是指环绕黄斑中心凹周围，纺锤形或卵圆形的清晰分界线。这种表现在无赤光照片上尤为明显，通常与早发性肾衰竭、听力损失和前圆锥形晶状体有关[8]。

以上提及的 Alport 综合征黄斑异常，如黄斑区斑点样视网膜病变、黄斑颞侧视网膜薄变、黄斑孔、内层局灶缺损、菱形改变等，这些病变之间的关系尚不清楚，例如黄斑板层孔是否为黄斑孔的早期改变、黄斑斑点和菱形改变是否是同一病变的不同程度等尚不清楚。这些病变产生的机制和临床意义也仍然不清，需要更多研究来揭示。

（6）角膜损害：①后部多形性角膜营养不良，由后弹力膜增厚以及角膜内皮异常所致，临床上可见角膜后弹力层及内皮层内多种形态的内皮病灶，多呈囊泡状或线状。②复发性角膜上皮糜烂，部分患者可出现角膜上皮糜烂反复发作，这与角膜上皮基底膜结构异常有关。AS 患者Ⅳ型胶原异常可导致角膜上皮基底膜结构异常，缺少足够的黏着力，从而引发上皮细胞反复剥脱，临床上表现为反复出现的眼痛、畏光、流泪等刺激症状。这种改变也并非 AS 的特征性改变，也可由角膜营养不良等疾病引起。

2. 肾表现

肾为 Alport 综合征最主要的受累器官，临床上表现为血尿、蛋白尿及肾功能损害。血尿为最常见的临床表现，也常是 Alport 综合征患者的首诊症状。血尿为肾小球性，呈持续性或间歇性镜下或肉眼血尿，蛋白尿也很常见，但早期不重，随病程进展可逐渐增多。肾功能损害呈慢性、进行性。XLAS 男性患者预后极差，约 90% 患者在 40 岁前发展为终末期肾病。ARAS 发生肾衰竭的中位年龄为 22.5 岁[21]。

3. 耳部表现

Alport 综合征的耳部损害主要表现为高频感音神经性耳聋，多为双侧性，但亦有报道为单侧。耳聋为进行性，首先累及高频区，尚未累及日常谈话频

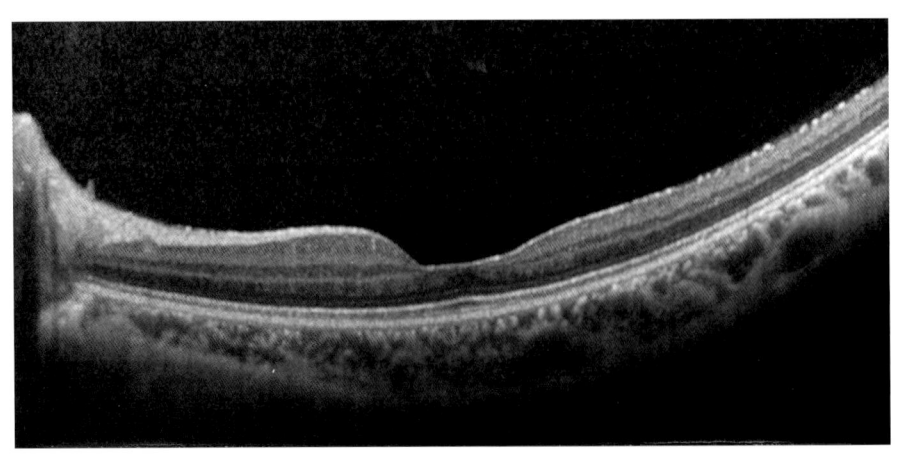

图 6-3-5　Alport 综合征患者 OCT 检查结果，可见黄斑区颞侧视网膜显著变薄

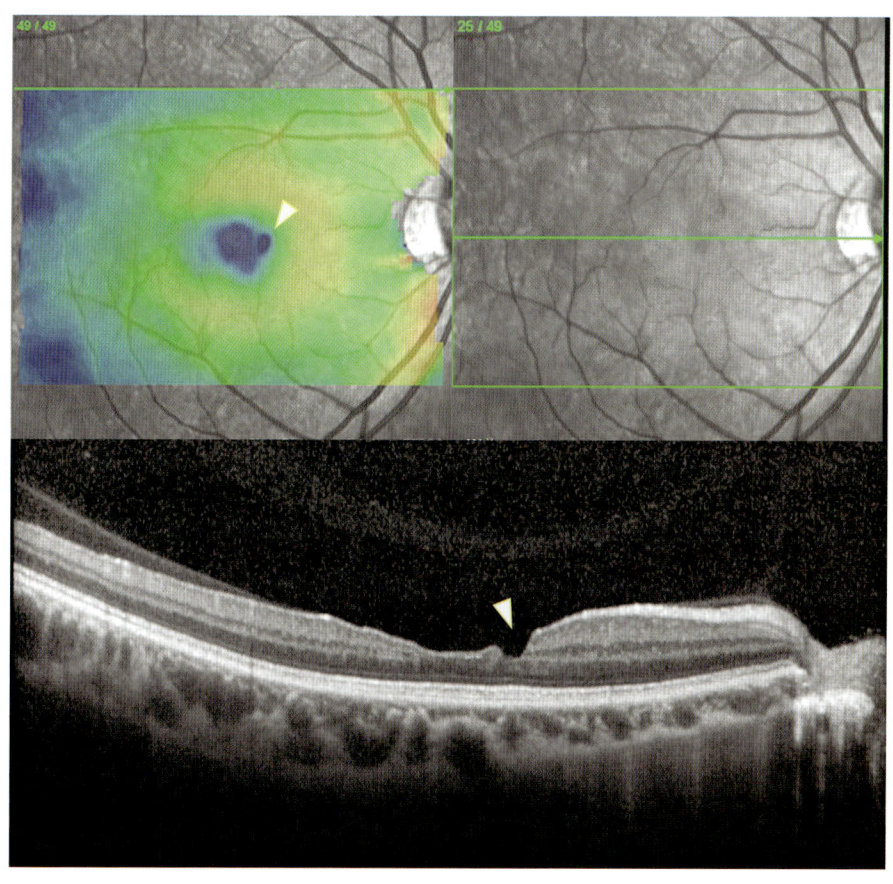

图 6-3-6 Alport 综合征患者右眼 OCT 图像，可见黄斑中心凹旁内层视网膜局限缺损（三角）。注意其同时存在黄斑颞侧视网膜薄变

率时难以察觉，需做纯音测听才能发现；随病情进一步发展可出现明显的耳聋症状。听力受损与肾功能受损的进展程度平行，为指导判定预后的指标之一，20 岁之前出现听力损害的男性伴有的肾功能损害更重。

【辅助检查】

1. 彩色眼底照相

常规的散瞳后的直接/间接眼底镜检查虽然可发现斑点样视网膜病变等眼底病变，但眼底照相检查能够更有效地发现眼底病变，避免漏诊[8]。此外，留存眼底影像学结果，有助于随访时对比，明确病变的进展情况

2. OCT

OCT 检查快速、安全、有效，能够识别出患者黄斑区细微结构异常。并能够精确随访。特别是用于判断有无黄斑颞侧视网膜薄变、黄斑裂孔或板层孔等。

3. 前节 OCT 或 UBM

可获得晶状体前表面的断层图像资料，更明确地判断有无前圆锥形晶状体。

【诊断】

以往，Alport 综合征的诊断主要依靠临床表现，随着医疗技术的进步，现在可通过皮肤或肾组织免疫荧光染色、电镜及基因检测等手段进行诊断。Alport 综合征诊疗共识专家组 2018 年给出诊断标准如下[21]。

（1）主要表现为持续性肾小球性血尿或血尿伴蛋白尿的患者，具有以下任一条即可疑诊 Alport 综合征：① Alport 综合征家族史；②无明显其他原因的血尿、肾衰竭家族史；③耳聋、圆锥形晶状体或黄斑周围斑点状视网膜病变。

（2）主要表现为持续性肾小球性血尿或血尿伴蛋白尿的患者，符合以下标准任一条即可确诊 Alport 综合征：①肾小球基底膜（GBM）Ⅳ型胶原 α3、α4、α5 链免疫荧光染色异常或皮肤基底膜（EBM）Ⅳ型胶原 α5 链免疫荧光染色异常；②肾组织电镜示 GBM 致密层撕裂分层；③ *COL4A5* 基因具有一个致病性突变或 *COL4A3* 或者 *COL4A4* 基因具有两个致

病性突变。

【治疗】

肾治疗主要目的为控制尿蛋白，预防肾小管上皮细胞损伤，抑制肾间质纤维化，减慢进展至肾衰竭的速度，维持肾功能。具体方法可参考相关专家意见[21]，不再赘述。眼科治疗的目的主要是观察眼部病变进展情况，矫正屈光不正，预防和及时处理威胁视力的病变，提高患者视觉质量。

对存在前圆锥形晶状体的患者，当最佳矫正视力正常时，可配镜观察，嘱患者定期随访；当晶状体前突明显，视力不能矫正而影响生活时，可考虑行晶状体超声乳化吸除术，同时根据患者眼部情况和需求，联合植入单焦点、散光矫正型或老视矫正型人工晶体，多项报道患者可获得良好的视觉效果[22-25]。此外，飞秒激光辅助超声乳化手术对这些患者也是一种安全有效的治疗方法[26]。人工晶体计算可参考普通白内障手术，需要注意的是，晶体前圆锥可能会影响前房深度和晶状体厚度测量，因此避免使用需要这两个参数的公式，以减少潜在的计算误差。

应告知 Alport 综合征患者囊膜破裂的风险，嘱其密切观察视力变化，避免头部或眼部外伤。无论外伤后还是无诱因出现突发视力下降，应及时就诊明确有无囊膜破裂。若存在囊膜破裂，及时手术通常可取得良好的效果[4]。对于一眼已经发生自发性囊膜破裂的患者，可考虑适当提前对另一眼进行手术治疗。

合并斑点样视网膜病变、黄斑颞侧视网膜薄变、黄斑内层视网膜缺损/板层孔、视网膜劈裂等眼底病变者，由于这些病变一般不影响视力，故一般不需特殊治疗，但应定期观察。对出现黄斑全层裂孔时，可参考特发性黄斑孔的治疗，目前文献报道合并黄斑孔的患者多数未接受手术治疗[7, 19-20]，因此对这些患者手术治疗的效果仍有待报道。

【病例摘要】

患者男，34岁，因"双眼进行性视力下降3年余"就诊。既往双眼近视。9年前曾确诊为X连锁Alport综合征。眼科检查：双眼裸眼视力0.2。验光：右眼 −25.0Ds* −5.00Dc×180°，矫正视力不提高，左眼加 −25.0Ds* −6.00Dc×30°，矫正至0.3。双眼晶状体中央局部向前房内突出。眼底检查见双眼黄斑中心凹周围斑点状改变。OCT 检查提示黄斑颞侧视网膜明显变薄。患者双眼前圆锥形晶状体导致超高度近视且配镜不能矫正，故予双眼晶状体超声乳化吸除加人工晶体植入术治疗。患者术后视力恢复良好，术后长期随访双眼矫正视力稳定。病例详细资料见二维码数字资源6-3。

数字资源 6-3

（赵 亮）

【参考文献】

［1］ Tan R，Colville D，Wang YY，et al. Alport retinopathy results from "severe" COL4A5 mutations and predicts early renal failure. Clin J Am Soc Nephrol，2010，5（1）：34-38.

［2］ McCarthy PA，Maino DM. Alport syndrome：a review. 2000，12（3-4）：139-150.

［3］ Bower KS，Edwards JD，Wagner ME，et al. Novel corneal phenotype in a patient with alport syndrome. Cornea，2009，28（5）：599-606.

［4］ 朱瑞琳，杨柳. Alport综合征伴晶状体前囊膜破裂一例. 中华眼科杂志，2017，53（11）：855-857.

［5］ 赵亮，朱瑞琳，姚旭阳，等. Alport综合征儿童患者黄斑颞侧视网膜厚度薄变及其诊断意义. 中华眼底病杂志，2019，35（2）：176-180.

［6］ Zhao C，Wang F，Zhang Y，et al. A novel splice site mutation in the COL4A5 gene in a Chinese female patient with rare ocular abnormalities. Mol Vis，2012，18：2205-2212.

［7］ Thomas AS，Baynham JT，Flaxel CJ. Macular holes, vitelliform lesions，and midperipheral retinoschisis in Alport syndrome. Retin Cases Brief Rep，2016，10（2）：109-111.

［8］ Colville D，Wang YY，Tan R，et al. The retinal "lozenge" or "dull macular reflex" in Alport syndrome may be associated with a severe retinopathy and early-onset renal failure. Br J Ophthalmol，2009，93（3）：383-386.

［9］ Moisseiev E，Barak A. Bilateral macular retinoschisis in a patient with x-linked alport syndrome. Retin Cases Brief Rep，2012，6（1）：4-6.

［10］ 赵亮，杨柳. Alport综合征眼部表现. 国际眼科纵览，2010，34（2）：123-127.

[11] Cheong HI, Kashtan CE, Kim Y, et al. Immunohistologic studies of type IV collagen in anterior lens capsules of patients with Alport syndrome. Lab Invest, 1994, 70（4）: 553-557.

[12] Choi JH, Na KS, Bae SH, et al. Anterior lens capsule abnormalities in Alport syndrome. Korean J Ophthalmol, 2005, 19（1）: 84-89.

[13] Zhou W, Hirsch M, Junk AK, et al. Evaluation of lenticonus in Alport's syndrome: quantitative Scheimpflug analysis. Ophthalmologica, 2003, 217（3）: 189-193.

[14] Olitsky SE, Waz WR, Wilson ME. Rupture of the anterior lens capsule in Alport syndrome. J AAPOS, 1999, 3（6）: 381-382.

[15] Colville DJ, Savige J. Alport syndrome. A review of the ocular manifestations. Ophthalmic Genet, 1997, 18（4）: 161-173.

[16] Shaw EA, Colville D, Wang YY, et al. Characterization of the peripheral retinopathy in X-linked and autosomal recessive Alport syndrome. Nephrol Dial Transplant, 2007, 22（1）: 104-108.

[17] Ahmed F, Kamae KK, Jones DJ, et al. Temporal macular thinning associated with X-linked Alport syndrome. JAMA Ophthalmol, 2013, 131（6）: 777-782.

[18] Savige J, Liu J, DeBuc DC, et al. Retinal basement membrane abnormalities and the retinopathy of Alport syndrome. Invest Ophthalmol Vis Sci, 2010, 51（3）: 1621-1627.

[19] Rahman W, Banerjee S. Giant macular hole in Alport syndrome. Can J Ophthalmol, 2007, 42（2）: 314-315.

[20] Rodríguez-Gil R, Gil-Hernández MA, Afonso-Rodríguez A. Macular hole and Alport's syndrome. Arch Soc Esp Oftalmol, 2012, 87（7）: 220-224.

[21] Alport综合征诊疗共识专家组. Alport综合征诊断和治疗专家推荐意见. 中华肾脏病杂志, 2018, 34（3）: 227-231.

[22] Aslanzadeh GA, Gharabaghi D, Naderi N. Clear lens phacoemulsification in the anterior lenticonus due to Alport Syndrome: two case reports. J Med Case Rep, 2008, 2: 178.

[23] Bayar SA, Pinarci EY, Karabay G, et al. Clear lens phacoemulsification in Alport syndrome: refractive results and electron microscopic analysis of the anterior lens capsule. Eur J Ophthalmol, 2014, 24（3）: 345-351.

[24] Agrawal N, Nayak DP, Haripriya A, et al. Phacoemulsification with toric IOL implantation in Alport syndrome with anterior lenticonus having spontaneously ruptured anterior capsule. Eur J Ophthalmol, 2015, 25（5）: e78-e80.

[25] 赵亮, 丁洁, 杨柳. Alport综合征伴前圆锥晶状体一例. 中华眼科杂志, 2011, 47（4）: 356-357.

[26] Orts-Vila P, Amparo F, Rodríguez-Prats JL, et al. Alport Syndrome and Femtosecond Laser-assisted Cataract Surgery. J Ophthalmic Vis Res, 2020, 15（2）: 264-269.

第四节 Sjogren-Larsson综合征

【概述】

Sjogren-Larsson综合征（Sjogren Larsson syndrome, SLS）是一种常染色体隐性遗传性神经皮肤疾病，由编码脂肪醛脱氢酶的*ALDH3A2*双等位基因突变引起[1]。1956年Sjogren首次描述了该疾病[2]，估计患病率为1/（20 000～300 000），在瑞典患病率更高[3]。典型的三联征：先天性鱼鳞病、智力低下和痉挛性瘫痪[4]。随着对SLS患者的研究越来越多，对独特眼部表型的认识构成了该疾病的第四个主要特征[5]。

SLS患者的发病机制可能是脂肪酸醛脱氢酶的缺乏导致脂肪醇和脂肪醛堆积，主要影响皮肤、中枢神经系统和眼睛。表皮分化和功能依赖于正常的脂肪醛代谢，脂肪醛堆积使颗粒层中的层状体出现异常，且阻碍层状体前体膜正常运输至角质层，导致表皮的防水层受损，引发鱼鳞病[6-7]。髓鞘中脂肪醛堆积，使正常髓鞘形成障碍，脑白质受累最突出[8-9]。脂质代谢物在视网膜沉积可能导致Müller细胞变性，随后在中央凹形成囊样间隙或萎缩性改变[10]。

【临床表现】

SLS的三联征在婴儿期甚至胎儿时期就可以出现。

1. 早产

早产在SLS患者中很常见，可能是由羊水中白三烯B4代谢异常引起的[11]。花生四烯酸酯通过脂加氧酶途径合成白三烯B4等，而花生四烯酸酯通过脂加氧酶途径的产物被认为具有引起子宫收缩的作用[12-14]。

2. 鱼鳞病

SLS 的鱼鳞病在胎儿时期发展，故出生时就很明显，表现为皮肤干燥，伴有红斑[15-16]。大约 15% 的婴儿会出现火棉胶膜，呈闪亮的玻璃纸样覆盖物，会在出生后的几周内消退。新生儿期过后，除面部中央，干燥、角化过度的皮肤会影响整个身体在弯曲部位、颈部、躯干更为突出，伴明显的瘙痒[17]。

3. 神经系统表现

（1）痉挛性截瘫：神经系统症状从 1 岁或 2 岁开始出现[18]。运动能力低于正常同龄人，表现为坐、爬和行走延迟。这是由于痉挛引起的，表现为肌张力亢进、深腱反射活跃、足底伸肌反应和踝阵挛。腿部痉挛所致的运动障碍比手臂更突出。挛缩很常见，独立行走困难。尽管一些患者最终会使用支具或拐杖行走，但大多数人会依赖轮椅。上肢受累和四肢瘫痪并不常见，痉挛性四肢瘫痪是神经系统受累更严重的标志。

（2）认知缺陷：认知缺陷差异很大，从轻度到重度不等，甚至有罕见的正常智力的 SLS 患者[18-19]。大多数人有中度认知障碍。发育年龄大多为 5～6 岁，管理日常生活任务的整体能力似乎最高达到 12 岁，40 岁之前不会出现认知退化[15, 18, 20]。

（3）言语延迟和构音障碍：言语困难在 SLS 患者中很常见。通常构音障碍为假延髓型，严重程度为轻度至中度[15, 21]。口面部运动功能受损，但运动功能与构音障碍或认知发展之间没有相关性。然而认知功能和语言发展似乎相关[21]。

（4）癫痫发作：35%～40% 的患者会出现癫痫发作，通常是全身性强直阵挛发作[3, 22]，一般抗惊厥药单药治疗即可控制[15]。据报道，发作期间脑电图是正常的，在一些没有癫痫发作的患者脑电图显示背景活动减慢[18]。

（5）脑白质病：通常在 2 岁后出现，异常的神经系统发现与磁共振成像上的白质信号变化有关[8, 23-26]。在 T2 加权 &FLAIR 图像上的脑室周围白质中可以看到异常信号增强区域[8]。相应区域 T1 加权图像显示为正常或轻度降低的信号强度。额叶或顶枕区优先受累。小脑白质通常可以幸免。所有白质区域的皮层下联络纤维显示为无髓鞘区域[8, 18]。质子磁共振波谱显示脑白质中 1.3 ppm 和 0.8～0.9 ppm 的高度特征性异常共振，可能代表堆积的脂肪醇或其代谢物[8]。

4. 眼部表现

SLS 的眼科体征和症状通常在儿童期出现。典型的眼部表现有畏光、黄斑营养不良伴中心凹周围结晶样沉积物、中心凹囊样萎缩和轻微的视网膜色素改变。中心凹周围结晶样沉积物，分布在视神经大小的区域内，可以在 1 岁出现，但更多见于 1～3 岁[5, 27]，沉积物数量汇报随着年龄的增长而增加，并可能在 20 岁左右达到稳定水平[27]。在光学相干断层成像表现为视网膜内层的高反射点，特别是内核层和外丛状层中[10, 28-33]。此外，SLS 患者视网膜萎缩变薄，主要为内核层和外核层变薄所致，因此中心凹视网膜变薄尤为明显[10, 28]。光学相干断层血管成像显示视网膜毛细血管丛中毛细血管密度降低、血管扩张和流动空隙增加[34]，类似于 2 型黄斑毛细血管扩张症和他莫昔芬的毒性反应。很多 SLS 患者存在黄斑囊样变性，可表现为多个微小囊腔、中心凹大的假囊肿[10, 28, 35]。SLS 患者因黄斑区色素减少而表现为畏光，推测色素减少是由于其从血液中的吸收受损或视网膜分解增加所致[36]。眼底自发荧光检测到 SLS 患者视网膜色素上皮萎缩，且视网膜色素上皮和外层视网膜中有脂褐素的积累[37-38]。视网膜电图、眼电图和视觉诱发电位显示大多数 SLS 患者的视网膜反应相对正常，而视觉至中枢神经系统的传输受到损害[5, 27, 39-42]。

少见眼部表现有眼睑轻度外翻、因干眼导致的点状角膜炎、因眼睑皮脂腺角化过度阻塞导致的复发性睑板腺囊肿（霰粒肿）或睑腺炎（麦粒肿）、视神经轻度萎缩[5, 42]。

【辅助检查】

（1）酶促检测、分子检测：对皮肤活检培养的成纤维细胞进行酶促检测，证明细胞中存在 *ALDH3A2* 突变或 FALDH 酶缺乏。然而，由于酶促检测使用并不广泛并且需要进行侵入性皮肤活检，因此分子检测已成为更流行的诊断选择[18, 43]。

（2）绒毛膜绒毛活检：通过测量植醇向植烷酸的转化水平，可以进行产前诊断[44]。

（3）脑磁共振成像。

（4）眼底照相和光学相干断层成像。

【诊断】

鱼鳞病、痉挛或智力障碍，伴视网膜中心凹周围结晶样沉积物是 SLS 的特征，但确诊需要证实

ALDH3A2 突变或 FALDH 酶缺乏。SLS 的常染色体隐性遗传与近亲结婚有关，流行病学研究显示近亲结婚地区 SLS 患病率明显高于其他地区[45-46]。

【鉴别诊断】

1. 脑瘫

痉挛性双瘫是 SLS 和脑瘫的典型特征，由于脑瘫更为常见，因此可能导致误诊。脑瘫是由于新生儿和婴儿的非进行性损伤导致的运动功能和姿势异常综合征[47]，是儿童期残疾的最常见原因[48]。因此，伴有皮肤病变和智力障碍的痉挛性脑瘫患儿应排除 SLS。

2. Chanarin-Dorfman 综合征

与 SLS 类似，均具有脑白质病变和皮肤病变。Chanarin-Dorfman 综合征由 *CGI-58/ABHD5* 基因缺陷引起，与 SLS 的质子磁共振波谱脂质峰仅限于大脑白质不同，Chanarin-Dorfman 综合征中的异常脂质峰扩展到皮层和基底神经节[49]。

3. 脑腱黄瘤病

是另一种罕见的脂代谢障碍，致病突变位于 *CYP27A1*，表现为肢体痉挛和共济失调、智力障碍和眼部体征。皮肤上的黄瘤、青少年白内障和小脑上的脂质峰是与 SLS 的鉴别点[50]。

4. 具有中心凹周围结晶样沉积物的其他眼部疾病

如 2 型黄斑毛细血管扩张症、Bietti 结晶性营养不良、2 型原发性高草酸尿症、高鸟氨酸血症、胱氨酸沉积症、滑石粉导致的视网膜病变和某些药物毒性（如他莫昔芬），但其缺乏 SLS 的皮肤和神经系统症状[51]。

【治疗】

目前，SLS 没有治愈的疗法。治疗主要是对症治疗，包括对出现的神经和皮肤症状进行治疗。但目前尚无针对视网膜病变特定的治疗方法。患者管理需要由神经科、皮肤科、眼科和康复科共同完成。

1. 皮肤症状

主要包括恢复表皮水屏障的措施，包括保湿乳液、用角质层分离剂去除多余的鳞屑或使用维甲酸。通常使用含有 2%～10% 尿素的外用乳膏，每天 1～2 次。

2. 痉挛

包括肌肉松弛剂、苯二氮䓬类药物和抗胆碱能药物以及口服巴氯芬，但这些药物的全身副作用限制了其使用。鞘内注射巴氯芬治疗反应良好[52]。上述药物也有益于外科手术，如肌腱延长、内收肌松解和背根切断术[53]。

【病例摘要】

病例一：女性患儿，16 岁。因"自幼视力欠佳，伴智力障碍"来诊。眼科检查：视力：右眼 0.25，J4，左眼 0.3，J3，双眼矫正视力不提高。眼压：右眼 25 mmHg，左眼 22 mmHg。双眼睑板腺开口轻度堵塞。双眼前节（-），眼底黄斑区有黄白色结晶样病灶。OCT 显示双眼黄斑区外丛状层、内核层及神经节细胞层均见高反光点状信号。荧光素眼底血管造影未见明显异常。全身皮肤干燥，纹理粗糙，呈鱼鳞状，尤其是头颈及四肢关节处。四肢弯曲，走路不稳。自述自出生时即全身有皮肤红色样改变，呈鱼鳞样。考虑诊断为 Sjogren-larsson 综合征。

病例二：男性患儿，2 岁。因"家长发现患儿双眼追光迟钝"来诊。患儿自幼出现全身皮肤鱼鳞样改变，2 个月时可抬头，半岁时可发声，随后开始出现发育迟缓，至就诊时仍不能走路，不会说话。智力低于同龄人。患儿为第 2 胎剖宫产，其兄有类似病史，曾诊为 Sjogren-larsson 综合征。眼部检查：视力检查不能配合。双眼前节（-），双眼黄斑区可见大量黄白色闪光点。OCT 检查示双眼黄斑区内丛状层水平高反光点。考虑诊断为 Sjogren-larsson 综合征。病例详细资料见二维码数字资源 6-4。

数字资源 6-4

（戎　欣　杨　柳）

【参考文献】

[1] De Laurenzi V, Rogers GR, Hamrock DJ, et al. Sjögren-Larsson syndrome is caused by mutations in the fatty aldehyde dehydrogenase gene. Nat Genet, 1996, 12（1）: 52-57.

[2] Sjogren T. Oligophrenia combined with congenital ichthyosiform erythrodermia, spastic syndrome and macularretinal degeneration; a clinical and genetic study. Acta Genet Stat Med, 1956, 6（1 Part 2）: 80-91.

[3] Wb R. Sjögren-larsson syndrome: fatty aldehyde dehydrogenase deficiency. The Metabolic & Molecular Bases of Inherited Disease. New York: McGraw-Hill, 2001.

[4] Sjogren T, Larsson T. Oligophrenia in combination with congenital ichthyosis and spastic disorders; a clinical and genetic study. Acta Psychiatr Neurol Scand Suppl, 1957, 113: 1-112.

[5] Jagell S, Polland W, Sandgren O. Specific changes in the fundus typical for the Sjögren-Larsson syndrome. An ophthalmological study of 35 patients. Acta Ophthalmol (Copenh), 1980, 58(3): 321-330.

[6] Rizzo WB. The role of fatty aldehyde dehydrogenase in epidermal structure and function. Dermatoendocrinol, 2011, 3(2): 91-99.

[7] Rizzo WB. Fatty aldehyde and fatty alcohol metabolism: review and importance for epidermal structure and function. Biochim Biophys Acta, 2014, 1841(3): 377-389.

[8] Willemsen MA, Van Der Graaf M, Van Der Knaap MS, et al. MR imaging and proton MR spectroscopic studies in Sjögren-Larsson syndrome: characterization of the leukoencephalopathy. AJNR Am J Neuroradiol, 2004, 25(4): 649-657.

[9] Rizzo WB, Heinz E, Simon M, et al. Microsomal fatty aldehyde dehydrogenase catalyzes the oxidation of aliphatic aldehyde derived from ether glycerolipid catabolism: implications for Sjögren-Larsson syndrome. Biochim Biophys Acta, 2000, 1535(1): 1-9.

[10] Fuijkschot J, Cruysberg JR, Willemsen MA, et al. Subclinical changes in the juvenile crystalline macular dystrophy in Sjögren-Larsson syndrome detected by optical coherence tomography. Ophthalmology, 2008, 115(5): 870-875.

[11] Staps P, Hogeveen M, Fuijkschot J, et al. Understanding fetal factors that contribute to preterm birth: Sjögren-Larsson syndrome as a model. J Perinat Med, 2018, 46(5): 523-529.

[12] Willemsen MA, de Jong JG, van Domburg PH, et al. Defective inactivation of leukotriene B4 in patients with Sjögren-Larsson syndrome. J Pediatr, 2000, 136(2): 258-260.

[13] Willemsen MA, Rotteveel JJ, de Jong JG, et al. Defective metabolism of leukotriene B4 in the Sjögren-Larsson syndrome. J Neurol Sci, 2001, 183(1): 61-67.

[14] Romero R, Emamian M, Wan M, et al. Increased concentrations of arachidonic acid lipoxygenase metabolites in amniotic fluid during parturition. Obstet Gynecol, 1987, 70(6): 849-851.

[15] Fuijkschot J, Theelen T, Seyger MM, et al. Sjögren-Larsson syndrome in clinical practice. J Inherit Metab Dis, 2012, 35(6): 955-962.

[16] Gånemo A, Jagell S, Vahlquist A. Sjögren-larsson syndrome: a study of clinical symptoms and dermatological treatment in 34 Swedish patients. Acta Derm Venereol, 2009, 89(1): 68-73.

[17] Jagell S, Lidén S. Ichthyosis in the Sjögren-Larsson syndrome. Clin Genet, 1982, 21(4): 243-252.

[18] Willemsen MA, IJlst L, Steijlen PM, et al. Clinical, biochemical and molecular genetic characteristics of 19 patients with the Sjögren-Larsson syndrome. Brain, 2001, 124(Pt 7): 1426-1437.

[19] Papathemeli D, Mataftsi A, Patsatsi A, et al. Atypical Presentation of Sjögren-Larsson Syndrome. Case Rep Pediatr, 2017, 2017: 7981750.

[20] Verhoog J, Fuijkschot J, Willemsen M, et al. Sjögren-Larsson syndrome: motor performance and everyday functioning in 17 patients. Dev Med Child Neurol, 2008, 50(1): 38-43.

[21] Fuijkschot J, Maassen B, Gorter JW, et al. Speech-language performance in Sjögren-Larsson syndrome. Dev Neurorehabil, 2009, 12(2): 106-112.

[22] Weustenfeld M, Eidelpes R, Schmuth M, et al. Genotype and phenotype variability in Sjögren-Larsson syndrome. Hum Mutat, 2019, 40(2): 177-186.

[23] Mano T, Ono J, Kaminaga T, et al. Proton MR spectroscopy of Sjögren-Larsson's syndrome. AJNR Am J Neuroradiol, 1999, 20(9): 1671-1673.

[24] Miyanomae Y, Ochi M, Yoshioka H, et al. Cerebral MRI and spectroscopy in Sjögren-Larsson syndrome: case report. Neuroradiology, 1995, 37(3): 225-228.

[25] Nakayama M, Távora DG, Alvim TC, et al. MRI and 1H-MRS findings of three patients with Sjögren-Larsson syndrome. Arq Neuropsiquiatr, 2006, 64(2b): 398-401.

[26] Sijens PE, Westerlaan HE, de Groot JC, et al. MR spectroscopy and diffusion tensor imaging of the brain in Sjögren-Larsson syndrome. Mol Genet Metab, 2009, 98(4): 367-371.

[27] Willemsen MA, Cruysberg JR, Rotteveel JJ, et al. Juvenile macular dystrophy associated with deficient activity of fatty aldehyde dehydrogenase in Sjögren-Larsson syndrome. Am J Ophthalmol, 2000, 130(6): 782-789.

[28] Jack LS, Benson C, Sadiq MA, et al. Segmentation of Retinal Layers in Sjögren-Larsson Syndrome. Ophthalmology, 2015, 122(8): 1730-1732.

[29] Bhallil S, Chraibi F, Andalloussi IB, et al. Optical coherence tomography aspect of crystalline macular dystrophy in Sjögren-Larsson syndrome. Int Ophthalmol, 2012, 32(5): 495-498.

[30] Jean-François E, Low JY, Gonzales CR, et al. Sjögren-larsson syndrome and crystalline maculopathy associated with a novel mutation. Arch Ophthalmol, 2007, 125(11):

[31] Isaac DL, Queiroz GH, Feres CC, et al. Distrofia macular cristalina em paciente com síndrome de Sjögren-Larsson: relato de caso[Macular crystalline dystrophy in Sjögren-Larsson syndrome: case report]. Arq Bras Oftalmol, 2009, 72(2): 239-242.

[32] Loukil I, Naija O, Hachicha F. Apport de la tomographie en coherence optique dans le diagnostic du syndrome de Sjögren-Larsson[Optical coherence tomography in Sjögren-Larsson Syndrome diagnosis]. Bull Soc Belge Ophtalmol, 2012, (320): 11-15.

[33] Burgueño-Montañés C, García-Fernández M, Colunga-Cueva M, et al. Sjögren-Larsson syndrome: optical coherence tomography and a novel mutation. Arch Soc Esp Oftalmol, 2014, 89(12): 504-507.

[34] Kovach JL. Late-Stage Sjögren-Larsson Syndrome Maculopathy Imaged With OCT Angiography. Ophthalmic Surg Lasers Imaging Retina, 2018, 49(9): e78-e82.

[35] Nanda T, Kovach JL. Ophthalmic findings in late stage sjogren-larsson syndrome. Retin Cases Brief Rep, 2019, 13(3): 251-254.

[36] van der Veen RL, Fuijkschot J, Willemsen MA, et al. Patients with Sjögren-Larsson syndrome lack macular pigment. Ophthalmology, 2010, 117(5): 966-971.

[37] Schmitz-Valckenberg S, Holz FG, Bird AC, et al. Fundus autofluorescence imaging: review and perspectives. Retina, 2008, 28(3): 385-409.

[38] Nilsson SE, Jagell S. Lipofuscin and melanin content of the retinal pigment epithelium in a case of Sjögren-Larsson syndrome. Br J Ophthalmol, 1987, 71(3): 224-226.

[39] Gilbert WR Jr, Smith JL, Nyhan WL. The Sjogren-Larsson syndrome. Arch Ophthalmol, 1968, 80(3): 308-316.

[40] Sharma P, Chaudhuri Z, Raina UK, et al. Abnormal ocular electrophysiology in Sjögren-Larsson syndrome. J Pediatr Ophthalmol Strabismus, 2009, 46(1): 42-44.

[41] Roy U, Das U, Pandit A, Debnath A. Sjögren-Larsson syndrome: a rare disease of the skin and central nervous system. BMJ Case Rep, 2016, 2016: 10.1136/bcr-2016-215110.

[42] Diaz LZ, Browning JC, Smidt AC, et al. Complications of ichthyosis beyond the skin. Dermatol Ther, 2013, 26(1): 39-45.

[43] Rizzo WB. Sjögren-Larsson syndrome: molecular genetics and biochemical pathogenesis of fatty aldehyde dehydrogenase deficiency. Mol Genet Metab, 2007, 90(1): 1-9.

[44] van den Brink DM, van Miert JM, Wanders RJ. A novel assay for the prenatal diagnosis of Sjögren-Larsson syndrome. J Inherit Metab Dis, 2005, 28(6): 965-969.

[45] Rizzo WB, Carney G, Lin Z. The molecular basis of Sjögren-Larsson syndrome: mutation analysis of the fatty aldehyde dehydrogenase gene. Am J Hum Genet, 1999, 65(6): 1547-1560.

[46] Sarret C, Rigal M, Vaurs-Barrière C, et al. Sjögren-Larsson syndrome: novel mutations in the ALDH3A2 gene in a French cohort. J Neurol Sci, 2012, 312(1-2): 123-126.

[47] Rosenbaum P, Paneth N, Leviton A, et al. A report: the definition and classification of cerebral palsy April 2006. Dev Med Child Neurol Suppl, 2007, 109: 8-14.

[48] Yeargin-Allsopp M, Van Naarden Braun K, Doernberg NS, et al. Prevalence of cerebral palsy in 8-year-old children in three areas of the United States in 2002: a multisite collaboration. Pediatrics, 2008, 121(3): 547-554.

[49] Huigen MC, van der Graaf M, Morava E, et al. Cerebral lipid accumulation in Chanarin-Dorfman Syndrome. Mol Genet Metab, 2015, 114(1): 51-54.

[50] Aldahmesh MA, Mohamed JY, Alkuraya HS, et al. Recessive mutations in ELOVL4 cause ichthyosis, intellectual disability, and spastic quadriplegia. Am J Hum Genet, 2011, 89(6): 745-750.

[51] Kovach JL, Isildak H, Sarraf D. Crystalline retinopathy: Unifying pathogenic pathways of disease. Surv Ophthalmol, 2019, 64(1): 1-29.

[52] Hidalgo ET, Orillac C, Hersh A, et al. Intrathecal Baclofen Therapy for the Treatment of Spasticity in Sjögren-Larsson Syndrome. J Child Neurol, 2017, 32(1): 100-103.

[53] Haddad FS, Lacour M, Harper JI, et al. The orthopaedic presentation and management of Sjögren-Larsson syndrome. J Pediatr Orthop, 1999, 19(5): 617-619.

第五节　显性囊样黄斑营养不良

【概述】

显性囊样黄斑营养不良（dominant cystoid macular dystrophy，DCMD）是一种常染色体显性遗传性黄斑退化疾病。以黄斑出现视网膜内囊样积液（cystoid fluid collections，CFC）为主要的临床表现，类似于黄斑囊样水肿，且先于任何其他可见的视网膜异常出现。该病的视觉症状发生年龄通常早于20岁，多伴有中高度轴性远视[1-2]。随着疾病的进展，患者眼底CFC减少，逐渐发生进行性脉络膜视网膜萎缩而出现进行性的中心视力丧失[2-3]。DCMD与染色体7p15-p21的遗传区间有关[4]，但迄今为止致病基因尚未明确。

显性囊样黄斑营养不良的概念于1976年在荷兰被报道，之后陆续报道了1个起源于18世纪早期的荷兰家系[5]、1个希腊裔美国家系[6]、1位美国及1位西班牙患者[7]，这些患者共同的临床特点是发病年龄普遍偏早，以黄斑出现视网膜内囊样积液为主要的临床表现，合并远视、玻璃体内白色点状浑浊、眼电图（electro-oculogram，EOG）低于正常。

【临床分期】

通过患者眼底表现，结合荧光素眼底血管造影（fundus fluorescence angiography，FFA）、自发荧光（fundus autofluorescence，FAF）和光学相干断层成像（optical coherence tomography，OCT）可以将DCMD分为以下三期[8]。

1. 1期DCMD

1期DCMD表现为内界膜皱褶、黄斑区CFCs和黄斑区轻度颗粒状色素改变。在FAF上，视网膜中心凹和黄斑周围CFC区域显示为高自发荧光；OCT显示CFCs位于视网膜的内外核层；FFA可清晰显示黄斑囊样水肿的荧光渗漏，60%的患者可见轻度的视网膜中心凹周围毛细血管扩张。随着病程进展，该期患者的CFC大小、数量和范围可逐渐增加，进展到整个后极部视网膜。少量患者还可合并神经视网膜浆液性脱离。

2. 2期DCMD

2期DCMD的CFCs范围随病程进展逐渐变小，黄斑出现轻度萎缩性病变，视力随之下降，约10%患者显示黄斑中心凹周围毛细血管扩张。此外，随病程进展开始出现周边视野的缺损。

3. 3期DCMD

3期DCMD患者的黄斑功能受深层脉络膜视网膜萎缩的影响。此期CFCs消失，黄斑和中周部视网膜可见大量粗糙色素沉着，伴随不同程度的视网膜小动脉变细。此外，在2期和3期DCMD中可以看到玻璃体中不同程度的白色点状沉积物。少量患者还可表现为类似Coats病或终末期视网膜色素变性的眼底改变。

总之，随着疾病的进展，DCMD患者黄斑CFC的程度不断降低，脉络膜视网膜萎缩和色素异常逐渐明显。根据随访数据[8]，1期进展至2期的平均时间为17年（范围4～28年），2期进展至3期的平均时间为23年（范围10～35年）。

【临床表现】

1. 视觉症状

DCMD开始出现视觉症状的平均发病年龄为12.9岁[8]，视觉症状主要表现为中心视力逐渐下降甚至丧失、视野中央暗点、暗视力下降、色觉异常。

（1）视力下降：1期DCMD的平均视力为20/37，20%患者可下降至20/125以下，此期患者视力与CFCs的程度和范围相关，针对黄斑水肿进行有效治疗后视力可提高。75%的3期DCMD患者的视力下降至20/200以下，88%的3期DCMD患者年龄超过50岁。DCMD最佳矫正视力（best corrected visual acuity，BCVA）达到20/200的年龄在10～65岁（中位数43.5岁）不等[8]。在激素事件期间，如初潮、怀孕和更年期，视力下降更快且不可逆。

（2）视野缺损：随着疾病的病程进展，2期和3期DCMD患者开始出现周边视野的缺损。几乎全部的3期DCMD患者会进展为中央视野绝对暗点，多数患者合并周边视野缩窄。

（3）暗视力下降：约25%患者在3期出现夜盲症状[8]。此外，在DCMD的任何病程阶段，暗适应测试结果可能正常也可能异常，但异常结果最常出现在3期DCMD。

（4）色觉异常：色觉检查显示早期病例可表现出黄斑水肿相关的蓝黄色觉异常，此外1期DCMD中有35%表现为红光敏感度降低。2期76%及3期100%的患者发生获得性蓝黄色觉异常。77%患者[8]由于感受器受损还可合并偏心注视时的红绿色觉障碍及红光敏感性降低。

2. 中高度远视，斜视多发

远视是DCMD患者的常见症状。在对荷兰家系的队列研究[8]中发现，78例患者中72例有远视，其平均远视屈光度为+5.78 D（范围+1.00～+13.00 D），其中30例（38%）为高度远视（≥+6.00 D）。用A型超声测量12例（24眼）患者的眼轴长度，其明显小于正常值（平均值19.6 mm；范围18.6～21.0 mm）。患者常伴有内斜或外斜视[3]。

3. 眼底表现

（1）视网膜内囊样积液（cystoid fluid collections,

CFC）：早发性的视网膜内囊样积液是 DCMD 最具特征性的眼底表现，其位于视网膜的内外核层，随着病程进展其大小、数量和范围可发生较大变化，后逐渐消失，随病程发展为萎缩性病变。

（2）脉络膜视网膜萎缩：2 期 DCMD 患者黄斑开始出现轻度萎缩性病变，在晚期，黄斑可形成一个中心区域的"青铜样"萎缩。

（3）玻璃体混浊：随病程进展，多数患者可出现玻璃体中白色点状沉积物。这可能是视网膜毛细血管渗漏造成的玻璃体视网膜屏障失代偿或营养不良性病变本身造成的。

4. 青光眼

由于其短眼轴，浅前房的结构特点，6% 患者发生急性闭角型青光眼，平均发病年龄 48 岁[8]。尽管可以通过局部治疗、激光干预、手术治疗或联合治疗来恢复正常眼压，但急性闭角型青光眼仍会造成不可逆转的视力损失，这类患者的视力预后较差。

【辅助检查】

主要包括眼底照相、荧光素眼底血管造影（FFA）、眼底自发荧光（FAF）成像、光相干断层扫描（OCT）、全视野视网膜电图（electroretinogram，ERG）和眼电图（electro-oculogram，EOG）。

1. 影像学检查

DCMD 的 3 个病程阶段即是通过眼底检查结合 FFA、FAF 和 OCT 来描述的，详见前述临床分期。

2. 电生理检查

大多数患者的 EOG 低于正常值，提示视网膜色素上皮（retinal pigment epithelium，RPE）细胞的广泛功能障碍，而 ERG 可表现为正常。EOG 异常通常先于全视野 ERG 的明视和暗视功能障碍，这表明 RPE 功能受损发生在 DCMD 的早期，而全视网膜光感受器功能则在随后的病程中累及[3]。77% 的 3 期 DCMD 患者 ERG 结果表现为非选择性的视锥视杆细胞损伤[8]。

1 期 DCMD 黄斑 CFC 患者中半数可显示 EOG 结果正常，原发性 BEST1 相关营养不良例如卵黄样黄斑营养不良及常染色体隐性遗传性卵黄样营养不良中所观察到的原发性全视网膜 RPE 功能障碍伴离子稳态失调[9] 可能并不存在于这些 DCMD 患者中。不伴 EOG 降低的 CFC 可能来自于 Müller 细胞的原发性功能异常，而不是 RPE 和光感受器。

3. 单倍型分析

既往的连锁分析表明，DCMD 与 7p15-p21 染色体的 D7S493 至 D7S526 区间相关[4]，但疾病相关基因和突变尚未明确。单倍型分析结果显示，临床患病的 DCMD 患者往往携带疾病相关单倍型，且 DCMD 的遗传位点似乎是完全多态的[8]。而对 DCMD 患者的非患病家庭成员进行单倍型分析结果则显示其均不存在 DCMD 单倍型。

由于 DCMD 一些患者的临床表现类似于由 BEST1 基因突变引起的其他视网膜营养不良症，如 BEST1 基因突变相关的疾病[9-10]，有研究者曾经对一名遗传性 DCMD 基因座的 DCMD 患者进行 BEST1 基因检测，但结果没有显示该基因有突变[8]。

【病理生理】

CFCs 是 DCMD 的首发症状，是其主要遗传缺陷及其病理生理反应的直接结果。一项 DCMD 供体眼组织病理学的研究[11] 表明，供体黄斑可见大的视网膜内囊样间隙、视网膜血管轻微变细、内核层明显异常。内核层内的大囊样间隙被 Müller 细胞纤维和带有感光细胞残余的色素细胞所包围，并可见 Müller 细胞变性。参照其他原因引起的神经视网膜内层的囊样黄斑水肿，如人工晶状体黄斑水肿和糖尿病视网膜病变，主要是由内层血视网膜屏障的功能障碍引起[12-13]。位于 DCMD 内核层的 CFCs 也可能是由依赖于 Müller 细胞、星形胶质细胞和周细胞的功能障碍引起的黄斑内层血-视网膜屏障功能障碍引起的[12]。DCMD 疾病早期眼底和黄斑中心凹周围毛细血管扩张体征可能支持这一猜想。基于这些发现，DCMD 的基因缺陷可能引起原发性 Müller 细胞功能障碍，干扰视网膜毛细血管通透性，导致内层血-视网膜屏障的紊乱和早期的 CFCs。

此外，DCMD 的 CFCs 也可能是 RPE 原发性功能障碍的结果。在 DCMD 的患者中，EOG 异常往往先于 ERG 出现异常，全视网膜 ERG 可以在很长一段时间内保持正常，此时光感受器不太可能在全视网膜水平受累。DCMD 中外核层的 CFC 有可能和视网膜色素变性的外层囊样黄斑水肿一样，是由 RPE 功能障碍、外层视网膜屏障受损引起的[12, 14-15]。

总之，Müller 细胞和（或）RPE 细胞的功能障碍可能是疾病早期 CFC 的产生原因。

【诊断】

该病目前尚无明确的诊断标准，其主要特征是神经视网膜早发性的囊样积液，这是该疾病与其他视网膜营养不良的区别。临床主要依据临床特征、家族遗传病史和 OCT 等辅助检查帮助诊断。

【鉴别诊断】

在拟诊 DCMD 的患者中，如未明确与 DCMD 基因座的遗传关联，则应仔细审查 DCMD 的临床证据，并考虑与以下几种疾病相鉴别。

1. BEST1 基因突变相关的疾病

DCMD 与常染色体显性遗传或隐性遗传的 BEST1 基因突变相关的表型可能有一些相似的临床表现，如 EOG 异常、远视、短眼轴和 CFCs [9-10, 16]。但与 DCMD 不同，所有与 BEST1 相关的营养不良患者在发病时都伴有明显的 EOG 异常，眼底异常通常包括黄斑部的高自发荧光的黄色沉积物[9]。例如 Best 病的典型表现为黄斑区黄色或橘黄色卵黄样病灶，后逐渐病灶液化、黄斑区视网膜色素上皮萎缩、瘢痕形成等，常染色体隐性遗传 Best 病（ARB）眼底典型特征为视盘周围、视网膜血管弓附近多灶性、斑点状视网膜下黄白色沉积物，对应 FAF 斑点状强荧光。OCT 常有视网膜下和（或）层间积液或黄斑囊样水肿，但可见位于 RPE 水平的强反射沉积物。

2. X 连锁青少年性视网膜劈裂症

X 连锁青少年性视网膜劈裂症是一种以 X 连锁模式遗传的罕见退行性致盲性眼病，男性多见。DCMD 在眼底镜下可能与 X 连锁青少年性视网膜劈裂症的中心凹劈裂表现类似，如黄斑区囊样改变及黄斑区视网膜色素上皮萎缩[3]。但 DCMD 没有典型的放射状条纹皱襞，且囊样水肿的位置相比于青少年性视网膜劈裂更深。此外，其中心凹劈裂 FFA 显示黄斑区花瓣样强荧光，不伴有毛细血管渗漏[17]。ERG 显示 b 波显著降低，a 波降低不明显或轻度降低，Ops 波显著降低或消失。

3. 视网膜色素变性

视网膜色素变性是一种以进行性感光细胞及色素上皮功能丧失为共同表现的遗传性、营养不良性、退行性疾病，主要表现为夜盲、进行性视野缺损、色素性视网膜病变及 EOG LP/DT 显著降低或熄灭。在视网膜色素变性中，由于黄斑周围毛细血管渗漏，可能会出现黄斑囊样水肿。3 期 DCMD 病可表现为与视网膜色素变性类似的眼底色素沉着和黄斑囊样水肿[18]。但与视网膜色素变性的骨细胞样色素沉着相比，DCMD 的色素沉着通常更为粗糙，主要位于后极部。此外，视网膜色素变性患者在病程早期即出现夜盲症，特征性表现为早期小动脉变细，ERG 表现为视杆细胞反应显著下降，而视锥细胞反应相对较轻受累，呈低波延迟型改变。

4. Stargardt 病

Stargardt 病[19]为一种常染色体隐性遗传病，双眼发病，常见发病年龄 6～20 岁，早期中心凹反光消失，随病情发展出现黄斑区色素上皮层黄色或白色斑点状沉着，并逐渐形成黄斑周围境界清楚的色素上皮点状萎缩，随着色素上皮逐渐丢失眼底表现为牛眼样外观。视力下降程度重，而检眼镜下所见体征相对较轻。色觉障碍出现早且逐渐加重，患者无夜盲而有不同程度的昼盲。患者可以出现黄斑区视网膜毛细血管扩张，可能是营养不良导致视网膜缺氧或刺激性现象导致，但在没有脉络膜新生血管出现时，FFA 不伴有毛细血管荧光渗漏，而是窗样透见荧光。OCT 表现为黄斑中心凹神经上皮层明显变薄甚至消失。早期即可出现中心暗点，而周边视野一般无异常。ERG、EOG 和暗适应初期正常，晚期则表现为非特异性异常。

5. 葡萄膜炎

2 期和 3 期 DCMD 可伴有玻璃体中不同程度的白色点状沉积，还可合并黄斑囊样水肿，与葡萄膜炎表现类似，但 DCMD 一般不伴有睫状体炎症表现，此外，可根据患者病史、病程、眼部表现及家族遗传病史进行鉴别。

6. 其他可造成黄斑水肿的眼底疾病

如糖尿病视网膜病变、视网膜静脉阻塞、老年性黄斑变性等。

【治疗】

1 期和 2 期的自然病程中治疗的目的是减轻黄斑囊样水肿，目前的治疗用药包括乙酰唑胺和醋酸奥曲肽。

1. 乙酰唑胺

乙酰唑胺是一种碳酸酐酶抑制剂，能与 RPE 和 Müller 细胞中的碳酸酐酶亚型 XIV 和 II 相互作用，导致细胞内酸化及继发的氯离子异常转运和水的被动运输,因此能够地减轻CFCs的程度[10,18,20-23]。目前研究报道的能带来CFCs减少的口服剂量是每天2次,每次125 mg至每天4次,每次250 mg,平均用药时间为40个月,长时间应用可能减少反弹效应[20]。由于乙酰唑胺的作用可能存在剂量依赖性,更高的剂量可能带来更好的视力收益[8]。

2. 醋酸奥曲肽

醋酸奥曲肽是一种生长抑素类似物,被认为能促进视网膜色素上皮内水肿的清除[24]。有研究报道,75%的患者[8]连续几年每月肌内注射醋酸奥曲肽20 mg(平均84个月,范围14～151个月)后CFCs明显减少、视力平均提高20/125。在2期DCMD患者中,醋酸奥曲肽能减少患者视力下降[8],12名接受治疗并随访17年的患者的平均VA从20/51降至20/67,而12名未接受治疗的患者的平均VA在随访15年期间从20/54降至20/87。少数患者接受醋酸奥曲肽治疗后出现恶心、腹泻、疲劳和胆结石等不良反应,甚至因此停止治疗。

【病例摘要】

患儿女,5岁。2年前因患儿母亲发现患儿间歇性外斜视6个月首次就诊于外院眼科。双眼最佳矫正视力(BCVA)20/25;间歇性外斜20个视盘直径(DD);色觉及眼前节检查正常。眼底检查,双眼杯盘比大于0.5,黄斑区水肿。光学相干断层成像(OCT)检查,双眼黄斑区呈囊腔样改变。2周后OCT示黄斑囊样水肿,可见丝状桥接,右眼、左眼黄斑厚度分别为349 μm、346 μm;6个月后复查OCT,示黄斑中心凹结构出现,层间水肿明显减少,右眼、左眼黄斑厚度分别为158 μm、180 μm。2周前,患儿主诉双眼视力继续下降且伴有看近时重影。为明确诊断,患儿家属带患儿到我院门诊就诊。查体示右眼BCVA 20/70,左眼BCVA 20/80;间歇性外斜30 DD。眼底检查,双眼视盘颜色淡红,杯盘比约0.6,凹陷加深,黄斑区见少量色素。自发荧光检查,双眼后极部点片状弱荧光,沿血管弓呈环状。炫彩OCT检查,双眼黄斑中心凹在内视网膜变薄。结合患儿病史及既往检查结果,分析并查阅文献后诊断双眼显性黄斑囊样营养不良(DCMD)。病例详细资料见二维码数字资源6-5。

数字资源6-5

(张川 邵蕾 魏文斌)

【参考文献】

[1] Pinckers A, Notting JG, Lion F. Dominant cystoid macular dystrophy(DCMD). J Fr Ophtalmol, 1978, 1(2): 107-110.

[2] Pinckers A, Deutman AF, Notting JG. Retinal functions in dominant cystoid macular dystrophy(DCMD). Acta Ophthalmol(Copenh), 1976, 54(5): 579-590.

[3] Deutman AF, Pinckers AJ, Aan De Kerk AL. Dominantly inherited cystoid macular edema. Am J Ophthalmol, 1976, 82(4): 540-548.

[4] Kremer H, Pinckers A, Van Den Helm B, et al. Localization of the gene for dominant cystoid macular dystrophy on chromosome 7p. Hum Mol Genet, 1994, 3(2): 299-302.

[5] Pinckers A, Deutman AF, Lion F, et al. Dominant cystoid macular dystrophy(DCMD). Ophthalmic Paediatrics and Genetics, 1983, 3(3): 157-167.

[6] Fishman GA, Goldberg MF, Trautmann JC. Dominantly inherited cystoid macular edema. Ann Ophthalmol, 1979, 11(1): 21-27.

[7] Schadlu R, Shah GK, Prasad AG. Optical coherence tomography findings in autosomal dominant macular dystrophy. Ophthalmic Surg Lasers Imaging, 2008, 39(1): 69-72.

[8] Saksens NT, Van Huet RA, Van Lith-Verhoeven JJ, et al. Dominant cystoid macular dystrophy. Ophthalmology, 2015, 122(1): 180-191.

[9] Boon CJ, Klevering BJ, Leroy BP, et al. The spectrum of ocular phenotypes caused by mutations in the BEST1 gene. Prog Retin Eye Res, 2009, 28(3): 187-205.

[10] Boon CJ, Van Den Born LI, Visser L, et al. Autosomal recessive bestrophinopathy: differential diagnosis and treatment options. Ophthalmology, 2013, 120(4): 809-820.

[11] Loeffler KU, Li ZL, Fishman GA, et al. Dominantly inherited cystoid macular edema. A histopathologic study. Ophthalmology, 1992, 99(9): 1385-1392.

[12] Kaur C, Foulds WS, Ling EA. Blood-retinal barrier in hypoxic ischaemic conditions: basic concepts, clinical features and management. Prog Retin Eye Res, 2008, 27 (6): 622-647.

[13] Yannuzzi LA. A perspective on the treatment of aphakic cystoid macular edema. Surv Ophthalmol, 1984, 28 Suppl: 540-553.

[14] Bringmann A, Reichenbach A, Wiedemann P. Pathomechanisms of cystoid macular edema. Ophthalmic Res, 2004, 36 (5): 241-249.

[15] Newsome DA. Retinal fluorescein leakage in retinitis pigmentosa. Am J Ophthalmol, 1986, 101 (3): 354-360.

[16] Saksens NT, Fleckenstein M, Schmitz-Valckenberg S, et al. Macular dystrophies mimicking age-related macular degeneration. Prog Retin Eye Res, 2014, 39: 23-57.

[17] Sieving PA, Bingham EL, Kemp J, et al. Juvenile X-linked retinoschisis from XLRS1 Arg213Trp mutation with preservation of the electroretinogram scotopic b-wave. Am J Ophthalmol, 1999, 128 (2): 179-184.

[18] Thobani A, Fishman GA. The use of carbonic anhydrase inhibitors in the retreatment of cystic macular lesions in retinitis pigmentosa and X-linked retinoschisis. Retina, 2011, 31 (2): 312-315.

[19] Tanna P, Strauss RW, Fujinami K, et al. Stargardt disease: clinical features, molecular genetics, animal models and therapeutic options. Br J Ophthalmol, 2017, 101 (1): 25-30.

[20] Grover S, Apushkin MA, Fishman GA. Topical dorzolamide for the treatment of cystoid macular edema in patients with retinitis pigmentosa. Am J Ophthalmol, 2006, 141 (5): 850-858.

[21] Genead MA, Mcanany JJ, Fishman GA. Topical dorzolamide for treatment of cystoid macular edema in patients with choroideremia. Retina, 2012, 32 (4): 826-833.

[22] Ghajarnia M, Gorin MB. Acetazolamide in the treatment of X-linked retinoschisis maculopathy. Arch Ophthalmol, 2007, 125 (4): 571-573.

[23] Hori K, Ishida S, Inoue M, et al. Treatment of cystoid macular edema with oral acetazolamide in a patient with best vitelliform macular dystrophy. Retina, 2004, 24 (3): 481-482.

[24] Hogewind BF, Pieters G, Hoyng CB. Octreotide acetate in dominant cystoid macular dystrophy. Eur J Ophthalmol, 2008, 18 (1): 99-103.

第六节　类眼底黄色斑点症的多灶性图形样营养不良

【概述】

类眼底黄色斑点症的多灶性图形样营养不良（multifocal pattern dystrophy simulating fundus flavimaculatus，MPDSFF），是图形样营养不良疾病中的一种，表现为双眼黄斑区多发黄色斑点状病灶[1]。《Gass 黄斑病学图谱（Gass' Atlas of Macular Diseases）》一书根据色素分布的模式，将图形样营养不良分为5种类型：成年型卵黄样黄斑营养不良（adult-onset foveomacular vitelliform dystrophy）、蝴蝶状色素营养不良（butterfly-shaped pigment dystrophy）、视网膜色素上皮网状营养不良（reticular dystrophy of the retinal pigment epithelium）、类眼底黄色斑点症的多灶性图形样营养不良和黄斑部粗大色素斑（coarse pigment mottling in the macula）/粉尘状眼底（fundus pulverulentus）。图形样营养不良多与 PRPH2（Peripherin-2）基因突变有关[2]。

PRPH2 基因又称为视网膜慢变性（retinal degeneration slow，RDS）基因，位于6p21.1，编码外周蛋白 PHRP2，该蛋白质是表达在光感受器外节盘膜的一种跨膜蛋白，具有四个跨膜结构域，组装成同源四聚体，对光感受器外节的形态发育和稳定性十分重要。PHRP2 还与另一种称为高度同源视杆外节1（highly homologous rod outer segment 1，ROM1）蛋白的四跨膜蛋白形成异源四聚体[3]。在病理状态下，光感受器外节形态发生变化或无法完全形成，RPE 层细胞外物质沉积，逐渐导致 RPE 细胞肥大，随后出现 RPE- 光感受器复合体的萎缩[4-5]。病理检查显示视网膜色素上皮细胞色素轻微紊乱，胞质中有管泡状物，无脂褐素聚集。

PRPH2 基因相关的疾病多为常染色体显性遗传[6]，但较低的外显率和表型的变异可能会掩盖显性遗传模式[1]。除了图形样营养不良，PRPH2 基因突变可能还与锥杆营养不良、白点性视网膜炎、中央乳晕脉络膜营养不良、色素性视网膜炎、Leber 先天性黑矇等疾病有关[7-8]。谱系研究表明，图形样营养不良的表现和外显率是可变的[9]。因此不同个体在同一个家族中可能具有不同的临床表型，同一个体两只眼的表型也可能不同，甚至在同一只眼中，随着时间变化，一种表型可以变成另一种临床表型[10-11]。同一个家族中存在多种上述表型时，应怀疑杂合突变。

【临床表现】

在疾病的早期，患者通常可以保持良好的视力，直到中年时期或者更晚（50～60岁），出现 RPE- 光感受器复合体的萎缩或继发脉络膜新生血管时，患者可能会出现视物变形、中心视力下降等表现。

【辅助检查】

1. 眼底彩照

表现为后极部对称分布的不规则或三棱状黄色斑点，并延伸到血管弓之外（图 6-6-1）。随着疾病的进展，黄色斑点互相融合，后极部出现多个脉络膜视网膜萎缩灶。

2. 自发荧光

自发荧光图像可以清晰地显示眼底病灶的范围，黄色斑点区域呈强自发荧光，而相邻的 RPE 萎缩区呈弱自发荧光（图 6-6-2）。

3. 荧光素眼底血管造影

黄色斑点区域呈遮蔽荧光，RPE 萎缩区域呈透见荧光（图 6-6-3）。如继发 CNV，可见明显的荧光渗漏。

4. OCT

表现为 RPE 层和椭圆体带之间的卵圆形高反射沉积物，以及外层视网膜结构的紊乱（图 6-6-4）。

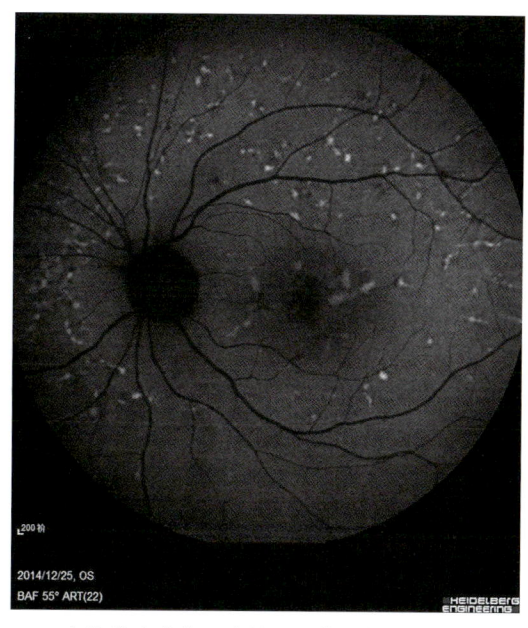

图 6-6-2　自发荧光成像，病灶呈强荧光伴相邻区域的弱荧光

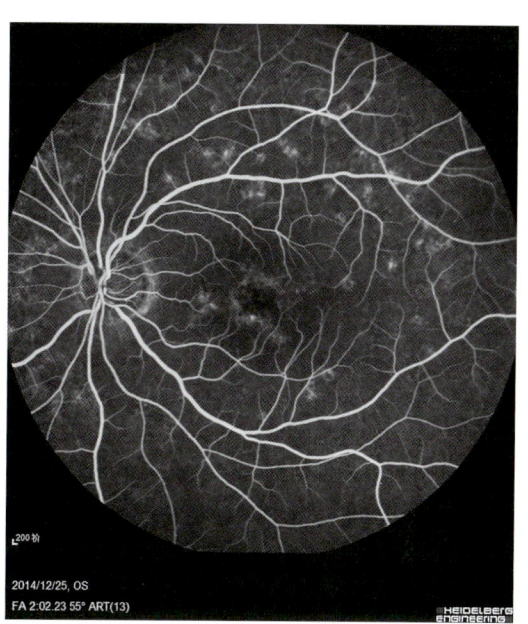

图 6-6-3　FFA 黄色斑点区域呈遮蔽荧光，相邻的 RPE 萎缩区域呈透见荧光

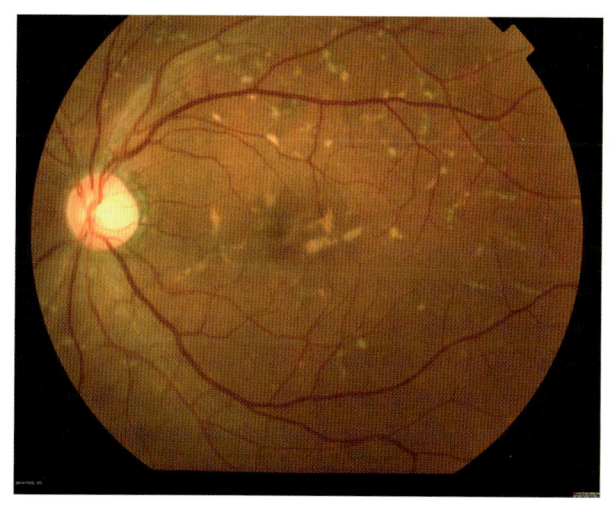

图 6-6-1　后极部可见不规则或三棱状黄色斑点，并延伸到血管弓之外

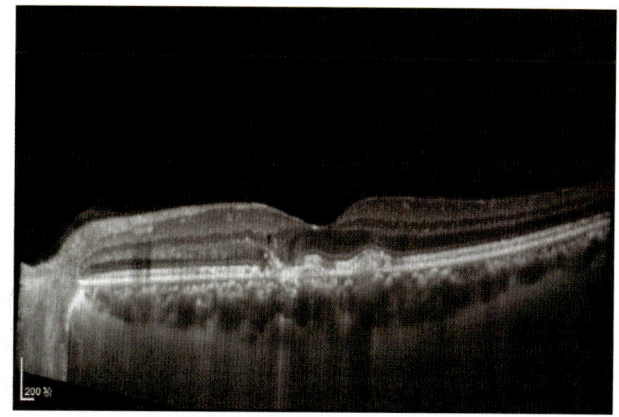

图 6-6-4　OCT 示 RPE 层和椭圆体带之间的卵圆形高反射沉积物，中心凹旁的外层视网膜结构紊乱

5. 电生理

早期ERG往往正常，EOG的光峰与暗谷的比值一般正常或略低于正常（Arden比值>150%）。随着疾病的进展，视锥和视杆功能在全视网膜水平上受到损害，全视野ERG和EOG出现异常。

6. 基因检测

对于首诊高度怀疑MPDSFF的患者可进行PRPH2基因序列分析。

【诊断】

多数患者具有良好的视力，仅在体检中发现病变。眼底可见后极部及血管弓附近对称的不规则黄色斑点，晚期可出现视物变形、中心视力下降，查眼底可见后极部萎缩，极少继发脉络膜新生血管。FFA无脉络膜湮没征。如怀疑本病，可详细询问家族史并检查其他家庭成员的眼底，并完善基因检测。

【鉴别诊断】

1. 其他图形样营养不良

（1）蝴蝶状色素营养不良：是最常见的图形样营养不良，表现为双眼对称的三棱状或蝴蝶状黄色色素沉积在黄斑区的RPE层下方，周围环绕有脱色素区。荧光素眼底血管造影中色素沉积区显示弱荧光，周围脱色素区显示强荧光。OCT显示与色素沉积相邻的RPE和光感受器层丢失。通常视力正常或轻度下降，随着年龄增长，视网膜萎缩可能导致中心视力下降。

（2）成年型卵黄样黄斑营养不良：该病发病年龄30~50岁，视力正常或轻度下降，呈非进展性病程，预后较好。双眼黄斑区可见对称的约1/3 PD大小的卵黄样沉积，荧光素眼底血管造影通常显示病变中心部位为弱荧光，周围环绕不规则高荧光环。

（3）视网膜色素上皮网状营养不良：黄斑中心凹见色素聚集，围绕中心凹的色素逐渐形成细小的多边形网眼状结构，并向外延伸直径约4~5 PD的范围。网眼的直径一般小于1 PD。荧光素眼底血管造影中网眼区可见强荧光，色素沉着区呈遮蔽荧光。

（4）黄斑部粗大色素斑（coarse pigment mottling in the macula）/黄点状眼底（fundus pulverulentus）：在黄斑中央RPE层出现点状或斑驳状外观的粗糙的色素沉积，荧光素眼底血管造影显示大面积的弱荧光。

2. 眼底黄色斑点症/Stargardt疾病

眼底表现为与MPDSFF相似的后极部黄色斑点，黄斑区可见双眼对称的牛眼样椭圆形萎缩区。但该疾病与ABCA4基因突变有关，为常染色体隐性遗传疾病。相较于MPDSFF，该疾病发病年龄更早，CNV的发生率更高，该疾病有较为广泛的脂褐素沉积，FFA上表现为黄斑旁和周边视网膜的"脉络膜湮没征"，为二者的主要鉴别点。基因检测可以明确诊断。

3. 年龄相关性黄斑变性

与遗传、环境等因素均有关，好发于老年人，早期眼底黄斑区可见玻璃膜疣、视网膜色素上皮色素沉着或脱色素，晚期出现地图样萎缩或继发脉络膜新生血管，与MPDSFF不易区分。自发荧光、OCT等有助于区分MPDSFF和AMD。

4. Best病

好发于青少年，也可发生于成人，多为常染色体显性遗传疾病，眼底表现为双眼对称的中心凹孤立卵黄状病变，随着脂褐素的沉积可形成"假性积脓"样外观。在常染色体隐性Best病中也可表现为多灶性卵黄样沉积。晚期可出现瘢痕或RPE萎缩。自发荧光成像中卵黄样病变显示强荧光。荧光素眼底血管造影中视网膜色素上皮萎缩区可显示斑块状强荧光。OCT显示神经上皮下中等密度反射，大小与卵黄样病灶一致，卵黄破碎期可见视网膜神经上皮下液性暗区，内散在高反射物质。眼电图（EOG）光峰与暗谷之比小于1.5。全视野ERG正常。可有视力轻度或显著下降。眼底相及EOG有助于鉴别诊断。

【治疗】

MPDSFF目前尚无有效的治疗方法，但大多数患者可保持良好的视力，少数情况下并发脉络膜新生血管或地图样萎缩时才会引起视力的明显减退。脉络膜新生血管在MPDSFF中极为少见，缺少治疗指南和长期随访的临床数据，在国外的一些个例报道中，抗VEGF[12-13]、PDT[14]、玻璃体腔内注射TA[12]等治疗均可在一定程度上改善视力。在极个别未影响视力的患者中，经过随访，患者的荧光渗漏自行消退。

【病例摘要】

男，50岁，半年前无明显诱因出现右眼视物变形，既往及家族史无特殊。查体：双眼视力1.0，双眼后极部可见黄色斑点状病灶，右眼黄斑区可见一黄白色病灶，周围片状出血。荧光素眼底血管造影：

可见高荧光斑片影，右侧黄斑区荧光渗漏。OCT 显示右眼视网膜下高反射伴视网膜下液。根据眼底的特征性改变及后续的基因检测结果可明确 MPDSFF 的诊断，根据 FFA 和 OCT 检查可明确 CNV 的诊断。经过 6 年间 9 次玻璃体腔注射雷珠单抗治疗，患者视物变形症状消失，双眼视力维持在 1.0。病例详细资料见二维码数字资源 6-6。

数字资源 6-6

（许晶晶　戴　虹）

【参考文献】

[1] Boon CJ, van Schooneveld MJ, den Hollander AI, et al. Mutations in the peripherin/RDS gene are an important cause of multifocal pattern dystrophy simulating STGD1/fundus flavimaculatus. Br J Ophthalmol. 2007, 91（11）: 1504-1511.

[2] Anita Agarwal. Gass' Atlas of Macular Diseases.5th ed. Amsterdam: Elsevier, 2011.

[3] Khan AO, Al Rashaed S, Neuhaus C, et al. Peripherin mutations cause a distinct form of recessive Leber congenital amaurosis and dominant phenotypes in asymptomatic parents heterozygous for the mutation. Br J Ophthalmol. 2016, 100（2）: 209-215.

[4] Stuck MW, Conley SM, Naash MI. PRPH2/RDS and ROM-1: Historical context, current views and future considerations. Prog Retin Eye Res, 2016, 52: 47-63.

[5] Wickham L, Chen FK, Lewis GP, et al. Clinicopathological case series of four patients with inherited macular disease. Invest Ophthalmol Vis Sci, 2009, 50（8）: 3553-3561.

[6] Pajic B, Weigell-Weber M, Schipper I, et al. A novel complex mutation event in the peripherin/RDS gene in a family with retinal pattern dystrophy. Retina, 2006, 26（8）: 947-953.

[7] Tsang SH, Sharma T. Pattern Dystrophy. Adv Exp Med Biol, 2018, 1085: 91-96.

[8] Boon CJ, den Hollander AI, Hoyng CB, et al. The spectrum of retinal dystrophies caused by mutations in the peripherin/RDS gene. Prog Retin Eye Res, 2008, 27（2）: 213-235.

[9] Francis PJ, Schultz DW, Gregory AM, et al. Genetic and phenotypic heterogeneity in pattern dystrophy. Br J Ophthalmol, 2005, 89（9）: 1115-1119.

[10] Coco-Martin RM, Sanchez-Tocino HT, Desco C, et al. PRPH2-Related Retinal Diseases: Broadening the Clinical Spectrum and Describing a New Mutation, Genes（Basel）. 2020, 11（7）: 773.

[11] Daftarian N, Mirrahimi M, Sabbaghi H, et al. PRPH2 mutation as the cause of various clinical manifestations in a family affected with inherited retinal dystrophy. Ophthalmic Genet, 2019, 40（5）: 436-442.

[12] Lee CS, Leys M. A Family Affected by Novel C213W Mutation in PRPH2: Long-Term Follow-Up of CNV Secondary to Pattern Dystrophy. Ophthalmic Surg Lasers Imaging Retina, 2020, 51（6）: 354-362.

[13] Nangia P, Shah D, Saurabh K, et al. Efficacy of anti-VEGF in the treatment of choroidal neovascular membrane secondary to pattern dystrophy simulating fundus flavimaculatus. GMS Ophthalmol Cases, 2019, 9: Doc21.

[14] Battaglia Parodi M, Da Pozzo S, Ravalico G. Photodynamic therapy for choroidal neovascularization associated with pattern dystrophy. Retina, 2003, 23（2）: 171-176.

第七节　中心性晕轮状视网膜脉络膜营养不良

【概述】

中心性晕轮状视网膜脉络膜营养不良（central areolar choroidal dystrophy, CACD）是一种遗传性视网膜疾病。CACD 最早由 Nettleship 于 1884 年报道，早期视网膜后极部出现斑点状色素脱失，主要累及黄斑区，随着病情进展最终形成视网膜色素上皮（RPE）和脉络膜毛细血管层的圆形或椭圆形萎缩区[1]，而黄斑区光感受器的功能障碍通常会导致中心视力下降。CACD 常呈常染色体显性遗传[2]。

CACD 常因 Peripherin（*PRPH2*）基因（以往的外周蛋白/RDS）突变发病。Peripherin 属于膜糖蛋白，表达于视锥细胞及视杆细胞的外节膜盘区域，参与蛋白质的折叠和亚单位组装。目前表现为常染色体显性遗传的 RDS 基因突变类型有：p.Arg142Trp、p.Arg172Trp、p.Arg172Gln、p.Arg195Leu 和 p.Leu307fsX83。Boon 等研究表明 p.Arg142Trp 突变型 CACD 的可能分子机制为：非极性疏水性色氨酸被取代为带正电的精氨酸，对外周蛋白的结构有干扰作用，导致视锥及视杆细胞外节正常的光感受器功能和细胞外基质相互干扰，改变了正常的光感受器外节段-RPE 界面，使异常外节段的吞噬增加，提高了 RPE 细胞中的脂褐素及其他有毒副产物的水平，导致 RPE 和感光细胞凋亡。当 RPE 和脉络膜毛细血管层萎缩时，便出现典型的 CACD 病变[2]。

【临床表现】

CACD 多表现为进行性中心视力下降。视觉受损的平均发病年龄以及感光细胞功能障碍的程度受外周蛋白突变类型的影响。由 p.Arp172Trp 或 p.Arp195Leu 突变引起的 CACD 的视觉障碍通常发生在 40 岁之前。早期可出现眼电生理异常，30～40 岁可能出现旁中心暗点及视力下降，眼底表现为旁中心凹色素改变，随着年龄增长，病变范围进一步增大累及黄斑，感光细胞大面积缺失，到 70 岁左右，中心视力严重受损，病变区感光细胞、RPE、脉络膜毛细血管层萎缩缺失[3]。

CACD 患者眼底中的脉络膜血管层萎缩继发于原发性 RPE 萎缩。萎缩中心区感光细胞及 RPE 完全缺失，网膜下则充满了富含脂褐素的细胞。在萎缩区域周边部，RPE 因脂褐素而膨胀变厚，其外层的感光细胞仅仅部分萎缩。

Carel B. Hoyng 将 CACD 病程分为典型的四期，具体分期标准如下。

Ⅰ期：20～40 岁，视力正常，眼底可见黄斑中心凹旁色素改变，荧光素眼底血管造影结果更明显，视网膜电图、眼电图正常。色觉提示红色敏感性降低，视野提示旁中心凹敏感性降低。

Ⅱ期：20～50 岁，视力略微下降，眼底可见黄斑中心凹旁色素明显减弱，荧光素眼底血管造影提示斑驳状强荧光，自发荧光主要为高低荧光夹杂的斑驳状改变。明视视网膜电图可能低于正常值，色觉及视野检查同Ⅰ期[4]。

Ⅲ期：40 岁以上，视力明显降低，眼底可见中心凹旁多片色素上皮萎缩区，荧光素眼底血管造影可见脉络膜毛细血管萎缩，自发荧光可见 RPE 萎缩区对应的弱荧光。明视及暗视视网膜电图及眼电图均低于正常值，存在红绿或蓝黄色觉减弱，视野检查则提示旁中心凹及中心凹敏感性均降低。

Ⅳ期：40～70 岁，中心视力明显受损，病灶累及黄斑中心凹。眼底检查及荧光素眼底血管造影均可见萎缩区域边界清晰，自发荧光可见弱荧光。视网膜电图及眼电图表现同Ⅲ期，红绿及蓝黄色觉减弱同时存在，视野检查则提示中心暗点[5-6]。

CACD 的平均发病年龄为 46 岁，但某些患者的眼底病变只发展到Ⅱ期甚至是Ⅰ期。而且患者病变的进展速度也不是匀速的，在 p.Arg（精氨酸）142Trp（色氨酸）突变型 CACD 患者中，Ⅱ期发展到Ⅲ期通常需要 10 余年，而Ⅲ期到Ⅳ期平均只需要 6.4 年[2]。

某些 CACD 患者可出现缓慢进展的感音神经性听力损失，到中年时听力下降到 60 分贝以上，且其无相关后天原因，家族史（-）[7]。

【辅助检查】

1. OCT

早期病变区域反射率下降，光感受器内外节交界区（IPRL）和外界膜（ELM）轻度中断。此外，该区域显示出外核层（ONL）不规则变薄和增厚。部分患者可出现轻度神经视网膜上皮脱离，RPE 水平以上可见高反射团块。晚期萎缩区域边缘 RPE 层断裂明显，边缘覆盖 ELM，萎缩区域中心视网膜外层完全缺失。

2. 多焦视网膜电图（mfERG）

在所有环组中，CACD 患者的 P1 和 N1 波幅均显著降低。从中央环到外周环（R1～R5），CACD 患者的视网膜敏感性均显著降低。此外，不同于正常眼 mfERG 中视网膜敏感性由内向外逐渐降低，CACD 患者的视网膜敏感性逐渐升高。且该检查所显示的异常视网膜范围明显大于眼底病变范围[8]。

【诊断】

CACD 是一种进展缓慢的疾病，在病变早期，患者视力基本不受影响，可通过荧光素眼底血管造影、眼电生理和视野检查进行早期诊断[5]。而在病变晚期患者会出现中心暗点和视力下降，眼底显示典型的后极部视网膜色素上皮和脉络膜萎缩，眼电图和视网膜电图正常或低于正常，红绿色觉测试异常，荧光素眼底血管造影显示脉络膜血管的充盈延迟，病变边缘出现强荧光。结合患者的基因检测可以明确诊断[9]。

【鉴别诊断】

1. Sargardts 病

典型的 Stargardts 病黄斑区呈规则的椭圆形病灶，其内及其周围可见黄色斑点，同时 FFA 可见典型的"脉络膜湮没"现象，周边视网膜也可见异常色素改变。早期眼底完全正常，但中心视力已有明显下降，因此易被误诊为弱视或癔病。如果此时给以荧光素眼底血管造影（FFA）检查，可以见到黄斑数量较多而细小的弱荧光点。所以 FFA 对本病早期诊断极为重要。进行期最早的眼底改变是中心反光消失，继而在黄斑深层见到灰黄色小斑点，并逐渐形成一个横椭圆形境界清楚的萎缩区，如同被锤击过的青铜片样外观。在病程经过中萎缩区周围又出现黄色斑点，萎缩区又扩大，可侵及整个后极部，此时 FFA 可见整个萎缩区呈斑驳状强荧光，其周围与黄色斑点相应处有虫蚀样小荧光斑。此种斑驳状和虫蚀样荧光斑是一种因色素上皮损害而显示的透见荧光。晚期在黄斑部能见到陷于硬化、萎缩的脉络膜血管，并有形态不规则的色素斑，说明脉络膜毛细血管亦已损害[10]。

2. 年龄相关性黄斑变性

干性老年黄斑变性双眼常同期发病且同步发展。本病的特点为进行性 RPE 萎缩，临床分成两期：早期（萎缩前期，preatrophic stage）和晚期（萎缩期，atrophic stage），晚期中心视力严重损害。在 CACD 的早期，FAF 在黄斑中心凹处可见椭圆形的边界清楚的斑驳状高低荧光改变，而早期 AMD 通常表现为形状更不规则，范围更大，可见分散的硬和（或）软 Drusen，SD-OCT 上更多见 RPE 下局部高反射物积聚。CACD 患者中没有此表现。晚期 AMD 的 RPE 萎缩区多形状不规则，分片或融合，超过黄斑区，与之相比，CACD 的萎缩区边界清楚，形状规则，多为圆形或卵圆形。SD-OCT 上 AMD 患者萎缩区 Bruch 膜上多有不规则沉积物，而 CACD 则相对仅表现萎缩，少有沉积物。

3. 回旋状脉络膜视网膜萎缩

回旋状脉络膜视网膜萎缩（gyrate atrophy of the choroid and retina，GACR）是一种罕见的、由 OAT 基因的遗传突变引发的常染色体隐性遗传病，该病的典型表现为眼底可见边界清晰的环状脉络膜视网膜萎缩区，随年龄增长而合并，累及整个后极部。视盘呈蜡黄色，整个视网膜可见散在的色素沉积。GACR 的发病通常在儿童期，但也有婴儿病例，以及在40多岁时发病的患者。患者多表现为夜盲症和近视，随后视野逐渐受限，视力下降，最终在 40～60 岁时失明。即使在同一家族中，发病年龄和疾病进展也有相当大的可变性。

虽然 GACR 新生儿可能出现血氨过多、神经异常、周围神经问题和肌无力，但大多数 GACR 患者除了视力下降外没有其他症状[11-12]。

【治疗】

目前对于 CACD 尚无有效治疗方法，但认识了解其不同病变阶段的眼底表现、FFA 特征有助于临床医生正确诊断，并与其他继发性视网膜色素上皮及脉络膜萎缩的疾病进行鉴别诊断，尤其是在病变的晚期阶段。也有助于临床医生判断、预测患者视功能的预后。

【典型病例】

详见《双眼中心性晕轮状视网膜脉络膜萎缩一例》[13]。

（石 璇）

【参考文献】

[1] Klevering BJ, van Driel M, van Hogerwou AJ, et al. Central areolar choroidal dystrophy associated with dominantly inherited drusen. Br J Ophthalmol, 2002, 86（1）: 91-96.

[2] Boon CJ, Klevering BJ, Cremers FP, et al. Central areolar choroidal dystrophy. Ophthalmology, 2009, 116（4）: 771-782, 782 e771.

[3] Hughes AE, Meng W, Lotery AJ, et al. A novel GUCY2D mutation, V933A, causes central areolar choroidal dystrophy. Invest Ophthalmol Vis Sci, 2012, 53（8）: 4748-4753.

[4] Ouechtati F, Belhadj Tahar O, Mhenni A, et al. Central areolar choroidal dystrophy associated with inherited drusen in a multigeneration Tunisian family: exclusion of the PRPH2 gene and the 17p13 locus. J Hum Genet, 2009, 54（10）: 589-594.

[5] Hoyng CB, Deutman AF. The development of central areolar choroidal dystrophy. Graefes Arch Clin Exp Ophthalmol, 1996, 234（2）: 87-93.

[6] Gamundi MJ, Hernan I, Muntanyola M, et al. High prevalence of mutations in peripherin/RDS in autosomal dominant macular dystrophies in a Spanish population. Mol Vis, 2007, 13: 1031-1037.

[7] Hoyng CB, van Rijn PM, Deutman AF. Central areolar choroidal dystrophy and slowly progressive sensorineural hearing loss. Acta Ophthalmol Scand, 1996, 74 (6): 639-641.

[8] Gundogan FC, Dinç UA, Erdem U, et al. Multifocal electroretinogram and central visual field testing in central areolar choroidal dystrophy. Eur J Ophthalmol, 2010, 20 (5): 919-924.

[9] Hoyng CB, Pinckers AJ, Deutman AF. Early findings in central areolar choroidal dystrophy. Acta Ophthalmol (Copenh), 1990, 68 (3): 356-360.

[10] Huang D, Heath Jeffery RC, Aung-Htut MT, et al. Stargardt disease and progress in therapeutic strategies. Ophthalmic Genet, 2021: 1-26.

[11] Takki KK, Milton RC. The natural history of gyrate atrophy of the choroid and retina. Ophthalmology, 1981, 88 (4): 292-301.

[12] Kaiser-Kupfer MI, Caruso RC, Valle D. Gyrate atrophy of the choroid and retina: further experience with long-term reduction of ornithine levels in children. Arch Ophthalmol, 2002, 120 (2): 146-153.

[13] 潘乐, 蔡善君, 罗艳, 等. 双眼中心性晕轮状视网膜脉络膜萎缩一例. 中国实用眼科杂志, 2014, 32 (7): 918-919.

第八节　家族性视网膜有髓神经纤维

【概述】

视网膜有髓神经纤维, 于1856年被Virchow首次描述, 其眼底表现为白色或灰白色的沿着视网膜神经纤维分布的羽毛状或片状病灶。视网膜有髓神经纤维的发病率约为1%, 其中90%以上为单眼发病, 一般不具有遗传倾向, 家族性发病报道极为罕见。国外学者及我国学者分别于2003年及2018年报道过家族性视网膜有髓神经纤维的病例。视网膜有髓神经纤维是一种发育异常性疾病, 目前发病机制尚未完全明确, 推测是由于筛板结构或功能异常, 致使少突胶质细胞异常迁移所致[1-3]。

【临床表现】

视网膜有髓神经纤维眼底表现为与视盘边缘相连的白色羽毛状外观 (图6-8-1), 好发于视盘上方且多无症状, 也可以不与视盘相连 (图6-8-2)。位于黄斑区的病灶会导致严重的视力损伤, 甚至出现畏光等临床症状[4]。由于存在形觉剥夺, 故视网膜有髓神经纤维分布在视轴区的患者可发生严重的轴性近视眼和弱视, 且有髓神经纤维的分布范围与近视程度呈正相关。绝大多数视网膜有髓神经纤维患者的眼底改变为独立的眼部体征, 但也可合并其他眼部异常, 如视网膜有髓神经纤维病灶处并发视网膜血管异常、黄斑前膜、玻璃体黄斑牵引、视网膜裂孔等[5-8]。

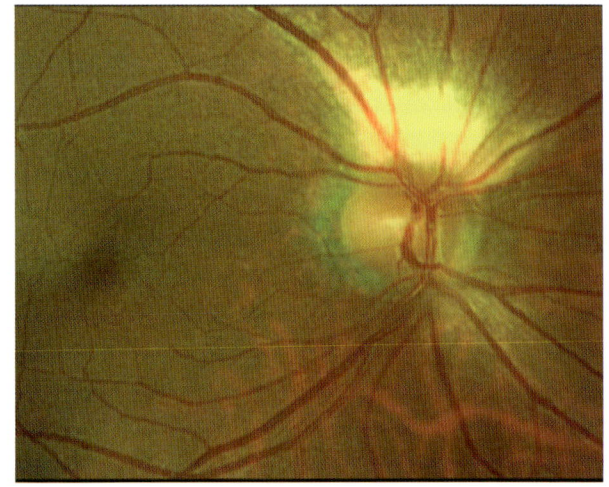

图 6-8-1　与视盘相连的有髓神经纤维

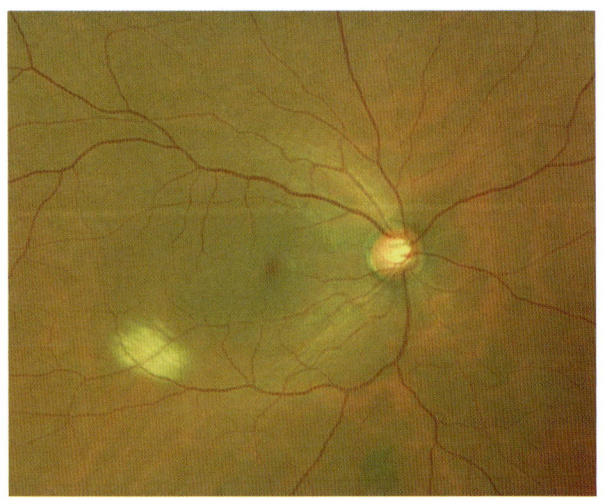

图 6-8-2　不与视盘相连的有髓神经纤维

【辅助检查】

（1）OCT：可见后极部神经纤维层高反射信号。

（2）视野：可见生理盲点扩大或弓形暗点。

（3）眼底荧光造影：眼底有髓神经纤维对应部位可见遮蔽荧光。

【诊断】

眼底检查根据与视盘边缘相连的白色羽毛状外观的眼底改变加家族出现的特征可以明确诊断。

【鉴别诊断】

（1）炎性渗出灶：呈白色棉絮状斑块，伴有其他炎症表现。

（2）Jensen病：急性期在视盘旁或附近有一孤立的圆形或椭圆形白色渗出灶，常伴有视网膜浅层出血及玻璃体混浊。

（3）视盘旁炎性渗出灶：炎性渗出斑面积较大，可因动脉阻塞引起视网膜神经纤维层局部缺血而发生的软性渗出白斑，边界不清，呈污秽的灰白色。而视网膜有髓神经纤维表现为白色、不透明羽毛样斑块，沿神经纤维走行。

【治疗】

无症状的视网膜有髓神经纤维不需要治疗，而对于有症状视网膜有髓神经纤维，临床也缺乏有效的治疗手段，只能进行相应的屈光矫正或弱视训练。

（黄剑锋　戴　虹）

【参考文献】

[1] Tarabishy AB, Alexandrou TJ, Traboulsi EI. Syndrome of myelinated retinal nerve fibers, myopia, and amblyopia: a review. Surv Ophthalmol, 2007, 52 (6): 588-596.

[2] 李宇航, 秦建民, 纪惠谦. 大面积有髓神经纤维合并黄斑前膜致视力下降一例. 中华眼视光学与视觉科学杂志, 2015, 17 (10): 631-632.

[3] 顾瑞平, 徐格致. 家族性视网膜有髓神经纤维一例. 中华眼科杂志, 2018, 54 (8): 623-624.

[4] Straatsma BR, Foos RY, Heckenlively JR, et al. Myelinated retinal nerve fibers. Am J Ophthalmol, 1981, 91 (1): 25-38.

[5] Coman I, Barbin G, Charles P, et al. Axonal signals in central nervous system myelination, demyelination and remyelination. J Neurol Sci, 2005, 233 (1-2): 67.

[6] Lee MS, Gonzalez C. Unilateral peripapillary myelinated retinal nerve fibers associated with strabismus, amblyopia, and myopia. Am J Ophthalmol, 1998, 125 (4): 554-556.

[7] Eide N. Retinal break in an area with medullated nerve fibres. Acta Ophthalmol (Copenh), 1986, 64 (3): 271-273.

[8] Funnell CL, George ND, Pai V. Familial myelinated retinal nerve fibres. Eye (Lond), 2003, 17 (1): 96-97.

第九节　隐匿性黄斑营养不良

【概述】

隐匿性黄斑营养不良是一种罕见的黄斑区营养不良性疾病，主要表现为双眼中心视力低下，眼底检查正常，全视网膜电图正常，而局部或多焦视网膜电图异常。病。该病于1989年被Miyake首次报道[1-3]。该病特征为双眼中心视力低下，眼底检查正常，荧光素眼底血管造影（FFA）正常，视觉诱发电位（VEP）、全视野视网膜电图正常，局部或多焦视网膜电图（mfERG）异常。目前，病因和发病机制尚不清楚[4]。

【临床表现】

（1）症状：多年双眼中心视力低下或近几年视力进行性下降的病史，无畏光、流泪、红肿胀痛、视物变形等不适。

（2）视力：双眼视力低于0.5，大多0.1～0.2。

（3）眼底检查：正常。

【辅助检查】

（1）FFA：正常。

（2）OCT：黄斑区神经纤维层厚度可能低于正常[5]。

（3）视野：黄斑区视野缺损，且缺损部位与局部视网膜电图异常的部位对应。

（4）视觉电生理检查：VEP和全视野视网膜电图正常，而局部和mfERG黄斑中心区的振幅明显下降，潜伏期明显延长，但周边视网膜的振幅和潜伏期未见明显异常。故 mfERG 是目前确诊隐匿性黄斑营养不良的有效检查手段。

【诊断】

当患者双眼视力下降，眼前节及眼底检查（包括眼底镜、眼底彩照和 FFA）正常，VEP、全视野视网膜电图正常，mfERG 异常即可诊断为隐匿性黄斑营养不良。

【鉴别诊断】

1. 球后视神经炎

包括急性和慢性球后视神经炎。早期均有视力下降，且除此以外无任何阳性体征。多见于成年人，发病前视力正常。电生理检查见 P-VEP 潜伏期延长和振幅明显下降，而 mfERG 未见异常有助于鉴别。

2. 弱视

儿童发病，眼球无器质性病变而矫正视力不能达正常，电生理检查可鉴别。

3. 视神经萎缩

常由多种原因引起，如炎症、退变、缺血、压迫、外伤、中毒等。临床表现为视力减退和视乳头色淡呈灰白色。视野、色觉及视觉电生理检查等有助于鉴别。

4. 无色素型视网膜色素变性

除眼底看不见色素沉着外，其他症状与原发性色素变性无差异，如夜盲、典型视野改变（环行暗点，其位置相当于视网膜早期病变区，即赤道部），视乳头蜡黄色萎缩，视网膜血管狭窄及全视野视网膜电图的 b 波消失。

5. Stargardt 病

常染色体隐性遗传性疾病。为青少年期的黄斑变性伴眼底黄色斑点或后发的黄色斑点。早期中心视力受影响，周边视野和眼底检查正常易与隐匿性黄斑营养不良相混淆。FFA 见黄斑区"牛眼"外观及脉络膜湮灭，结合电生理检查可鉴别。

【治疗】

目前无有效治疗方法。

（黄剑锋　戴　虹）

【参考文献】

[1] 陈静，陈长征，邢怡桥. 隐匿性黄斑营养不良. 国际眼科纵览，2006，30（6）：373-375.

[2] Miyake Y, Ichikawa K, Shiose Y, et al. Hereditary macular dystrophy without visible fundus abnormality. Am J Ophthalmol, 1989, 108（3）：292-299.

[3] Miyake Y, Horiguchi M, Tomita N, et al. Occult macular dystrophy. Am J Ophthalmol, 1996, 122（5）：644-653.

[4] Piao CH, Kondo M, Tanikawa A, et al. Multifocal electroretinogram in occult macular dystrophy. Invest Ophthalmol Vis Sci, 2000, 41（2）：513-517.

[5] Kondo M, Ito Y, Ueno S, et al. Foveal thickness in occult macular dystrophy. Am J Ophthalmol, 2003, 135（5）：725-728.

第十节　视锥-视杆营养不良

【概述】

遗传性视网膜疾病是一组临床和遗传异质性的疾病，视锥-视杆营养不良是其中一个亚组疾病。其特征是视锥细胞光感受器变性，随后是视杆细胞光感受器丧失，这些障碍通常表现为视力下降、中央视野的敏感性降低、畏光、色觉障碍。其眼底表现不一，从早期正常或仅轻微的颞侧视神经苍白，黄斑色素迁移和萎缩或靶心黄斑病变，到周围视网膜色素上皮萎缩，视网膜内色素迁移，动脉变细，随着疾病进展视盘苍白[1]。

视锥-视杆营养不良（cone rod dystrophies，CRD）与视杆-视锥营养不良（rod cone dystrophies，RCD）是不同的疾病，后者也被称为视网膜色素变性。二者的临床表现不尽相同，RCD 通常始于夜盲症和渐进性视野收缩，而中心视力一直保持到病程的后期，而 CRD 的特点是中心视力下降，早期导致法定盲。然而，在病程的最终阶段，CRD 与 RCD 在临床表现上没有明显区别。

随着分子遗传学的最新进展，特别是下一代测序技术的发展，极大地改善了分子诊断，目前发现了将近 30 个基因突变与这组疾病有关。

【临床表现】

CRDs 的患病率大约为 1/40000，因此，其患病率是视网膜色素变性的 1/10[2]。其临床表现如下。

视力下降是最早期的症状，畏光也发生在早期，色觉障碍、夜盲症发生的时间较晚[1]。首先出现中心视力下降甚至中央盲点，妨碍流畅阅读，之后逐渐出现周边视野的不均匀丧失，严重视力丧失的出现比视网膜色素变性更早。Thiadens 等[3] 的一项纵向研究表明，CRD 患者可在 12 岁左右出现症状，超过一半患者的视力在 23 岁时恶化为法定盲。

眼底表现为黄斑病变或以黄斑病变为主的弥漫性视网膜病变，疾病早期黄斑可以表现正常或仅有细小的黄斑病变，视盘颜色变浅可以是早期的唯一表现。随疾病的发展，可出现骨细胞样色素沉着，常见于黄斑区，视网膜血管变细，视盘呈蜡状苍白，视网膜可出现不同程度的萎缩。

CRDs 最常见的是非综合征性的，但也可能是一些综合征的一部分，如 Bardet-Biedl 综合征和脊髓小脑共济失调 7 型（SCA7）[1]。

1. 非综合征视锥视杆营养不良

CRDs 首先表现为黄斑病变或以黄斑病变为主的弥漫性视网膜病变。临床体征主要累及锥体，导致了视敏度的降低和中央视野敏感度的丧失。其中视锥功能的损害先于视杆细胞。而在某些特殊病例中，会出现弥漫性视网膜病变同时影响视锥细胞和视杆细胞，导致夜盲症和视力丧失同时出现。一般来说，CRD 比 RCD 更严重，因为患者生活自理能力的丧失更早。我们可以把 CRD 的病程描述为两个阶段。

第一阶段：主要症状是视力下降，通常出现在 10 岁以前，不能通过眼镜矫正。患者通常出现明显的偏斜注视，从而形成旁中心注视，使图像落在中心凹外视网膜受损较小的区域。同时还有强烈的畏光和不同程度的色盲。相比之下，患者并不会主诉夜盲，即使有夜盲症状，也不会像视力下降那样明显。视野检查显示中央暗点，而其周围视野未受影响。因此，患者行动没有困难。眼底检查显示黄斑区色素沉积和不同程度的视网膜萎缩。视网膜血管通常正常或轻度变细。早期视盘通常是苍白的，颞侧为著，这是由于乳斑束由此进入视盘。此阶段需要与黄斑营养不良相鉴别，如 Stargardt 病、视锥营养不良和其他罕见的黄斑疾病等。

第二阶段：夜盲症状变得更加明显，周围视野缺损逐渐进展。因此，此时患者难以自主行动。此外，视力继续下降到不能自主阅读的水平。常出现眼球震颤。在这个阶段，即使患者周边视野的大部分仍然保留，但视力常常已经下降到法定盲水平（视力 < 0.05）。

2. 综合征性视锥视杆营养不良

（1）Bardet-Biedl 综合征（BBS）：是一种常染色体隐性遗传病，患病率为 1/（13 500～60 000）。临床表现包括：视网膜营养不良、多指畸形、肥胖、生殖腺发育不全、智力障碍或轻度精神运动迟缓、可导致肾衰竭的肾异常。视网膜营养不良常被定义为视杆-视锥营养不良，但有许多病例报道有明显的黄斑病变，证实为 CRD[4]，事实上，BBS 患者属于弥漫性 CRD。当 BBS 临床表型不完全时，诊断可能很困难，在这种情况下，CRD 的存在是一个重要的标志。

（2）脊髓小脑共济失调 7 型：是一种常染色体显性遗传脊髓小脑变性，由共济失调蛋白中的聚谷氨酰胺扩增引起。视网膜疾病通常开始于黄斑颗粒状改变，并逐步向整个视网膜扩散，黄斑逐渐发展至萎缩[5]。最初，该病常表现为孤立的视网膜营养不良，对于既往视力良好的患者，黄斑出现特征性病变和视力损害，需要进行神经科检查。

（3）外胚层的疾病：CRD 有时会出现釉质形成缺陷症[6]、多毛症伴青少年黄斑营养不良[7]、脊椎骨干骺端发育不良[8] 等。

【辅助检查】

电生理检查是诊断视锥-视杆营养不良的经典手段，眼底自发荧光（FAF）和光学相干断层成像（OCT）极大地改善和丰富了临床中的检查诊断方法。一旦患者诊断视锥-视杆营养不良，应建议患者进行家庭遗传学咨询。

1. 电生理检查

视网膜电图（ERG）是检测视锥视杆细胞的重要手段，其 30Hz 闪烁光反应可以选择性地评估视锥细胞。疾病早期，最早出现的是 30Hz 闪烁光反应隐含期延迟。随后逐渐出现 30Hz 闪烁光反应振幅下降，以及明适应 ERG 单次闪光 a 波、b 波振幅下降。暗适应 ERG 在疾病早期常正常，但发展到疾病晚期会受到影响。

2. 自发荧光

黄斑区自发荧光的减弱可出现于疾病发展过程中，Oishi 等[9] 利用广域 FAF 证实了异常 AF 与视锥视杆功能损害的严重程度之间的关联，也表明了自身荧光减弱的程度与症状持续时间相关[10]。同时也发现自发荧光的异常与ERG异常相关[11]。

3. 光学相干断层成像

OCT上，CRD早期出现由RPE指状突起和光感受器外节共同组成的嵌合体带消失。另一个值得注意的发现是，光感受器内节的椭圆体部分组成的椭圆体带，随疾病发展渐进性破坏和丢失[12]。在疾病的晚期，可观察到包括RPE在内的视网膜外层萎缩。

4. 基因检测

由于该病巨大的遗传异质性，系统的分子生物学检测并不是常规诊断手段。目前，已知有近30个基因突变会导致视锥-视杆营养不良[13]。这些基因中，常染色体隐性遗传的视锥-视杆营养不良最多，ABCA4（1p22.1）基因突变是最常见的原因，占30%～60%。其次是常染色体显性遗传的视锥-视杆营养不良。以GUCY2D（17p13.1）、PRPH2（6p21）和CRX（19q13.33）基因突变为代表。X连锁的基因突变发现较少，主要以RPGR（Xp11.4）为代表。

这些与视锥-视杆营养不良相关的基因突变也与其他眼病有关。ABCA4致病突变导致的表型同时包括COD、CORD和Stargardt病[14]。RPGR的大多数致病变异导致视网膜色素变性[15]，而在3'端ORF15区域突变则会导致CORD[16]。GUCY2D是Leber先天性黑矇的主要致病基因，同时也会出现在CRD家系中[17]。

【诊断】

视锥-视杆营养不良的诊断主要基于特征性的症状、详细的病史及详细的眼底检查，最重要的辅助检查是视网膜电图。

临床表现为早期视力下降和畏光，查体可见眼底病变，主要反应锥体的ERG成分减低，以及这些体征的进行性恶化。全视野ERG是关键检测手段，特别是当患者无症状、早期眼底显示正常时。在确定诊断后，一或两年重复检查非常重要。多焦视网膜电图可以精确地跟踪中央视网膜的功能。

随着发现的致病基因逐渐增多，基因检测在诊断中起着很好的辅助作用。

【鉴别诊断】

1. 视网膜色素变性

（1）典型的视网膜色素变性（视杆-视锥营养不良，RCD）：在典型的RCD中，较容易鉴别，RP首发症状是夜盲。在日光下视力下降出现之前，夜盲同时视力正常通常可持续数年时间。在眼底检查中，色素沉积位于视网膜周边。

（2）早期累及黄斑的视网膜色素变性：在某些病例中，RCD进展缓慢，但黄斑病变发生较早，伴有视力下降。主要鉴别点在于：以夜盲症为主要症状，在ERG检查中以视杆细胞功能异常为主。

（3）早发型视网膜色素变性或晚期视网膜色素变性：在早发型和严重的RCD的病例中，视力下降和黄斑受累也可能发生在早期。主要鉴别点同样在于：确定在病程中首先出现的症状是夜盲还是中心视力丧失，并进行ERG检查。当疾病晚期进行检查时，鉴别诊断特别困难，此时是无法检测到ERG的典型变化的。

2. Leber先天性黑矇

这种疾病主要表现为先天性重度视力损害，可表现为视锥或者视杆损害为主的疾病，或两者兼有。视力常低于0.05，ERG呈熄灭型。与早发型CRD鉴别诊断困难。多年的视力下降之后造成视力丧失，而不是先天出现可诊断为CRD。

3. 黄斑病变

大范围的黄斑病变可能很难与终末期CRD区分。全视野ERG是一个关键的检查。

（1）Stargardt病：是这类黄斑病变中的一种，其周边视网膜通常保持正常。这种疾病较容易识别，黄色斑点可覆盖整个黄斑区眼底，黄斑区强荧光病变（牛眼），荧光素眼底血管造影上的脉络膜弱荧光。然而，在一些晚期Stargardt病例中，病变范围扩大至周边视网膜。此外，一些CRD是由Stargardt相关基因ABCA4引起的。在这些病例中，早期的CRD表现可能类似于Stargardt病，但若干年后，可以出现外周视网膜受累的迹象。

（2）视锥营养不良：视杆细胞功能在这些疾病中可以保持正常。其主要临床症状为视力丧失、畏光、视色障碍、在ERG中病变仅累及锥体。然而，在一些视锥营养不良中，特别是在病变后期，视杆细胞可以部分受累。与CRD相比，视锥营养不良者在后期病变中，视杆功能至少在一定程度保留，而在CRD的后期阶段，视杆功能ERG记录不到。另一个区别是，视锥营养不良在视力下降出现的若干年内，黄斑形态可以保持正常。

【治疗】

目前，还没有一种疗法可以阻止视锥-视杆营养不良进展或恢复患者视力。现在的治疗策略旨在减缓退化过程，比如光保护、维生素疗法。同时治疗并发症，如白内障、黄斑水肿、炎症，并帮助患者应对失明的社会和心理影响。可使用光过滤眼镜，以尽量减少患者的畏光症状，同时使用低视力助视器，辅助患者生活。

（王习哲　刘大川）

【参考文献】

[1] Hamel CP. Cone rod dystrophies. Orphanet J Rare Dis, 2007, 2: 7.

[2] Hamel CP, Griffoin JM, Bazalgette C, et al. Molecular genetics of pigmentary retinopathies: identification of mutations in CHM, RDS, RHO, RPE65, USH2A and XLRS1 genes. J Fr Ophtalmol, 2000, 23 (10): 985-995.

[3] Thiadens AA, Phan TM, Zekveld-Vroon RC, et al. Clinical course, genetic etiology, and visual outcome in cone and cone-rod dystrophy. Ophthalmology, 2012, 119: 819-826.

[4] Beales PL, Elcioglu N, Woolf AS, Parker D, Flinter FA: New criteria for improved diagnosis of Bardet-Biedl syndrome: results of a population survey. J Med Genet, 1999, 36 (6): 437-446.

[5] Aleman TS, Cideciyan AV, Volpe NJ, et al. Spinocerebellar ataxia type 7 (SCA7) shows a cone-rod dystrophy phenotype. Exp Eye Res, 2002, 74 (6): 737-745.

[6] Downey LM, Keen TJ, Jalili IK, et al. Identification of a locus on chromosome 2q11 at which recessive amelogenesis imperfecta and cone-rod dystrophy cosegregate. Eur J Hum Genet, 2002, 10 (12): 865-869.

[7] Sprecher E, Bergman R, Richard G, et al. Hypotrichosis with juvenile macular dystrophy is caused by a mutation in CDH3, encoding P-cadherin. Nat Genet, 2001, 29 (2): 134-136.

[8] Walters BA, Raff ML, Hoeve JV, et al. Spondylometaphyseal dysplasia with cone-rod dystrophy. Am J Med Genet A, 2004, 129A (3): 265-276.

[9] Oishi M, Oishi A, Ogino K, et al. Wide-field fundus autofluorescence abnormalities and visual function in patients with cone and cone-rod dystrophies. Invest Ophthalmol Vis Sci, 2014, 55: 3572-3577.

[10] Oishi A, Oishi M, Ogino K, et al. Wide-Field Fundus Autofluorescence for Retinitis Pigmentosa and Cone/Cone-Rod Dystrophy. Adv Exp Med Biol, 2016, 854: 307-313.

[11] Robson AG, Michaelides M, Saihan Z, et al. Functional characteristics of patients with retinal dystrophy that manifest abnormal parafoveal annuli of high density fundus autofluorescence: a review and update, Doc Ophthalmol 2008, 116: 79-89.

[12] Lima LH, Sallum JM, Spaide RF. Outer retina analysis by optical coherence tomography in cone-rod dystrophy patients. Retina, 2013, 33: 1877-1880.

[13] Gill JS, Georgiou M, Kalitzeos A, et al. Progressive cone and cone-rod dystrophies: clinical features, molecular genetics and prospects for therapy. Br J Ophthalmol, 2019, 103 (5): 711-720.

[14] Tanna P, Strauss RW, Fujinami K, et al. Stargardt disease: clinical features, molecular genetics, animal models and therapeutic options. Br J Ophthalmol, 2017, 101: 25-30.

[15] Shu X, Black GC, Rice JM, et al. RPGR mutation analysis and disease: an update. Hum Mutat, 2007, 28: 322-328.

[16] Ebenezer ND, Michaelides M, Jenkins SA, et al. Identification of novel RPGR ORF15 mutations in X-linked progressive cone-rod dystrophy (XLCORD) families. Invest Ophthalmol Vis Sci, 2005, 46: 1891-1898.

[17] Perrault I, Rozet JM, Gerber S, et al. A retGC-1 mutation in autosomal dominant cone-rod dystrophy. Am J Hum Genet, 1998, 63 (2): 651-654.

第十一节　Sorsby眼底营养不良

【概述】

Sorsby眼底营养不良（Sorsby's fundus dystrophy, SFD）是一种常染色体显性、退行性黄斑疾病。主要临床特征为40～50岁以后由于黄斑部脉络膜下新生血管（choroid neovascularization, CNV）及周边部视网膜脉络膜萎缩从而表现出严重的视力下降。部分患者在视力下降之前出现夜盲和黄蓝色觉异常。SFD是一种罕见的疾病，发病率极低，是导致中年人视力下降的原因之一，目前文献统计约22

万人中有 1 例，国内罕有报道。SFD 最初由 Arnold Sorsby 和 Mary E.Joll Mason 于 1949 年首先报道。他们观察到在 5 个家族的成员中发现了明显的视网膜和脉络膜改变。患者最初的表现涉及中央区视觉模糊，通常年龄在 40 岁左右，检查发现有黄斑水肿和出血。在几个月或几年内，对侧眼也出现类似表现。在接下来的几年里，黄斑疤痕将从黄斑延伸到外围。在疾病的晚期，出现广泛的外周脉络膜萎缩和血管硬化和严重的中枢和外周视力丧失。眼底后极部视网膜的黄白色玻璃膜疣样沉积为本病早期的常见特征，可能早于其他症状。疣状沉积物逐渐向周边视网膜扩展，并可见黄斑水肿、出血、渗出和由 CNV 形成的大片蝶形萎缩斑，非常类似于年龄相关性黄斑变性（AMD）的渗出性或"湿性"改变。SFD 患者眼部的主要组织病理特征是在视网膜色素上皮（RPE）基底膜和 Bruch 膜内胶原层之间发现的 $20 \sim 30 \mu m$ 厚的广泛、融合、富含脂质的非晶状沉积物。在 SFD 的眼标本中，视网膜下沉积物已被证明是 TIMP3 蛋白沉积。

SFD 是由常染色体显性遗传的 *TIMP3* 基因突变引起的。*TIMP3* 编码金属蛋白酶 3 的组织抑制剂，这是一种多功能蛋白，靶向降解基质成分或催化细胞表面蛋白外胚域脱落的过程[1]。TIMP 家族成员的结构中均含有 12 个高度保守的半胱氨酸残基，对维持蛋白质的结构和功能有重要作用。TIMP3 蛋白有两个结构域，N'末端参与对基质金属蛋白（MMPs）的抑制作用，C'末端与细胞外基质连接。*TIMP3* 基因突变使 TIMP3 的 C'末端出现未配对的半胱氨酸残基，破坏了蛋白质的三级结构，使蛋白质功能丧失。基质金属蛋白酶抑制蛋白家族（TIMPs）通过抑制 MMPs 的活性来调节细胞外基质的组成，具有重塑细胞外基质的作用。MMPs 主要包括胶原酶、间质溶解素、明胶酵 A、B 和膜型 MMPs。它们在调节细胞的生长、迁移、血管化、转化和凋亡等方面有强大作用和抗血管生成活性，维持 Bruch 膜的正常代谢。在视网膜上 TIMP3 主要由 RPE 表达并分泌到 Bruch 膜中，是 Bruch 膜的主要成分和 MMPs-TIMPs 平衡的主要调节剂。大多数 SFD 相关的突变位于 *TIMP3* 基因的最后一个外显子中，影响各自突变蛋白中半胱氨酸残基的数量并影响蛋白的功能。基因突变所致的 Bruch 膜中 TIMP3 蛋白沉积可导致该膜增厚，从而导致载体转运受损和 RPE 萎缩。突变另一方面减弱了 TIMP3 对 MMPs 的抑制作用，刺激血管增生，最终形成 CNV。

【临床表现】

1. 临床症状

（1）进行性中心视力下降：尽管患者 20 岁内就可出现一定程度的视力下降，但较显著的视力改变一般发生在 40～60 岁，常表现为视物变形、中央暗点、色觉减退和中心视力突然丧失等。中心视力突然下降通常是由脉络膜新生血管膜（CNVM）导致的并发症引起的，而更多缓慢进展的视力丧失是由逐渐扩大的视网膜脉络膜萎缩区域引起的。这种萎缩的进展往往比年龄相关性黄斑变性（AMD）更迅速。

（2）夜盲：通常先于其他症状，但并非所有患者都出现夜盲症。

（3）进行性视野缺损：多数病例报告中出现了进行性视野缺损。有报道称少数患者没有经历夜盲（夜间失明）、夜视受损、暗适应延迟和进行性视野缺损。

2. 眼底改变

本病的特征性表现为后极部沿血管弓存在黄白色玻璃膜疣样沉积。玻璃膜疣是位于视网膜色素上皮（RPE）基底层和 Bruch 膜（BM）内胶原层之间的细胞外沉积物。也有 SFD 个案报告存在网状玻璃膜疣（或网状假疣）。与玻璃膜疣不同的是，网状假疣是位于感光体外段（POS）和 RPE 的顶端表面之间的视网膜下沉积物。通过眼底自发荧光（FAF）成像，可以看到明显的网状模式分布。网状假疣通常与视觉功能恶化和进一步发展为 CNVM 以及老年黄斑变性的视网膜地图性萎缩相关。相比之下，SFD 患者可以在病变的任何阶段出现 CNVM，与玻璃膜疣同时存在，甚至出现在玻璃膜疣未形成时。与 AMD 相似，SFD 的 CNVM 可导致视网膜内水肿、视网膜下液和视网膜下出血。中央黄斑可以观察到局部萎缩，并随着时间的推移导致视力丧失。值得注意的是，在具有不同 TIMP3 突变的 SFD 个体之间以及具有相同基因突变的家族成员之间的临床表现可能会有很大的差异。发病年龄和疾病严重程度差异的原因尚不清楚，与其他基因或环境因素的相互作用可能会导致这些差异。

3. 眼部影像学改变

（1）荧光素眼底血管造影[2]：视力下降之前 FFA 呈斑驳颗粒状表现，推测可能与黄白色沉积遮蔽荧光和脉络膜血管通透性异常有关。视力下降后，主要表现为脉络膜血管的充盈延迟，随着病变进展，黄斑区可见 CNV，荧光素渗漏明显。周边部因视网膜脉络膜萎缩而呈部分充盈缺损，患者后极部可见脉络膜血管充盈缺损，且随着年龄增长，脉络膜血管灌注缺损的范围加大。与玻璃膜疣不同，SFD 眼底的黄白色沉积不显示强荧光，相反显示弱荧光。

（2）ICGA：黄斑区可见 CNV。ICG 造影最显著的特征是眼底周边部的成片状强荧光区域，这在检眼镜和 FFA 上是无法看到的。这些片状强荧光区域一般与脉络膜萎缩区相邻近，造影的静脉期即可见到，至造影晚期，边界清楚，面积和染色程度与早期基本相同。与 FFA 不同，眼底的黄白色沉积在 ICGA 上染色。在无症状的个体中可以观察到 ICGA 的晚期中央黄斑荧光减少，提示 ICGA 可以作为 SFD 的早期诊断依据。在疾病晚期，可能有广泛的中央和周围脉络膜萎缩，多叶边界改变。在整个疾病过程中，显著的中央和外周脉络膜萎缩涉及脉络膜血管的变化，或作为疾病进展的早期标志。

（3）OCT：具有显著脉络膜萎缩的 SFD 个体显示明显的脉络膜变薄。

4. 眼部其他辅助检查

（1）视野：在中心视力下降之前，视野检查即可见中心和旁中心相对暗点。随着中心视力的下降，出现缓慢扩大的绝对中心暗点。

（2）电生理检查：眼底有明确黄白色沉积者暗适应时间延长，视紫红质的再生速率减慢，未出现黄白色沉积者暗适应时间正常或轻微延长，视紫红质的再生速率基本正常，提示眼底的黄白色沉积破坏了脉络膜和视网膜色素上皮（RPE）之间正常的物质交换及代谢，从而影响了感光细胞的功能。

5. 病理学改变

SFD 的主要组织病理学特征是位于 Bruch 膜内胶原层和 RPE 基底膜之间的厚的、广泛、融合、富含脂质的非晶状沉积物。这与在 AMD 中看到的分散的玻璃膜疣不同。这些聚积体可被甲苯胺蓝或甲基蓝染色，呈嗜酸性，组织化学染色脂质（+），PAS（+），这是 SFD 最显著的组织病理学特点。

6. 基因学检查

SFD 是由常染色体显性遗传的 *TIMP3* 基因突变引起的。*TIMP3* 是编码金属蛋白酶 3 的组织抑制剂，是一种多功能蛋白，可以靶向降解基质成分或催化细胞表面蛋白的脱落过程。到目前为止，已发现 *TIMP3* 基因的 16 种不同的突变与 SFD 表型相关。

【诊断】

SFD 的临床特征，包括 Drusen、CNVM 和中央区地图样萎缩，与 AMD 相似，但早发病、强遗传模式和晚期外周绒毛膜萎缩是重要的显著特征。由于 SFD 是单基因遗传性疾病，公认的致病基因是 *TIMP3* 基因，基因检测通常对确认或排除临床诊断至关重要。此外早期的 SFD 诊断对于治疗以保持中心视力、监测疾病进展特别重要。

【鉴别诊断】

SFD 最主要的鉴别诊断是湿性 AMD[2]，二者在临床表现及组织病理上有相似之处。两者鉴别点为：① SFD 的发病年龄比 AMD 早 20～30 年；② 在病程中期以后，SFD 患者的周边视力持续下降，而 AMD 患者少有累及；③ SFD 是常染色体显性遗传病，有很强的家族遗传倾向；④ SFD 患者的 *TIMP3* 基因突变，目前尚未发现 AMD 与之有共同的突变基因；⑤ SFD 晚期周边脉络膜萎缩与 AMD 不同。SFD 的年轻患者出现视网膜下液，最初被误诊为中心性浆液性视网膜病变。

【治疗】

1. 维生素 A 治疗

SFD 夜盲是由于 Bruch 膜与绒毛膜分离，剥夺了光感受器的维生素 A。口服维生素 A 50 000 IU/d 后，疾病早期患者的夜盲症出现短期逆转。虽然这些初步结果前景乐观，但长期高剂量维生素 A 的潜在毒性以及低剂量应用效果不佳等使其无法更广泛的用于临床。

2. 激光治疗

SFD 引起视力下降最主要的原因是 CNV，目前的治疗多集中在治疗 CNV 上。传统的氩激光治疗和经瞳温热疗法（TTT）效果不佳。有学者报道了光动力疗法（PDT）联合玻璃体腔内注射曲安奈德成功治疗 CNV 的病例，提示 PDT 对 SFD 的 CNV 可能有一定效果。

3. 激素治疗

眼内高水平的地塞米松可以减弱 MMPs 的表达，刺激 *TIMP3* 的表达，从而减少细胞外基质的分解及新生血管的生成。有报道称早期应用激素有一定治疗效果。

4. 抗 VEGF 治疗

抗 VEFG 治疗为目前该病的主要治疗方法。据报道，玻璃内注射贝伐单抗和雷珠单抗可成功治疗 SFD 患者的活性 CNVM，早期 CNVM 检测和抗 VEGF 药物治疗可改善视觉预后，减少视网膜下疤痕，现在被认为是 SFD 治疗的主要方法。有关治疗方案，国外报告了类似于新生血管性 AMD 的治疗，即最初 3 个月每月注射一次，然后每月监测一次根据情况决定是否需要注射。也有研究认为短效的抗 VEGF 药物与长效激素治疗相结合可能是治疗 SFD 患者 CNV 的一种有益选择[3]。

5. 基因治疗

TIMP3 基因的异常表达是 SFD 的根本病因，重组 TIMP3 基因或合成 MMPs 抑制剂治疗 SFD 是未来要研究的方向。

（蒋慧中　刘大川）

【参考文献】

[1] 郭丽莉，黎晓新，梁建宏. Sorsby 眼底营养不良. 国际眼科纵览，2006，30（3）：156-157.

[2] Anand-Apte B, Chao JR, Singh R, et al. Sorsby fundus dystrophy: Insights from the past and looking to the future. J Neurosci Res, 2019, 97（1）：88-97.

[3] 尹小芳，叶祖科，汤秀容，等. Sorsby 眼底营养不良一家系. 中华眼底病杂志，2018，34（6）：546-551.

第十二节　IRVAN 综合征

【概述】

IRVAN 综合征（idiopathic retinal vasculitis, aneurysms, and neuro-retinitis syndrome），又称为特发性视网膜血管炎、动脉瘤、视神经视网膜炎综合征。病因不明。发生于身体健康的中青年患者，平均发病年龄为 30～40 岁，女性较男性多见。通常双眼发病[1]。

【临床表现】

1. 症状

大部分患者平时无症状，多于体检时发现，或因玻璃体混浊引起的眼前黑影飘动而就诊，少数患者因视力下降就诊。

2. 体征

（1）最常见的表现为瘤样动脉扩张：动脉瘤的直径为 75～300 μm，视盘及视盘附近动脉和动脉分叉近旁，通常呈三角形或 Y 字形，或呈盘绕的形态，形似绳结。这些动脉瘤可发生脂质渗出，如果渗出累及黄斑，可导致视力损伤[1]。研究显示，动脉瘤的大小、形状和位置可随时间变化，这种变化可能与激光治疗有关，也可能是自发消退[2]。

（2）视神经视网膜炎和视网膜血管炎：IRVAN 综合征的患者主要为动脉受累及。但也有研究者指出，在 IRVAN 综合征患者中，视盘水肿和视盘周围渗出，主要是由于减弱的动脉瘤壁渗漏，随着疾病进展变得明显。并没有临床证据表明在 IRVAN 综合征患者的任何疾病阶段存在确实的视神经视网膜炎[3]。

（3）VEGF 因子表达上调：周围毛细血管无灌注区，VEGF 因子表达上调，最终导致视网膜新生血管甚至虹膜新生血管的产生，发生玻璃体积血或新生血管性青光眼。

（4）分期：根据眼部的表现，IRVAN 综合征可分为 5 期[4]。各期表现分别为：

1 期：动脉瘤，渗出，视神经视网膜炎，视网膜血管炎。

2 期：荧光素眼底血管造影显示存在毛细血管无灌注区。

3 期：视盘或视网膜新生血管和/或玻璃体积血。

4 期：眼前段新生血管（虹膜红变）。

5 期：新生血管性青光眼。

【辅助检查】

1. FFA 检查

（1）动脉瘤样扩张：视盘和视网膜小动脉的大量动脉瘤扩张，晚期扩张处广泛渗漏。视盘在晚期显示渗漏和着染。

（2）血管渗漏：由于炎症和血视网膜屏障的破坏，FFA 可表现为弥漫性、节段性或局灶性血管渗漏，渗漏主要局限于小动脉。

（3）毛细血管无灌注：视网膜缺血是IRVAN患者的一个特征，在FFA上显示为毛细血管无灌注区，主要分布在视网膜周边部或黄斑区。

（4）视网膜新生血管：若视网膜缺血未得到有效治疗，可在视盘或视网膜上产生新生血管。

（5）黄斑水肿：视网膜增厚，黄斑染色渗漏或弥漫性强荧光增强。

（6）视神经视网膜炎：FFA显示视盘强荧光，这可能与视盘在晚期的染色有关。

FFA有助于帮助指导患者的治疗，也可以用来对患者进行随访。目前的超广角造影技术更有助于对周边血管病变的评估，并帮助指导进一步治疗[5]。

2. ICGA

在ICG早期至中期血管造影中，动脉瘤处血管壁着染在ICGA检查显得更加清晰。

3. OCT

OCT是评估IRVAN综合征患者黄斑病变的一种有效方法。它有助于发现玻璃体黄斑牵引、视网膜前膜、黄斑区渗出等造成患者视力下降的情况。此外，OCT检查有助于评估接受抗VEGF和（或）激光治疗的患者对治疗的反应[1]。

【诊断】[6]

（1）年轻患者眼前黑影或视力下降，双眼发病。

（2）视盘或附近大动脉呈多发瘤样扩张，动脉瘤周围可见硬性渗出。

（3）FFA检查可清晰显示动脉瘤样扩张，并可有荧光素渗漏，周边部可见广泛无灌注区。

【鉴别诊断】[1, 6]

1. 视网膜大动脉瘤

常见于老年人，伴有高血压、糖尿病者更常见。后极部大动脉处动脉瘤样扩张，一般只有一个动脉瘤，周边部没有无灌注区。

2. 视网膜静脉周围炎

周边部眼底病变与IRVAN相似，但视网膜静脉周围炎多为中青年男性，病变以静脉受累为主，某一支或数支血管改变明显，不伴有视网膜中央动脉主干分支多瘤样动脉扩张。此外有反复发作病史。

3. 结节性多动脉炎伴发的视网膜血管炎

结节性多动脉炎是一种累及中、小肌性动脉全层的坏死性血管炎，累及全身多个系统，眼部表现包括巩膜炎、边缘性角膜溃疡、肾病引起的高血压性视网膜病变、视网膜血管炎等。视网膜血管炎主要表现为血管闭塞尤其是动脉阻塞。

【治疗】

部分动脉瘤可自行消退，多数患者保持较好视力。少数患者视力预后差。视力下降与周边部视网膜缺血和新生血管性并发症有关。周边部毛细血管无灌注区需进行视网膜激光光凝，以使视网膜新生血管消退或预防新生血管的发生，防止玻璃体积血和新生血管性青光眼的发生。如出现玻璃体积血、增生等需行玻璃体手术治疗[1-2]。

【典型病例】

患者，女性，54岁，因左眼无痛性视力下降2天就诊，荧光素眼底血管造影显示双眼视乳头表面及视网膜动脉分叉处瘤样扩张，后极部散在荧光渗漏灶，远端大片毛细血管无灌注区。诊断为双眼IRVAN综合征。病例详细资料见二维码数字资源6-12。

数字资源6-12

（朱瑞琳　杨　柳）

【参考文献】

[1] Bajgai P, Katoch D, Dogra MR, et al. idiopathic retinal vasculitis, aneurysms, and neuroretinitis（IRVAN）syndrome: clinical perspectives. Clinical Ophthalmology, 2017, 11: 1805-1817.

[2] Zhang Y, Chang T, Ge G, et al. Extensive Dynamics of Aneurysms and Long-term Prognosis in IRVAN Syndrome: A Case Series. Ocul Immunol Inflamm, 2022, 30（3）: 623-627.

[3] Khairallah M, Khochtali S, Ksiaa I. Is there a true neuroretinitis in idiopathic retinal vasculitis, aneurysms, and neuroretinitis（IRVAN）syndrome. Ocul Immunol Inflamm, 2022, 30（4）: 845-847.

[4] Samuel MA, Equi RA, Chang TS, et al. Idiopathic retinitis, vasculitis, aneurysms, and neuroretinitis（IRVAN）: new observations and a proposed staging system. Ophthalmology,

[5] 孟颖，张世杰，李骏，等. 超广角荧光素眼底血管造影随访诊疗特发性IRVAN综合征一例. 中华眼科杂志, 2015, 51(7): 539-541.

[6] 魏文斌，陈积中. 眼底病鉴别诊断学. 北京: 人民卫生出版社, 2012.

第十三节　Susac 综合征

【概述】

Susac 综合征（Susac's syndrome，SS）是以视网膜分支动脉阻塞、脑病和感应神经性耳聋三联征为表现的罕见疾病，是视网膜、内耳、大脑微血管阻塞所导致。青年女性发病较多，男女比例约为 1 : 3[1]。常以反复发作的视网膜分支动脉阻塞为主要表现，可同时伴有听力障碍和神经科症状。

SS 最早于 1979 年由 Susac 等描述。报道了两例女性患者，首发表现为偏执型精神疾病，此后出现神经科症状，感觉神经性听力丧失和多发性视网膜分支动脉阻塞，患者没有炎症性和血栓性疾病，作者总结此两例患者为大脑和视网膜微血管病变[2]。之后陆续有类似病例报道，以不同的描述术语，包括视网膜病变、脑病、耳蜗小梗死、耳聋相关性微血管病变、视网膜和脑组织以及视网膜-耳蜗-大脑血管病变等[3]。1986 年 Hoyt 将此临床表现为脑病、视网膜分支动脉阻塞和感应神经性耳聋三联征定义为 SS[1]。

SS 是一种自身免疫炎性血管内皮病，由此引发血管闭塞和缺血，主要累及大脑、内耳和视网膜的微血管[4]。对该病患者的脑、肌肉和皮肤活检，发现在毛细血管前微动脉周围偶尔可见到淋巴细胞浸润和补体成分沉积（尤其是 C4d）[1-3, 5-7]。C4d 的沉积被认为是抗体介导微血管损伤的标志。2007 年 Susac 发现抗内皮细胞抗体（anti-endothelial cell antibody，AECA）与本病的发生有关[8]。Jarius 等在一项研究中发现，30% 的 Susac 患者血清 AECA 阳性[9]。然而，AECA 并非 SS 所特有，也见于其他炎症性疾病。其是否是 SS 的致病因素，或是否继发于内皮损伤，仍然未知。因此目前不建议对这些抗体进行常规筛查。Jarius 等找到一条特殊的 50 kDa 蛋白质条带，这种蛋白质在其他自身免疫疾病中没有发现[10]，表明这种特殊的 AECA 可能与 SS 的发病相关[9]。

【临床表现】

由于发病时仅有 13% 的患者出现完整的临床三联征[11]，SS 的诊断常被延误。疾病初期，67% 的患者出现脑病，40% 的患者出现视网膜分支动脉阻塞，37% 的患者出现感觉神经性听力丧失。从出现症状到完成三联征的平均时间为 21 周[11]，也可能需要长达 10 年的时间[12]，最终 85% 的患者表现出完整的三联征[11]。SS 通常分为两种临床亚型：一种以严重的神经系统受累为特征；另一种表现为反复发作的 BRAO，伴有较轻的或不伴有神经系统改变[10, 13]。Rennebohm 等建议将 SS 自然病程分为三种：单循环（活动期≤两年，自限性）、多循环（活动期＞两年）和慢性连续形式。

1. 神经系统表现

SS 最常见的症状是头痛，发生在几乎 80% 的病例中[11]，多表现为强度较重的偏头痛或压迫性头痛。头痛可作为 SS 的前驱症状，也可在 SS 出现后发作频率增加。SS 最常见的初始表现是脑病，症状以类似卒中的方式急性或亚急性进展[11, 14]。随着短期记忆、注意力和执行功能的丧失，认知能力逐渐下降[11]。其他脑病表现包括意识模糊、定向障碍、情绪障碍、行为改变、精神病妄想、波动性冷漠和警觉性降低[11, 15]。其他神经系统症状包括共济失调、眩晕、步态异常、感觉障碍、麻痹和上运动体征[11]。少见的症状有泌尿系统功能障碍、构音障碍、恶心、呕吐、癫痫发作、动眼神经功能障碍和复视[2-3, 5, 11, 15]。

2. 眼部表现

不伴有眼内炎症的反复发作的视网膜分支动脉阻塞（branch retinal arterial occlusions，BRAO）是 SS 最常见的体征，常见症状包括炫光、闪烁的暗点、视野缺损和视力下降[16-18]。BRAO 可以是双侧的，并且可以涉及多个小动脉[11, 19]。受累的视网膜区域可能会缺血，极少数情况下可能发生新血管形成和玻璃体积血[13]。此外，SS患者眼底通常会发现Gass斑块。该斑块为血管中脂质的外渗所致，表现为类似于栓子的黄色折光性病变。与栓子不同，它远离小动脉分叉和视网膜分支动脉阻塞处[16, 20]。Gass斑块常见于急性疾病阶段，但它们随疾病活动而波动，甚至可能随着治疗或病情稳定而消失[16, 21]。Gass斑块虽是SS的特征性表现，但也可见于原发性玻璃体视网膜淋巴瘤、弓形虫病、大动脉瘤和急性视网膜坏死[22]。除BRAO，SS少见表现有视网膜中央动脉阻塞[23-27]、远离视盘的视网膜动脉与动脉间侧支循环[28]、急性黄斑区神经视网膜病变[29]、前庭迷路的小动脉梗死引起的抽动性眼球震颤[8]。

3. 听力障碍

感音神经性耳聋是SS听觉受累的主要特征，由耳蜗尖部和前庭迷路的小动脉微梗死引起[3]。多单侧突发，随后出现对侧听力受损，最终完全耳聋[30-31]。SS听力受损通常伴有耳鸣和眩晕，这反映了一定程度的前庭耳蜗功能障碍[32-34]。

4. 其他系统表现

小于5%的SS患者有皮肤受累[11]。可表现为网状青斑，也可表现为葡萄状青斑[2, 5, 24, 35]。青斑是指围绕白色皮肤的紫色网状皮肤斑点[36]。网状青斑认为是良性的且通常是可逆的，而葡萄状青斑是病理性的。网状青斑的特点是对称、规则和不间断的环，葡萄状青斑由不规则的断环组成[36]。一些SS患者出现关节痛和肌痛。即使在无症状的患者中，肌肉活检也显示肌肉受累，可能是亚临床微血管受累的表现[5, 11]。

【辅助检查】

大量的SS患者存在亚临床病理改变，因此需要结合脑部磁共振成像、荧光素眼底血管造影及纯音听力图做出诊断。

1. 神经影像学检查

MRI有助于将SS与其他疾病（如多发性硬化和急性播散性脑脊髓炎）区分开来。SS在MRI表现为灰质、白质和软脑膜异常（MRI三联征）[37]。SS脑病的严重程度与MRI三联征的存在成正比，即脑病越严重，出现完整三联征的可能性越大。轻症患者往往只有脑白质受累。幕上白质、胼胝体受累分别见于98%和78%的病例中[8, 38]，51%的病例可见局灶性增强，23%出现软脑膜增强[11]。中央胼胝体病变是SS患者MRI的特征性表现，急性期病变在矢状T2 FLAIR上呈高信号[10]。中央纤维受累，而外周纤维则幸免[37]。急性期称之为"雪球"，最终演变成中央胼胝体孔，在矢状T1图像中呈低信号穿孔病变[20]。当胼胝体的顶部受累时，在MRI的影像学表现被描述为具有"冰柱和辐条"样结构。有长束征的患者，内囊经常受到"珍珠串"样结构的微梗死的影响[10]。43%的SS患者有小脑、脑干和小脑中脚的白质受累[11]。脑部实质受累是另一种常见的临床体征，见于约42%的患者[11]。尚无脊髓受累的报道[11, 14]。

2. 眼科影像学检查

视网膜成像，尤其是荧光素眼底血管造影，在SS的诊断中起着重要作用。在SS中，受累节段的视网膜动脉壁呈强荧光[16, 39-40]，且不伴有血管渗漏[16, 41-42]。管壁强荧光的动脉可位于远离闭塞小动脉的部位[16, 18]，这些动脉中的部分可演变为BRAO[41]。SS患者的视网膜静脉也可能受累。超广角眼底血管造影可捕获更多周边视网膜的影像，因此建议用于SS疑诊患者[43]。吲哚菁绿眼底血管造影晚期显示脉络膜血管阶段性染色和点状暗区（脉络膜毛细血管无灌注）[44]。

光学相干断层成像（optical coherence tomography, OCT）的表现主要取决于BRAO的位置及闭塞程度。急性BRAO导致视网膜水肿，在OCT上表现为沿着闭塞血管段分布的、提示内层视网膜增厚的强反射带。随着时间的推移，BRAO缓解导致视网膜变薄。同时，视网膜可能会发生再灌注。尽管内层视网膜变薄，此时的FA可能无法检测到与先前BRAO相关的异常。相比之下，OCT能清楚地检测到内层视网膜变薄[43, 45-47]。如果缺血仅影响深部毛细血管丛，OCT可见高反射带从内核层延伸到内丛状层，与急性黄斑旁中心中层视网膜病变（paracentral acute middle maculopathy, PAMM）表现一致[48]。OCT中外丛状层的起伏和结节样改变为双极细胞缺血性肿胀所致[47]。

光学相干断层血管成像（OCTA）表现为浅层和深层毛细血管丛不同程度的缺血[43, 49-51]，微视野显示缺血区域相对应的视网膜敏感度降低[50]。

3. 前庭耳蜗检查

纯音测听显示双侧不对称性的感音神经性耳聋，其特征是低频至中频听力受损和较差的语音辨别力。视频眼震图可能显示受累耳的热刺激反应减弱[15, 52]。听性脑干反应通常是正常的，表明耳蜗和脑干功能正常[3,5]。

【诊断】

SS 的诊断基于临床表现和荧光素眼底血管造影、MRI 和听力测试的结果。当出现大脑、视网膜、前庭耳蜗三个系统同时受累，且满足上述 SS 典型临床特征，则诊断明确。若仅有其中两个系统受累时，也应高度怀疑 SS，谨防误诊[53]。一些作者提出 MRI 上的中央胼胝体病变和荧光素眼底血管造影上的动脉壁强荧光可作为 SS 的独立诊断标准[21]。

【鉴别诊断】

SS 的主要鉴别诊断包括多发性硬化（multiple sclerosis，MS）和急性播散性脑脊髓炎（acute disseminated encephalomyelitis，ADEM）[54]。其他鉴别诊断包括传染性脑炎[8]、中枢神经系统血管炎[55]。

1. MS

区分 SS 和 MS 非常重要，因为用干扰素 β 治疗会加剧 SS[56]。BRAO、耳鸣和双侧听力损失在 MS 中并不常见[57]。腰椎穿刺显示 SS 患者脑脊液中蛋白质水平升高，淋巴细胞增多[8,58]；而 MS 通常存在寡克隆带[11,59]。MRI 中 SS 患者可见软脑膜增强，可伴有中央胼胝体受累；而 MS 不发生软脑膜增强，不会出现中央胼胝体受累[10,37]。复杂的 MRI 技术，如弥散张量成像或超高场 MRI，可用于在疑难病例中区分 MS 和 SS[20]。OCT 也有助于区分 MS 和 SS[20,41]。SS 在 BRAO 缓解期，OCT 显示为局限性内层视网膜变薄；而在 MS 中，视网膜变薄本质上是弥漫性的，主要影响颞侧视网膜神经纤维层[60]。此外，SS 患者可能会出现黄斑中心凹轮廓不清，而 MS 患者很少有这种发现[61]。

2. ADEM

ADEM 患者少有 BRAO，不发生软脑膜增强，不会出现中央胼胝体受累[10,37]。

【治疗】

在药物治疗方面，SS 多以免疫抑制剂为基础，辅以其他药物治疗[62]。尚缺乏标准化的治疗和指南，多变的疾病病程增加了治疗难度。由于靶器官可能出现不可逆的损害，如失明、痴呆、耳聋，因此强烈建议积极控制疾病进展。治疗方案和治疗持续时间取决于疾病严重程度、受累器官，与以眼部受累为主的患者相比，脑病患者通常需要更积极和更长期的治疗。

SS 治疗主要采用糖皮质激素联合免疫抑制剂，血浆置换可用作糖皮质激素抵抗患者的辅助或替代疗法[63]。CNS 受累程度分为极重度、重度、中度和轻度表现，临床中需根据 CNS 受累的严重程度指导治疗。极其严重的中枢神经系统受累通常需要静脉注射甲泼尼龙，其次是大剂量口服泼尼松联合静脉注射免疫球蛋白、环磷酰胺、吗替麦考酚酯、他克莫司和利妥昔单抗。对于严重的中枢神经系统疾病，治疗方法与极严重的受累类似，环磷酰胺不是必须使用。中度 CNS 疾病需静脉注射甲泼尼龙，此后口服大剂量泼尼松联合静脉注射免疫球蛋白、吗替麦考酚酯和利妥昔单抗。在轻度 CNS 病例中，可选择静脉注射泼尼松，此后口服大剂量泼尼松联合静脉注射免疫球蛋白、吗替麦考酚酯和利妥昔单抗。无论严重程度如何，所有患者的治疗通常需要持续 2 年以上[62]。

对于主要临床表现是 BRAO 的患者，首先静脉注射甲泼尼龙，然后口服泼尼松，随后泼尼松逐渐减量。也推荐静脉注射免疫球蛋白和吗替麦考酚酯。进一步的治疗方案取决于荧光素眼底血管造影的表现以及是否出现 CNS 受累。若病情稳定，可以逐渐减少，静脉注射免疫球蛋白也可以在 6 个月后逐渐减少，吗替麦考酚酯在 6~12 个月后逐渐减少。一些患者可能对这种治疗方案反应欠佳，可能需要环磷酰胺和（或）利妥昔单抗[62]。

出现眼底新生血管可根据病情给予抗 VEGF、激光光凝术、玻璃体手术治疗[18,64]。由于服用抗凝剂或阿司匹林的患者中观察到 BRAO 反复发作，甚至严重出血的并发症，故不建议使用这些药物进行预防性治疗[5,18,42,57]。SS 的听力损失一般是不可逆的，经常需要辅以助听器或植入人工耳蜗[32-34]。

【病例摘要】

患者，女性，31 岁，双眼交替反复突发黑影遮挡，视力下降 6 个月，于当地医院就诊，诊断双眼视网膜动脉分支阻塞，经溶栓、抗凝治疗后血管再通。4 个月前左眼视网膜动脉颞下支可见血管白鞘，余未见异常。荧光素眼底造影检查：双眼周边部小动脉孤立小片状荧光素渗漏。1 个月前出现耳鸣，听力检查显示患者左耳低频段听力下降。荧光素眼底血管造影示鼻侧视网膜分支动脉充盈缺损，近端荧光素渗漏，管壁着染。头颅磁共振平扫、DWI、T2-

FLAIR序列均显示脑室周、胼胝体区及额叶小片状病灶。诊断为Susac综合征。予静脉冲击甲泼尼龙1000 mg 3天，序贯以口服醋酸泼尼松80 mg qd，硫唑嘌呤150 mg qd，波立维75 mg随访半年余，未复发。病例详细资料见二维码数字资源6-13。

数字资源6-13

（戎　欣　杨　柳）

【参考文献】

[1] Susac JO. Susac's syndrome: the triad of microangiopathy of the brain and retina with hearing loss in young women. Neurology, 1994, 44（4）: 591-593.

[2] Susac JO, Hardman JM, Selhorst JB. Microangiopathy of the brain and retina. Neurology, 1979, 29（3）: 313-316.

[3] O'halloran HS, Pearson PA, Lee WB, et al. Microangiopathy of the brain, retina, and cochlea (Susac syndrome). A report of five cases and a review of the literature. Ophthalmology, 1998, 105（6）: 1038-1044.

[4] Magro CM, Poe JC, Lubow M, et al. Susac syndrome: an organ-specific autoimmune endotheliopathy syndrome associated with anti-endothelial cell antibodies. Am J Clin Pathol, 2011, 136（6）: 903-912.

[5] Petty GW, Engel AG, Younge BR, et al. Retinocochleocerebral vasculopathy. Medicine (Baltimore), 1998, 77（1）: 12-40.

[6] Monteiro ML, Swanson RA, Coppeto JR, et al. A microangiopathic syndrome of encephalopathy, hearing loss, and retinal arteriolar occlusions. Neurology, 1985, 35（8）: 1113-1121.

[7] Heiskala H, Somer H, Kovanen J, et al. Microangiopathy with encephalopathy, hearing loss and retinal arteriolar occlusions: two new cases. J Neurol Sci, 1988, 86（2-3）: 239-250.

[8] Susac JO, Egan RA, Rennebohm RM, et al. Susac's syndrome: 1975-2005 microangiopathy/autoimmune endotheliopathy. J Neurol Sci, 2007, 257（1-2）: 270-272.

[9] Jarius S, Kleffner I, Dörr JM, et al. Clinical, paraclinical and serological findings in Susac syndrome: an international multicenter study. J Neuroinflammation, 2014, 11: 46.

[10] Rennebohm R, Susac JO, Egan RA, et al. Susac's Syndrome—update. J Neurol Sci, 2010, 299（1-2）: 86-91.

[11] Dörr J, Krautwald S, Wildemann B, et al. Characteristics of Susac syndrome: a review of all reported cases. Nature Reviews: Neurology, 2013, 9（6）: 307-316.

[12] Ben David C, Sharif K, Watad A, et al. Susac Syndrome: A Rare Cause of a Confusional State. Isr Med Assoc J, 2017, 19（10）: 651-653.

[13] Heng LZ, Bailey C, Lee R, et al. A review and update on the ophthalmic implications of Susac syndrome. Surv Ophthalmol, 2019, 64（4）: 477-485.

[14] Dörr J, Radbruch H, Bock M, et al. Encephalopathy, visual disturbance and hearing loss-recognizing the symptoms of Susac syndrome. Nature Reviews: Neurology, 2009, 5（12）: 683-688.

[15] Papo T, Biousse V, Lehoang P, et al. Susac syndrome. Medicine (Baltimore), 1998, 77（1）: 3-11.

[16] Egan RA, Hills WL, Susac JO. Gass plaques and fluorescein leakage in Susac Syndrome. J Neurol Sci, 2010, 299（1-2）: 97-100.

[17] Gass JD, Tiedeman J, Thomas MA. Idiopathic recurrent branch retinal arterial occlusion. Ophthalmology, 1986, 93（9）: 1148-1157.

[18] Johnson MW, Thomley ML, Huang SS, et al. Idiopathic recurrent branch retinal arterial occlusion. Natural history and laboratory evaluation. Ophthalmology, 1994, 101（3）: 480-489.

[19] Boukouvala S, Jacob S, Lane M, et al. Detection of branch retinal artery occlusions in Susac's syndrome. BMC Research Notes, 2014, 7: 56.

[20] Dörr J, Ringelstein M, Duning T, et al. Update on Susac syndrome: new insights in brain and retinal imaging and treatment options. J Alzheimers Dis, 2014, 42 Suppl 3: S99-108.

[21] Egan RA. Diagnostic Criteria and Treatment Algorithm for Susac Syndrome. J Neurol Sci, 2019, 39（1）: 60-67.

[22] Gass JD, Trattler HL. Retinal artery obstruction and atheromas associated with non-Hodgkin's large cell lymphoma (reticulum cell sarcoma). Arch Ophthalmol, 1991, 109（8）: 1134-1139.

[23] Buelens T, Herode L, Nubourgh I, et al. Central retinal artery occlusion and Susac syndrome: a case report. Retin Cases Brief Rep, 2014, 8（3）: 187-192.

[24] Adatia FA, Sheidow TG. Central retinal artery occlusion as the initial ophthalmic presentation of Susac's syndrome. Can J Ophthalmol, 2004, 39（3）: 288-291.

[25] Murata Y, Inada K, Negi A. Susac syndrome. Am J Ophthalmol, 2000, 129（5）: 682-684.

[26] Egan RA. Unilateral central retinal artery occlusion as the sole presenting sign of Susac syndrome in a young man: case report. Arq Bras Oftalmol, 2013, 76(5): 328.

[27] Apóstolos-Pereira SL, Kara-José LB, Marchiori PE, et al. Unilateral central retinal artery occlusion as the sole presenting sign of Susac syndrome in a young man: case report. Arq Bras Oftalmol, 2013, 76(3): 192-194.

[28] Egan RA, Jirawuthiworavong G, Lincoff NS, et al. Retinal Arterio-Arterial Collaterals in Susac Syndrome. J Neuroophthalmol, 2018, 38(4): 459-461.

[29] Yang YS, Zhang L, Asdaghi N, et al. Acute macular neuroretinopathy in susac syndrome: a new association. Retin Cases Brief Rep, 2020, 14(4): 310-314.

[30] Greco A, De Virgilio A, Gallo A, et al. Susac's syndrome—pathogenesis, clinical variants and treatment approaches. Autoimmun Rev, 2014, 13(8): 814-821.

[31] Patel VA, Dunklebarger M, Zacharia TT, et al. Otologic manifestations of Susac syndrome. Acta Otorhinolaryngologica Italica, 2018, 38(6): 544-553.

[32] Aubart-Cohen F, Klein I, Alexandra JF, et al. Long-term outcome in Susac syndrome. Medicine(Baltimore), 2007, 86(2): 93-102.

[33] Roeser MM, Driscoll CL, Shallop JK, et al. Susac syndrome—a report of cochlear implantation and review of otologic manifestations in twenty-three patients. Otol Neurotol, 2009, 30(1): 34-40.

[34] Lavinsky L, Scarton F, Lavinsky-Wolff M, et al. Successful cochlear implantation in a Susac syndrome patient. Braz J Otorhinolaryngol, 2012, 78(6): 123.

[35] Turc G, Monnet D, Dupin N, et al. Skin involvement in Susac's syndrome. J Neurol Sci, 2011, 305(1-2): 152-155.

[36] Dean SM. Livedo reticularis and related disorders. Curr Treat Options Cardiovasc Med, 2011, 13(2): 179-191.

[37] Susac JO, Murtagh FR, Egan RA, et al. MRI findings in Susac's syndrome. Neurology, 2003, 61(12): 1783-1787.

[38] Uyhazi KE, Tamhankar MA, Liu GT, et al. Diagnostic and Therapeutic Challenges. Retina, 2017, 37(6): 1209-1214.

[39] Notis CM, Kitei RA, Cafferty MS, et al. Microangiopathy of brain, retina, and inner ear. J Neuroophthalmol, 1995, 15(1): 1-8.

[40] Egan RA, Ha Nguyen T, Gass JD, et al. Retinal arterial wall plaques in Susac syndrome. Am J Ophthalmol, 2003, 135(4): 483-486.

[41] Brandt AU, Oberwahrenbrock T, Costello F, et al. Retinal lesion evolution in susac syndrome. Retina, 2016, 36(2): 366-374.

[42] Martinet N, Fardeau C, Adam R, et al. Fluorescein and indocyanine green angiographies in Susac syndrome. Retina, 2007, 27(9): 1238-1242.

[43] Ammar MJ, Kolomeyer AM, Bhatt N, et al. Recurrent branch retinal artery occlusion from susac syndrome: case report and review of literature. Retin Cases Brief Rep, 2020, 14(4): 315-320.

[44] Balaskas K, Guex-Crosier Y, Borruat FX. Indocyanine-green angiography findings in Susac's syndrome. Klin Monbl Augenheilkd, 2012, 229(4): 426-427.

[45] Leung CK, Tham CC, Mohammed S, et al. In vivo measurements of macular and nerve fibre layer thickness in retinal arterial occlusion. Eye(Lond), 2007, 21(12): 1464-1468.

[46] Takahashi H, Iijima H. Sectoral thinning of the retina after branch retinal artery occlusion. Jpn J Ophthalmol, 2009, 53(5): 494-500.

[47] Agarwal A, Soliman M, Sarwar S, et al. Spectral-domain optical coherence tomography evaluation of retinal structure in patients with susacs syndrome. Retin Cases Brief Rep, 2017, 11(2): 123-125.

[48] Haider AS, Viswanathan D, Williams D, et al. Paracentral acute middle maculopathy in susac syndrome. Retin Cases Brief Rep, 2020, 14(2): 150-156.

[49] Spiess K, Martínez JRG. OCT Angiography: Assessment of Retinal Ischemia in Susac's Syndrome. Ophthalmic Surg Lasers Imaging Retina, 2017, 48(6): 505-508.

[50] Azevedo AGB, Lima LH, Müller L, et al. Anatomical and functional correlation in Susac syndrome: multimodal imaging assessment. Int J Retina Vitreous, 2017, 3: 39.

[51] García-Serrano JL, Muñoz De Escalona-Rojas JE, Callejas-Rubio JL, et al. Optical coherence tomography angiography in the early diagnosis of Susac syndrome. Neurologia(Engl Ed), 2020, 35(1): 62-63.

[52] Cubillana Herrero JD, Soler Valcárcel A, Albaladejo Devis I, et al.[Susac syndrome as a cause of sensorineural hearing loss]. Acta Otorrinolaringologica Espanola, 2002, 53(5): 379-383.

[53] Kleffner I, Dörr J, Ringelstein M, et al. Diagnostic criteria for Susac syndrome. J Neurol Neurosurg Psychiatry, 2016, 87(12): 1287-1295.

[54] Susac JO. Susac's syndrome. AJNR Am J Neuroradiol, 2004, 25(3): 351-352.

[55] Kleffner I, Duning T, Lohmann H, et al. A brief review of Susac syndrome. J Neurol Sci, 2012, 322(1-2): 35-40.

[56] Algahtani H, Shirah B, Amin M, et al. Susac syndrome misdiagnosed as multiple sclerosis with exacerbation by interferon beta therapy. Neuroradiol J, 2018, 31(2):

[57] Petty GW, Matteson EL, Younge BR, et al. Recurrence of Susac syndrome (retinocochleocerebral vasculopathy) after remission of 18 years. Mayo Clin Proc, 2001, 76 (9): 958-960.

[58] Vodopivec I, Venna N, Rizzo JF, et al. Clinical features, diagnostic findings, and treatment of Susac syndrome: a case series. J Neurol Sci, 2015, 357 (1-2): 50-57.

[59] García-Carrasco M, Mendoza-Pinto C, Cervera R. Diagnosis and classification of Susac syndrome. Autoimmun Rev, 2014, 13 (4-5): 347-350.

[60] Brandt AU, Zimmermann H, Kaufhold F, et al. Patterns of retinal damage facilitate differential diagnosis between Susac syndrome and MS. PloS One, 2012, 7 (6): e38741.

[61] Bernard JT, Romero R, Agrawal K, et al. Optical coherence tomography in Susac's syndrome. Mult Scler Relat Disord, 2014, 3 (1): 110-116.

[62] Rennebohm RM, Asdaghi N, Srivastava S, et al. Guidelines for treatment of Susac syndrome—An update. Int J Stroke, 2020, 15 (5): 484-494.

[63] Mateen FJ, Zubkov AY, Muralidharan R, et al. Susac syndrome: clinical characteristics and treatment in 29 new cases. Eur J Neurol, 2012, 19 (6): 800-811.

[64] Capone A Jr, Meredith TA. Profound central visual loss and ocular neovascularization in idiopathic recurrent branch retinal arterial occlusion. Retina, 1990, 10 (4): 265-268.

第十四节　永存原始玻璃体增生症

【概述】

永存原始玻璃体增生症（persistent hyperplastic primary vitreous，PHPV），也称为永存胚胎血管（persistent fetal vasculature，PFV）是胚胎期原始玻璃体未正常退化的结果，由此导致眼球发育的异常。后部的视盘和前部的晶状体、睫状体之间有残存血管组织相连[1-2]。5%的失明患者病因为PHPV[3]。多为散发，不伴有其他全身异常[4]。少数报道发现PHPV与常染色体10q21.3上的ATOH7基因相关的常染色体隐性遗传[5-6]，也有家族性渗出性玻璃体视网膜病变致病基因NDP基因、ZNF408基因、FZD4基因和PHPV相关的报道[7-9]。

PHPV可分为前部型，后部型和复合型。90%为单眼发病，双眼发病不足10%[2, 12-13]，双眼发病者以复合型多见，视网膜受累更多见[1-2]。

【临床表现】

发病年龄小，多数出生即可出现白瞳症，视力发育受到严重影响。

1. 前部型

出生后即见瞳孔区发白，伴小眼球、浅前房、虹膜血管迂曲、小晶状体、晶状体后可见灰白膜状组织，轴心部较厚，有时膜组织内可见玻璃体动脉残留。与晶状体周围可见到拉长的睫状突，睫状突受牵拉拉长产生房水生成降低，导致低眼压[14-15]。有时可有晶状体后囊撕裂、晶状体肿胀、混浊，还可导致闭角型青光眼[16-19]。此外，晶状体皮质和核可大部分吸收，纤维组织可长入晶状体内，形成膜性假晶状体。

2. 后部型

玻璃体内可见视盘和晶体后相连的条索[2, 15]，视盘纤维增生[20-23]，偶见视盘周围视网膜被牵拉或形成皱褶。

3. 复合型

包括上述两型的表现，玻璃体的牵拉可造成视网膜皱褶、视网膜发育不良，甚至发生视网膜脱离。

4. 小眼球

任何一种类型PHPV都可以伴有小眼球的表现，视力损害明显，严重者可导致视力丧失[15,24-26]。

【辅助检查】

眼科超声对PHPV的诊断帮助很大，A超可以测量眼球轴长，轴长小于15 mm或双眼差别3.5 mm以上有诊断意义，B超可以发现玻璃体腔条索[27]。

【诊断】

患者出现晶状体混浊或晶状体后增生膜引起的白瞳症；玻璃体腔视盘和晶体后相连的条索首先要考虑PHPV的诊断，眼科超声发现玻璃体腔条索、小眼球等表现，排除眼内钙化，没有早产吸氧病史可做出诊断。

【鉴别诊断】

PHPV 主要和可以造成白瞳症的其他疾病相鉴别。

1. 视网膜母细胞瘤

通常双眼发病、不伴有小眼球。超声检查可发现钙化及测定眼球轴长，MRI 检查可对鉴别诊断提供重要价值[28-29]。

2. 早产儿视网膜病变

早产史、常有吸氧史。大多双眼发病，在晶状体后玻璃体有纤维增生组织，但不累及晶状体，晶状体多保持透明。

3. 先天性白内障

晶状体混浊，超声波检查玻璃体没有条索状增生，眼球轴长在正常范围。

4. Coats 病

一般发病年龄相对较大，早期没有晶状体混浊，没有小眼球表现。眼底视网膜毛细血管可见异常扩张、大量黄白色渗出、胆固醇结晶沉着、视网膜血管梭形、球形扩张。可出现渗出性视网膜脱离，晚期继发白内障、青光眼，发生此类并发症的年龄较大[30]。

【治疗】

视轴屈光间质透明者可以观察。晶状体混浊或晶状体后增生膜等屈光间质混浊可行手术去除混浊晶状体及瞳孔区膜组织。出现前房进行性变浅、青光眼、睫状体受牵拉导致的低眼压、玻璃体积血、牵拉导致的视网膜脱离等情况下可行手术治疗[2-31]。

【典型病例】

患儿 4 岁，家长发现视力差来诊。体格检查：视力右 0.3，左 1.0，右眼角膜透明，前房深，晶体透明，散瞳：右眼玻璃体条索，由视盘延伸至下方睫状体，视盘偏小、视盘周围可见脉络膜萎缩及色素沉着，黄斑未累及。左眼未见异常。眼底彩色照相发现右眼玻璃体条索。病例详细资料见二维码数字资源 6-14。

数字资源 6-14

（张世杰）

【参考文献】

[1] Reese AB. Persistent hyperplastic primary vitreous: the Jackson Memorial Lecture. Am J Ophthalmol, 1955, 40 (3): 317-331.

[2] Goldberg MF. Persistent fetal vasculature (PFV): an integrated interpretation of signs and symptoms associated with persistent hyperplastic primary vitreous (PHPV) LIV Edward Jackson Memorial Lecture. Am J Ophthalmol, 1997, 124 (5): 587-626.

[3] Khaliq S, Hameed A, Ismail M, et al. Locus for autosomal recessive nonsyndromic persistent hyperplastic primary vitreous. Investigat Ophthalmol Vis Sci, 2001, 42 (10): 2225-2228.

[4] Yamada K, Ozeki M, Shirai S, et al. Four cases of persistent hyperplastic primary vitreous. Nippon Ganka Gakkai Zasshi, 1997, 101: 826-831.

[5] Ghiasvand NM, Shirzad E, Naghavi M, et al. High incidence of autosomal recessive nonsyndromal congenital retinal non-attachment (NCRNA) in an Iranian founding population. Am J Med Genet, 1998, 78 (3): 226-232.

[6] Khan K, Logan CV, McKibbin M, et al. Next generation sequencing identifies mutations in Atonal homolog 7 (ATOH7) in families with global eye developmental defects. Hum Mol Genet, 2012, 21 (4): 776-783.

[7] Dhingra S, Shears DJ, Blake V, et al. Advanced bilateral persistent fetal vasculature associated with a novel mutation in the Norrie gene. Br J Ophthalmol, 2006, 90 (10): 1324-1325.

[8] Pendergast SD, Trese MT, Liu X, et al. Study of the Norrie disease gene in 2 patients with bilateral persistent hyperplastic primary vitreous. Arch Ophthalmol, 1998, 116 (3): 381-382.

[9] Payabvash S, Anderson JS, Nascene DR. Bilateral persistent fetal vasculature due to a mutation in the Norrie disease protein gene. Neuroradiol J, 2015, 28 (6): 623-627.

[10] Weiner GA, Nudleman E. Microcornea, posterior megalolenticonus, persistent fetal vasculature, and coloboma syndrome associated with a new mutation in ZNF408. Ophthalmic Surg Lasers Imaging Retina, 2019, 50 (4): 253-256.

[11] Robitaille JM, Wallace K, Zheng B, et al. Phenotypic overlap of familial exudative vitreoretinopathy (FEVR) with persistent fetal vasculature (PFV) caused by FZD4 mutations in two distinct pedigrees. Ophthalmic Genet, 2009, 30 (1): 23-30.

[12] Sanghvi DA, Sanghvi CA, Purandare NC. Bilateral persistent hyperplastic primary vitreous. Australas Radiol, 2005, 49 (1): 72-74.

[13] Pollard ZF. Persistent hyperplastic primary vitreous: diagnosis, treatment and results. Trans Am Ophthalmol Soc, 1997, 95: 487-549.

[14] Kanigowska K, Gralek M, Klimczak-Slaczka D, et al. Persistent hyperplastic primary vitreous-developmental anomaly of the eye in children. Klin Oczna, 2006, 108 (4-6): 225-227.

[15] Tartarella MB, Takahagi RU, Braga AP, et al. Persistent fetal vasculature: ocular features, management of cataract and outcomes. Arq Bras Oftalmol, 2013, 76 (3): 185-188.

[16] Majima K, Kiribuchi K, Itonaga K, et al. A case of anterior type persistent hyperplastic primary vitreous. J Pediatr Ophthalmol Strabismus, 2002, 39 (6): 355-357.

[17] Castillo M, Wallace DK, Mukherji SK. Persistent hyperplastic primary vitreous involving the anterior eye. AJNR Am J Neuroradiol, 1997, 18 (8): 1526-1528.

[18] Spitznas M, Koch F, Pohl S. Ultrastructural pathology of anterior persistent hyperplastic primary vitreous. Graefes Arch Clin Exp Ophthalmol, 1990, 228 (5): 487-496.

[19] Silbert M, Gurwood AS. Persistent hyperplastic primary vitreous. Clin Eye Vis Care, 2000, 12 (3-4): 131-137.

[20] Ndiaye PA, Aouizerate F, Coulon P, et al. Posterior form of persistent hyperplasia of the primary vitreous body associated with central serous chorioretinopathy. J Fr Ophtalmol, 1993, 16 (5): 333-336.

[21] Cockburn DM, Dwyer PS. Posterior persistent hyperplastic primary vitreous. Am J Optom Physiol Opt, 1988, 65 (4): 316-317.

[22] Schulz E, Griffiths B. Long-term visual function and relative amblyopia in posterior persistent hyperplastic primary vitreous (PHPV). Strabismus, 2006, 14 (2): 121-125.

[23] Munteanu G. Persistent hyperplastic primary posterior vitreous. Oftalmologia, 1997, 41 (3): 238-44.

[24] Stark WJ, Lindsey PS, Fagadau WR, et al. Persistent hyperplastic primary vitreous: Surgical treatment. Ophthalmology, 1983, 90 (5): 452-457.

[25] Karacorlu M, Hocaoglu M, Muslubas IS, et al. Functional and anatomical outcomes following surgical management of persistent fetal vasculature: a single-center experience of 44 cases. Graefes Arch Clin Exp Ophthalmol, 2018, 256 (3): 495-501.

[26] Dass AB, Trese MT. Surgical results of persistent hyperplastic primary vitreous. Ophthalmology, 1999, 106 (2): 280-284.

[27] Sisk RA, Berrocal AM, Feuer WJ, et al. Visual and anatomic outcomes with or without surgery in persistent fetal vasculature. Ophthalmology, 2010, 117 (11): 2178-2183.

[28] Sun MH, Kao LY, Kuo YH. Persistent hyperplastic primary vitreous: magnetic resonance imaging and clinical findings. Chang Gung Med J, 2003, 26 (4): 269-276.

[29] Kuker W, Ramaekers V. Persistent hyperplastic primary vitreous: MRI. Neuroradiology 1999, 41 (7): 520-522.

[30] Edward DP, Mafee MF, Garcia-Valenzuela E, Weiss RA. Coats' disease and persistent hyperplastic primary vitreous. Role of MRI imaging and CT. Radiol Clin North Am, 1998, 36 (6): 1119-1131.

[31] Mittra RA, Huynh LT, Ruttum MS, et al. Visual outcomes following lensectomy and vitrectomy for combined anterior and posterior persistent hyperplastic primary vitreous. Arch Ophthalmol, 1998, 116 (9): 1190-1194.

第十五节　色素失调症

【概述】

色素失调症（incontinentia pigmenti，IP）是一种罕见的X连锁显性遗传病，具有特征性的皮肤改变，可伴眼睛、牙齿、骨骼以及中枢神经系统等器官系统的损害[1]。新生儿出生时IP发病率约为0.7/100 000，病例几乎均为女性，男女发病比约为1∶37[2-3]。该疾病于1926年由Bloch首次报道，并于1928年由Sulzberger进一步描述[4]，因此也被称为Bloch-Sulzberger综合征[5]。国内最早于1956年由朱德生教授报道，随后该病在我国陆续有个例被报道。

现已证实IP主要由位于Xq28区域的 IKBKG/NEMO（B细胞κ多肽基因增强子抑制因子、γ激酶/核因子-κB必需调节因子）基因的功能缺失突变引起，其中新生突变占65%～75%，约80%的IP患者可检测到 IKBKG/NEMO 基因外显子4～10的缺失[1, 3]。IKBKG/NEMO 基因可通过其编码产物NEMO/I-κ-B激酶-γ蛋白（IKKγ）激活核因子-κB（NF-κB）通路，参与对免疫及炎症反应等基本生理和病理过程的调节，对抗肿瘤坏死因子诱导的细胞凋亡[6-8]。然而，在 IP 细胞中 NF-κB 通路无法激活，细胞凋亡易感，从而导致相应的症状和体征[7, 9]。相较于存在 X 染色体失活偏移的女性而言，仅有一条 X 染色体的男性患儿大多由于 *IKBKG/NEMO* 基因突变导致的广泛的凋亡胎死宫内，这就解释了为什么色素失禁主要发生在女性中[10]。据报道极少数男性因染色体核型为 47, XXY（克氏综合征）或存在体细胞镶嵌也可存活，表现出与女性类似的症状[11]。

此外，由 *IKBKG/NEMO* 突变引起的 IP 的基因型和表型之间缺乏明显相关性，不仅具有相同突变的 IP 患者可能具有不同的表型，具有不同突变的患者也可能具有相同的临床表型[9]。并且 IP 的临床表型波动范围也较大，除早期典型的皮肤病变外，头发、指甲、眼睛、牙齿甚至中枢神经系统的损害都可能发生，疾病严重程度也轻（如头发粗糙）、重（如癫痫发作）不一，给 IP 的诊断和治疗带来了困难[12]。未来要求多学科、全方面针对 IP 进行长期动态的医疗监测，有效实现疾病的定期随访、早期诊断、尽早治疗，进而改善预后。

【临床表现】

1. 眼部表现

尽管 IP 患者中眼部表现不是最常见的病变，但通常危害很大，可伴随终身。大多数情况下，IP 患者单眼发病，以视网膜损害最为多见。典型的视网膜病变包括视网膜血管异常、视网膜色素上皮层（RPE）改变、视神经萎缩及视网膜脱离等[13]。新生血管形成、渗出、牵拉性视网膜脱离等在内的视网膜病变，常继发于视网膜缺血，这些病变可以在任一阶段终止进展，遗留视网膜周边无血管区、血管迂曲、玻璃体积血、视网膜前纤维增生、晶状体后团块形成、RPE 改变或视网膜脱离等表现。

IP 相关视网膜病变尚缺乏公认的分期分级标准，现有标准分为 3 级：1 级表现为轻度、非特异性的 RPE 改变，一般不影响视力；2 级表现为颞侧嵴样改变，伴或不伴有玻璃体视网膜牵拉或纤维增生；3 级表现为视网膜脱离、晶状体后纤维增生、团块，2、3 级病变可严重影响患者视力，甚至致盲[14]。

除视网膜病变外，IP 患者最常见的眼部表现还包括斜视、白内障及小眼畸形等。

2. 皮肤表现

IP 的特征性皮损几乎在所有患者中均有体现，一般发生在患儿出生时或出生后不久，偶见于成年人。其临床演变分为四个阶段，在同一患者中，不同阶段的表现可能有所重叠或不全发生。

第一阶段为囊泡期，囊泡内多含嗜酸性粒细胞，故亦称炎症反应期。此期可见基底红色的大小不等的水泡、脓包和脓疱，以四肢和躯干部皮损最为显著，但有时也出现在头颈部，一般不累及在面部。皮损多沿 Blaschko 线分布，并持续数月，伴有急性发热性疾病时可反复自限性发作[15]；Blaschko 线反映的是胎儿发育期胚胎细胞从胚胎内胚层到皮肤表面的迁移路径。

第二阶段为疣状皮疹期。疣状丘疹和斑块排列成行，也沿 Blaschko 线分布，常波及四肢和躯干，但头颈部也可出现[16]。与第一期的分布可以相同，也可以不同。出生时即有或出生后 2～6 周内显著，70% 的患者会经历这一阶段。

第三阶段为色素沉着期。皮损表现为带有褐色色素的线状或螺旋状斑疹，常好发于躯干和四肢，头颈部的皮肤皱襞处、乳头、腋窝和腹股沟区也常出现色素沉着。最早出现在婴儿期早期，在青春期逐渐结束或可持续到成年期[17]。

第四阶段为萎缩或色素减退期。此期特征为 Blaschko 线色素减退、萎缩和毛发缺失，最常见于下肢。大部分患者此期缺如[12, 18]。

3. 毛发指甲表现

IP 患者的毛发也可能受到影响，最常表现为瘢痕性脱发或头发毛躁、稀疏、脆性增加，眉毛和睫毛可能发育不全或缺如[18]。40% 的患者部分或全部的指（趾）甲发生改变，包括淡黄色色素沉着以及甲营养不良[18]，亦可发生甲周和甲下鳞状细胞癌。在极少数情况下，指甲异常可能是 IP 的唯一表现。

4. 口腔及牙齿表现

牙齿异常出现在 IP 患者中时，常表现为形状畸形（钉形或圆锥形牙齿）、牙列缺损和出牙延迟，常见的其他口腔表现包括唇腭裂和高颚弓等[19]。

5. 中枢神经系统表现

约 30% 的 IP 患者表现出中枢神经系统异常，常见的表现包括癫痫发作、运动障碍、智力低下、小头畸形、新生儿脑病、缺血性卒中、共济失调、偏瘫等[20]。大多患者的神经症状出现在新生儿期，约

88%在出生后一年内出现，仅极少数患者在青春期或成人期才出现神经系统症状。在许多病例中，中枢神经系统病变往往合并眼部异常表现。

6. 其他临床表现

其他系统损害还包括心血管异常、乳房发育不全、多生乳头[13,21]，以及骨骼发育异常[12]，如小头畸形、侏儒症、脊柱裂等。

【辅助检查】

1. 眼科影像检查

荧光素眼底血管造影（FFA）能形象直观地观察IP患者视网膜血管病变形态特征，可见视网膜静脉充盈延迟以及异常视网膜血管存在[22]。周边视网膜存在大片无血管区，血管走行迂曲，末梢分支增多，大量血管吻合支形成，末梢血管襻样改变或扩张呈指状，伴晚期荧光素渗漏。

2. 实验室检查

88%的IP患者中存在外周血嗜酸性粒细胞增多（可高达65%）。Haj-Rabia等的研究发现在26例患者中有23例的外周血嗜酸性粒细胞水平在（0.55～15.40）×10^9/L之间[12]。

3. 皮肤活检

病变所处的阶段不同，组织病理学表现也有所改变。第一阶段皮肤活检典型的表现主要有表皮嗜酸性海绵状水肿、含嗜酸性粒细胞的表皮内囊泡、大量存在于表皮中的凋亡角质形成细胞。第一阶段皮损的病理特征能有效协助诊断，晚期的病理改变虽然也能支持临床诊断，但其特异性较差。第三阶段真皮层可见大量噬黑素细胞，有明显的黑色素失调。第四阶段的病理学特征则为表皮色素缺乏和小汗腺缺如[23]。

4. 神经影像学检查

包括磁共振成像（MRI）和弥散加权成像（DWI）。IP患者神经系统损伤主要影像学表现如下[21,24]：白质、胼胝体异常及脑萎缩，如室周白质软化、基底神经节损伤、胼胝体发育不全、血管周围间隙增宽及脑室扩张；脑缺血或出血性病变；小脑半球萎缩；大脑皮质发育不良。无癫痫发作症状和体征时不建议进行常规脑电图检查，但如果高度怀疑癫痫发作，应立即进行脑电图检查。

5. 基因检测

对于临床和皮肤活检均提示IP的病例，应从外周血中提取DNA扩增进行靶向突变分析以确定IKBKG/NEMO的常见缺失[25]。如果没有发现常见突变，这些病例可能需要继续接受序列分析。对于男性疑似病例而言，如果外周血样本的基因检测没有发现致病性变异，则需要进行皮损的分子检测以检测体细胞镶嵌并进行核型分析[11]。对IKBKG/NEMO突变的识别还能帮助患者做出明智的生育决定，利用产前诊断降低其子代患IP的风险。

【诊断】

IP的诊断标准最初在1993年确立[26]，并在2014年进行了修订[20]。目前主要临床标准是沿Blaschko线分布的典型皮疹阶段；次要标准包括牙齿异常、包括视网膜病变在内的眼部异常、中枢神经系统异常、脱发或头发异常、甲营养不良、上颚异常、乳房或乳头异常、母亲有多次男胎自然流产史、皮肤活检有典型的组织病理表现。

在确定IP诊断时，除了IP的主要和次要标准外，还应通过基因检测证实是否存在IP典型的IKBKG/NEMO突变，以及是否存在被诊断为IP的家系亲属。如果无法进行基因检测，且缺乏一级女性亲属IP诊断证据，则至少需要至少2个主要标准，或1个主要标准加1个或多个次要标准来诊断IP。如果通过基因检测证实典型的IKBKG/NEMO基因突变，且缺乏一级女性亲属IP诊断证据，任意1个主要或次要标准均可确定IP的诊断。如果一级女性亲属中存在IP诊断证据，任何1个主要标准或至少2个次要标准即可确诊IP[20]。

【鉴别诊断】

IP的眼部病变需与以下几种疾病相鉴别。

1. 早产儿视网膜病变

早产儿视网膜病变多见于有吸氧史的早产儿或低体重儿，双眼对称发病，病变早期视网膜无血管区和血管区之间出现分界线，分界处增生性病变，视网膜血管走行异常，以及不同程度的牵拉性网脱和晚期病变。

2. 家族性渗出性玻璃体视网膜病变

家族性渗出性玻璃体视网膜病变多为双眼受累，男女发病无差异，在FFA上多表现为周边血管走行僵直。而IP眼底血管病变表现为血管分支增多，走行迂曲伴大量血管吻合支。

3. Coats 病

Coats 病又称视网膜毛细血管扩张症，好发于男性，特征表现为视网膜血管不规则囊状或串珠状扩张及视网膜下黄白色脂性渗出。

4. 永存原始玻璃体增生症

永存原始玻璃体增生症男女均可发病，常单眼发病，临床表现为小眼球、睫状突拉长、晶状体后纤维团块形成。

5. 视网膜母细胞瘤

视网膜母细胞瘤眼底检查可见视网膜上有圆形或椭圆形边界不清的灰白色团状隆起肿块，影像检查可见实性占位伴钙化。

6. Norrie 病

Norrie 病多见于男性，视网膜高度发育不良，可伴有听力障碍、智能障碍等。

【治疗】

IP 治疗过程中根据患者临床表现的不同可能涉及眼科、皮肤科、口腔科、神经科等多个学科的参与。

IP 的眼部治疗主要为对症治疗。激光光凝或冷冻疗法应用于视网膜缺血区域，能够有效预防视网膜脱离或视网膜新生血管继发的玻璃体积血[27]。玻璃体内注射血管内皮生长因子抑制剂贝伐珠单抗及雷珠单抗也可作为 IP 患儿激光光凝术的辅助治疗手段[28-29]。对于疑似或确诊的 IP 患者，建议咨询眼科开展监测和治疗。IP 患者确诊后即应进行眼科检查，此后至少在最初的 3~4 个月内每月检查一次。此后到一岁前建议每季度进行一次检测，1~3 岁期间每 6 个月进行一次检测，如发现有眼部改变，应增加随诊频率。

【病例摘要】

患儿，女，1 个月 10 天，家长于当地带患儿行眼底筛查，发现"左眼眼底病变"。患儿足月顺产，自出生以来喂养发育大致正常。无家族遗传病及类似病史。躯干及四肢可见网状、泼墨状褐色沉着斑。眼部检查可见左眼视网膜颞侧大片无血管区，荧光素眼底血管造影显示左眼视网膜周边可见大片无灌注区，大量血管吻合支形成。根据其眼部及皮肤病变，诊断：左眼视网膜血管炎、皮肤色素失调症。病例详细资料见二维码数字资源 6-15。

数字资源 6-15

（石　璇）

【参考文献】

[1] Fusco F, Paciolla M, Conte MI, et al. Incontinentia pigmenti: report on data from 2000 to 2013. Orphanet J Rare Dis, 2014, 9: 93.

[2] Danescu S, Has C, Baican C, et al. A novel ikbkg mutation in a patient with incontinentia pigmenti and features of hepatic ciliopathy. Australas J Dermatol, 2018, 59 (4): e262-e265.

[3] Greene-Roethke C. Incontinentia pigmenti: A summary review of this rare ectodermal dysplasia with neurologic manifestations, including treatment protocols. J Pediatr Health Care, 2017, 31 (6): e45-e52.

[4] Gianfaldoni S, Tchernev G, Wollina U, et al. Incontinentia pigmenti: A case report of a complex systemic disease. Open Access Maced J Med Sci, 2017, 5 (4): 501-505.

[5] Pizzamiglio MR, Piccardi L, Bianchini F, et al. Cognitive-behavioural phenotype in a group of girls from 1.2 to 12 years old with the incontinentia pigmenti syndrome: Recommendations for clinical management. Appl Neuropsychol Child, 2017, 6 (4): 327-334.

[6] Fusco F, Bardaro T, Fimiani G, et al. Molecular analysis of the genetic defect in a large cohort of ip patients and identification of novel nemo mutations interfering with nf-kappab activation. Hum Mol Genet, 2004, 13 (16): 1763-1773.

[7] Bonizzi G, Karin MJTii. The two nf-kappab activation pathways and their role in innate and adaptive immunity. Trends Immunol, 2004, 25 (6): 280-288.

[8] Jost P, Ruland JJB. Aberrant nf-kappab signaling in lymphoma: Mechanisms, consequences, and therapeutic implications. Blood, 2007, 109 (7): 2700-2707.

[9] Smahi A, Courtois G, Vabres P, et al. Genomic rearrangement in nemo impairs nf-kappab activation and is a cause of incontinentia pigmenti. The international incontinentia pigmenti (ip) consortium. Nature, 2000, 405 (6785): 466-472.

[10] Fusco F, Pescatore A, Bal E, et al. Alterations of the ikbkg locus and diseases: An update and a report of 13 novel mutations. Hum Mutat, 2008, 29 (5): 595-604.

[11] Kenwrick S, Woffendin H, Jakins T, et al. Survival

of male patients with incontinentia pigmenti carrying a lethal mutation can be explained by somatic mosaicism or klinefelter syndrome. Am J Hum Genet, 2001, 69 (6): 1210-1217.

[12] Hadj-Rabia S, Froidevaux D, Bodak N, et al. Clinical study of 40 cases of incontinentia pigmenti. Arch Dermatol, 2003, 139 (9): 1163-1170.

[13] Poziomczyk CS, Recuero JK, Bringhenti L, et al. Incontinentia pigmenti. An Bras Dermatol, 2014, 89 (1): 26-36.

[14] Holmstrom G, Thoren K. Ocular manifestations of incontinentia pigmenti. Acta Ophthalmol Scand, 2000, 78 (3): 348-353.

[15] van Leeuwen RL, Wintzen M, van Praag MC. Incontinentia pigmenti: An extensive second episode of a "first-stage" vesicobullous eruption. Pediatr Dermatol, 2000, 17 (1): 70.

[16] Narayanan MJ, Rangasamy S, Narayanan V. Incontinentia pigmenti (bloch-sulzberger syndrome). Handb Clin Neurol, 2015, 132: 271-280.

[17] Ehrenreich M, Tarlow MM, Godlewska-Janusz E, et al. Incontinentia pigmenti (bloch-sulzberger syndrome): A systemic disorder. Cutis, 2007, 79 (5): 355-362.

[18] Chun SR, Rashid RM. Delayed onychodystrophy of incontinentia pigmenti: An evidence-based review of epidemiology, diagnosis and management. J Drugs Dermatol, 2010, 9 (4): 350-354.

[19] Minic S, Trpinac D, Gabriel H, et al. Dental and oral anomalies in incontinentia pigmenti: A systematic review. Clin Oral Investig, 2013, 17 (1): 1-8.

[20] Minic S, Trpinac D, Obradovic M. Incontinentia pigmenti diagnostic criteria update. Clin Genet, 2014, 85 (6): 536-542.

[21] Godambe S, McNamara P, Rajguru M, et al. Unusual neonatal presentation of incontinentia pigmenti with persistent pulmonary hypertension of the newborn: A case report. J Perinatol, 2005, 25 (4): 289-292.

[22] Basilius J, Young MP, Michaelis TC, et al. Structural abnormalities of the inner macula in incontinentia pigmenti. JAMA Ophthalmol, 2015, 133 (9): 1067-1072.

[23] Minic S, Trpinac D, Obradovic M. Systematic review of central nervous system anomalies in incontinentia pigmenti. Orphanet J Rare Dis, 2013, 8: 25.

[24] Soltirovska Salamon A, Lichtenbelt K, Cowan FM, et al. Clinical presentation and spectrum of neuroimaging findings in newborn infants with incontinentia pigmenti. Dev Med Child Neurol, 2016, 58 (10): 1076-1084.

[25] Fusco F, Pescatore A, Steffann J, et al. Clinical utility gene card for: Incontinentia pigmenti. Eur J Hum Genet, 2013, 21 (7).

[26] Landy SJ, Donnai D. Incontinentia pigmenti (bloch-sulzberger syndrome). J Med Genet, 1993, 30 (1): 53-59.

[27] Ranchod TM, Trese MT. Regression of retinal neovascularization after laser photocoagulation in incontinentia pigmenti. Retina, 2010, 30 (4): 708-709.

[28] Ho M, Yip WWK, Chan VCK, et al. Successful treatment of refractory proliferative retinopathy of incontinentia pigmenti by intravitreal ranibizumab as adjunct therapy in a 4-year-old child. Retin Cases Brief Rep, 2017, 11 (4): 352-355.

[29] Shah PK, Bachu S, Narendran V, et al. Intravitreal bevacizumab for incontinentia pigmenti. J Pediatr Ophthalmol Strabismus, 2013, 50 Online: e52-54.

第十六节　家族性渗出性玻璃体视网膜病变

【概述】

家族性渗出性玻璃体视网膜病变（familial exudative vitreoretinopathy，FEVR）是一种遗传性双侧视网膜血管疾病，病变基础是周边视网膜血管异常，主要临床表现包括周边视网膜无血管区、周边视网膜新生血管形成、黄斑牵拉、视网膜下渗出、玻璃体视网膜牵拉以及视网膜脱离等表现[1]。

家族性渗出性玻璃体视网膜病变由 Criswick 和 Schepens 于 1969 年首次报道[1]。1976 年 Canny 和 Olive 首次通过眼底血管造影证实了病变血管的特征[2]。临床表现差异非常大，轻症者可以仅为周边视网膜无血管区，而没有其他症状，严重者可发生全视网膜脱离从而导致失明。虽然本病具有家族性的特征，但是家族内的基因型表现变化很大[3-5]。

20%～40% 的患者有家族史[6]，最常见的遗传方式是常染色体显性遗传，也有常染色体隐性遗传和性连锁隐性以及散发病例的报道，其遗传性和表现力同样存在很大不同。目前发现的和 FEVR 相关的突变基因有 4 个，其蛋白产物为 Norrie 病蛋白、

Fuizzled-4、低密度脂蛋白受体相关蛋白 5 和四跨膜蛋白 -12。Norrie 病基因位于 X 染色体（Xp11.4），Fuizzled-4 和低密度脂蛋白受体相关蛋白 5 基因位于 11 号染色体（分别是 11q14.2 和 11q13.2），四跨膜蛋白 -12 基因位于 7 号染色体（7q31.31）。这些基因的蛋白产物参与了 Wnt 和 Norrin 信号通路，Wnt 通路是哺乳动物眼部器官发育和血管发育的基础，Norrin 受体复合体可以激活 Wnt 通路，Wnt 异常可以引起 β- 连环蛋白途径失调，并与 VEGF 水平升高相关，从而导致疾病的发生[7-10]。

FEVR 的主要特点是周边视网膜血管生长停止，随后出现异常血管生成，但是没有全身异常表现。

【临床表现】

1. 视网膜异常

FEVR 最显著和常见的临床表现是周边视网膜的无血管区，是与眼部组织发育相关的基因突变造成视网膜血管发育异常的结果[11-12]。其他体征包括黄斑牵拉、放射状视网膜皱襞，视网膜新生血管形成、视网膜前玻璃体机化、玻璃体视网膜增生、视网膜下渗出和视网膜脱离。轻症者除了周边视网膜无血管区以外，还可以出现玻璃体视网膜粘连、静脉吻合、血管分支多、V 型视网膜脉络膜变性。视网膜血管包括动脉和静脉都呈现出分支过多的表现，并且出现血管直角分支。

进展期表现更加严重，出现新生血管、视网膜下或视网膜内出血和渗出、视网膜前血管膜，这些膜性增生引起视网膜皱襞、黄斑牵拉和视网膜脱离。

2. 分期

1998 年 Pendergast 和 Trese 对 FEVR 进行了分期，并且进行了更新[13-14]。共分为 5 期，1 期：视网膜周边无血管区，无视网膜新生血管形成；2 期：视网膜周边无血管区伴视网膜新生血管形成，A 无渗出，B 伴渗出；3 期：视网膜脱离：次全，不累及中央凹，A 渗出为主，B 牵拉为主；4 期：视网膜脱离：次全，累及中央凹，A 渗出为主，B 牵拉为主；5 期：视网膜脱离，全部，A 开放漏斗，B 闭合漏斗。

FEVR 并不是按分期逐渐发展，有时候临床表现与病情并不对称。有一些体征强烈提示 FEVR 的存在，例如从视盘延伸到睫状体放射状的视网膜皱襞。因此需要进行详细的检查，除了牵拉性视网膜脱离，也可以出现孔源性视网膜脱离，从而使病情更复杂化[15]。

3. 家族史

家族史对诊断非常有帮助，但是没有家族史也不能排除 FEVR。要重视家族中无症状成员的检查，Kashani 等报道 FEVR 患者无症状成员中 58% 患有 1 期病变，35% 患有 2 期病变[16]。FEVR 患者往往在 10～20 岁间病变相对静止，随着年龄增长经常病情进展出现症状。

【辅助检查】

1. 荧光素眼底血管造影

荧光素眼底血管造影对于正确诊断是非常必要的。除了可以发现典型的无血管区、新生血管和渗漏的血管以外，血管造影可以发现容易忽视的细微病变[2]。广角眼底成像对于家族成员的筛查也是很有帮助的。

2. 基因检测

对于临床表现不能确诊，但是又高度怀疑的患者可进行基因检测以便确诊。

【诊断】

具有典型的周边视网膜无血管区、视网膜新生血管、视网膜渗出及视网膜脱离等临床表现高度怀疑 FEVR，荧光素眼底血管造影可以确定视网膜无血管区，视网膜新生血管等特点，对诊断有非常重要的意义。基因检测发现致病基因突变可以确诊。

【鉴别诊断】

1. Norrie 病

NDP 基因的缺失和截断突变引起 Norrie 病，但是错义突变既可以引起 Norrie 病也可以引起 FEVR。大约 1/4 的 Norrie 病患者血管异常可能伴有智力低下和听力丧失。和 Norrie 病相比，FEVR 的特点是进展缓慢[6, 17]。

2. 早产儿视网膜病变（retinopathy of premature, ROP）

ROP 的临床表现和 FEVR 非常相似，ROP 都有早产史，出生体重低和吸氧史是发生 ROP 确切的危险因素[6]。

3. 外层渗出性视网膜病变（Coats 病）

患者可以发生渗出性视网膜脱落，但是患者没有家族史，特征性表现为视网膜毛细血管的异常扩张，眼底大量黄白色渗出、胆固醇结晶沉着、视网膜血管梭形、球形扩张。可以发生继发白内障、继发青光眼[8, 18]。

【治疗】

1期FEVR不需要治疗，但是需要定期随访。2期、3期需要进行视网膜激光光凝治疗，可以获得很好的治疗效果。发生视网膜脱离可以考虑进行手术治疗，对于局限视网膜脱离可以采用巩膜扣带术，增生牵拉严重的可以采用玻璃体切除手术缓解牵拉[15, 19]。视网膜新生血管明显，渗出严重的情况下可以进行抗VEGF治疗，消除新生血管，减轻渗出[3, 18]，为视网膜激光治疗或手术治疗创造条件。

【病例摘要】

患儿，男，10岁，发现右眼视力差来诊。体格检查：视力右0.3，矫正0.4；左0.6，矫正1.0。双眼角膜透明，前房深，晶状体透明。散瞳：视盘边界清，视网膜平伏，右眼颞侧视网膜片状色素紊乱区，周边视网膜见无血管区。眼底血管造影发现双眼颞侧周边视网膜可见无血管区，右眼明显。患儿父亲自幼双眼视力差，体格检查：视力右0.2，左0.6，双眼角膜透明，前房深，晶状体小片混浊，散瞳：视盘边界清，视网膜平伏，右眼视盘至颞侧周边视网膜可见束状条索，左眼颞侧视网膜血管走行僵直，双眼颞侧视网膜见大片色素沉着，诊断为家族性渗出性玻璃体视网膜病变。病例详细资料见二维码数字资源6-16。

数字资源6-16

（张世杰）

【参考文献】

[1] Criswick VG, Schepens CL. Familial exudative vitreoretinopathy. Am J Ophthalmol, 1969, 68（4）：578-594.

[2] Canny CL, Oliver GL. Fluorescein angiographic findings in familial exudative vitreoretinopathy. Arch Ophthalmol, 1976, 94（7）：1114-1120.

[3] Quiram PA, Drenser KA, Lai MM, et al. Treatment of vascularly active familial exudative vitreoretinopathy with pegaptanib sodium（Macugen）. Retina, 2008, 28（3 Suppl）：S8-12.

[4] Kashani AH, Learned D, Nudleman E, et al. High prevalence of peripheral retinal vascular anomalies in family members of patients with familial exudative vitreoretinopathy. Ophthalmology, 2014, 121（1）：262-268.

[5] Benson WE. Familial exudative vitreoretinopathy. Trans Am Ophthalmol Soc, 1995, 93：473-521.

[6] Ranchod TM, Ho LY, Drenser KA, et al. Clinical presentation of familial exudative vitreoretinopathy. Ophthalmology, 2011, 118（10）：2070-2075.

[7] Jia LY, Li XX, Yu WZ, et al. Novel frizzled-4 gene mutations in Chinese patients with familial exudative vitreoretinopathy. Arch Ophthalmol, 2010, 128（10）：1341-1349.

[8] Robitaille JM, Zheng B, Wallace K, et al. The role of Frizzled-4 mutations in familial exudative vitreoretinopathy and Coats disease. Br J Ophthalmol, 2011, 95（4）：574-579.

[9] Nikopoulos K, Venselaar H, Collin RW, et al. Overview of the mutation spectrum in familial exudative vitreoretinopathy and Norrie disease with identification of 21 novel variants in FZD4, LRP5, and NDP. Hum Mutat, 2010, 31（6）：656-666.

[10] Pelcastre EL, Villanueva-Mendoza C, Zenteno JC. Novel and recurrent NDP gene mutations in familial cases of Norrie disease and X-linked exudative retinopathy. Clin Exp Ophtalmol, 2010, 38（4）：367-374.

[11] Boonstra FN, van Nouhuys CE, Schuil J, et al. Clinical and molecular evaluation of probands and family members with familial exudative vitreoretinopathy. Invest Ophthalmol Vis Sci, 2009, 50（9）：4379-4385.

[12] Shukla D, Singh J, Sudheer G, et al. Familial exudative vitreoretinopathy（FEVR）. Clinical profile and management. Indian J Ophthalmol, 2003, 51（4）：323-328.

[13] Pendergast SD, Trese MT. Familial exudative vitreoretinopathy. Results of surgical management. Ophthalmology, 1998, 105（6）：1015-1023.

[14] Kashani AH, Brown KT, Chang E, et al. Diversity of retinal vascular anomalies in patients with familial exudative vitreoretinopathy. Ophthalmology, 2014, 121（11）：2220-2227.

[15] Ikeda T, Fujikado T, Tano Y, et al. Vitrectomy for rhegmatogenous or tractional retinal detachment with familial exudative vitreoretinopathy. Ophthalmology, 1999, 106（6）：1081-1085.

[16] Kashani AH, Learned D, Nudleman E, et al. High prevalence of peripheral retinal vascular anomalies in family members of patients with familial exudative

vitreoretinopathy. Ophthalmology, 2014, 121 (1): 262-268.

[17] Kondo H, Qin M, Kusaka S, et al. Novel mutations in Norrie disease gene in Japanese patients with Norrie disease and familial exudative vitreoretinopathy. Invest OphthalmolVis Sci, 2007, 48 (3): 1276-1282.

[18] Tagami M, Kusuhara S, Honda S, et al. Rapid regression of retinal hemorrhage and neovascularization in a case of familial exudative vitreoretinopathy treated with intravitreal bevacizumab. Graefes Arch Clin Exp Ophthalmol, 2008, 246 (12): 1787-1789.

[19] Joshi MM, Ciaccia S, Trese MT, et al. Posterior hyaloid contracture in pediatric vitreoretinopathies. Retina, 2006, 26 (7 Suppl): S38-41.

第十七节 Stickler 综合征

【概述】

Stickler 综合征（Stickler Syndrome, SS）是一种多系统结缔组织病，最早于 1965 年由 Gunnar Stickler 首次描述[1]。新生儿 SS 的发病率为 1:（7500～9000）[2]。眼部受累最多见，表现为近视、白内障、视网膜脱离等[3-5]。骨骼/关节、内耳和颅面结构也常受累，表现为传导性和感音神经性耳聋；中面部发育不全和腭裂；轻度脊椎骨骺发育不良和/或早发性关节炎[3,6]。

SS 遗传方式多样，常染色体显性遗传最常见，其次为常染色体隐性遗传[3,7]，双等位基因突变少见[8-11]。另外，SS 具有遗传异质性、基因型-表型相关性有限。迄今为止，6 种不同基因的致病变异可导致 SS[3,9-10,12-13]。这些基因与 Ⅱ 型、Ⅸ 型和 Ⅺ 型胶原蛋白的形成有关，这些胶原蛋白在玻璃体、骨骼和内耳中表达[3-4,8-10,14-17]。SS 表现出显著的家族间和家族内表型变异性，这意味着即使是在家族内部，具有相同致病性变异的个体可能有不同的临床表现[7]。然而，外显率似乎是完全的，这意味着所有受影响的个体都会表现出该病的某些特征[6-7]。

80%～90% 的 SS 病例表现为 Ⅰ 型（Stickler Syndrome type Ⅰ, STL1），STL1 是典型的常染色体显性遗传疾病，由 COL2A1 杂合突变引起[3,6,17]。虽然具有该突变的大多数患者会出现 SS 的全身表现，但 COL2A1 上 Exon-2 外显子携带致病性变异的个体将由于基因的选择性剪接仅具有眼部表型[18-19]。此外，COL2A1 突变也可仅出现眼部表型[20-22]。因此，即使不具备全身特征，仅具有提示性眼部表现的个体也应考虑 SS 的诊断[18-19]。

较小比例的常染色体显性遗传病例是由 COL11A1（SS Ⅱ 型，STL2）和 COL11A2（耳-脊椎-骨骺发育不良）中的杂合突变引起的[8,12-13,15-16]。由于 COL11A2 在内耳、关节和颅面结构中表达，但在眼中不表达，耳-脊椎-骨骺发育不良患者表现出除眼部并发症以外的所有 SS 典型体征[16]。此外，报道的与 SS 等位突变相关的基因有 COL11A1、COL9A1、COL9A2、COL9A3、LOXL3、LRP2[8-11,23-26]。

【临床表现】

SS 是一种多系统结缔组织疾病，可影响颅面、眼睛、内耳、骨骼和关节。

1. 颅面部表现

由于上颌骨和鼻梁发育不全，面部呈扁平或"挖勺"样外观，还会导致内眦距增宽和内眦赘皮[3,6,27]。婴幼儿时期面部中部后缩最为明显，中老年时期可能恢复正常[7]。鼻尖通常小而上翘，使人中显得较长。

小颌畸形很常见，可能与 Pierre Robin 序列征中的腭裂有关（Pierre Robin 序列征表现为：小颌畸形、腭裂、舌后垂）。小颌畸形可能会累及上呼吸道，需要气管切开术治疗。无小颌畸形患者也可能有腭裂[3,6-7,27-28]。应该注意的是，唇裂是由不同的胚胎机制发生的，并不是 SS 的特征[3,6,27,29]。

2. 眼部表现

SS 个体通常有先天性近视（屈光度 > 3.00 D，新生儿时期屈光度较为稳定[3]）及玻璃体异常。玻璃体异常表现为两型：1 型为膜型，见于 STL1 患者，即玻璃体凝胶残迹紧贴晶状体后，且边界有一层皱褶膜[3,27,30]。2 型为珠状，多见于 STL2 患者，其特征是整个玻璃体腔内有稀疏且不规则增厚的纤维束。有报道 STL2 患者可同时出现以上两种类型的玻璃体异常[4-5,22,27]。迄今为止，已经报道了 STL4、STL5、STL6 患者也存在玻璃体发育不全，但也有报道称STL6患者无玻璃体异常[8-11, 31]。

其他眼部并发症包括视网膜脱离、青光眼和白内障。SS视网膜脱离的平均年龄在10～30岁，是儿童致盲的重要原因[5, 32]。视网膜脱离通常是由后极部多发的大裂孔，甚至巨大裂孔引发[3, 33]。Watanabe等认为视网膜裂孔的发生与残余玻璃体的牵拉有一定关系[34]。60%～70%的STL1会出现视网膜脱离，其中大约一半患者双眼受累[4-5, 32, 35]。STL2发生视网膜脱离的风险约为40%[27]。SS患者视网膜脱离通常需要多次手术治疗，复发率高，视力预后较差[5, 32, 35]。青光眼的发生多与先天性前房角发育异常有关[4, 36]。白内障通常是先天性，非进展性的[3-4, 37]。少见的眼部并发症有视网膜变性，主要包括放射状血管旁视网膜变性[33]、后极部脉络膜视网膜萎缩和周边部视网膜格子样变性[38]。

3. 听力障碍

听力受损是SS患者的一个共同特征[3, 6, 27-28, 39-40]，但确切机制尚不清楚，可能与内耳中Ⅱ型和Ⅸ型胶原蛋白的表达有关[41]。听力障碍的程度是可变的，并且可能是渐进性的。最常见的听力损失形式是感音神经性耳聋（通常表现为高频受损）[3]，其患病率随着年龄的增长而增加[39, 42]。也可能出现传导性耳聋以及感音神经性和传导性混合耳聋，更常见于儿童或有腭裂儿童[6, 39]。STL1患者通常表现出轻度至中度感音神经性耳聋[39-40, 42]。相比之下，STL2患者往往有更明显的听力受损，这在年轻时更为明显[39-40, 42]。据报道，患有隐性SS的个体具有早发高频感音神经性耳聋，STL5中描述了轻度至中度听力受损，STL4和STL6中描述了中度至重度听力受损[8-11, 31]。

4. 骨骼异常

早发性关节炎很常见，症状从轻度到重度不等[3, 6-7, 43]。也可能出现脊柱异常，导致慢性背痛，包括脊柱侧弯、后凸畸形和扁平脊柱[6, 43-44]。关节松弛有时见于年轻人，会随着年龄增长而缓解或完全消退[3, 6, 43]。

【辅助检查】

分子遗传学检测方法可以包括连续单基因检测、多基因组的使用和更全面的基因组检测：根据患者的临床表现和家族史，可以考虑进行单基因检测。对感兴趣的基因进行序列分析，如果未发现致病变异，则进行基因靶向缺失/重复分析。可以考虑更全面的基因组测试，包括外显子组测序和基因组测序，此类测试可能会提示未考虑到的诊断（例如，导致类似临床表现的不同基因的突变）[45-47]。

1. 染色体微阵列

被推荐作为具有多种先天性异常或非特异性发育迟缓且没有提示特定遗传疾病特征个体的一线检测方法[48]。然而，由于该技术旨在检测相对较大的缺失或拷贝数变异，无法检测到单碱基对突变，因此需要进一步的DNA测序来确认SS的诊断[49]。若染色体微阵列发现异常，则患者很可能不是SS，而是一种与其非常相似的疾病[50-51]。

2. 基因检测

首选下一代基因测序技术，可以同时检测所有已知的与SS相关的基因。由于SS大多数是由于小的外显子和剪接位点DNA变异，因此约90%具有SS临床特征的个体通过分子分析可鉴定出致病的基因变异[12-13]。

3. 外显子组和基因组测序

外显子组测序侧重于DNA的蛋白质编码区，而基因组测序则分析整个基因组[52]。外显子组和基因组测序的总体诊断率为25%～30%[50-51]。外显子组和基因组测序都有局限性，包括基因组的不完整覆盖、检测DNA缺失和重复的局限性以及检测三核苷酸重复的局限性[51]。

【诊断】

STL1临床参考诊断标准基于临床特征、家族史数据和分子数据的评分（表6-17-1），主要标准（用*表示）计2分，次要标准计1分。≥5分，其中至少存在一个主要标准，且没有其他提示性诊断特征的个体应考虑SS[43]。但该诊断标准可能会遗漏仅具有眼部和非眼部表型的个体，以及无家族史的常染色体隐性遗传SS病例或新发的常染色体显性遗传病例。因此，对于有提示性发现，尽管不符合临床诊断标准的，仍应怀疑SS。

【鉴别诊断】

1. VCAN相关的玻璃体视网膜病变

包括Wagner综合征和侵蚀性玻璃体视网膜病变，其特征是裂隙灯检查时"光学空的玻璃体"和条索状或面纱状无血管玻璃体、轻度或偶尔中至重度近视、早发的白内障、进行性脉络膜视网膜萎缩引起的不同程度的夜盲症、疾病晚期出现视网膜

表 6-17-1　STL1 临床诊断评分系统

类别	特征	分数
颜面部	腭裂*（开放性裂隙、黏膜下裂隙或悬雍垂二裂）	2
	特征性面部特征（颧骨发育不全、鼻梁宽或扁平、小颌畸形或颌后缩）	1
眼部	特征性玻璃体改变或视网膜异常*（视网膜格子样变性、视网膜干孔、视网膜脱离或视网膜裂孔）	2
听觉	高频感音神经性耳聋*	2
	鼓膜扩张	1
骨骼	股骨头退变（骨骺滑脱或 Legg-Perthes 样病变）	1
	40 岁前出现影像学证实的骨关节炎	1
	脊椎侧弯、前突或 Scheuermann 样后凸畸形	1
家族史/分子数据	符合常染色体显性遗传的患者一级亲属或存在与 SS 相关的 COL2A1、COL11A1 或 COL11A2 致病性变异（此项不适用于 SS 常染色体隐性遗传家族）	1

注：每个类别最多计 2 分。

牵拉和视网膜脱离，以及视力下降。也可有视神经内翻。未观察到全身异常。通常在青春期发病，但也可能在两岁左右发病。VCAN 相关的玻璃体视网膜病变以常染色体显性方式遗传。

2. 非综合征性先天性视网膜不附着（NCRNA）

包括先天性对光不敏感、晶状体后巨大肿块、浅前房、小眼球和眼球震颤。NCRNA 是由 ATOH7 致病变异引起的，以常染色体隐性方式遗传。

3. 雪花状玻璃体视网膜变性

特征是白内障、玻璃体纤维变性和视网膜周边异常，包括雪花状微小、闪亮结晶状沉积物。视网膜脱离率较低[53]。雪花状玻璃体视网膜变性是由 KCNJ13 致病变异引起的，并以常染色体显性方式遗传。

【治疗】

1. 颅面部

患有 Robin 序列的婴幼儿需尽快就诊于耳鼻喉科和儿科重症监护室，因为可能需要气管切开术来确保气道通畅。随着时间的推移，大多数患者小颌畸形一般会有所缓解，从而可以去除气管造口。然而，在某些个体中，显著的小颌畸形会持续存在，通常需要进行下颌前移术来矫正咬合不正。

2. 眼部

屈光不正通过配镜矫正。应告知患者属于视网膜脱离高风险人群及有关视网膜脱离的症状，在出现此类症状时需要立即评估和治疗[54]。为减少 SS 患者视网膜脱离的发生，可对发生放射状血管旁视网膜变性或格子样变性的视网膜进行预防性激光光凝术或巩膜外冷凝术[3]。如有重度先天性白内障，可行白内障手术治疗。青光眼、葡萄膜炎予以对症治疗。

3. 听力

参照遗传性听力损失和耳聋治疗。复发性中耳炎可能继发于上颚异常，通常需要鼓膜切开术。

4. 骨骼和关节

对症治疗，包括在体力运动前后使用非处方抗炎药。

【病例摘要】

患儿，女性，15 岁，因左眼突发上方视物遮挡 1 周就诊于我院。既往双眼近视（−4.50 DS）。患儿父亲、姑姑均有孔源性视网膜脱离病史，其父亲已经一只眼失明。眼科查体：右眼玻璃体混浊，视网膜颞上方见格子样变性区；左眼晶状体皮质片状混浊，玻璃体混浊，视网膜颞下方视网膜脱离，其上有一巨大视网膜裂孔。眼轴：右眼 25.93 mm，左眼 26.11 mm。基因测序分析结果显示患儿及其父亲均检测到 COL2A1 基因 c.3328-1G > C 杂合突变，导致氨基酸发生剪接突变。诊断为 Stickler 综合征。收入院后给予左眼玻璃体切除＋重水＋视网膜光凝＋气液交换＋硅油填充术。术后规律复查，视网膜平伏在位，于术后 8 个月给予左眼硅油取出术。病例详细资料见二维码数字资源 6-17。

数字资源6-17

(戎 欣 杨 柳)

【参考文献】

[1] Stickler GB, Belau PG, Farrell FJ, et al. Hereditary progressive arthro-ophthalmopathy. Mayo Clinic Proceedings, 1965, 40: 433-455.

[2] Printzlau A, Andersen M. Pierre Robin sequence in Denmark: a retrospective population-based epidemiological study. Cleft Palate Craniofac J, 2004, 41 (1): 47-52.

[3] Snead MP, Yates JR. Clinical and Molecular genetics of Stickler syndrome. J Med Genet, 1999, 36 (5): 353-359.

[4] Snead MP, Mcninch AM, Poulson AV, et al. Stickler syndrome, ocular-only variants and a key diagnostic role for the ophthalmologist. Eye (Lond), 2011, 25 (11): 1389-1400.

[5] Shapiro MJ, Blair MP, Solinski MA, Zhang D. L, Jabbehdari S. The importance of early diagnosis of Stickler syndrome: Finding opportunities for preventing blindness. Taiwan J Ophthalmol, 2018, 8 (4): 189-195.

[6] Stickler GB, Hughes W, Houchin P. Clinical features of hereditary progressive arthro-ophthalmopathy (Stickler syndrome): a survey. Genet Med, 2001, 3 (3): 192-196.

[7] Mortier G. Stickler Syndrome. In: Adam MP, Mirzaa GM, Pagon RA, et al., eds. GeneReviews®. Seattle (WA): University of Washington, Seattle; June 9, 2000.

[8] Faletra F, D'adamo A. P, Bruno I, et al. Autosomal recessive Stickler syndrome due to a loss of function mutation in the COL9A3 gene. Am J Med Genet C Semin Med Genet, 2014, 164a (1): 42-47.

[9] Van Camp G, Snoeckx RL, Hilgert N, et al. A new autosomal recessive form of Stickler syndrome is caused by a mutation in the COL9A1 gene. Am J Hum Genet, 2006, 79 (3): 449-457.

[10] Baker S, Booth C, Fillman C, et al. A loss of function mutation in the COL9A2 gene causes autosomal recessive Stickler syndrome. Am J Med Genet C Semin Med Genet, 2011, 155a (7): 1668-1672.

[11] Hanson-Kahn A, Li B, Cohn DH. Autosomal recessive Stickler syndrome resulting from a COL9A3 mutation. Am J Med Genet A, 2018, 176 (12): 2887-2891.

[12] Annunen S, Körkkö J, Czarny M, et al. Splicing mutations of 54-bp exons in the COL11A1 gene cause Marshall syndrome, but other mutations cause overlapping Marshall/Stickler phenotypes. Am J Hum Genet, 1999, 65 (4): 974-983.

[13] Acke FR, Malfait F, Vanakker OM, et al. Novel pathogenic COL11A1/COL11A2 variants in Stickler syndrome detected by targeted NGS and exome sequencing. Mol Genet Metab, 2014, 113 (3): 230-235.

[14] Ahmad NN, Ala-Kokko L, Knowlton RG, et al. Stop codon in the procollagen II gene (COL2A1) in a family with the Stickler syndrome (arthro-ophthalmopathy). Proc Natl Acad Sci U S A, 1991, 88 (15): 6624-6627.

[15] Richards AJ, Yates JR, Williams R, et al. A family with Stickler syndrome type 2 has a mutation in the COL11A1 gene resulting in the substitution of glycine 97 by valine in alpha 1 (XI) collagen. Hum Mol Genet, 1996, 5 (9): 1339-1343.

[16] Sirko-Osadsa DA, Murray MA, Scott JA, et al. Stickler syndrome without eye involvement is caused by mutations in COL11A2, the gene encoding the alpha2 (XI) chain of type XI collagen. J Pediat, 1998, 132 (2): 368-371.

[17] Hoornaert KP, Vereecke I, Dewinter C, et al. Stickler syndrome caused by COL2A1 mutations: genotype-phenotype correlation in a series of 100 patients. Eur J Hum Genet, 2010, 18 (8): 872-880.

[18] Donoso LA, Edwards AO, Frost AT, et al. Clinical variability of Stickler syndrome: role of exon 2 of the collagen COL2A1 gene. Surv Ophthalmol, 2003, 48 (2): 191-203.

[19] Mcalinden A, Majava M, Bishop PN, et al. Missense and nonsense mutations in the alternatively-spliced exon 2 of COL2A1 cause the ocular variant of Stickler syndrome. Hum Mutat, 2008, 29 (1): 83-90.

[20] Richards AJ, Meredith S, Poulson A, et al. A novel mutation of COL2A1 resulting in dominantly inherited rhegmatogenous retinal detachment. Invest Ophthalmol Vis Sci, 2005, 46 (2): 663-668.

[21] Go SL, Maugeri A, Mulder JJ, et al. Autosomal dominant rhegmatogenous retinal detachment associated with an Arg453Ter mutation in the COL2A1 gene. Invest Ophthalmol Vis Sci, 2003, 44 (9): 4035-4043.

[22] Richards AJ, Mcninch A, Martin H, et al. Stickler syndrome and the vitreous phenotype: mutations in COL2A1 and COL11A1. Hum Mutat, 2010, 31 (6): E1461-1471.

[23] Richards AJ, Fincham GS, Mcninch A, et al. Alternative splicing modifies the effect of mutations in COL11A1 and

results in recessive type 2 Stickler syndrome with profound hearing loss. J Med Genet, 2013, 50 (11): 765-771.

[24] Alzahrani F, Al Hazzaa SA, Tayeb H, et al. LOXL3, encoding lysyl oxidase-like 3, is mutated in a family with autosomal recessive Stickler syndrome. Hum Genet, 2015, 134 (4): 451-453.

[25] Chan TK, Alkaabi MK, Elbarky AM, et al. LOXL3 novel mutation causing a rare form of autosomal recessive Stickler syndrome. Clin Genet, 2019, 95 (2): 325-328.

[26] Schrauwen I, Sommen M, Claes C, et al. Broadening the phenotype of LRP2 mutations: a new mutation in LRP2 causes a predominantly ocular phenotype suggestive of Stickler syndrome. Clin Genet, 2014, 86 (3): 282-286.

[27] Poulson AV, Hooymans JM, Richards AJ, et al. Clinical features of type 2 Stickler syndrome. J Med Genet, 2004, 41 (8): e107.

[28] Čopíková J, Paděrová J. Expanding the phenotype spectrum associated with pathogenic variants in the COL2A1 and COL11A1 genes. Ann Hum Genet, 2020, 84 (5): 380-392.

[29] Mossey PA, Little J, Munger RG, et al. Cleft lip and palate. Lancet, 2009, 374 (9703): 1773-1785.

[30] Snead MP, Payne SJ, Barton DE, et al. Stickler syndrome: correlation between vitreoretinal phenotypes and linkage to COL 2A1.Eye (Lond), 1994, 8 (Pt 6): 609-614.

[31] Nixon TRW, Alexander P, Richards A, et al. Homozygous Type IX collagen variants (COL9A1, COL9A2, and COL9A3) causing recessive Stickler syndrome-Expanding the phenotype. Am J Med Genet C Semin Med Genet, 2019, 179 (8): 1498-1506.

[32] Coussa RG, Sears J, Traboulsi EI. Stickler syndrome: exploring prophylaxis for retinal detachment. Curr Opin Ophthalmol, 2019, 30 (5): 306-313.

[33] Parma ES, Körkkö J, Hagler WS, et al. Radial perivascular retinal degeneration: a key to the clinical diagnosis of an ocular variant of Stickler syndrome with minimal or no systemic manifestations. Am J Ophthalmol, 2002, 134 (5): 728-734.

[34] Watanabe Y, Ueda M, Adachi-Usami E. Retinal detachment in identical twins with Stickler syndrome type 1.Br J Ophthalmol, 1996, 80 (11): 976-981.

[35] Ang A, Poulson AV, Goodburn SF, et al. Retinal detachment and prophylaxis in type 1 Stickler syndrome. Ophthalmology, 2008, 115 (1): 164-168.

[36] Nielsen CE. Stickler's syndrome. Acta Ophthalmologica, 1981, 59 (2): 286-295.

[37] Seery CM, Pruett RC, Liberfarb RM, et al. Distinctive cataract in the Stickler syndrome. Am J Ophthalmol, 1990, 110 (2): 143-148.

[38] Vu CD, Brown J Jr, Körkkö J, et al. Posterior chorioretinal atrophy and vitreous phenotype in a family with Stickler syndrome from a mutation in the COL2A1 gene. Ophthalmology, 2003, 110 (1): 70-77.

[39] Acke FR, Dhooge IJ, Malfait F, et al. Hearing impairment in Stickler syndrome: a systematic review. Orphanet J Rare Dis, 2012, 7: 84.

[40] Acke FR, Swinnen FK, Malfait F, et al. Auditory phenotype in Stickler syndrome: results of audiometric analysis in 20 patients. Eur Arch Otorhinolaryngol, 2016, 273 (10): 3025-3034.

[41] Admiraal RJ, Brunner HG, Dijkstra TL, et al. Hearing loss in the nonocular Stickler syndrome caused by a COL11A2 mutation. Laryngoscope, 2000, 110 (3 Pt 1): 457-461.

[42] Szymko-Bennett YM, Mastroianni MA, Shotland LI, et al. Auditory dysfunction in Stickler syndrome. Arch Otolaryngol Head Neck Surg, 2001, 127 (9): 1061-1068.

[43] Rose PS, Levy HP, Liberfarb RM, et al. Stickler syndrome: clinical characteristics and diagnostic criteria. Am J Med Genet C Semin Med Genet, 2005, 138a (3): 199-207.

[44] Rose PS, Ahn NU, Levy HP, et al. Thoracolumbar spinal abnormalities in Stickler syndrome. Spine (Phila Pa 1976), 2001, 26 (4): 403-409.

[45] ACMG Board of Directors. Points to consider for informed consent for genome/exome sequencing. Genet Med, 2013, 15 (9): 748-749.

[46] ACMG Board of Directors. Points to consider in the clinical application of genomic sequencing. Genet Med, 2012, 14 (8): 759-761.

[47] Kalia SS, Adelman K, Bale SJ, et al. Recommendations for reporting of secondary findings in clinical exome and genome sequencing, 2016 update (ACMG SF v2.0): a policy statement of the American College of Medical Genetics and Genomics. Genet Med, 2017, 19 (2): 249-255.

[48] Miller DT, Adam MP, Aradhya S, et al. Consensus statement: chromosomal microarray is a first-tier clinical diagnostic test for individuals with developmental disabilities or congenital anomalies. Am J Hum Genet, 2010, 86 (5): 749-764.

[49] South ST, Lee C, Lamb AN, et al. ACMG Standards and Guidelines for constitutional cytogenomic microarray analysis, including postnatal and prenatal applications: revision 2013.Genet Med, 2013, 15 (11): 901-909.

[50] Shashi V, Mcconkie-Rosell A, Rosell B, et al. The utility

of the traditional medical genetics diagnostic evaluation in the context of next-generation sequencing for undiagnosed genetic disorders. Genet Med, 2014, 16 (2): 176-182.

[51] Biesecker LG, Biesecker BB. An approach to pediatric exome and genome sequencing. Curr Opin Pediatr, 2014, 26 (6): 639-645.

[52] Koboldt DC, Steinberg KM, Larson DE, et al. The next-generation sequencing revolution and its impact on genomics. Cell, 2013, 155 (1): 27-38.

[53] Lee MM, Ritter R 3rd; Hirose T, et al. Snowflake vitreoretinal degeneration: follow-up of the original family. Ophthalmology, 2003, 110 (12): 2418-2426.

[54] Morris RE, Parma ES. Stickler Syndrome (SS): Laser Prophylaxis for Retinal Detachment (Modified Ora Secunda Cerclage, OSC/SS). Clin Ophthalmol, 2021, 15: 19-29.

第十八节 转甲状腺素蛋白淀粉样变性多发性神经病

【概述】

转甲状腺素蛋白淀粉样变性多发性神经病（transthyretin amyloid polyneuropathy, ATTR-PN），又称转甲状腺素蛋白相关家族性淀粉样变性多发性神经病（transthyretin familial amyloid polyneuropathy, TTR-FAP），是由编码转甲状腺素蛋白的 TTR 基因致病变异导致的一种罕见的常染色体显性遗传性、以周围神经损害为主的多系统疾病。据估计，全世界的患病人数为 5000～10 000 人，不同国家差异巨大，葡萄牙、巴西、瑞典、日本为该病的高发地区。近年来，我国对该病也有较多报道。本病以周围神经损害为主，同时累及多个系统，感觉运动神经病、自主神经病、心脏损害最为常见，同时可以累及眼、肾、中枢神经系统等[1]。TTR 是一种可溶性的四聚体蛋白，由肝、视网膜色素上皮、睫状体色素上皮以及脉络丛合成，其功能为转运甲状腺素及视黄醇至全身[2]。病理学检查可见转甲状腺素蛋白形成的淀粉样物质沉积在不同组织[1]。眼部损害表现形式多样，严重者可致患者失明。

【临床表现】

1. 玻璃体淀粉样变性

玻璃体淀粉样变性是本病眼部异常的常见表现，由淀粉样物质沉积在玻璃体中所致，可以是本病的首发表现。严重者玻璃体混浊明显，可使屈光间质严重混浊，使患者视力显著下降。玻璃体淀粉样变性的发生率为 12.5%～100%，眼底检查可见玻璃体"羊毛状"混浊。有研究显示，不同基因突变类型发生玻璃体淀粉样变性的比例不同，Tyr114Cis 患者 100% 发生，而 Val30Met 患者有 24% 发生玻璃体淀粉样变性[3-4]。

2. 继发性青光眼

继发性青光眼是本病致盲的主要原因。淀粉样物质存在于房水中，沉积于前房角，使房水排出受阻，导致眼压升高，造成视神经损害，严重者可能致盲。本病发生继发性青光眼的比例为 8%～50%[5-6]。

3. 瞳孔异常

患者瞳孔缘出现淀粉样物质沉积，导致瞳孔不圆，呈花边样改变。瞳孔缘淀粉样物沉积早于青光眼发生，有研究显示，瞳孔缘出现淀粉样物后，平均 2.55±1.43 年发生青光眼[5]。

4. 干眼

由于泪腺自主神经异常或泪腺淀粉样物浸润导致泪膜水液分泌不足，感觉神经病变、副泪腺自主神经功能异常、眨眼减少导致蒸发过强，都可能造成本病患者出现干眼症状。有研究显示，本病患者有 79.5% 患者出现干眼情况[7]。

5. 眼外表现

中枢神经系统症状可出现进行性痴呆、头痛、共济失调、癫痫发作、痉挛性瘫痪、卒中样发作等。心肌淀粉样变可导致传导阻滞、心肌病、心律失常。自主神经病变可导致直立性低血压、尿潴留导致的反复尿路感染、性功能障碍、出汗异常。胃肠道症状可出现腹泻、严重便秘、腹泻和便秘交替。周围感觉神经异常可出现行走困难、肌无力、神经痛的症状[1]。

【辅助检查】

1. 眼部检查

特征性玻璃体混浊，注意患者眼压情况，注意仔细观察瞳孔缘的淀粉样物，有利于青光眼的早期诊断。

2. 玻璃体标本病理检查

刚果红染色可显示淀粉样物质，淀粉样物质在偏光显微镜下为典型的苹果绿。

【诊断】[1]

ATTR-PN 的诊断标准包括以下 3 条。

（1）慢性感觉性神经病和（或）慢性自主神经病，伴或不伴运动性神经病，可同时合并心脏、眼部、肾或中枢神经系统损害，有或无家族史。

（2）病理检查发现组织内淀粉样物质沉积，证实为转甲状腺素蛋白沉积，或基因检查发现 TTR 基因致病变异。

（3）排除其他疾病。

【鉴别诊断】

眼部的鉴别诊断主要需与其他原因引起的玻璃体混浊、陈旧性玻璃体积血、其他原因引起的青光眼相鉴别。特征性玻璃体混浊表现有助于鉴别诊断。注意患者合并的全身情况和家族史，可以帮助鉴别。

【治疗】

（1）对于玻璃体淀粉样变性，玻璃体切除是直接有效的治疗方法，但术后仍有复发可能。有研究显示，69.2% 的患者可能接受第二次玻璃体切除手术治疗[8]。

（2）药物控制不佳的继发性青光眼患者，可行滤过性手术治疗。

（3）干眼症状以人工泪液治疗。

（4）肝移植治疗是 ATTR-PN 的经典治疗方法，可减少变异型转甲状腺素蛋白的合成[1]，延长患者的生存期。但由于眼球内部亦可产生淀粉样物质，因此对于眼部病变效果不明显。有研究显示，肝移植术后的患者，仍有 12.5% 发生玻璃体混浊，8% 发生继发性青光眼，33% 存在晶体前囊淀粉样物沉积，21% 有瞳孔缘皱褶[9]。

（5）氯苯唑酸（Tafamidis）是国家药品监督管理局批准用于 ATTR-PN 的治疗药物，能够稳定转甲状腺素蛋白的四聚体结构，抑制其解离为不稳定单体，减少淀粉样物质形成[1]，但其对眼部病变的控制作用尚不清楚。有研究显示，应用 Tafamidis 治疗后的患者，眼部病变仍可继续进展[10]。

【病例摘要】

患者，男，40 岁，双眼视力下降 4 年。既往史：左眼曾因玻璃体混浊行 2 次玻璃体切除术，间断腹泻 11 年，反复发作呕吐 3 年，反复发作左侧肢体无力 3 年，精神异常 5 个月。查体：双眼角膜中央云翳，左眼黑矇，虹膜大量新生血管。眼底检查可见右眼玻璃体大量白色"羊毛状"混浊。经基因检查明确转甲状腺素蛋白相关淀粉样变性的诊断。病例详细资料见二维码数字资源 6-18。

数字资源 6-18

（朱瑞琳　杨　柳）

【参考文献】

[1] 北京医学会罕见病分会. 转甲状腺素蛋白淀粉样变性多发性神经病的诊治共识. 中华神经科杂志. 2021, 54（8）: 772-778.

[2] 余强, 黄星, 杨主敏, 等. 家族性玻璃体淀粉样变性. 国际眼科纵览, 2018, 42（6）: 401-405.

[3] Martins AC, Rosa AM, Costa E, et al. Ocular manifestations and therapeutic options in patients with familial amyloid polyneuropathy: A systematic review. Biomed Res Int, 2015, 2015（3）: 282405.

[4] Reynolds M, Veverka K, Gertz M, et al. Ocular Manifestations of Familial Transthyretin Amyloidosis. Am J Ophthalmol. 2017, 183: 156-162.

[5] Kimura A, Ando E, Fukushima M, et al. Secondary Glaucoma in Patients With Familial Amyloidotic Polyneuropathy. Arch Ophthalmol. 2003, 121: 351-356.

[6] Dammacco R, Merlini G, Lisch W, et al. Amyloidosis and Ocular Involvement: an Overview. Semin Ophthalmol. 2020, 35（1）: 7-26.

[7] Beirão JM, Malheiro J, Lemos C, et al. Ophthalmological manifestations in hereditary transthyretin（ATTR V30M）carriers: a review of 513 cases. Amyloid, 2015, 22: 117-122.

[8] Beirao N, Matos E, Beirão I, et al. Recurrence of vitreous amyloidosis and need of surgical reintervention in Portuguese patients with familial amyloidosis ATTR V30M. Retina, 2011, 31: 1373-1377.

[9] Sandgren O, Kjellgren D, Suhr OB. Ocular manifestations in liver transplant recipients with familial amyloid polyneuropathy. Acta Ophthalmol, 2008, 86: 520-524.

[10] Casal I, Monteiro S, Beirão JM. Tafamidis in hereditary ATTR amyloidosis—our experience on monitoring the ocular manifestations. Amyloid, 2016, 23(4): 262-263.

第十九节　X连锁视网膜劈裂

【概述】

X连锁视网膜劈裂（X-linked retinoschisis，XLRS）是一种X连锁隐性遗传性视网膜变性，主要表现为神经视网膜劈裂所导致的视力下降，是男性青少年黄斑劈裂的主要原因[1]。XLRS于19世纪被首次报道[2]，并于1913年确定为X连锁遗传疾病[3]。X连锁视网膜劈裂的名称出现于1953年[4]，也称为青少年视网膜劈裂[5]。1998年确定致病基因为 Xp22-XLRS1[6]，自此以后发现了大量失活突变[7]。对由 RS1 编码的视黄醇劈裂素蛋白的研究发现其为一种分泌型蛋白，包含盘状结构域并形成功能性的八聚体。

XLRS患病率为1/(15 000~30 000)[8]，临床表现差异非常大，即使是致病基因 RS1 同样的突变也是如此[9-12]。基因突变类型和疾病严重程度和进展程度之间没有相关性。

【临床表现】

患者一般在学龄时出现双眼视力下降和阅读困难，最早发病年龄为3个月。发病年龄和临床表现之间有相关性，婴儿期发病患者伴有斜视和眼球震颤。

1. 视功能

学龄期发病患者仅有视力差的表现[13]。视力障碍的程度差别也非常大，从0.03到1.0[1,14]。视力下降通常比较缓慢，到40~50岁时视力变得较差[13,15-18]。

2. 黄斑劈裂

黄斑中心凹轮辐状劈裂是XLRS典型的体征，98%~100%患者出现此类体征[14,19-20]。随着年龄增大，劈裂可能逐渐不明显[14]。大约50%的患者出现周边视网膜劈裂，周边视网膜劈裂往往出现在颞下象限，视网膜劈裂位于视网膜的内层，婴儿期劈裂呈现巨大的球形囊腔，随着年龄逐渐退化并在劈裂边界出现色素性限局线[13-14]。劈裂内层视网膜可以出现裂孔，裂孔可以很大[14]，破裂的视网膜菲薄，有可能被认为是玻璃体的膜状物。

3. 玻璃体积血

视网膜血管走行于劈裂的内层，由于内层菲薄缺乏支撑，可以出现玻璃体积血，出现的比例大约为1/3[14,19]。

4. 视网膜脱离

大约20%的患者可以出现视网膜脱离，大部分是由于周边视网膜出现全层裂孔引起的孔源性视网膜脱离。

其他体征包括类似视网膜色素变性的色素沉着，类似线状的视网膜纤维化、视网膜白色斑点，视网膜血管变细或白鞘等。

【辅助检查】

1. 电生理检查

XLRS典型的电生理改变为ERG b波振幅降低，而a波基本正常[19-22]，这种改变被称为负性ERG。这种表现并不是XLRS所独有的，先天性静止性夜盲症的部分患者ERG也会出现这种改变。

2. OCT

OCT对于黄斑中心凹劈裂具有重要的诊断价值，可以发现黄斑区对称性多囊状、花瓣状、轮辐状囊腔。

【诊断】

青少年男性患者、黄斑区中心凹劈裂、ERG b波降低，伴性遗传的家族史可以做出准确的临床诊断，基因检查发现致病基因的突变可确诊。

【鉴别诊断】

1. 黄斑水肿

很多疾病可以出现黄斑水肿的体征，例如视网膜静脉阻塞、糖尿病性视网膜病变、葡萄膜炎、视网膜色素变性等[23]，这些疾病都伴有相应的视网膜、脉络膜的病变可以进行鉴别。

2. 高度近视黄斑劈裂

高度近视黄斑区可以出现视网膜劈裂，但是眼底有豹纹状改变，后极部出现后巩膜葡萄肿，视盘周围萎缩斑可以进行鉴别[24]。

3. 视盘小凹

OCT 上也可以表现为黄斑中心凹的劈裂，但是视盘颞侧边缘可见小的灰白色凹陷可以鉴别[25]。

4. 变性性视网膜劈裂

多见于老年人，单眼发病，视网膜劈裂位于周边部，多为视网膜外层劈裂。ERG 未见异常[26]。

【治疗】

XLRS 目前没有特效的治疗方法。局部或全身应用碳酸酐酶抑制剂可以在一定程度上改善劈裂[27]，对于严重玻璃体积血和视网膜脱离可以考虑手术治疗。

【病例摘要】

患者，男，30 岁，左眼视力差，右眼自幼眼球萎缩。体格检查：视力：右无光感，左 0.15，不能矫正，眼压左 15 mmHg，右眼球萎缩，角膜混浊，大量血管翳，眼内结构窥不见。左眼角膜透明，前房深，瞳孔圆，对光反应灵敏，晶状体透明，视盘边界清，颜色如常，杯盘比 0.3，下方周边视网膜局部色素沉着，可见纱幕状劈裂，黄斑区可见花瓣状囊腔。病例详细资料见二维码数字资源 6-19。

数字资源 6-19

（张世杰）

【参考文献】

[1] Forsius H, Krause U, Helve J, et al. Visual acuity in 183 cases of X-chromosomal retinoschisis. Can J Ophthalmol, 1973, 8（3）：385-393.

[2] Haas J. Ueber das Zusammenvorkommen von Veranderungen der Retina und Choroidea. Arch Augenheilkd, 1898, 37：343-348.

[3] Pagenstecher H. Uebereine unterdemBildeder Natzhauterblosung verlaufende, erbicheErkankungderRetina. Graefes Arch Clin Exp Ophthalmol, 1913, 86：457-462.

[4] Jager GM. A hereditary retinal disease. Trans Ophthalmol Soc UK, 1953, 73：617-619.

[5] Sabates FN. Juvenile retinoschisis. Am J Ophthalmo, l 1966, 62（4）：683-689.

[6] Sauer CG, Gehrig A, Warneke-Wittstock R, et al. Positional cloning of the gene associated with X-linked juvenile retinoschisis. Nat Genet, 1997, 17（2）：164-170.

[7] The Retinoschisis Consortium. Functional implications of the spectrum of mutations found in 234 cases with X-linked juvenile retinoschisis. Hum Mol Genet, 1998, 7（7）：1185-1192.

[8] De La Chappelle A, Alitalo T, Forsius H. X-linked juvenile retinoschisis. Molecular Genet Inherited Eye Disorders. Switzerland：Harwood Academic Publishers, 1994, 339-357.

[9] Eksandh LC, Ponjavic V, Ayyagari R, et al. Phenotypic expression of juvenile X-linked retinoschisis in Swedish families with different mutations in the XLRS1 gene. Arch Ophthalmol, 2000, 118（8）：1098-1104.

[10] Pimenides D, George ND, Yates JR, et al. X-linked retinoschisis：clinical phenotype and RS1 genotype in 86 UK patients. J Med Genet, 2005, 42（6）：e35.

[11] Shinoda K, Ishida S, Oguchi Y, et al. Clinical characteristics of 14 japanese patients with X-linked juvenile retinoschisis associated with XLRS1 mutation. Ophthalmic Genet, 2000, 21（3）：171-180.

[12] Simonelli F, Cennamo G, Ziviello C, et al. Clinical features of X linked juvenile retinoschisis associated with new mutations in the XLRS1 gene in Italian families. Br J Ophthalmol 2003, 87（9）：1130-1134.

[13] George ND, Yates JR, Bradshaw K, et al. Infantile presentation of X linked retinoschisis. Br J Ophthalmol, 1995, 79（7）：653-657.

[14] George ND, Yates JR, Moore AT. Clinical features in affected males with X-linked retinoschisis. Arch Ophthalmol, 1996, 114（3）：274-280.

[15] Forsius H, Krause U, Helve J, et al. Visual acuity in 183 cases of X-chromosomal retinoschisis. Can J Ophthalmol, 1973, 8（3）：385-393.

[16] Gerth C, Zawadzki RJ, Werner JS, et al. Retinal morphological changes of patients with X-linked retinoschisis evaluated by Fourier-domain optical coherence tomography. Arch Ophthalmol, 2008, 126（6）：807-811.

[17] Bastos AL, Freitas BP, Villas Boas O, et al. Use of topical dorzolamide for patients with X-linked juvenile retinoschisis：case report. Arq Bras Oftalmol, 2008, 71

[18] Walia S, Fishman GA, Molday RS, et al. Relation of response to treatment with dorzolamide in X-linked retinoschisis to the mechanism of functional loss in retinoschisin. Am J Ophthalmol, 2009, 147（1）: 111-115.

[19] Deutmann AF. The hereditary dystrophies of the posterior pole of the eye. Assen: Van Gorcum, 1971.

[20] Kellner U, Brummer S, Foerster MH, et al. X-linked congenital retinoschisis. Graefe's Archive Ophthalmol, 1990, 228（5）: 432-437.

[21] Tanino T, Katsumi O, Hirose T. Electrophysiological similarities between two eyes with X-linked retinoschisis. Doc Ophthalmol, 1985, 60（2）: 149-161.

[22] Peachey NS, Fishman GA, Derlacki DJ, et al. Psychophysical and electroretinographic findings in X-linked juvenile retinoschisis. Arch Ophthalmol, 1987, 105（4）: 513-516.

[23] Deutman AF, Pinckers AJ, Aan de Kerk AL. Dominantly inherited cystoid macular edema. Am J Ophthalmol, 1976, 82（4）: 540-548.

[24] Takano M, Kishi S. Foveal retinoschisis and retinal detachment in severely myopic eyes with posterior staphyloma. Am J Ophthalmol, 1999, 128（4）: 472-476.

[25] Hirakata A, Hida T, Ogasawara A, et al. Multilayered retinoschisis associated with optic disc pit. Jpn J Ophthalmol, 2005, 49（5）: 414-416.

[26] Gehrig A, White K, Lorenz B, et al. Assessment of RS1 in X-linked juvenile retinoschisis and sporadic senile retinoschisis. Clin Genet, 1999, 55（6）: 461-465.

[27] Apushkin MA, Fishman GA. Use of dorzolamide for patients with X-linked retinoschisis. Retina, 2006; 26（7）: 741-745.

第二十节　先天性静止性夜盲

【概述】

先天性静止性夜盲（congenital stationary night blindness，CSNB）是一组以非进展性夜盲为特征的遗传性疾病，典型的临床表现包括负性视网膜电图（electroretinogram，ERG）和夜盲，可伴随视力低下、近视及斜视等。该病遗传方式多样，由多种基因突变引起，最常见的类型是X染色体遗传，亦有常染色体隐性及显性遗传。

【临床表现】

CSNB的主要表现首先是非进展性夜盲，即自幼存在的夜盲，但不随年龄的增长而加重。ERG常有特征性表现，主要就诊原因包括视力低下、夜视障碍、近视、眼球震颤和斜视等[1-4]。

大部分先天性静止性夜盲患者眼底无异常表现，但亦有眼底有特征性表现的患者，就眼底表现正常与否可分为眼底表现正常与异常两大类。先天性静止性夜盲不伴眼底异常患者眼底检查未见明显异常，或仅伴有视乳头倾斜等亚临床表现。

先天性静止性夜盲伴眼底异常包括如下两种疾病表现。

1. 白斑眼底（fundus albipunctatus）

白斑眼底患者视力良好，自幼表现夜盲，但无进行性加重表现。眼底检查可见黄斑中心凹外的多个白点。是一种与 *RDH5* 基因突变相关的常染色体隐性遗传病。辅助检查可有眼底自发荧光（fundus autofluo-rescence，FAF）弥漫性降低。光学相干断层成像（optical coherence tomography，OCT）对应白点部位可显示外层视网膜的高反射改变。ERG显示视杆细胞反应检测不到，视锥细胞反应正常。然而，经过长时间的暗适应后，视杆细胞ERG反应可达到正常水平[5-6]。

2. 小口氏病（Oguchi disease）

小口氏病患者自幼视力明显受损，眼底检查：短暂光照后出现特征性的黄色绒毡层光泽或反射，称为水尾现象（Mizuo-Nakamura现象）。暗适应2～3h后这种反射消失。遗传方式为常染色体隐性遗传，由 *SAG* 或 *GRK1* 基因突变所致。有特征的ERG表现：如果暗适应20min后进行暗视ERG，则检测不到视杆反应的a波，但如果将暗适应时间延长至1～2h后，第一次闪光后将产生振幅和时值均正常的a波，对第二次闪光a波的响应将降低[7]。

【辅助检查】

1. 视网膜电图（ERG）

ERG 是诊断这类疾病最主要的手段，根据 ERG 的特征可将 CSNB 分为两种类型[4]。

（1）Schubert-Bornschein 型：1952 年，Schubert 和 Bornschein 首先报告 CSNB 患者暗视白光 ERG 的 a 波正常或接近正常，b 波振幅显著下降低于基线甚至消失，b 波和 a 波的振幅比 < 1，又称为负相波。随着刺激光强度增加，a 波振幅增加而 b 波振幅无变化。该型最常见，大多数常染色体隐性遗传型 CSNB 患者和 X 染色体连锁遗传型 CSNB 患者和个别常染色体显性遗传型 CSNB 患者表现此型。

Schubert-Bornschein 型 ERG：a 波均正常或接近正常，表示感光细胞功能正常；而 b 波消失或下降说明感光细胞与双极细胞之间信号传递异常。根据 b 波受累程度的不同 Schubert-Bornschein 型分为完全型和不完全型：暗视 ERG b 波振幅降低为不完全型，b 波消失为完全型。完全型 Schubert-Bornschein 型患者大部分有夜盲症，通常为中高度近视，不完全型部分患者有夜盲症，屈光不正从近视到远视不等[8]。

在完全型中，视杆细胞 b 波完全消失，30Hz 闪烁光 ERG 上有正常振幅波。视锥细胞 ERG 单次闪光反应 b 波正常或轻度降低；Ops 波形不可辨。

在不完全型中，视杆细胞 b 波可部分记录到。30Hz 闪烁光 ERG 振幅严重降低，并且可见波形双峰，视锥细胞 ERG 单次闪光反应 b 波振幅降低，潜伏期延长。Ops 振幅降低，但波形可辨。

（2）Riggs 型：电生理类似于视杆视锥型视网膜色素变性，表现为暗视白光刺激的 ERG a 波和 b 波振幅均下降，a 波受累较 b 波更为明显，而明视 ERG 基本正常。说明 Riggs 型视杆细胞损害明显，视锥细胞受累不明显。而严重或者晚期的 Riggs 型可表现为熄灭型 ERG，即视锥视杆均明显受累[9]。

2. 基因检测

目前已知 14 个致病基因，其中 X 染色体连锁遗传 2 个，常染色体显性遗传 3 个，常染色体隐性遗传 10 个[10]。

X 连锁 CSNB 主要和 NYX 基因及 CACNA1F 基因突变相关，其中 NYX 基因导致完全型 CSNB，CACNA1F 导致不完全型 CSNB。NYX 突变占 X 连锁 CSNB 病例的 45%，CACNA1F 占 55%。

NYX 基因编码 Nyctalopin 蛋白，主要在光感受器和双极细胞之间的突触连接中起重要作用。目前已经鉴定出 50 多个 NYX 基突变，细胞遗传学定位为 Xp11.4。CACNA1F 基因编码一种跨膜蛋白，作为视网膜特异性 α-1 亚基的电压门控 L 型钙通道发挥作用，它负责调节谷氨酸从光感受器释放到 ON 及 OFF 双极细胞，细胞遗传学定位为 Xp11.23。

常染色体显性遗传相关基因主要有 RHO、PDE6B 和 GNAT1 的突变，常染色体隐性遗传相关基因报道包括 CABP4，GPR179，GRK1，GRM6，LRIT3，RDH5，SAG，SLC24A1，TRPM1 和 GNAT1 等。其中 GNAT1 既有常染色体显性遗传的相关报道[11-13]，又有常染色体隐性遗传的相关病例[14]。这些基因突变的患者表现出 Riggs 型或 Schubert-Bornschein 型 ERG。

【诊断】

CSNB 患者通常有先天性夜盲病史，视力中等程度下降，伴有中度至高度近视、斜视、弱视及眼球震颤等，色觉和视野通常是正常的。当患者表现非进展性夜盲伴眼底无异常改变时，或者发现眼底有特殊表现的眼底白点及 Mizuo-Nakamura 现象，应首先怀疑先天性静止性夜盲的可能性，典型的 ERG 对本病的诊断有特殊意义，而基因检测阳性结果不仅能确诊疾病，更能从遗传角度给予遗传指导。

【鉴别诊断】

1. 婴幼儿眼球震颤类疾病

（1）Leber 先天性黑矇：常染色体隐性遗传病，多种基因致病。出生后较早出现明显的视力下降，主要特征是眼球运动不规则，缺乏光感知和注视，部分患儿表现指眼征。ERG 特征是暗视和明视 ERG 反应显著下降或呈现熄灭型，基因检测有助于明确基因型及分型[15]。

（2）全色盲（achromatopsia）：常染色体隐性遗传模式的视锥细胞功能障碍疾病，包括完全型和不完全型两种类型。不完全型全色盲临床症状较完全型全色盲轻，有部分辨色能力，主要表现为自幼视力差、畏光、眼球震颤、视力下降和色觉异常。完全型全色盲表现 Flynn 现象，即对黑暗产生矛盾的瞳孔收缩。OCT 检查显示黄斑中心视网膜厚度变薄或黄斑中心外层视网膜光带缺失。视网膜电图检查显示视锥细胞反应呈现熄灭型而视杆细胞反应基本正常。相关基因主要包括 CNGA3、CNGB3、GNAT2、PDE6H、PDE6C 和 ATF6[16-17]。

（3）眼部白化病：多为X连锁隐性遗传，亦有常染色体隐性遗传。眼部表现特点：虹膜和视网膜均弥漫性色素脱失，有些会伴随视力低下、眼球震颤、畏光、斜视。与眼皮肤白化病相比，眼白化病无皮肤毛发颜色异常，OCT检查多有中心凹发育不全，ERG正常，无视锥视杆功能受损。最常见的致病基因为 OA1[18-19]。

（4）黄斑中心凹发育不全（fovea hypoplasie）和视神经发育不全（optitic nerve hypoplasia，ONH）：可独立或伴随于先天性虹膜缺损、眼白化病等其他眼遗传病发生，其特征是中央凹发育不足，出现不同程度的视力下降。OCT检查无明显黄斑中心凹结构，外核层至光感受器外节无黄斑中心特有的隆起样改变。表现为双眼自幼视力不佳，眼球轻度震颤，眼底检查黄斑中心凹反光不可见，中心凹无血管区不明显[20-21]。

（5）视神经发育不全（ONH）：眼底特征为小视盘，以视力不同程度受累为特征的非进展性的先天性疾病，可合并有神经系统、内分泌系统的异常[22]。单眼发病者以不明原因弱视就诊，不引起眼球震颤。双眼ONH通常在出生后1～3个月时出现明显眼球震颤[23]。

（6）先天性白内障（congenital cataract，CC）：指出生后一年内发生的晶状体部分或全部混浊，主要原因是基因突变，常染色体显性及隐性遗传、X染色体遗传均可见，致病基因及类型多样，据报道有超过100种基因突变与先天性白内障相关，且具有高度遗传异质性[24]。患儿虽可表现眼球震颤、视力差、斜视及弱视等，但因其典型的白瞳征及晶状体混浊表现使其易于鉴别诊断。

除此之外，还需和特发性运动性眼球震颤及儿童早期颅内肿瘤相鉴别。特发性运动性眼球震颤需排除任何潜在的眼部和神经系统疾病可能性，根据其震颤的典型特征可以确诊[25]。眼球震颤同时也可能成为儿童早期颅内肿瘤的首发表现，因其严重的致残及致死率需引起重视，这类患者常合并嗜睡、呕吐、头围增加、囟门肿胀等眼外表现，需结合CT及MRI检查鉴别[26-27]。

2. 具有负性ERG表现的疾病[28]

负性ERG是指在最大混合反应中由明亮闪光诱发的波形，其a波大于b波，导致b/a比低于1.0的特殊波形，多种原发性遗传性视网膜疾病或继发性疾病可表现此种波形。

（1）X连锁视网膜劈裂：是一种青少年时期男性发病的X染色体隐性遗传视网膜疾病，一般双眼对称发病，自幼视力差，暗适应时间明显延长，可有夜盲、眼球震颤及斜视等表现。OCT具有特征性的黄斑视网膜内层劈裂，黄斑区囊样改变，绝大多数患者表现为负性ERG[29]。

（2）雪花状玻璃体视网膜变性（snowflake vitreoretinal degeneration）：特有的视网膜雪花样改变，主要表现为周边视网膜黄白色的结晶样沉积物，伴有角膜水滴样沉着、早发性白内障、玻璃体纤维变性、视盘苍白、视网膜中央血管位置反转等。ERG检查显示暗适应时间延长和b波明显降低，即可出现负性ERG[30]。

（3）常染色体显性遗传的新生血管炎性玻璃体视网膜病（autosomal dominant neovascular inflammatory vitreoretinopathy）：是一种罕见的遗传病，以葡萄膜炎、视网膜新生血管和视网膜变性为主要特征。患者早期无症状，检查仅有玻璃体细胞和ERG选择性b波丢失。随着病程进展，周边视网膜色素沉着、周边小动脉闭合、锯齿缘周边视网膜新生血管形成或偶见视盘新生血管。最后黄斑囊样水肿、玻璃体积血、牵拉性视网膜脱离和新生血管性青光眼导致严重的视力丧失[31]。

（4）视网膜中央动脉阻塞或缺血性中央静脉阻塞引起的视网膜缺血：亦可表现为负性ERG，多为单眼发病，有典型的视力突然下降病史。视网膜中央动脉阻塞急性期眼底检查可见视盘边界不清，动脉变细，视网膜色白，黄斑樱桃红等，缺血性中央静脉阻塞可见视网膜静脉迂曲扩张，视盘水肿，黄斑水肿，后极部火焰状及片状出血等。陈旧性病例可见视神经萎缩及内层视网膜变薄等特征[32]。

（5）黑色素瘤相关视网膜病变（melanoma associated retinopathy，MAR）：往往在黑色素瘤诊断后数年发病，MAR易发生在男性，临床表现为闪光感、夜盲、轻度周边视野异常，ERG显示明适应相对正常而暗适应b波显著减少或熄灭（负性ERG），震荡电位缺失或降低。眼底表现有视网膜色素上皮出现色素增生和脱失，视网膜小动脉变细，视盘苍白，也有视网膜血管炎以及玻璃体炎。其特征是在某些患者血清中发现抗视网膜抗体的检测结果阳性[33]。

（6）视网膜毒性病变：某些药物及毒物对视网

膜造成毒性损害，亦可引起负性 ERG 的表现，治疗癫痫的药物氨己烯酸（Vigabatrin），治疗疟疾等疾病的奎宁（Quinine），还有误服甲醇及外伤异物造成的眼部铁质沉着，最早的改变均可为负性 ERG，详细询问病史、药物毒药接触史、外伤史有助于做出判断。

（7）维生素 A 缺乏：由于饮食缺乏或消化吸收不良引起，目前多见于消化系统疾病或者胃大部分切除手术后。主诉夜盲、眼部干涩、烧灼感，眼底检查可见视网膜中部存在弥漫黄白色斑点。明适应潜伏期正常，振幅轻度降低，暗适应最大混合反应可表现为负性 ERG，口服维生素 A 治疗后恢复正常[34]。

【治疗】

先天性静止性夜盲目前发展到临床阶段的基因治疗，Scalabrino 等在完全性先天性静止性夜盲小鼠模型中，玻璃体内递送新型 AAV 载体靶向双极细胞表达 nyctalopin，成功恢复视觉功能[35]，提示基因治疗有可能成为未来治疗 CSNB 的有效手段。

1. 遗传指导

对于表现型不明确的患者，二代测序可以从分子遗传学水平有效的对先天性静止性夜盲进行确诊，同时指导优生优育。

2. 对症治疗

对于伴随屈光不正、弱视、眼球震颤及斜视的患者，应对症治疗，给予正确的验光配镜，对于合并远视等形成的弱视可适当配合弱视训练，眼球震颤及斜视可选择在合适的时间给予手术治疗。

【病例摘要】

患儿，男，6 岁，主因"双眼矫正视力不达标"转眼遗传病门诊就诊，无家族史，无近亲结婚史。患儿自幼眼球震颤，4 岁时因学校体检发现双眼视力差，遂就诊于外院，诊断为双眼屈光不正、弱视，戴镜矫正后矫正视力差，矫正视力不达标，未做其他治疗，2 年后就诊于我院。查体：视力，右眼裸眼视力 0.08，最佳矫正视力 0.2（－4.00DS），左眼 0.1，最佳矫正视力 0.15（－4.25DS），眼压右眼 18 mmHg，左眼 18 mmHg，双眼前节未见明显异常，眼底基本正常，视盘稍倾斜，周边眼底豹纹状。双眼 OCT 未见明显异常，双眼 VEP 示 AP100 振幅均减少，LP100 潜伏期均稍延迟。双眼 ERG 结果：暗适应反应熄灭型，最大混合反应负相 ERG，明适应及振荡电位正常，Ops 波形消失。基因检测结果证实为位于 X 染色体的 *NYX* 基因 p.C362Y 纯和（半合子）错义突变。诊断为 X 染色体遗传型先天性静止性夜盲，ERG 分型为完全型的 Schubert-Bornschein 型。病例详细资料见二维码数字资源 6-20。

数字资源 6-20

（张丽娟）

【参考文献】

［1］Tsang SH，Sharma T. Congenital Stationary Night Blindness. Adv Exp Med Biol. 2018，1085：61-64.

［2］睢瑞芳，赵家良. 先天性静止性夜盲. 中华眼科杂志，2006，42（5）：472-475.

［3］李蕙，刘丽英，徐海燕，等. 先天性静止性夜盲患者的临床特征. 中华医学杂志，2012，92（39）：2756-2759.

［4］Miyake Y，Yagasaki K，Horiguchi M，et al. Congenital stationary night blindness with negative electroretinogram. A new classification. Arch Ophthalmol，1986，104（7）：1013-1020.

［5］Marmor MF. Long-term follow-up of the physiologic abnormalities and fundus changes in fundus albipunctatus. Ophthalmology，1990，97（3）：380-384.

［6］Sergouniotis PI，Sohn EH，Li Z，et al. Phenotypic variability in RDH5 retinopathy（Fundus Albipunctatus）. Ophthalmology，2011，118（8）：1661-1670.

［7］Usui T，Tanimoto N，Ueki S，et al. ERG rod a-wave in Oguchi disease. Vision Res，2004，44（5）：535-540.

［8］但汉东，宋秀胜，李家璋，等. Schubert-Bornschein 型先天性静止性夜盲致病的分子机制. 中国实用眼科杂志，2016，34（5）：407-410.

［9］孙晓伟，殷晓贝，李孟达，等. Riggs 型先天性静止性夜盲一例. 中国实用眼科杂志，2014，32（2）：248-249.

［10］Zeitz C，Robson AG，Audo I. Congenital stationary night blindness：an analysis and update of genotype-phenotype correlations and pathogenic mechanisms. Prog Retin Eye Res，2015，45：58-110.

［11］Marmor MF，Zeitz C. Riggs-type dominant congenital stationary night blindness：ERG findings，a new GNAT1 mutation and a systemic association. Doc Ophthalmol, 2018, 137（1）：57-62.

［12］Zeitz C, Méjécase C, Stévenard M, et al. A Novel Heterozygous Missense Mutation in GNAT1 Leads to Autosomal Dominant Riggs Type of Congenital Stationary Night Blindness. Biomed Res Int, 2018, 2018：7694801.

［13］Szabo V, Kreienkamp HJ, Rosenberg T, et al. p.Gln200Glu, a putative constitutively active mutant of rod alpha-transducin（GNAT1）in autosomal dominant congenital stationary night blindness. Hum Mutat, 2007, 28（7）：741-742.

［14］Naeem MA, Chavali VR, Ali S, et al. GNAT1 associated with autosomal recessive congenital stationary night blindness. Invest Ophthalmol Vis Sci, 2012, 53（3）：1353-1361.

［15］Takkar B, Bansal P, Venkatesh P. Leber's Congenital Amaurosis and Gene Therapy. Indian J Pediatr, 2018, 85（3）：237-242.

［16］梁小芳，睢瑞芳，董方田．全色盲遗传学研究进展．中华实验眼科杂志，2015，33（8）：764-767.

［17］Remmer MH, Rastogi N, Ranka MP, et al. Achromatopsia：a review. Curr Opin Ophthalmol, 2015, 26（5）：333-340.

［18］孟丽娜，董晓光，张珊珊．先天性眼白化病一家系．中华眼科杂志，2010，46（8）：754-755.

［19］Kubasch AS, Meurer M. Okulokutaner und okulärer Albinismus［Oculocutaneous and ocular albinism］. Hautarzt, 2017, 68（11）：867-875.

［20］付庆东，刘彩辉．双眼黄斑中心凹发育不全．眼科，2019，28（5）：367.

［21］Nessmann A, Schramm C, Gelisken F. Verdickung oder Hypoplasie der Fovea［Thickening or hypoplasia of the fovea］. Ophthalmologe, 2016, 113（6）：507-510.

［22］黄文龙，闵晓珊，许惠卓，等．单眼视神经发育不全一例并文献回顾．中国斜视与小儿眼科杂志，2018，26（1）：24-26.

［23］Ryabets-Lienhard A, Stewart C, Borchert M, et al. The Optic Nerve Hypoplasia Spectrum：Review of the Literature and Clinical Guidelines. Adv Pediatr, 2016, 63（1）：127-146.

［24］海玥，兰长骏，廖萱．先天性白内障相关晶状体蛋白基因突变的研究进展．国际眼科杂志，2021，21（6）：1017-1020.

［25］Reinecke RD. Costenbader Lecture. Idiopathic infantile nystagmus：diagnosis and treatment. J AAPOS. 1997, 1（2）：67-82.

［26］Liu Y, Abongwa C, Ashwal S, et al. Referral for Ophthalmology Evaluation and Visual Sequelae in Children With Primary Brain Tumors. JAMA Netw Open, 2019, 2（8）：e198273.

［27］Pollack IF. Multidisciplinary management of childhood brain tumors：a review of outcomes, recent advances, and challenges. J Neurosurg Pediatr, 2011, 8（2）：135-148.

［28］Audo I, Robson AG, Holder GE, et al. The negative ERG：clinical phenotypes and disease mechanisms of inner retinal dysfunction. Surv Ophthalmol, 2008, 53（1）：16-40.

［29］毛子清，游志鹏．先天性视网膜劈裂的研究进展．中国实用眼科杂志，2016，34（6）：526-530.

［30］Lee MM, Ritter R 3rd, Hirose T, Vu CD, Edwards AO. Snowflake vitreoretinal degeneration：follow-up of the original family. Ophthalmology, 2003, 110（12）：2418-2426.

［31］Bennett SR, Folk JC, Kimura AE, et al. Autosomal dominant neovascular inflammatory vitreoretinopathy. Ophthalmology, 1990, 97（9）：1125-1136.

［32］黄时洲，吴乐正，罗苔青，等．视网膜电图对视网膜血管阻塞的功能评估．中国实用眼科杂志，2000，18（10）：611-613.

［33］陈玥，姜利斌．自身免疫性视网膜病变的临床特征与研究进展．中华眼底病杂志，2021，37（11）：901-905.

［34］Apushkin MA, Fishman GA. Improvement in visual function and fundus findings for a patient with vitamin A-deficient retinopathy. Retina, 2005, 25（5）：650-652.

［35］Scalabrino ML, Boye SL, Fransen KM, et al. Intravitreal delivery of a novel AAV vector targets ON bipolar cells and restores visual function in a mouse model of complete congenital stationary night blindness. Hum Mol Genet, 2015, 24（21）：6229-6239.

第二十一节 原发性视网膜色素变性

【概述】

原发性视网膜色素变性（retinitis pigmentosa，RP）是一组由基因突变导致的进行性、遗传性、营养不良性视网膜退行性病变，导致不可逆性失明。本病于1916年由Leber首次报道，当时被称为"tapetoretinal degeneration"毯层视网膜变性，之后曾使用过不同的名称，原发性色素性视网膜变性（primary pigmentary retinal degeneration）、色素性视网膜病变（pigmentary retinopathy）、杆锥细胞营养不良（rod-cone dystrophy）等[1]。全球患病率为1/（3000～4000）[2]，RP患病无明显性别差异。流行病学资料显示，不同地区的患病率存在一定的差异，我国为1/（3800～4000）[3-4]，我国北方地区属于高发地区为1/1000[5]。

RP的遗传方式主要有三种[1-2]：常染色体显性遗传（ADRP，30%～40%）、常染色体隐性遗传（ARRP，50%～60%）、X连锁遗传（XLRP，5%～15%），少数病例为非孟德尔遗传模式，如双基因遗传和线粒体遗传[6-7]，已有约100个基因与原发性RP相关，而仍有近一半患者未找到致病基因。相关基因编码的蛋白主要表达在视网膜光感受器和RPE上，干扰视觉周期中维生素A衍生物11-顺式-视黄醛参与的光转导级联反应，最终导致的病理改变主要是视网膜光感受器细胞退行性病变。

典型RP的临床表现包括：夜盲、进行性视野缩小、视力下降、眼底色素性视网膜病变及视网膜电图异常。多数病例在30岁前发病，通常累及双眼，极少数为单眼。视力下降与病程相关，晚期可累及黄斑，视力严重受损，最终失明。常见并发近视眼、白内障及青光眼。

目前尚无明确有效的治疗。近年来，在基因治疗的药物、视网膜假体植入手术等方面已经取得了一定的进展，美国和欧盟有批准上市的产品。针对并发症的治疗，可在一定时间内一定程度上改善患者的生活质量。

RP分为原发性（典型性）及综合征相关型RP。本章节仅介绍原发性RP，与综合征相关的RP详见相应疾病章节。

【临床表现】

由于相关致病基因、突变位点很多，表现型差异很大，RP临床表现存在明显的异质性。

1. 夜盲

RP出现最早、最典型的特征性症状。常起始于儿童或青少年期，可早于眼底病变出现之前数年，大多数30岁之前发病。由于视杆细胞变性、功能异常，导致暗适应受损。病程发展，夜盲逐渐加重，患者在黄昏后或暗光下行动困难。极少数病例病变以累及视锥细胞为主，夜盲出现较晚[8]。

2. 视野损失

周边视野渐进性丧失是RP第二个特征性表现。周边视野受损的出现早于中心视力下降。视野最早受累的以上方、颞上多见，其他象限也有出现。逐渐融合形成环形暗点，从周边向心性缩小，晚期形成管状视野，患者行动严重受限。随病程进展，病变累及黄斑，视力可完全丧失。双眼视野缺损呈明显的对称性[8-10]。总体来说，原发性RP视野进展相对缓慢，发展到管状视野一般经过十几年到几十年。但是也有病例视野在数月内快速恶化的报道[10-11]。

3. 中心视力损害

与周边视野缺损比较，中心视力可在相当长的病程中保持正常。当病变累及黄斑后，常出现黄斑囊样水肿、黄斑前膜、裂孔、萎缩时，中心视力明显下降[12-13]。视力下降与RP类型相关：象限性RP可终身保持良好视力；常染色体显性遗传比隐性遗传、X连锁遗传者，60岁以后可保持更好的视力[8,14-15]。ERG b波振幅大于100 μV是视力预后较好的体征[16]。

4. 其他视功能异常

色觉障碍，当视力低于0.5时，通常会出现色觉异常。如黄斑区视锥细胞受累早，也可以在周边视野相对较好时，早期表现出色觉障碍。部分患者有闪光感，常位于中周部视野相对性/绝对性暗点附近，位置相对固定，可持续存在多年，因视野缺损范围扩大而逐渐消失。发生机制推测与光感受器细胞变性有关[17]。

5. 眼底表现

典型病例双眼病变呈现明显的对称性，RP眼底三联征包括以下三点。

（1）散布黑色素病灶：约93%患者出现，其中约35%为典型的骨细胞样色素沉着，也有斑点状、蜘蛛网样、不规则线条状，常围绕血管或覆盖在视网膜血管上。早期分布在血管弓以外到赤道部，逐渐遍布整个眼底。象限性RP患者的眼底色素沉着可集中在一个区域。

（2）视盘颜色蜡黄：约占65%，病理学研究显示，视神经不同程度萎缩，视盘表面常有胶质增生[8,13]，导致呈现蜡黄色。早期视盘颜色可以正常，盘周可以出现黄白色环形区域称为"金环"，晚期被色素紊乱取代。有学者观察到RP的视盘C/D比正常人小。Edwards等报道117例RP中10%发现视盘玻璃疣，提示与Usher综合征1型相关[18]。

（3）视网膜血管狭窄：约占87%，以动脉变细为主，呈现为普遍的、血管全长一致性狭窄，与炎症性疾病不同，RP的血管变细不表现为局部狭窄、白线状或白鞘。晚期伴有不同程度RPE脱色素和脉络膜毛细血管萎缩，可表现为豹纹状眼底。血管缩窄的病因尚不清楚。有学者认为，血管与迁移的RPE之间的细胞外基质增厚导致了血管变窄[19]。

RP眼底体征缓慢发展，三联征不一定同时出现，最早表现为中、周部视网膜的血管变细及色素紊乱，随病程进展典型病变逐渐显现。

除了RP眼底三联征，患者还可以有以下眼底改变。

黄斑病变：轻症或者RPE典型改变出现前，黄斑区周围可表现为黄色的、有金属样反光的毯样病变区，由此RP也曾被称为"毯层视网膜变性"。大部分病例晚期黄斑受累，以黄斑囊样水肿为主（cystoid macular edema, CME），发生率10%～50%[20-22]。发生机制与血-视网膜屏障破坏、RPE泵功能受损、Müller细胞水肿和功能障碍、抗视网膜抗体以及玻璃体黄斑牵引相关[23-24]。还可以出现黄斑前膜、黄斑萎缩，黄斑裂孔常是由黄斑囊样水肿发展而来。

玻璃体异常：由变性的RPE脱落细小、尘状、色素性颗粒，完全性玻璃体后脱离，棉团样混浊，玻璃体后皮质纤维条索及纺锤形玻璃体浓缩。极少数病例报道，推测玻璃体异常与周边视网膜缺血及新生血管形成有关[25-26]。双眼对称性视网膜血管Coats样改变在三种不同遗传模式的RP中均有报道[27-29]。

6. 屈光不正

RP患者合并近视、散光最为常见[28-30]。其中X连锁RP近视患病率较高。象限性RP多合并远视眼。

7. 白内障

RP最常见前节异常，随年龄增长而发病增加，与基因型相关，常染色体显性遗传患者约为52%，常染色体隐性遗传患者约为39%，X连锁遗传患者约为72%[28,31]。晶状体后囊下混浊最多见，为35%～51%。发生白内障的机制尚不清楚，有研究认为与晶状体营养代谢异常和慢性炎症相关[31-32]。Fujiwara等报道房水闪辉的升高是RP患者形成后囊下混浊的主要危险因素[33]。

8. 青光眼

RP伴发青光眼发生率为2%～12%[34]，欧美以原发性开角型青光眼多见[35]，我国多为闭角型。象限性RP因多为远视眼，易发生闭角型青光眼[36]。Ko等报道382例我国台湾RP患者伴发急性闭角型青光眼的比例是正常人的3.64倍[37]。

【辅助检查】

1. 荧光素眼底血管造影

由于广角眼底照相、自发荧光照相、OCT等无创检查的广泛应用，荧光素眼底血管造影（fundus fluorescein angiography，FFA）检查临床使用有减少的趋势。异常荧光主要与RPE改变和色素性病灶分布部位相关。色素沉着区为遮挡的弱荧光，色素脱失区为透见荧光，RPE功能失代偿区表现为荧光渗漏的轻、中度强荧光。FFA早期，来自脉络膜的背景荧光可以出现多发性、斑片状弱荧光，认为是脉络膜毛细血管变性萎缩所致，可分布于赤道部、周边部；视网膜血管细，可显示充盈迟缓，但无明显管壁染色、渗漏。晚期，广泛荧光渗漏，黄斑水肿呈花瓣样荧光积存[1,8]。

2. 自发荧光照相

眼底自发荧光照相（fundus autofluorescence，FAF）是了解RPE代谢活性的临床检查，通过RPE内可以自发荧光的脂褐素含量揭示其他检查不可见的RPE代谢异常。50%～60%的RP患者存在异常的自发荧光增强的中心凹环或曲线弧，环的直径范围为3°～20°，通常双眼对称[38-41]。此环提示为视网膜功能正常区和异常区的交界，环内黄斑区结构和功能相对正常，自发荧光与健康眼相似[42]。环外则结构和功能均有破坏，OCT显示有外核层变薄和椭圆体带中断[43-44]，研究证实，高荧光环在图形ERG、多焦ERG、微视野检查均有相应视功能异常表现[45-46]。持续性黄斑水肿显示高自发荧光，提示RPE尚有活性[39]。随着时间的推移，高荧光环的直径变小。收缩环的内界通常与视锥细胞功能障碍的进展相一致。视杆细胞的灵敏度损失更为广泛，包括了环内的旁中心凹区。最终，自发荧光环可能散开，这种现象与视力和视敏度的普遍损失相关[47]。

近红外自发荧光照相（near-infrared autofluorescence，NIA）用于显影RPE中的色素[48]，同样表现为高荧光环[49]。NIA与FAF结合，可以更好地理解视网膜细胞受损的差异，NIA显影明显，提示视锥细胞尚有保存，FAF只提示RPE的活性[50]。

3. 视野检查

与病变的起始部位相对应，早期的典型视野损害起始于中周部区域的孤立性暗点，逐渐融合为环形暗点为主，通常从颞下象限开始，逐渐融合成完整的环形暗点。不同类型的视网膜色素变性，也可有中心暗点、不规则暗点。向心性视野缩小和从上到下的弧形发展的视野缺损也有报道。随病变进展，环形暗点可同时向周边和中心发展扩大，但向中心发展相对慢，5°～10°管状视野可以维持较长时间，最终丧失至完全失明。自然病程中，视野平均每年损失4.6%[8, 51]。通常情况下，双眼视野缺损是对称性的，但在X连锁RP女性携带者，双眼视野可存在显著差距[51-52]。

评估中心视野相对新的技术是微视野检查，在整个检查过程中使用了精确的眼睛追踪系统，且通过提供后极部的en face图像实现了结构和功能检测相结合。

4. 电生理检查

电生理检查用于RP诊断、定量评估疾病的严重程度以及监测疾病进展[1, 8, 53]。

（1）视网膜电图（ERG）：用于RP的诊断和分型，早期发现原发性视网膜色素变性的视功能损害。ERG潜伏期延长，振幅进行性降低，最终熄灭。ERG振幅平均每年损失16%～18.5%[54]。根据ERG特点可以划分视网膜色素变性的视功能分型。

杆锥型：暗适应ERG b波振幅严重降低，明适应ERG b波振幅轻度降低，视野30°～50°环形暗点，暗适应视杆细胞终阈值高于3.50 Log单位。

锥杆型：暗适应ERG b波振幅轻度降低，明适应ERG b波振幅严重降低，视野5°～30°环形暗点，暗适应视杆细胞终阈值低于2.00 Log单位。

（2）眼电图（EOG）：用于协助诊断，ERG异常时，多数EOG也异常。两种电生理结果可互补应用。

5. 暗适应

异常的暗适应阈值也是RP的另一个特征。由于RP患者暗适应损害严重，描记暗适应曲线较为困难。早期的视杆细胞终阈值结果，有助于RP的功能分型，杆锥型的在3.50 Log单位以上，锥杆型的在2.00 Log单位以下。晚期视野小于10°，ERG熄灭型，暗适应的视杆细胞阈值显著升高，其结果对于分型无意义[8, 55]。

6. 色觉

早期色觉正常，逐渐出现不同程度的色觉障碍，约1/2～3/4蓝-黄色觉障碍，红绿色觉障碍较少[8]。

7. OCT

OCT检查是诊断黄斑疾病的金标准检查。早期视网膜组织病理学改变常位于黄斑中心凹以外，频域光学相干断层成像（spectral-domain optical coherence tomography，SD-OCT）中显示病变区的视网膜厚度明显降低，外层视网膜结构紊乱，主要表现在嵌合体带、椭圆体带、外界膜和RPE层[56]。RP进展，光感受器细胞外节缩短、脱落，导致外核层厚度减低，外界膜及/或椭圆体带丢失，这些视网膜微结构的改变，与视野、微视野、mfERG、自发荧光照相等检查结果相对应[49, 57-59]。而内层视网膜层则相对良好保存。视力下降与外核层缺乏高反射灶有关[60-61]。黄斑受累，可以出现黄斑水肿、前膜、萎缩、裂孔、玻璃体黄斑牵引综合征等典型的OCT表现[57, 61]。Flynn等报道OCT显示的黄斑区RPE缺失与否，可以作为预测5年内视力下降程度的指标，黄斑正常，5年内视力仅下降1行；黄斑区有"牛眼"或"地图"样萎缩，视力下降3～4行[62-63]。

8. 基因检测

基因检查是诊断、鉴别诊断的金标准，并利于遗传咨询、判定预后和选择治疗策略。迄今已发现近百种RP致病基因，现已鉴定的RP致病基因为87个和7个候选基因与原发性RP相关。但以单个基因致病的发病率低于5%。已知的致病基因只能解释约60%的RP发病，仍有大量基因有待发现[64-66]。

（1）常染色体显性遗传：24个致病基因及1个连锁区域（RP63）。患者中常见的有：①紫红质基因（rhodopsin，RHO），占30%~40%[64]，人类基因突变数据库（the Human Gene Mutation Database，HGMD）统计有161种突变；② Pre-mRNA剪切因子31基因（Pre-mRNA processing factor31，PRPF31），占1%~8%，HGMD统计有65种突变；③ Peripherin2蛋白基因（peripherin2，PRPH2）约占9.6%[67]，HGMD统计有123种突变；④视网膜色素变性基因（retinitis pigmentosa1，RP1），占5%~10%[64-66]，HGMD统计有67种突变。

（2）常染色体隐性遗传：41个致病基因，在患者中发现的比例均较低，相对较高的有：①视网膜色素上皮65基因（retinal pigment epithelium 65，RPE65），占2%，HGMD统计有134种突变。② cGMP磷酸二酯酶β亚基基因（cGMP phosphodiesterase beta subuit，PDE6B），占8%，HGMD统计有39种突变[64]。

（3）X连锁遗传：5%~15%的RP患者以这种方式遗传，已经鉴定的有3个基因为OFD（RP23）、RP2、RPGR及3个连锁区（RP6、RP24、RP34）[64, 68]。

【诊断】

以临床诊断为主，患者有夜盲症状，双眼对称性、进行性视野缺损、眼底典型改变、ERG和暗适应异常，即可临床考虑诊断为视网膜色素变性。不同遗传方式，临床特点存在各自特点：ADRP一般为轻症，发病年龄在20~30岁，也有50岁后发病者，外显率变化较大。因此，对于散发、轻症、年龄较大患者，考虑为常染色体显性遗传。ARRP发病年龄较小，以青少年期为主，病情与ADRP比较重，但个体差异大。XLRP发病者均为男性，具有明确的隔代遗传、无男性到男性的传递、母亲及女儿均为携带者的家族遗传特征，发病年龄早，常10岁前出现症状，发展快、病情严重，多并发高度近视，预后最差[69]。如果非双眼对称、非进行性的眼底色素病灶，或者眼底不典型的色素、无色素改变，需要与下文所述疾病鉴别。由于RP临床表现复杂，发病涉及大量基因突变，随着分子检查技术的普及，基因检测被广泛应用于RP，为明确诊断和鉴别诊断提供依据。

【鉴别诊断】

1. **梅毒性脉络膜视网膜炎**

可以表现为双眼眼底色素紊乱改变，与RP混淆。鉴别：本病夜盲不明显，视野常无RP典型的环形暗点，视盘色淡，但是并非蜡黄色，眼底色素沉着和带黄色的斑点病灶较RP者明显小，眼底及周边常受累严重，ERG b波振幅只是轻度降低，梅毒血清反应阳性。

2. **妊娠期麻疹所致胎儿视网膜病变**

为罕见的幼儿视网膜疾病，与母亲妊娠早期麻疹感染有关。双眼发病，出生后眼底散在点状色素沉着，逐渐发展出现典型的骨细胞样色素斑，ERG低下甚至消失。有时与RP临床鉴别困难，基因检测可以明确诊断。

3. **病毒感染所致热疹后的视网膜色素变性**

有病毒感染病史，常在全身症状出现1周或10天内，双眼视力突然下降，经过一段时间，视力部分好转，但不能恢复原来水平，视野向心性缩小，几周至数年内周边视网膜出血色素沉着，类似原发RP。但色素沉着以点状、圆形、不规则形为主，可以融合成较大片状，不呈RP典型的骨细胞样，且与血管无关联，并可有脉络膜视网膜萎缩的白色片状病灶和脉络膜血管硬化。

【治疗】

虽然目前尚无广泛公认的明确有效的治疗方法，但是，在遗传性视网膜疾病中，针对原发性RP治疗的临床试验最多，主要集中在基因治疗、细胞治疗、药物治疗和手术治疗。2021年，中国眼科遗传联盟、中国眼遗传病诊疗小组、中国医师协会眼科医师分会遗传眼病学组出版了《视网膜色素变性治疗循证指南（2021年）》[2]，总结了近年来针对特定基因突变导致的RP在临床试验在治疗上所取得的进展，为临床实践提供依据，为患者带来了光明的希望。一直以来，临床主要针对RP的并发眼病进行治疗，主要包括白内障、黄斑水肿、青光眼等，可以在一定程度上提高患者视力，改善患者生活质量。

1. **基因治疗**

虽然目前我国尚无已投入临床应用的基因治疗，对于已确定致病基因的RP患者，基因治疗是具有潜力和有效的新手段。基因治疗技术涉及将载体DNA整合到视网膜的特定细胞中[70-71]，RNA干扰

（RNAi）的基因沉默与RP中的基因置换相结合[72-73]，减缓或阻止视网膜病变进展。研究表明，常染色体隐性遗传或X连锁遗传的RP患者对基因治疗更敏感。

2018年美国和欧盟批准上市的第一个基因治疗药物Luxturna®，用于治疗 *RPE65* 突变引起的Leber先天性黑矇和常染色隐性遗传RP。Ⅲ期临床试验结果表明，具有显著疗效（NCT00999609）。

还有多种基因治疗药物仍在进行Ⅰ～Ⅲ期临床试验。主要有：视网膜下腔注射rAAV2-CBSB-hRPE65，针对 *RPE65* 基因突变；视网膜下腔注射rAAV2-VMD2-hMERTK，针对 *MERTK* 基因相关RP（NCT01482195）；视网膜下腔注射AAV-RPGR治疗 *RPGR* 基因相关XLRP（NCT03116113）。另有四项（NCT03316560、NCT03252847、NCT04312672、NCT04671433）针对 *RPGR* 基因突变，两项（NCT02759952、NCT04611503）针对 *PDE6A* 基因突变。以上均为前瞻性、非盲、自身对照临床试验，尚无更高级别证据的RCT研究[2, 69]。

2. 细胞治疗

细胞治疗目前仍处于临床前试验和Ⅰ期临床试验阶段。移植细胞的主要来源包括：胎儿视网膜前体细胞、自体间充质干细胞、胚胎干细胞来源的RPE、人原代RPE、成人视网膜光感受器前体细胞和神经前体细胞[2]。部分临床试验结果显示一些患者有短暂的视力提高。一项最新临床试验成功将自体iPSC衍生的RPE细胞膜片首次移植给晚期新生血管性年龄相关性黄斑变性患者，移植的RPE细胞膜片在视网膜下保持完整25个月，不需免疫抑制治疗，未发生严重的不良事件（例如肿瘤形成和移植物排斥）。这一成功的移植表明，将来可望使用iPSC衍生的RPE或光感受器细胞治疗其他晚期视网膜疾病，包括RP[2, 69]。

3. 视网膜假体植入术

对严重的晚期患者，甚至完全无光感的患者，视网膜假体植入是未来重要的视觉康复手段[74]。基于新型生物材料的视网膜假体芯片研发是研究的核心节点。而假体被植入的位置（视网膜前、视网膜下和脉络膜上腔）是实现这种治疗的技术要点。目前a-AMS、ArgusⅡ、IRISⅡ三款视网膜假体获得美国和欧盟等国际认可的资质。一项使用ArgusⅡ治疗包括29名RP患者在内的Ⅱ期临床试验，结果显示受试者视觉功能改善，包括光栅视力、正方形定位和运动能力得到提升[75-77]。尽管如此，但目前的视网膜假体仍存在眼生理功能和技术上的局限性。

4. 药物治疗

目前缺乏广泛公认明确有效的药物。有限的证据显示叶黄素、枸杞、β胡萝卜素等食品补充剂可能有一定效果，但仍需进一步的随机对照研究证据。关于补充维生素A的疗效结论并不一致。在无明确依据时，不宜推荐患者长期使用[2]。

5. 并发症的治疗

（1）白内障：手术可以在一定时间内改善患者中心视力。人工晶状体选用疏水性丙烯酸酯材料相容性更好[78]。由于晶状体悬韧带受累产生的退行性改变，RP患者易发生晶状体及人工晶状体脱位，术后囊袋收缩综合征、人工晶状体偏位较多。术后建议注意预防光毒性视网膜损伤。

（2）青光眼：治疗原则同原发性青光眼。

（3）黄斑水肿：目前的治疗仍缺乏RCT研究依据。可谨慎选择黄斑区激光治疗（传统格栅样光凝，微脉冲激光），但应警惕视网膜光损伤导致视力进一步下降。口服利尿剂乙酰唑胺、醋甲唑胺和眼局部碳酸酐酶抑制剂，以及近年文献报道玻璃体腔内注射抗VEGF、地塞米松缓释剂[79-80]，可以在短期内缓解水肿、提高视力，无长期治疗意义。

（4）黄斑裂孔：主要继发于慢性黄斑囊样水肿。对Ⅱ期以上裂孔可以进行玻璃体切除术治疗。

【病例摘要】

患者，女性，47岁，主因"双眼进行性夜间视物不清20余年"就诊。既往史及家族史无特殊。查体：双眼矫正视力0.3，双眼眼压17 mmHg，双眼角膜透明，前房深，房闪及浮游物（-），瞳孔圆，晶体透明，双眼视盘边界清晰，颜色偏淡，视网膜血管较细，黄斑区色素紊乱，血管弓外广泛区域视网膜呈灰黄色，并见大量骨细胞样色素改变。OCT检查示双眼RPE层萎缩变薄，视网膜外层萎缩，结构紊乱。FFA检查示双眼视网膜血管细，未见血管渗漏，视网膜广泛透见荧光，伴局灶荧光遮蔽。基因检查：*ZNF408* 基因变异。考虑诊断双眼视网膜色素变性。给予叶黄素补剂治疗，嘱患者定期复查。病例详细资料见二维码数字资源6-21。

数字资源 6-21

(张 婧 李 骏)

【参考文献】

[1] 李凤鸣. 眼科全书. 北京：人民卫生出版社，1996.

[2] 中国眼科遗传联盟，中国眼遗传病诊疗小组，中国医师协会眼科医师分会遗传眼病学组，等. 视网膜色素变性治疗循证指南（2021年）. 眼科，2021，30（4）：249-258.

[3] You QS, Xu L, Wang YX, et al. Prevalence of retinitis pigmentosa in North China: the Beijing eye public health care project. Acta Ophthalmologica, 2013, 91 (6): e499-e500.

[4] Hu DN. Genetic aspects of retinitis pigmentosa in China. Am J Med Genet, 1982, 12 (1): 51-56.

[5] Xu L, Hu L, Ma K, et al. Prevalence of retinitis pigmentosa in urban and rural adult Chinese: The Beijing Eye Study. Eur J Ophthalmol, 2006, 16 (6): 865-866.

[6] Hartong DT, Berson EL, Dryja TP. Retinitis pigmentosa. Lancet. 2006;368 (9549): 1795-1809.

[7] 高凤娟，张圣海，胡方圆，等. 视网膜色素变性的致病基因研究进展. 中华眼底病杂志，2018，34（6）：605-608.

[8] 张承芬. 眼底病学. 北京：人民卫生出版社，2020.

[9] Massof R, Benzschawel T, Emmel T, et al. The spread of retinal degeneration in retinitis pigmentosa. Invest Ophthalmol Vis Sci, 1984, 25 (ARVO Suppl 3): 196.

[10] Massof RW, Finkelstein D. A two-stage hypothesis for the natural course of retinitis pigmentosa. Adv Biosci, 1987, 62: 29-58.

[11] Massof RW. Subclassifications of retinitis pigmentosa from two-color scotopic static perimetry. Doc Ophthalmol Proc Ser, 1981, 26: 219-225.

[12] Grover S, Fishman GA, Anderson RJ, et al. Visual acuity impairment in patients with retinitis pigmentosa at age 45 years or older. Ophthalmology, 1999, 106 (9): 1780-1785.

[13] Hansen RI, Friedman AH, Gartner S, et al. The association of retinitis pigmentosa with preretinal macular gliosis. Br J Ophthalmol, 1977, 61 (9): 597-600.

[14] Fishman GA. Retinitis pigmentosa: visual loss. Arch Ophthal, 1978, 96 (7): 1185-1188.

[15] Jay B, Bird A. X-linked retinitis pigmentosa. Trans Am Acad Ophthalmol Otolaryngol, 1973, 77 (5): 641-651.

[16] Marmor MF. The electroretinogram in retinitis pigmentosa. Arch Ophthal, 1979, 97 (7): 1300-1304.

[17] Heckenlively JR, Yoser SL, Friedman LH, et al. Clinical findings and common symptoms in retinitis pigmentosa. Am J Ophthalmol, 1988, 105 (5): 504-511.

[18] Edwards AL, Grover S, Fishman GA. Frequency of photographically apparent optic disc and parapapillary nerve fiber layer drusen in Usher syndrome. Retina, 1996, 16 (5): 388-392.

[19] Schuerch K, Marsiglia M, Lee W, et al. Multimodal imaging of disease-associated pigmentary changes in retinitis pigmentosa. Retina (Philadelphia, Pa.), 2016, 36 (Suppl 1): S147-S158.

[20] Liew G, Strong S, Bradley P, et al. Prevalence of cystoid macular oedema, epiretinal membrane and cataract in retinitis pigmentosa. Br J Ophthalmol, 2019, 103 (8): 1163-1166.

[21] Witkin AJ, Ko TH, Fujimoto JG, et al. Ultra-high Resolution Optical Coherence Tomography Assessment of Photoreceptors in Retinitis Pigmentosa and Related Diseases. Am J Ophthalmol, 2006, 142 (6): 945-952.

[22] Strong S, Liew G, Michaelides M, et al. Retinitis pigmentosa-associated cystoid macular oedema: pathogenesis and avenues of intervention. Br J Ophthalmol, 2017, 101 (1): bjophthalmol-2016-309376.

[23] 徐张幸，彭晓燕. 原发性视网膜色素变性继发黄斑囊样水肿的治疗进展. 中华眼科医学杂志（电子版），2014，4（1）：43-45.

[24] Khan JA, Ide CH, Strickland MP. Coats'-type retinitis pigmentosa. Surv Ophthalmol, 1988, 32 (5): 317-332.

[25] Van Den Born LI, Van Soest S, Van Schooneveld MJ, et al. Autosomal recessive retinitis pigmentosa with preserved para-arteriolar retinal pigment epithelium. Am J Ophthalmol, 1994, 118 (4): 430-439.

[26] Demirci F, Rigatti BW, Mah TS, et al. A Novel RPGR Exon ORF15 Mutation in a Family With X-linked Retinitis Pigmentosa and Coats'-like Exudative Vasculopathy. Am J Ophthalmol, 2006, 141 (1): 208-210.

[27] Berson EL, Rosner B, Simonoff E, et al. Risk factors for genetic typing and detection in retinitis pigmentosa. Am J Ophthalmol, 1980, 89 (6): 763-775.

[28] 王芳. 原发性视网膜色素变性伴发青光眼的研究进展. 中华灾害救援医学，2015，3（8）：468-471.

[29] 夏小平，赵丽娜，朱鹏宇，等. 视网膜色素变性合并近视家系的临床及遗传学研究. 眼科新进展，2009，29（7）：528-530.

[30] Heckenlively J. The Frequency of Posterior Subcapsular

Cataract in the Hereditary Retinal Degenerations. Am J Ophthalmol, 1982, 93 (6): 733-738.

[31] Weleber RG. Retinitis Pigmentosa and Allied Disorder. Philadelphia: Elsevier Mosby, 2006.

[32] Funatsu J, Fujiwara K, Ikeda Y, et al. Risk factors for Posterior Subcapsular Cataract in Retinitis Pigmentosa. Invest Ophthalmol Vis Sci, 2017, 58 (5): 2534-2537.

[33] 李美玉. 青光眼学. 北京: 人民卫生出版社, 2004.

[34] Franceschetti A, François J, Babel J. Glaucoma. In: Franceschetti A, François J, Babel J, editors. Chorioretinal heredodegenera- tions. Springfield, IL: Charles C Thomas; 1974.p. 851-852.

[35] Omphroy CA. Sector Retinitis Pigmentosa and Chronic Angle-Closure Glaucoma: A New Association. Ophthalmologica, 1984, 189 (1-2): 12-20.

[36] Ko YC, Liu CJ, Hwang DK, et al. Increased risk of acute angle closure in retinitis pigmentosa: a population-based case-control study. Plos One, 2014, 9 (9): e107660.

[37] Lorenz B, Wabbels B, Wegscheider E, et al. Lack of fundus autofluorescence to 488 nanometers from childhood on in patients with early-onset severe retinal dystrophy associated with mutations in RPE65.Ophthalmology, 2004, 111 (8): 1585-1594.

[38] Robson AG, El-Amir A, Bailey C, et al. Pattern ERG correlates of abnormal fundus autofluorescence in patients with retinitis pigmentosa and normal visual acuity. Invest Ophthalmol Vis Sci, 2003, 44 (8): 3544-3550.

[39] Popovi P, Jarc-Vidmar M, Hawlina M, et al. Abnormal fundus autofluorescence in relation to retinal function in patients with retinitis pigmentosa. Graefes Arch Clin Exp Ophthalmol, 2005, 243 (10): 1018-1027.

[40] Robson AG, Saihan Z, Jenkins SA, et al. Functional characterisation and serial imaging of abnormal fundus autofluorescence in patients with retinitis pigmentosa and normal visual acuity. BMJ, 2006, 90 (4): 472-479.

[41] Schuerch K, Woods RL, Lee W, et al. Quantifying Fundus Autofluorescence in Patients With Retinitis Pigmentosa. Invest Ophthalmol Vis Sci, 2017, 58 (3): 1843-1855.

[42] Robson AG, Tufail A, Fitzke F, et al. Serial imaging and structure-function correlates of high-density rings of fundus autofluorescence in retinitis pigmentosa. Retina, 2011, 31 (8): 1670-1679.

[43] Lima LH, Cella W, Greenstein VC, et al. Structural assessment of hyperautofluorescent ring in patients with retinitis pigmentosa. Retina, 2009, 29 (7): 1025.

[44] Robson AG, Michaelides M, Saihan Z, et al. Functional characteristics of patients with retinal dystrophy that manifest abnormal parafoveal annuli of high density fundus autofluorescence; a review and update. Doc Ophthalmol, 2008, 116 (2): 79-89.

[45] Fleckenstein M, Charbel Issa P, Fuchs H, et al. Discrete arcs of increased fundus autofluorescence in retinal dystrophies and functional correlate on microperimetry. Eye, 2009, 23 (3): 567-575.

[46] Robson AG, Lenassi E, Saihan Z, et al. Comparison of fundus autofluorescence with photopic and scotopic fine matrix mapping in patients with retinitis pigmentosa: 4-to 8-year follow-up. Invest Ophthalmol Vis Sci, 2012, 53 (10): 6187-6195.

[47] Aleman TS, Cideciyan AV, Sumaroka A, et al. Retinal laminar architecture in human retinitis pigmentosa caused by Rhodopsin gene mutations. Invest Ophthalmol Vis Sci, 2008, 49 (4): 1580-1590.

[48] Kellner U, Kellner S, Weber BHF, et al. Lipofuscin- and melanin-related fundus autofluorescence visualize different retinal pigment epithelial alterations in patients with retinitis pigmentosa. Eye, 2009, 23 (6): 1349.

[49] Witkin AJ, Ko TH, Fujimoto JG, et al. Ultra-high Resolution Optical Coherence Tomography Assessment of Photoreceptors in Retinitis Pigmentosa and Related Diseases. Am J Ophthalmol, 2006, 142 (6): 945-952.

[50] Massof R, Benzschawel T, Emmel T, et al. The spread of retinal degeneration in retinitis pigmentosa. Invest Ophthalmol Vis Sci, 1984, 25 (ARVO Suppl 3): 196.

[51] Massof RW, Finkelstein D. A two-stage hypothesis for the natural course of retinitis pigmentosa. Adv Biosci, 1987, 62: 29-58.

[52] Mcculloch DL, Marmor MF, Brigell MG, et al. ISCEV Standard for full-field clinical electroretinography (2015 update). Doc Ophthalmol, 2015, 130 (1): 1-12.

[53] Berson EL, Sandberg MA, Rosner B, et al. Natural course of retinitis pigmentosa over a three-year interval. Am J Ophthalmol, 1985, 99 (3): 240-248.

[54] Rabin J, Houser B, Talbert C, et al. Measurement of dark adaptometry during ISCEV standard flash electroretinography. Doc Ophthalmol, 2017, 135 (3): 195-208.

[55] Liu G, Liu X, Li H, et al. Optical coherence tomographic analysis of retina in retinitis pigmentosa patients. Ophthalmic Res, 2016, 56 (3): 111-122.

[56] Hood DC, Ramachandran R, Holopigian K, et al. Method for deriving visual field boundaries from OCT scans of patients with retinitis pigmentosa. Biomed Opt Express, 2011, 2 (5): 1106-1114.

[57] Wolsley CJ, Silvestri G, O'Neill J, et al. The association between multifocal electroretinograms and OCT retinal thickness in retinitis pigmentosa patients with good visual

acuity. Eye, 2009, 23 (7): 1524-1531.

[58] Hajali M, Fishman G, Anderson R, et al. The prevalence of cystoid macular oedema in retinitis pigmentosa patients determined by optical coherence tomography. Br J Ophthalmol, 2008, 92 (8): 1065-1068.

[59] Lupo S, Grenga PL, Vingolo EM, et al. Fourier-Domain Optical Coherence Tomography and Microperimetry Findings in Retinitis Pigmentosa. Am J Ophthalmol, 2011, 151 (1): 106-111.

[60] Kuroda M, Hirami Y, Hata M, et al. Intraretinal hyperreflective foci on spectral-domain optical coherence tomographic images of patients with retinitis pigmentosa. Clin Ophthalmol, 2014, 435-440.

[61] Hood DC, Lin CE, Lazow MA, et al. Thickness of receptor and post-receptor retinal layers in patients with retinitis pigmentosa measured with frequency-domain optical coherence tomography. Invest Ophthalmol Vis Sci, 2009, 50 (5): 2328-2336.

[62] Flynn MF, Fishman GA, Anderson RJ, et al. Retrospective longitudinal study of visual acuity change in patients with retinitis pigmentosa. Retina, 2001, 21 (6): 639-646.

[63] Ferrari S, Di Iorio E, Barbaro V, et al. Retinitis pigmentosa: genes and disease mechanisms. Curr Genomics, 2011, 12 (4): 238-249.

[64] Wright AF, Chakarova CF, El-Aziz MMA, et al. Photoreceptor degeneration: genetic and mechanistic dissection of a complex trait. Nat Rev Genet, 2010, 11 (4): 273-284.

[65] Berger W, Kloeckener-Gruissem B, Neidhardt J, et al. The molecular basis of human retinal and vitreoretinal diseases. Prog Retin Eye Res, 2010, 29 (5): 335-375.

[66] Dryja TP, Hahn LB, Kajiwara K, et al. Dominant and digenic mutations in the peripherin/RDS and ROM1 genes in retinitis pigmentosa. Invest Ophthalmol Vis Sci, 1997, 38 (10): 1972-1982.

[67] Veltel S, Wittinghofer A. RPGR and RP2: targets for the treatment of X-linked retinitis pigmentosa. Expert Opin Ther Targets, 2009, 13 (10): 1239-1251.

[68] 马翔. 视网膜色素变性的诊断及治疗新策略. 大连医科大学学报, 2018, 40 (2): 97-101.

[69] Conlon TJ, Deng WT, Erger K, et al. Preclinical potency and safety studies of an AAV2-mediated gene therapy vector for the treatment of MERTK associated retinitis pigmentosa. Hum Gene Ther Clin Dev, 2013, 24 (1): 23-28.

[70] Dinculescu A, Min SH, Deng WT, et al. Gene Therapy in the Rd6 Mouse Model of Retinal Degeneration. Adv Exp Med Biol, 2014, 801: 711-718.

[71] Mao H, Gorbatyuk MS, Rossmiller B, et al. Long-Term Rescue of Retinal Structure and Function by Rhodopsin RNA Replacement with a Single Adeno-Associated Viral Vector in P23H RHO Transgenic Mice. Hum Gene Ther, 2012, 23 (4): 356.

[72] Millington-Ward S, Chadderton N, O'reilly M, et al.. Suppression and Replacement Gene Therapy for Autosomal Dominant Disease in a Murine Model of Dominant Retinitis Pigmentosa. Mol Ther, 2011, 19 (4): 642-649.

[73] Yanai D, Weiland JD, Mahadevappa M, et al.. Visual performance using a retinal prosthesis in three subjects with retinitis pigmentosa. Am J Ophthalmol, 2007, 143 (5): 820-827.e2.

[74] Ho AC, Humayun MS, Dorn JD, et al. Long-term results from an epiretinal prosthesis to restore sight to the blind. Ophthalmology, 2015, 122 (8): 1547-1554.

[75] Geruschat DR, Richards TP, Arditi A, et al. An analysis of observer-rated functional vision in patients implanted with the Argus II Retinal Prosthesis System at three years. Clin Exp Optom, 2016, 99 (3): 227-232.

[76] Delyfer MN, Gaucher D, Mohand-Saïd S, et al. Improved performance and safety from Argus II retinal prosthesis post-approval study in France. Acta Ophthalmologica, 2021, 99 (7): e1212-e1221.

[77] Yan Q, Perdue N, Sage EH, et al. Differential responses of human lens epithelial cells to intraocular lenses in vitro: hydrophobic acrylic versus PMMA or silicone discs. Graefes Arch Clin Exp Ophthalmol, 2005, 243 (12): 1253-1262.

[78] Mansour AM, Sheheitli H, Kucukerdonmez C, et al. Intravitreal dexamethasone implant in retinitis pigmentosa-related cystoid macular edema. Retina, 2018, 38 (2): 416-423.

[79] Liew G, Moore AT, Webster AR, et al. Efficacy and prognostic factors of response to carbonic anhydrase inhibitors in management of cystoid macular edema in retinitis pigmentosa. Invest Ophthalmol Vis Sci, 2015, 56 (3): 1531-1536.

第二十二节 Usher 综合征

【概述】

Usher综合征（Usher syndrome，USH），又称作先天性耳聋视网膜色素变性综合征[1]，由苏格兰眼科医生 Charles Usher 命名[2]，是一组常染色体隐性遗传疾病。其特点是视网膜色素变性伴双侧感音神经性耳聋，部分患者可伴有前庭功能障碍[3]。Usher综合征的发病率为1/（6000～25000），据统计有14%的视网膜色素变性是与Usher综合征相关的[4]，约占遗传性聋哑人的50%[5]。根据发病年龄、听力受损的严重程度、视网膜病变的严重程度，以及是否伴有前庭功能障碍，Usher综合征分为三个亚型。Usher综合征1型（USH1）以先天性重度耳聋、早发性夜盲和前庭功能异常为特征。Usher综合征2型（USH2）以先天性中-重度非进行性耳聋、无前庭功能障碍为特征，患者通常在20～30岁出现视网膜色素变性。Usher综合征3型（USH3）的患者表现为语言能力形成后出现进行性的听力损害，视网膜色素变性的发病年龄和前庭功能受累程度不尽相同[5-6]。三种亚型中，USH2是最常见的类型，占所有Usher综合征患者的56%～75%[3]，而USH1是最严重的类型，占所有Usher综合征患者的33%～44%，此外一些Usher综合征患者表现出表型变异，并不能被归类为这三种亚型中，称为非典型Usher综合征[5]。

Usher综合征具有遗传异质性，目前认为有13个基因与Usher综合征相关。USH1的致病基因包括 CDH23、CIB2、MYO7A、PCDH15、USH1C 和 USH1G，其中最常见的是 MYO7A 基因突变，占USH1患者的15%～53.2%[5]。MYO7A 位于11q13.5染色体，包含外显子49个，编码氨基酸2215个，MYO7A基因编码产生肌球蛋白Ⅶa，该蛋白主要存在于视网膜色素上皮细胞的顶端，负责参与视网膜色素上皮细胞的色素移行以及转运视蛋白连接纤毛等[1,6]。USH2的致病基因包括 USH2A、GPR98 和 DFNB31，USH2A 是该亚型的主要致病基因，超过60%的USH2患者是由 USH2A 基因突变导致的[5]。USH2A 位于染色体1q41，包含外显子72个，编码氨基酸5202个，USH2A 编码的蛋白是细胞外间质、基底膜组织和黏附分子家族的重要成员[1,6]。CLRN1 是USH3的致病基因，包含外显子3个，编码氨基酸232个[1]。ABHD12、CEP250 和 HARS 基因的突变是导致非典型Usher综合征的常见原因[5]。

在中国比较常见的突变基因包括USH基因（ABHD12、CDH23、GPR98、MYO7A、PCDH15、USH1C 和 USH2A），非综合征性耳聋基因（MYO15A）和视网膜变性基因（CHM、CNGA1、EYS、PDE6B 和 TULP1）。在我国60%的USH1是由 MYOA7 突变引起的；67.7%的USH2是由 USH2A 基因突变引起的，其中以 c.8559-2A＞G 突变最为常见，占已鉴定 USH2A 等位基因的19.1%[5]。

【临床表现】

患者有感音神经性耳聋，可伴有前庭功能障碍的症状如步态不稳、眩晕等。

眼部症状主要包括：夜盲、进行性视力下降和周边视野缺损[7]，视野逐渐向心性缩小，最终成为管状视野或全盲。患者会出现色觉识别能力的下降[4]。USH1患者眼部症状出现的时间比USH2患者要早，视网膜病变进展更快。有研究者比较了 MYO7I 与 USH2A 基因突变导致的USH1和USH2表型特点的差异，发现携带 MYO7A 基因突变的患者比携带 USH2A 基因突变的患者发生听力和视力损害的年龄要小，视力和视野下降的速度更快，前者比后者平均提前15年达到法定盲[8]。

由于视力和听力的共同丧失，患者与外界有交流障碍，还可能存在不同程度的精神异常。患者可能存在工作学习困难、行动困难、跌倒、社交困难、焦虑、恐惧等，不愿与人探讨自己的疾病，这在USH1患者更为常见[9]。

眼部查体眼底可以看到异常的视网膜色素沉着，中周部视网膜呈椒盐状，可见骨细胞样的色素沉着，视网膜色素改变始于赤道部，逐渐向眼底周边及中央扩展。其他体征包括视网膜血管变细，视盘呈蜡黄色或视盘苍白[7,10-13]。相对于USH2，USH1患者的视网膜色素变性和夜盲发生的更早，视网膜色素变性的严重程度更高，中心凹受累的概率更高[4]。另外许多患者可以合并黄斑囊样水肿[7]。也有研究认为Usher综合征，尤其是USH2与Fuchs虹膜异色性虹膜睫状体炎相关。可能是由于这类患者对眼部抗原的自身免疫反应导致了眼部炎症的风险增加[14]。

【辅助检查】

视野检查：表现为周边视野缺失，早期视野环形缺损，向心性缩小，晚期呈管状视野[13, 15]，USH1患者较USH2患者视野损害的发展速度会更快[16]。

视网膜电图：视网膜电图（electroretinogram，ERG）显示双眼视锥和视杆反应明显降低，明视ERG、暗视ERG和最大暗视ERG的a波和b波振幅均显著降低[15]，甚至出现a、b波熄灭型[13]。

自发荧光检查（fundus autofluorescence，FAF）：许多研究发现Usher综合征患者FAF表现为中周部网膜弱荧光区[10-11]，伴有黄斑中心凹旁环形强荧光[11, 15]。Lenassi E等对MYO7A突变的USH1型患者进行FAF检查分析，发现FAF主要表现为3种类型：第一种类型的特征为中心凹自发荧光相对保留，中心凹周围出现环形的高自发荧光环；第二种类型的特征为黄斑区明显信号增强，无明显的高自发荧光环；第三种类型的特征为广泛的低自发荧光。作者也对三种类型FAF图像的患者进行了相应的光学相干断层成像（optical coherence tomography，OCT）检查，对于第一类患者，在高自发荧光环内，尚可以看到椭圆体带，而在环上椭圆体带中断，在环外椭圆体带消失；对于第二种类型，OCT上可以看到椭圆体带广泛的破坏和缺失；对于第三种类型严重的低自发荧光，OCT上表现为视网膜色素上皮/Bruch膜变薄以及光感受器细胞核变薄[17]。Mustafic N等通过广角自发荧光对Usher综合征患者进行检查，将Usher综合征的FAF特点分为四种类型：①年轮样改变，表现为血管弓周围出现环形的异常结构；②颗粒样改变：在眼底周边部出现斑点状病灶；③骨细胞样改变：主要变现为骨细胞样的色素改变；④斑片样改变：眼底呈现斑片状的均匀分布的低自发荧光，这类患者往往视力较差[7]。

OCT：OCT检查可以表现为外层视网膜的结构的破坏，包括椭圆体带的破坏、缺失[7, 11-12]，外核层的萎缩[10-11]和视网膜色素上皮粗糙变薄[13]。椭圆体带的完整性与视功能是明显相关的[7]。OCT检查中发现黄斑异常的比例是很高的，19%的患者可以发现有黄斑前膜，15.7%的患者可以发现黄斑囊样水肿。对于USH1患者发现黄斑水肿的概率比USH2型患者和其他非综合征性视网膜色素变性患者要高很多[18]。Mustafic N等的研究发现47.2%的Usher综合征患者中可以通过OCT检查发现黄斑囊样水肿，但是黄斑水肿与患者的最佳矫正视力之间没有明显的相关性，说明患者的视力并不取决于黄斑水肿[7]，主要还是取决于光感受器细胞的破坏。

光学相干断层扫描血管成像：可以观察到黄斑无血管区面积扩大，黄斑区视网膜血管密度降低[11]。

其他眼科检查：有研究显示通过分光探测器自适应光学扫描光学检眼镜检查，可以在OCT上还没有观察到椭圆体带破坏之前，就发现黄斑中心凹和中心凹旁的视锥细胞密度降低[19]，黄斑局部ERG也可以在其他能够反应视锥功能的指标出现异常之前就发现视锥功能下降[3]，因此该两项检查可能是观察Usher综合征患者黄斑区形态和功能受损的更敏感的指标。

对患者及其亲属进行基因检查，可以发现Usher综合征相关的突变基因。另外还有研究发现Usher综合征患者血清钙离子浓度和钾离子浓度显著升高，这种异常可能也与Usher综合征的发病有关[20]。

【诊断】

根据感音性耳聋及前庭功能障碍的特点（USH1：先天性重度感音神经性耳聋，前庭反应消失；USH2：先天性中-重度感音神经性耳聋，前庭反应正常；USH3：进行性感音神经性耳聋），以及伴有视网膜色素变性，应考虑Usher综合征。患者可进行视力、听力、视野、ERG、FAF、OCT、前庭功能等检查，基因检查发现与Usher综合征相关的基因突变可以诊断。

【鉴别诊断】

需要与其他可以引起视网膜异常及耳聋的疾病鉴别，如Alstrom综合征、Kearns-Sayre综合征、Stickler综合征、Cockayne综合征、Hallgren综合征等以及先天性风疹病毒、巨细胞病毒感染导致的聋盲。

【治疗】

对于感音性耳聋可以通过植入人工耳蜗进行治疗，在年龄较小的时候植入人工耳蜗可以在一定程度上改善听力，使患者的口头交流得到改善。但是如果在9岁以后植入则效果不太理想[1]。Argus(®)Ⅱ视网膜假体系统是一种植入在眼底的人工视网膜装置,通过对视网膜的电刺激,增强盲人的视觉感知,不仅可以提高视网膜色素变性患者的视力,还可以增加他们的空间知觉。对于听力丧失的Usher综合征患者,手语是他们沟通的重要方式,而视力的丧失导致患者很难用视觉感知手语,他们需要通过触摸对方的手来感受手部动作。研究显示人工视网膜假体的植入可以使Usher综合征患者视力得到一定的改善,虽然比较有限,但可以使得患者在日常交流中不需要过多地依赖手接触,这对于患者生活质量的提高是非常重要的[21]。

通过病毒载体将基因导入目标视网膜细胞进行基因替代治疗也是目前研究的热点。目前已有学者通过病毒载体将可以表达MYO7A基因的病毒注射到MYO7A基因缺陷小鼠视网膜下来进行治疗,注射后小鼠视网膜光感受器细胞损伤明显减少[22]。还有研究显示通过腺病毒将基因转导到突变小鼠体内,可以重建内耳缺陷的蛋白表达,提高小鼠听阈,恢复小鼠平衡性[23],这些进展有望对视网膜色素变性和耳蜗前庭功能异常的基因治疗带来新的曙光。

另外由于Usher综合征患者视力和听力双重障碍,患者与外界的交流受限,往往会出现精神心理问题,例如焦虑、抑郁、社交恐惧等。因此对于Usher综合征患者及其父母进行更多的心理康复支持也是非常重要的[1]。

【病例摘要】

患儿,女,6岁,自幼听力差,基因检查发现异常,行眼底筛查。眼科查体:矫正视力:右眼0.7,左眼0.6;眼压:右眼17 mmHg,左眼18 mmHg;双角膜透明,前房(-),瞳孔圆,晶体透明;眼底:双眼视盘边色可,视网膜呈椒盐状改变。自发荧光:黄斑中心凹旁环形强荧光,血管弓以外可见斑片状均匀分布的低自发荧光。OCT检查:在高自发荧光环的部位可见外层视网膜结构变薄,外核层萎缩,椭圆体带缺失,视网膜色素上皮粗糙。基因检查发现PCDH15基因复合杂合突变。诊断:①Usher综合征1型;②双眼视网膜色素变性;③双耳感音神经性耳聋。病例详细资料见二维码数字资源6-22。

数字资源6-22

(张文博)

【参考文献】

[1] 宋立,刘洋. Usher综合征的遗传学及治疗研究进展. 山东医药,2019,59(18):95-98.

[2] Usher C. On the inheritance of retinitis pigmentosa with notes of cases. Ophthalmol Hosp Rev,1914,19:130-236.

[3] Galli-Resta L,Placidi G,Campagna F,et al. Central Retina Functional Damage in Usher Syndrome Type 2:22 Years of Focal Macular ERG Analysis in a Patient Population From Central and Southern Italy. Invest Ophthalmol Vis Sci,2018,59(10):3827-3835.

[4] Kurtenbach A,Hahn G,Kernstock C,et al. Usher Syndrome and Color Vision. Curr Eye Res,2018,43(10):1295-1301.

[5] Sun T,Xu K,Ren Y,et al. Comprehensive Molecular Screening in Chinese Usher Syndrome Patients. Invest Ophthalmol Vis Sci,2018,59(3):1229-1237.

[6] 高锦展,马翔. Usher综合征基因及其蛋白研究. 中华眼底病杂志,2016,32(3):342-346.

[7] Mustafic N,Ristoldo F,Nguyen V,et al. Biomarkers in Usher syndrome:ultra-widefield fundus autofluorescence and optical coherence tomography findings and their correlation with visual acuity and electrophysiology findings. Doc Ophthalmol,2020,141(3):205-215.

[8] Testa F,Melillo P,Bonnet C,et al. Clinical Presentation and Disease Course of Usher Syndrome Because of Mutations in Myo7a or Ush2a. Retina,2017,37(8):1581-1590.

[9] Roborel de Climens A,Tugaut B,Piscopo A,et al. Living with type I Usher syndrome:insights from patients and their parents. Ophthalmic Genet,2020,41(3):240-251.

[10] Khalaileh A,Abu-Diab A,Ben-Yosef T,et al. The Genetics of Usher Syndrome in the Israeli and Palestinian Populations. Invest Ophthalmol Vis Sci,2018,59(2):1095-1104.

[11] Xing D,Zhou H,Yu R,et al. Targeted exome sequencing identified a novel USH2A mutation in a Chinese usher syndrome family:a case report. BMC Ophthalmol,2020,20(1):485.

[12] Vezinaw CM,Fishman GA,Chiang J. Unanticipated

[13] 施晓萌，李亚，谢坤鹏，等. 2型Usher综合征和视网膜色素变性家系USH2A基因突变及临床表型分析. 中华眼底病杂志，2020，36（3）：178-183.

[14] Lichtinger A, Chowers I, Amer R. Usher syndrome associated with Fuchs' heterochromic uveitis. Graefes Arch Clin Exp Ophthalmol, 2010, 248 (10): 1481-1485.

[15] Kuang L, Chen Q, Gan R, et al. New compound heterozygous USH2A mutations in Usher syndrome. Acta Ophthalmol, 2020, 98 (1): e134-e135.

[16] Stingl K, Kurtenbach A, Hahn G, et al. Full-field electroretinography, visual acuity and visual fields in Usher syndrome: a multicentre European study. Doc Ophthalmol, 2019, 139 (2): 151-160.

[17] Lenassi E, Saihan Z, Cipriani V, et al. Natural history and retinal structure in patients with Usher syndrome type 1 owing to MYO7A mutation. Ophthalmology, 2014, 121 (2): 580-587.

[18] Testa F, Melillo P, Rossi S, et al. Prevalence of macular abnormalities assessed by optical coherence tomography in patients with Usher syndrome. Ophthalmic Genet, 2018, 39 (1): 17-21.

[19] Sun LW, Johnson RD, Langlo CS, et al. Assessing Photoreceptor Structure in Retinitis Pigmentosa and Usher Syndrome. Invest Ophthalmol Vis Sci, 2016, 57 (6): 2428-2442.

[20] 代贺华，张芷萌，王蕾，等. Usher综合征患者血清离子浓度的变化. 眼科新进展，2019，39（7）：645-648.

[21] Nadal J, Iglesias M. Long-term visual outcomes and rehabilitation in Usher syndrome type II after retinal implant Argus II. BMC Ophthalmol, 2018, 18 (1): 205.

[22] Zallocchi M, Binley K, Lad Y, et al. EIAV-based retinal gene therapy in the shaker1 mouse model for usher syndrome type 1B: development of UshStat. PLoS One, 2014, 9 (4): e94272.

[23] Emptoz A, Michel V, Lelli A, et al. Local gene therapy durably restores vestibular function in a mouse model of Usher syndrome type 1G. Proc Natl Acad Sci U S A, 2017, 114 (36): 9695-9700.

第二十三节　Leber先天性黑矇

【概述】

Leber先天性黑矇（Leber's congenital amaurosis，LCA）是早发性视网膜营养不良（early-onset retinal dystrophy，EORD）的一种，由Theodore Leber于1869年首次报道描述，最终于1999年将这一类疾病命名[1]。患病率为1/（30 000～80 000）[2-3]。LCA约占视网膜变性疾病的5%[2]，常见于婴幼儿时期，出生即有视力低下，常于生后1年内由于眼球震颤、固视障碍、畏光、按压眼球引起家人注意而就诊。在初发期可表现为正常眼底，随着病程进展色素紊乱逐渐发展，数年后可见眼底椒盐样色素沉着、骨细胞样色素、视网膜血管狭窄、广泛视网膜色素上皮和脉络膜萎缩及黄白色点状渗出灶等。视网膜电图表现为a、b波平坦，甚至消失，熄灭型ERG具有诊断价值，可伴有圆锥角膜、远视、发育迟缓和神经系统异常等[4-5]。

【临床表现】

LCA是一种临床表现及基因严重异质性疾病。因其致病基因的多样性，导致其临床表现型多样，典型特征只适用于大部分病例。

1. 视力异常

最佳矫正视力（best corrected visual acuity，BCVA）在近1/3的病例从无光感到不超过0.05，通常伴有远视屈光不正（≥+5.0D）。患者瞳孔对光反射缺失，部分患者有圆锥角膜（基因型CRB1和AIPL1）。

2. 指眼征（oculo-digital sign）

LCA眼外表现的特征之一，患儿包括戳眼、压眼以及揉眼睛三个特征。

3. 视网膜电图异常

视网膜电图（electroretinogram，ERG）反应几乎无法检测到波形，a、b波均平坦，或称为熄灭型。一般情况下，视杆及视锥细胞均明显受累，根据感光细胞受累的先后及严重程度可分为视锥视杆型和视杆视锥型细胞营养不良。例如GUCY2D中可以常常检测到残余锥体反应，而视杆反应测不到，主要表现为视锥视杆细胞营养不良，在RPE65中可以检测出残余视杆反应，而视锥反应测不到，表现为视杆视锥型细胞营养不良[6]。

4. 眼外表现

研究表明，20% 的 LCA 儿童出现智力残疾。肾和嗅觉功能障碍可能存在于某些特定的基因型[7]，对于 CEP290 或 ICQB1 突变的患者，应进行肾评估和神经系统评估，以诊断 Joubert 综合征或 Senior Loken 综合征。另外，LCA 跟 Batten 病、白化病、Joubert 综合征、过氧化物酶体病、Alstrom 病和钴胺素 C 缺乏症等综合征存在明显的关联性[8-9]，详细行全身体格检查及问诊对于怀疑 LCA 的患者是必要的。

【分型】

LCA 常以常染色体隐性遗传方式遗传，少数以常染色体显性遗传方式遗传，目前分为 LCA1～LCA16 及 LCA18，其主要对应的分子遗传学特点详见表 6-23-1，还有其他一些致病基因的报道。常染色体显性遗传的基因型包括 IMPDH1、OTX2 或 CRX 基因突变。按照特定基因型和表型特点分述如下[10-11]。

1. LCA1

（1）基因型：GUCY2D 基因位于 17p13.1，在光感受器中表达并编码鸟苷酸环化酶；GTP 转化为 cGMP 时发挥作用，占 LCA 病例的 6%～21%。

（2）表型：主要表现为视锥视杆细胞营养不良，视力差，随着年龄增长视力无改善，一般有稳定的临床病程。部分患者早期可表现正常，在生命第 3 个十年黄斑萎缩明显，视力逐渐下降。

2. LCA2

（1）基因型：RPE65 位于 1p31，在 RPE 中表达，编码 65 kD 蛋白；在全反式视黄醇酯转化为 11-顺式视黄醇时发挥作用，占 LCA 病例的 3%～16%。

（2）表型：主要表现为视杆视锥营养不良。早期视网膜色素上皮斑点和小的白色视网膜内斑点，后期视网膜内色素沉着。有的患者出现特殊的星形黄斑病变或有半透明的视网膜色素上皮。某些患者随着年龄增长视力暂时改善，但最终逐渐丧失视力，即表现出一段有限的改善期，随后逐渐恶化。

3. LCA3

（1）基因型：SPATA7 位于 14q13.3，在感光细胞内节和睾丸中表达；精子生成（spermatogenesis）时所需。占 LCA 病例的 3%。

（2）表型：主要表现为视杆视锥细胞营养不良，可见视网膜内色素沉着。

4. LCA4

（1）基因型：AIPL1 位于 17p13.1，在光感受器和松果体中表达；视锥视杆细胞正常发育所需，占 LCA 病例的 4%～8%。

（2）表型：主要表现为视锥视杆细胞营养不良；早期黄斑受累，进行性黄斑萎缩，病灶边缘清晰，有时称为"黄斑缺损"。多数患者可同时表现黄斑病变与色素性视网膜病变、圆锥角膜及白内障。病程缓慢进展，可达几十年。

5. LCA5

（1）基因型：LCA5 位于 6q14.1，在光感受器纤毛和微管中表达编码 lebercilin 蛋白，多种纤毛蛋白所需，占 LCA 病例的 1%～2%。

（2）表型：主要表现为视杆视锥细胞营养不良。患者具有正常黄斑结构，中周边视网膜白点和斑驳 RPE 改变。

6. LCA6

（1）基因型：RPGRIP1 位于 14q11，表达于感光细胞和其他器官，包括心脏、肝、脾、肾、睾丸和大脑，为 RP-GTPase 调节蛋白，占 LCA 病例的 5%。

（2）表型：主要表现为视锥视杆细胞营养不良。早期病变相对较轻，通常在生命第 2 个十年，周边视网膜开始出现萎缩，表现为灰色斑点和 RPE 斑驳样改变，随着病程进展逐渐出现骨细胞样色素沉着，视盘颜色变淡和血管变细等，部分患者在进展中会伴随黄斑区受累[12]。

7. LCA7

（1）基因型：CRX 位于 19q13.33，在光感受器、视网膜内核层和松果体中表达；编码光感受器发育所需锥杆同源盒转录因子。占 LCA 病例的 3%。

（2）表型：主要表现为视锥视杆细胞营养不良，少部分患者表现为视网膜色素变性及黄斑萎缩[13]。

8. LCA8

（1）基因型：CRB1 位于 1q31.3，在光感受器内节和其他器官如睾丸和大脑中表达；编码碎屑同源物 1（crumbs homolog 1），维持视网膜外界膜的完整性，也是光感受器发育所必需。占 LCA 病例的 9%～17%。

（2）表型：主要表现为视杆视锥细胞营养不良，偶见视锥视杆营养不良。钱币样的视网膜内色素沉着，动脉旁 RPE 不受累、伪视乳头水肿和乳头旁血管周围纤维化，Coats 样血管异常。因其黄斑萎缩逐渐进展，萎缩灶边缘清晰，部分患者也称有先天性黄斑缺损表现。一般病程缓慢进展[14]。

9. LCA9

（1）基因型：NMNAT1 位于 1p36.22，广泛表达全身各组织；参与视网膜神经保护。占 LCA 病例的 5%。

（2）表型：主要表现为视锥视杆细胞营养不良，早期视神经萎缩及先天性黄斑萎缩改变，周边视网膜色素萎缩及血管萎缩等[15]。

10. LCA10

（1）基因型：CEP290 位于 12q21.32，在光感受器纤毛中表达，也在包括大脑在内的多个器官的纤毛细胞和非纤毛细胞中表达；编码 290 KD 的内质体蛋白。占 LCA 病例 20%。

（2）表型：主要表现为视锥视杆细胞营养不良。眼底表现黄斑正常，中周视网膜可见白点及斑驳样 RPE 改变，有的患者可伴有 Coats 样血管改变[16]。病程发展缓慢，部分患者可伴有肌张力减退，共济失调，智力残疾或自闭症行为。

11. LCA11

（1）基因型：IMPDH1 位于 7q31.1，表达于光感受器内节和其他几个器官；催化合成鸟嘌呤。占 LCA 病例的 8%。

（2）表型：主要表现为视杆视锥细胞营养不良。眼底表现为累及黄斑和周围视网膜脱色素及斑驳样色素沉着改变[17]。

12. LCA12

（1）基因型：RD3 位于 1q32.3，在光感受器外节中表达，参与感光细胞内节及外节的 cGMP 合成。约占 LCA 病例的 1%。

（2）表型：主要表现为视锥视杆细胞营养不良。眼底可见黄斑萎缩，周边椒盐样视网膜色素变性，严重的视力低下，一般在指数以下，常伴有先天性眼球震颤、瞳孔反射迟钝、出生后无眼球追踪及指眼征等[18]。

13. LCA13

（1）基因型：RDH12 位于 14q24.1，在光感受器外节表达；参与视循环，对全反式视黄醇和全顺式视黄醇具有双重特异性，占 LCA 病例的 3%～10%。

（2）表型：主要表现为视杆视锥细胞营养不良。患者周边视网膜常常伴有骨细胞样色素沉着，可表现视盘周围视网膜豁免，即视盘周围的视网膜相对正常，与萎缩的视网膜之间有清晰的界限得以区分，且可以长时间得以保留[19]。

14. LCA14

（1）基因型：LRAT 位于 4q32.1，在 RPE 中表达，参与维甲酸循环。占 LCA 病例的 1%～2%。

（2）表型：主要表现为视杆视锥细胞营养不良。眼底表现黄斑正常或者斑点状黄斑，中周视网膜颗粒样色素改变[20]。

15. LCA15

（1）基因型：TULP1 位于 6p21.31，在光感受器中表达，参与 tubby 样蛋白 1 合成。

（2）表型：主要表现为视杆视锥细胞营养不良。眼底改变可见黄斑区黄色物质沉积导致黄斑萎缩，常伴有周边视网膜内色素沉着[20]。占 LCA 病例的 1%。

16. LCA16

（1）基因型：KCNJ13 位于 2q37.1，在 RPE 中表达，通过内向整流钾通道参与光信号转导。

（2）表型：主要表现为视锥视杆细胞营养不良。眼底可见中央萎缩性黄斑病变伴浓密色素沉着[20]。

17. LCA18

（1）基因型：PRPH2 位于 6p21.1，在光感受器中表达，参与光感受器形态发生。

（2）表型：主要表现为视锥视杆细胞营养不良。眼底可见黄斑病变和色素性中周部视网膜病变。

【辅助检查】

临床上考虑到该病后，行眼底检查及照相，有助于观察色素性视网膜病变及黄斑病变，不同类型的 LCA 眼底改变会有异常，眼底 OCT 及自发荧光均有助于进一步明确视网膜萎缩的范围及层次，对于可以配合的患者应尽可能地完善检查。ERG 有益于鉴别累及视锥为主或视杆细胞为主，但大多数患儿检测困难，往往呈现熄灭型。基因检测为遗传疾病诊断的金标准。不同基因累及的功能及部位不同，详见表 6-23-1。

【诊断】

当婴幼儿出现指眼征及眼睛不能追光追物的临床表现时，需行眼底检查；当伴有视网膜色素沉着，伴或不伴有黄斑萎缩及黄斑区异常色素沉着时，均高度怀疑 LCA。详细的病史采集、眼部检查及体格检查有助于 LCA 的鉴别诊断。观察是否追光追物，有无眼球震颤等，根据患者配合情况及视力情况行验光、眼底照相、OCT、FAF、FFA 和电生理学检查。

表 6-23-1　LCA 不同类别基因及蛋白功能分子生物学特点

LCA 类别	致病基因	染色体位点	编码蛋白	蛋白表达位置	蛋白功能
LCA1	*GUCY2D*	17p13.1	鸟苷酸环化酶	光感受器	GTP 转化为 cGMP
LCA2	*RPE65*	1p31	65 kD 蛋白	RPE	全反式视黄醇酯转化为 11-顺式视黄醇
LCA3	*SPATA7*	14q13.3	精子发生相关蛋白 7	感光细胞内节及睾丸	光受体睫状传导
LCA4	*AIPL1*	17p13.1	芳基烃相互作用蛋白样 1	光感受器、松果体	视锥视杆正常发育
LCA5	*LCA5*	6q14.1	lebercilin 蛋白	光感受器纤毛和微管	多种纤毛蛋白所需
LCA6	*RPGRIP1*	14q11	RP-GTPase 调节蛋白	光感受器细胞、心脏、肝、脾、肾、睾丸、大脑	睫状体运输
LCA7	*CRX*	19q13.33	锥杆同源盒	光感受器、视网膜内核层、松果体	编码光感受器发育所需的转录因子
LCA8	*CRB1*	1q31.3	碎屑同源物 1	光感受器细胞内节, 睾丸、大脑	维持外界膜完整性和光感受器发育
LCA9	*NMNAT1*	1p36.22	烟酰胺核苷腺苷酸转移酶	全身组织	参与视网膜神经保护
LCA10	*CEP290*	12q21.32	290 kD 内质体蛋白	光感受器纤毛，大脑纤毛及非纤毛组织	睫状体运输
LCA11	*IMPDH1*	7q31.1	肌苷 5'-单磷酸盐脱氢酶 1	光感受器内节及其他器官	催化合成鸟嘌呤
LCA12	*RD3*	1q32.3	视网膜变性 3 光转蛋白	光感受器外节	参与内节及外节的 cGMP 合成
LCA13	*RDH12*	14q24.1	视黄醇脱氢酶 12	光感受器外节	参与视循环
LCA14	*LRAT*	4q32.1	卵磷脂视黄醇脂酰转移酶	RPE	参与维甲酸循环
LCA15	*TULP1*	6p21.31	管状蛋白 1	光感受器	参与 tubby 样蛋白 1 合成
LCA16	*KCNJ13*	2q37.1	内向整流钾通道（Kir）7.1	RPE 细胞	光信号转导
LCA18	*PRPH2*	6p21.1	Peripherin2 蛋白	光感受器	光感受器形态生成

行 ERG 有益于鉴别累及视锥为主或视杆为主，但大多数患儿检测困难，熄灭型亦有诊断意义。基因检测为遗传疾病诊断的金标准，有助于进一步确诊及分型。对于伴随全身异常的患者，需进一步评估其智力、肾功能及听力等全身情况检查。视网膜色素变性可以为唯一病变，有时是同一种病的不同名称，需要基因检测进一步进行区分。无基因检测情况下，临床上视网膜色素变性通常较先天性黑矇轻，大部分患者在中年时期可维持生活视力。

【鉴别诊断】

1. 儿童脑源性视力损害（cerebral visual impairment，CVI）

CVI 为脑部发育不良或受到后天损伤导致的视力障碍。患儿区别于先天性黑矇的主要特点在于视力视野缺陷而未发现明显的眼部异常，CT、MRI 及 DTI 等脑部影像学检查有异常表现[21]。

2. 先天性眼球震颤

先天性眼球震颤是一种由多种突变基因引起而具有相似表现型的复杂疾病，部分先天性眼球震颤患者具有遗传倾向，遗传方式包括常染色体显性遗传、常染色体隐性遗传及 X 连锁隐性遗传。一般指出生时或出生后 6 个月内发现的眼球震颤，是一种不自主、有节律、双眼对称、共轭性的眼球摆动。先天性眼球震颤可以是 Leber 先天性黑矇患儿的一种临床表型[22]。

3. Batten 病

Batten 病是一种常染色体隐性遗传的进行性疾病，主要累及神经系统，也称为神经元蜡样质脂褐质沉积症（neuronal ceroid lipofuscinosis，NCL），以癫痫发作、视力、认知和运动能力下降为特征，最终导致过早死亡，这些症状出现的顺序和频率在不同亚型之间以及每个基因突变的不同变体之间有所不同。有在6个月前时发病而导致的先天性或早发性失明，也有部分患者视力损害出现在2～4岁和6岁或以上。Batten病的诊断基于临床体征和症状、眼科评估、EEG和脑部MRI的组合，随后通过基因和生化测试进行确认[23-25]。

4. Joubert 综合征

患者表现为严重的视力障碍、眼球运动异常，MRI上常出现"臼齿"征，并在儿童后期发展为肾功能亢进症。过氧化物酶体疾病相关特征包括感音神经性耳聋、畸形特征、发育迟缓、肝大和早期死亡。目前已鉴定出40多个致病基因，其中CEP290、NPHP1和RPGRIP1L既关联Joubert综合征，又关联Leber先天性黑矇，这些基因型需要监测肝参数或肾功能，基因检测有助于鉴别诊断及根据基因型对不同类型的眼遗传病做进一步精准的检查及治疗[26]。

5. Alström 综合征（ALMS）

ALMS是一种极为罕见的多系统遗传疾病，表现为婴儿发作性眼球震颤、畏光和视锥视杆营养不良。其他全身特征包括儿童肥胖、高胰岛素血症、2型糖尿病、肝功能不全、心力衰竭、感觉神经性听力丧失和肾衰竭。ALMS是由于位于染色体2p13上的ALMS1基因的常染色体隐性变异引起，该综合征的罕见性和复杂性以及缺乏专业知识可能导致延误诊断、误诊和护理不足，早期诊断和干预可以减缓多器官功能障碍的进展，提高患者的生活质量[27]。

【治疗】

1. 基因治疗

2017年12月，美国食品药品监督管理局（FDA）批准了一种基因疗法Luxturna（Voretigene neparvovec rzyl），用于治疗确诊的双等位基因RPE65突变相关Leber先天性黑矇。Luxturna的工作原理是将RPE65基因的正常拷贝直接传递到视网膜细胞。从以往接受基因治疗的研究看，大部分患者的视觉功能均有不同程度的改善，治疗区域局部结构亦明显改善[28-29]。但随着时间的推移，改善程度逐渐减弱，视网膜出现持续退化，可能是由于RPE65在人类视网膜中的表达不理想，提示今后想在基因治疗后获得更持久的收益，可能需要进一步优化载体、启动子和转基因等[30-31]。

其他LCA的相关的基因型在动物模型上也取得了很好的效果，很有可能进入临床试验阶段。基因治疗在GUCY2D-LCA小鼠模型[32-33]，RDH12-LCA小鼠模型[34]，AIPL1-LCA小鼠模型[35]，RPGRIP1-LCA小鼠模型及犬模型[36-37]及CEP290-LCA小鼠模型[38-39]等均取得了治疗成果，感光细胞的形态及功能均得以改善，有希望进入临床试验阶段。

2. 药物干预

QLT091001（9-顺式-视黄醛的前体）对部分RPE65-LCA及LRAT LCA患者中进行了一项Ⅰ期/Ⅱ期临床试验，因为RPE65及LRAT这两种编码蛋白都参与了视黄醇循环。56名患者连续7天每天口服药物之后，初步结果显示近半数的患者视力及视野有明显改善。药物目前已进入临床试验Ⅲ期/Ⅳ期，有望在未来进入临床治疗[40-42]。

3. 干细胞治疗

未来对于LCA及其他晚期视网膜变性类疾病，干细胞治疗可能会补充丢失的视网膜细胞，有巨大的研究前景。目前，人类干细胞治疗主要局限于RPE移植，两项Ⅰ期/Ⅱ期期研究分别报告了人类胚胎干细胞衍生RPE和诱导多能干细胞衍生的RPE的安全移植[43-44]。然而，其他视网膜细胞的移植，包括LCA所需的光感受器，仍处于临床前阶段。

4. 视网膜假体

目前在美国及欧洲已有应用于临床阶段的视网膜假体，主要应用于包括脉络膜和视网膜色素变性在内的晚期视网膜变性中的患者的治疗，对部分患者的视功能及生活质量有一定的改善。但是应用于临床的视网膜前或视网膜下装置不能充分替代中央凹处的高密度感光体，因此导致少数患者视力改善水平非常低，安全性也不尽相同[45-48]。

【病例摘要】

患者，男，19岁，自幼视力差，近半年自觉视力下降明显加重来诊，无家族史，父母无近亲婚育史。曾于外院就诊诊断为视网膜色素变性，未行任何治疗。查体：双眼最佳矫正视力，右眼指数/30 cm，左眼指数/20 cm。双眼眼压正常，眼前节未见明显异常，眼底黄斑区大片色素沉着，周边视网膜色素沉着伴黄白色渗出及出血。双眼ERG呈熄灭型，FFA可见周边视网膜瘤样扩张，晚期渗漏明显。基因检测结果证实为 CRB1 复合杂合突变。诊断为 Leber 先天性黑矇，分型为 LCA8 型。病例详细资料见二维码数字资源 6-23。

数字资源 6-23

（张丽娟）

【参考文献】

[1] Perrault I, Rozet JM, Gerber S, et al. Leber congenital amaurosis. Mol Genet Metab, 1999, 68（2）: 200-208.

[2] Koenekoop RK. An overview of Leber congenital amaurosis: a model to understand human retinal development. Surv Ophthalmol, 2004, 49（4）: 379-398.

[3] Stone EM. Leber congenital amaurosis—a model for efficient genetic testing of heterogeneous disorders: lxiv Edward Jackson Memorial Lecture. Am J Ophthalmol, 2007, 144（6）: 791-811.

[4] Tsang SH, Sharma T. Leber Congenital Amaurosis. Advances in experimental medicine and biology, 2018, 1085: 131-137.

[5] Heher KL, Traboulsi EI, Maumenee IH. The natural history of Leber's congenital amaurosis. Age-related findings in 35 patients. Ophthalmology, 1992, 99（2）: 241-245.

[6] Kondkar, AA, Abu-Amero, KK. Leber congenital amaurosis: Current genetic basis, scope for genetic testing and personalized medicine. Exp. Eye Res, 2019, 189, 107834.

[7] Den Hollander AI, Roepman R, Koenekoop RK, et al. Leber congenital amaurosis: Genes, proteins and disease mechanisms. Prog. Retin. Eye Res, 2008, 27（4）: 391-419.

[8] Kumaran N, Moore AT, Weleber RG, et al. Leber congenital amaurosis/early-onset severe retinal dystrophy: clinical features, molecular genetics and therapeutic interventions. Br J Ophthalmol, 2017, 101（9）: 1147-1154.

[9] Traboulsi EI. The Marshall M. Parks memorial lecture: Making sense of early-onset childhood retinal dystrophies-the clinical phenotype of Leber congenital amaurosis. Br J Ophthalmol, 2010, 94（10）: 1281-1287.

[10] Perrault I, Estrada-Cuzcano A, Lopez I, et al. Union makes strength: a worldwide collaborative genetic and clinical study to provide a comprehensive survey of RD3 mutations and delineate the associated phenotype. PLoS One, 2013, 8（1）: e51622.

[11] Huang CH, Yang CM, Yang CH, et al. Leber's Congenital Amaurosis: Current Concepts of Genotype-Phenotype Correlations. Genes, 2021, 12（8）: 1261.

[12] Kumaran N, Moore AT, Weleber RG, et al. Leber congenital amaurosis/early-onset severe retinal dystrophy: Clinical features, molecular genetics and therapeutic interventions. Br J Ophthalmol, 2017, 101（9）, 1147-1154.

[13] Fujinami-Yokokawa Y, Fujinami K, Kuniyoshi K, et al. Japan Eye Genetics Consortium. Clinical and Genetic Characteristics of 18 Patients from 13 Japanese Families with CRX-associated retinal disorder: Identification of Genotype-phenotype Association. Sci Rep, 2020, 10（1）: 9531.

[14] Bujakowska K, Audo I, Mohand-Saïd S, et al. CRB1 mutations in inherited retinal dystrophies. Human Mutation, 2012, 33（2）: 306-315.

[15] Hedergott A, Volk AE, Herkenrath P, et al. Clinical and genetic findings in a family with NMNAT1-associated Leber congenital amaurosis: case report and review of the literature. Graefes Arch Clin Exp Ophthalmol, 2015, 253（12）: 2239-2246.

[16] Leroy BP, Birch DG, Duncan JL, et al. Leber congenital amaurosis due to CEP290 mutations severe vision impairment with a high unmet medical need: A Review. Retina, 2021, 41（5）: 898-907.

[17] Bowne SJ, Sullivan LS, Mortimer SE, et al. Spectrum and frequency of mutations in IMPDH1 associated with autosomal dominant retinitis pigmentosa and leber congenital amaurosis. Invest Ophthalmol Vis Sci, 2006, 47（1）: 34-42.

[18] Garg A, Lee W, Sengillo JD, et al. Peripapillary sparing in RDH12-associated Leber congenital amaurosis. Ophthalmic Genet, 2017, 38（6）: 575-579.

[19] Beryozkin A, Aweidah H, Carrero Valenzuela RD, et al. Retinal Degeneration Associated With RPGRIP1: A Review of Natural History, Mutation Spectrum, and Genotype-Phenotype Correlation in 228 Patients. Front Cell Dev Biol, 2021, 9: 746781.

[20] Huang CH, Yang CM, Yang CH, et al. Leber's Congenital Amaurosis: Current Concepts of Genotype-Phenotype Correlations. Genes（Basel）, 2021, 12（8）: 1261.

[21] Bosch DG, Boonstra FN, Willemsen MA, et al. Low vision due to cerebral visual impairment: differentiating between acquired and genetic causes. BMC Ophthalmol, 2014, 14: 59.

[22] 戴淑真，张黎，王海山，等. 先天性眼球震颤的临床特

征. 中华实验眼科杂志, 2012, 30 (8): 749-752.

[23] Aldrich A, Kielian T. Central nervous system fibrosis is associated with fibrocyte-like infiltrates. Am. J. Pathol, 2011, 179 (6): 2952-2962.

[24] Kohan R, Cismondi IA, Kremer RD, et al. An integrated strategy for the diagnosis of neuronal ceroid lipofuscinosis types 1 (CLN1) and 2 (CLN2) in eleven Latin American patients. Clin Genet, 2009, 76 (4): 372-382.

[25] Kohan R, Pesaola F, Guelbert N, et al. The neuronal ceroid lipofuscinoses program: A translational research experience in Argentina. Biochim Biophys Acta, 2015, 1852 (10): 2301-2311.

[26] Gana S, Serpieri V, Valente EM. Genotype-phenotype correlates in Joubert syndrome: A review. Am J Med Genet C Semin Med Genet, 2022, 190 (1): 72-88.

[27] Tahani N, Maffei P, Dollfus H, et al. Consensus clinical management guidelines for Alström syndrome. Orphanet J Rare Dis, 2020, 15 (1): 253.

[28] Weleber RG, Pennesi ME, Wilson DJ, et al. Results at 2 years after gene therapy for RPE65-deficient leber congenital amaurosis and severe early-childhood-onset retinal dystrophy. Ophthalmology, 2016, 123 (7): 1606-1620.

[29] Jacobson SG, Cideciyan AV, Roman AJ, et al. Improvement and decline in vision with gene therapy in childhood blindness. N Engl J Med, 2015, 372 (20): 1920-1926.

[30] Bainbridge JW, Mehat MS, Sundaram V, et al. Long-term effect of gene therapy on Leber's congenital amaurosis. N Engl J Med, 2015, 372 (20): 1887-1897.

[31] Georgiadis A, Duran Y, Ribeiro J, et al. Development of an optimized AAV2/5 gene therapy vector for Leber congenital amaurosis owing to defects in RPE65. Gene Ther, 2016, 23 (12): 857-862.

[32] Haire SE, Pang J, Boye SL, et al. Light-driven cone arrestin translocation in cones of postnatal guanylate cyclase-1 knockout mouse retina treated with AAV-GC1. Invest Ophthalmol Vis Sci, 2006, 47 (9): 3745-3753.

[33] Boye SE, Boye SL, Pang J, et al. Functional and behavioral restoration of vision by gene therapy in the guanylate cyclase-1 (GC1) knockout mouse. PLoS One, 2010, 5 (6): e11306.

[34] Bian J, Chen H, Sun J, et al. Gene Therapy for Rdh12-Associated Retinal Diseases Helps to Delay Retinal Degeneration and Vision Loss. Drug Des Devel Ther, 2021, 15: 3581-3591.

[35] Tan MH, Smith AJ, Pawlyk B, et al. Gene therapy for retinitis pigmentosa and Leber congenital amaurosis caused by defects in AIPL1: effective rescue of mouse models of partial and complete Aipl1 deficiency using AAV2/2 and AAV2/8 vectors. Hum Mol Genet, 2009, 18 (12): 2099-2114.

[36] Pawlyk BS, Smith AJ, Buch PK, et al. Gene replacement therapy rescues photoreceptor degeneration in a murine model of Leber congenital amaurosis lacking RPGRIP. Invest Ophthalmol Vis Sci, 2005, 46 (9): 3039-3045.

[37] Pawlyk BS, Bulgakov OV, Liu X, et al. Replacement gene therapy with a human RPGRIP1 sequence slows photoreceptor degeneration in a murine model of Leber congenital amaurosis. Hum Gene Ther, 2010, 21 (8): 993-1004.

[38] Maeder ML, Gersbach CA. Genome-editing technologies for gene and cell therapy. Mol Ther, 2016, 24 (3): 430-446.

[39] Veltrop M, Aartsma-Rus A. Antisense-mediated exon skipping: taking advantage of a trick from Mother Nature to treat rare genetic diseases. Exp Cell Res, 2014, 325 (1): 50-55.

[40] Van Hooser JP, Liang Y, Maeda T, et al. Recovery of visual functions in a mouse model of Leber congenital amaurosis. J Biol Chem, 2002, 277 (21): 19173-19182.

[41] Maeda T, Dong Z, Jin H, et al. QLT091001, a 9-cis-retinal analog, is welltolerated by retinas of mice with impaired visual cycles. Invest Ophthalmol Vis Sci, 2013, 54 (1): 455-466.

[42] Scholl HP, Moore AT, Koenekoop RK, et al. Safety and proof-of-concept study of oral QLT091001 in retinitis pigmentosa due to inherited deficiencies of retinal pigment epithelial 65 protein (RPE65) or lecithin: retinol acyltransferase (LRAT). PLoS One, 2015, 10 (12): e0143846.

[43] Schwartz SD, Tan G, Hosseini H, et al. Subretinal transplantation of embryonic stem cell-derived retinal pigment epithelium for the treatment of macular degeneration: an assessment at 4 years. Invest Ophthalmol Vis Sci, 2016, 57 (5): ORSFc1-9.

[44] Mandai M, Watanabe A, Kurimoto Y, et al. Autologous induced stem-cell-derived retinal cells for macular degeneration. N Engl J Med, 2017, 376 (11): 1038-1046.

[45] Barry MP, Dagnelie G, Argus II Study Group. Use of the Argus II retinal prosthesis to improve visual guidance of fine hand movements. Invest Ophthalmol Vis Sci, 2012, 53 (9): 5095-5101.

[46] Klauke S, Goertz M, Rein S, et al. Stimulation with a wireless intraocular epiretinal implant elicits visual percepts in blind humans. Invest Ophthalmol Vis Sci, 2011, 52 (1): 449-455.

[47] Zrenner E. Fighting blindness with microelectronics. Sci Transl Med, 2013, 5 (210): 16.
[48] Zeitz C, Robson AG, Audo I. Congenital stationary night blindness: an analysis and update of genotype-phenotype correlations and pathogenic mechanisms. Prog Retin Eye Res, 2015, 45: 58-110.

第二十四节　Goldmann-Favre 综合征

【概述】

Goldmann-Favre 综合征是一种少见的常染色体隐性遗传疾病。其典型表现为夜盲、双眼视力进行性下降、白内障、玻璃体退行性改变、非典型视网膜色素萎缩性改变、周边视网膜或黄斑劈裂等[1-4]。Goldmann-Favre 综合征最早见于一对同胞姐妹，被 Goldmann 和 Favre 于 1957 年和 1958 年分别报道。此综合征的患者多为年轻女性，是由于 15q22.32 染色体上的 NR2E3 基因突变导致。其典型的临床表现包括自幼年开始的进行性视力下降和夜盲[5-6]。

【临床表现】

（1）自幼年开始的进行性视力下降和夜盲。
（2）双眼的对称性、缓慢进展的视网膜变性，周边眼底在血管周围可见环状色素异常，伴或不伴有黄斑劈裂样异常，可能会有周边视网膜劈裂。
（3）可伴有玻璃体空腔，视网膜前条索，格子样变性甚至视网膜脱离。

【辅助检查】

视网膜电图：因为杆细胞的损害先于视锥细胞，故 ERG 的典型表现为没有暗视反应，最大锥杆反应类似明闪光波形。

【诊断】

根据典型眼底改变并结合视网膜电图改变可临床诊断，相关基因异常可明确诊断。

【鉴别诊断】

1. 视网膜色素变性

视网膜色素变性通常表现为骨细胞样色素沉着，而 Goldmann-Favre 综合征常表现为非典型视网膜色素变性，其色素沉着为团块状。OCT 和 FFA 检查可对视网膜及黄斑区囊样水肿和劈裂进行鉴别。

2. Stickler 综合征

该病为常染色体显性遗传的进行性全身胶原结缔组织病变，由胶原蛋白的基因突变引起，眼部表现为近视、白内障、青光眼、玻璃体退行性变、复发性视网膜脱离，此外还会引起骨关节、血管等病变，可资鉴别。

3. 先天性静止性夜盲

患者有先天性夜盲，但夜盲无进展，白天视力和视野基本正常，可资鉴别。

4. X 连锁视网膜劈裂症

具有明显家族性发病特点，男性发病，女性携带者无临床症状。儿童期发病，双眼视力差，但无夜盲。其视网膜劈裂范围较 Goldmann-Favre 综合征广泛。

【治疗】

目前无有效的治疗方法。

（黄剑锋　戴　虹）

【参考文献】

[1] Lawrence AY. 视网膜图谱. 北京: 中国科学技术出版社, 2019: 40-45.
[2] 李孟达, 殷晓贝, 何婷, 等. Goldmann-Favre 综合征一例. 中华眼科杂志, 2016, 52 (1): 60-62.
[3] 王凯, 黎晓新, 姜燕荣. Goldmann-Favre 综合征二例. 中华眼科杂志, 2008, 44 (9): 847-850.
[4] Bhandari M, Rajan R, Krishnan PT, Pal SS, Raman R, Sharma T. Morphological and functional correlates in Goldmann-Favre syndrome: a case series. Korean J Ophthalmol, 2012, 26 (2): 143-146.
[5] Pachydaki SI, Klaver CC, Barbazetto IA, et al. Phenotypic features of patients with NR2E3 mutations. Arch Ophthalmol, 2009, 127 (1): 71-75.
[6] Udar N, Small K, Chalukya M, Silva-Garcia R, Marmor M. Developmental or degenerative—NR2E3 gene mutations in two patients with enhanced S cone syndrome. Mol Vis, 2011, 17: 519-525.

第二十五节 Bardet-Biedl 综合征

【概述】

Bardet-Biedl 综合征（BBS）是一类罕见的常染色体隐性遗传病，1920 年和 1922 年分别由 Bardet 和 Biedl 报道，其患病率较低，在阿拉伯半岛及北非地区的阿拉伯贝因人群中发病率较高，其发病率为 1/35 000，北美地区患病率为 1/100 000，欧洲地区患病率为 1/160 000，东亚地区患病率更低。Bardet-Biedl 综合征的临床表现主要为视网膜色素上皮变性、肥胖、多指/趾、泌尿生殖系统发育异常及智力发育障碍[1-4]。Bardet-Biedl 综合征的发病机制与基因变异引起纤毛结构及功能缺损有关，具有遗传异质性，目前已发现 *BBS1*、*BBS2*、*BBS3*、*BBS4*、*BBS5*、*BBS6*、*BBS7*、*BBS8*、*BBS9* 等 21 种致病基因点与发病有关，上述基因位点的正常表达在维持纤毛的细胞内外信号传递功能方面发挥重要作用，而基因变异引起的蛋白表达异常均可导致相应的结构和功能障碍，引发多系统异常表现[3]。

【临床表现】

Bardet-Biedl 综合征的临床表现的主要临床特征为视网膜色素上皮变性、肥胖、多指/趾、泌尿生殖系统发育异常及智力发育障碍[5]。

1. 视网膜色素变性

多数 BBS 患者早期即有夜盲症状，眼底检查见视盘蜡黄、视网膜脉络膜萎缩及骨细胞样色素沉着，其发病机制与纤毛功能障碍导致的细胞凋亡有关。

2. 肥胖

BBS 患者出生体质量与正常新生儿无显著差异，随着时间的推移出现身材肥胖，研究发现患者多缺乏饱足感，对食欲的负反馈调节较差，且运动量较少。

3. 多指/趾畸形

部分 BBS 患者出生即发现多指/趾畸形，轴后性（第五指/趾外侧）多见，可为对称性或不对称性，累及四肢及双手双足。

4. 生殖系统发育不全

男性发病率高于女性，男性患者具有阴茎短小、睾丸体积小、性腺功能低下等表现，女性患者可见卵巢发育不良、双子宫、阴道闭锁等生殖器官畸形，伴月经周期不规则、月经量少。

5. 智力低下

患者粗、细运动功能发育障碍，语言表达和行动较同龄正常人迟缓，面容呈痴呆状。

6. 肾发育异常

包括肾小球病变、双侧多发性肾盏憩室等，患者具有多饮、多尿等症状，肾功能不全是导致 BBS 患者死亡的主要原因。

BBS 的次要临床特征为语言障碍、先天性心脏疾病、消化系统疾病、神经系统疾病、牙齿异常及其他，如糖尿病、听力异常等。

【诊断】

Bardet-Biedl 综合征的诊断标准为：具备主要临床特征 4 个以上，或具有 3 个主要临床特征同时具有次要临床特征 2 个以上可诊断为 Bardet-Biedl 综合征。

【鉴别诊断】

1. Laurence-Moon 综合征

为罕见的常染色体隐性遗传病，临床表现除了视网膜色素变性、生殖器官发育不良以及智力低下外还伴有痉挛性截瘫，无肥胖和多指/趾畸形。

2. Mckusick-Kaufman 综合征

为常染色体隐性遗传病，主要表现为泌尿生殖系统发育不良、多指/趾畸形及先天性心脏病，但无肥胖和视网膜色素变性，可资鉴别。

3. Prader-Willi 综合征

为常染色体显性遗传病，临床表现有胎动减少、肥胖、肌张力下降、智力障碍、身材矮小及性腺功能减退，但无视网膜色素变性和多指/趾畸形，染色体检查可见 15q11.2～q12 片段丢失，而 BBS 染色体检查为正常核型。

4. Alström 综合征

为罕见的常染色体隐性遗传病，临床表现包括视锥视杆细胞营养不良、2 型糖尿病、耳聋、肥胖等症状，故称为视网膜变性-糖尿病-耳聋综合征，ERG 检查可发现视锥细胞及视杆细胞功能均受损，但无多指/趾畸形和智力障碍，可资鉴别。

5. Goldmann-Favre 综合征

又称为玻璃体-毯层-视网膜退行性变性，为少见的常染色体隐性遗传病。临床症状主要包括双眼进行性视力下降、夜盲、白内障、非典型视网膜色素萎缩样变、周边视网膜或黄斑劈裂、玻璃体退行性改变，可资鉴别。

6. Stickler 综合征

为常染色体显性遗传性疾病，发病主要与胶原蛋白的基因突变有关，从而引起进行性全身胶原结缔组织病变，眼部表现有近视、青光眼、白内障、复发性视网膜脱离、玻璃体退行性改变，部分患者可见骨关节、血管病变，可资鉴别。

【治疗】

BBS 目前尚无特殊治疗措施，主要为对症治疗。对合并糖尿病及胰岛素抵抗的患者有学者提出早期使用胰岛素强化治疗有助于促进胰岛 B 细胞功能恢复，待患者病情稳定后使用二甲双胍及吡格列酮改善患者胰岛素抵抗。对 BBS 患者最重要的是综合管理，定期进行视网膜、肝肾功能、代谢综合征相关组分如血糖、血脂及体重的管理，肾移植是降低肾衰竭患者死亡率的一个可行选择。避免近亲结婚是预防 BBS 的重要措施[6]。

（黄剑锋　戴　虹）

【参考文献】

[1] 黄启亚，杨彩娴，冯志美，等.Bardet-Biedl综合征并代谢综合征一例.中华糖尿病杂志，2015，7（12）：770-771.
[2] 陶天畅，王蕾，崇伟华，等.Bardet-Biedl综合征一例.中华实验眼科杂志，2019，37（1）：28-29.
[3] álvarez-Satta M，Castro-Sánchez S，Valverde D. Bardet-Biedl Syndrome as a Chaperonopathy：Dissecting the Major Role of Chaperonin-Like BBS Proteins（BBS6-BBS10-BBS12）. Front Mol Biosci，2017，4：55.
[4] Farag TI，Teebi AS. High incidence of Bardet Biedl syndrome among the Bedouin. Clin Genet，1989，36（6）：463-464.
[5] Beales PL，Elcioglu N，Woolf AS，et al. New criteria for improved diagnosis of Bardet-Biedl syndrome：results of a population survey. J Med Genet，1999，36（6）：437-446.
[6] ForsytheE，BealesPL. Bardet-biedl syndrome. Eur J Hum Genet，2013，21（1）：8-13.

第二十六节　回旋状脉络膜视网膜萎缩

【概述】

回旋状脉络膜视网膜萎缩（gyrate atrophy of the choroids and retina，GA）是一类罕见的常染色体隐性遗传性疾病，眼底具有特征性脉络膜和视网膜的旋转样萎缩性疾病，呈进行性发展。目前全球报导该疾病超过 200 例，最早报道在 19 世纪末[1]，由 Gutler 和 Fuchs 首先认识并命名，其中很大一部分病例是芬兰人。其发病机制是由于鸟氨酸转氨酶（ornithine aminotransferase，OAT）缺乏引起体内高鸟氨酸血症，鸟氨酸及其代谢产物的毒性反应造成色素上皮及光感受器损伤，导致脉络膜血管病变[2]。

【临床表现】

该病通常儿童期发病，眼部主要症状为夜盲、周边视力丧失，或两者兼而有之，进行性视野缩小。大部分患者 10 岁左右出现夜盲，20 岁左右因近视加重和白内障而出现中心视力下降，中心视力往往保持到发病后第 40～50 年，直至失明。在眼底镜下可见边界清楚，圆形区域的脉络膜视网膜萎缩，分布在周边视网膜，在疾病发展后期，病灶合并且蔓延向后极部，累及黄斑最终失明[1]。依据患者的眼底萎缩情况进行分期：早期萎缩灶位于周边视网膜，后极部正常，此期视功能正常或轻度受损。中期萎缩灶融合扩大，向后极部进展，视功能受损明显。晚期视网膜完全萎缩，累及黄斑，呈脑回样萎缩融合，视功能基本丧失[3-4]。此外，该病还可累及全身其他组织器官，主要有脑部、周围神经系统、骨骼肌及毛发异常等[1]。

【辅助检查】

1. 散瞳眼底检查及彩色眼底照相

提示早期周边网膜有典型的旋回萎缩改变，可呈不规则环状、圆形及卵圆形或融合成花环状[5]，后极部视网膜色素异常较少出现，视网膜血管比例正常[6]。

2. 荧光素眼底血管造影（FFA）

提示由于色素上皮丢失，周边视网膜大量局灶性边界清晰的强荧光，也有报道在病变未累及区域的上方或附近看到无色、细长、闪烁的结晶样改变[7]。

3. 频域 OCT（SD-OCT）图像

特征是存在神经节细胞层中的高反射沉积物，特别是在保留自发荧光的区域或在很短的距离内不存在自发荧光的区域。可见到椭圆体带连续性丢失、外层视网膜组织出现色素上皮丢失，RPE-Bruch 复合体高反射带变薄，玻璃体黄斑牵拉、视网膜前膜，或两者兼有，导致视网膜表面不规则，黄斑可见多个囊样液性暗区[7]。

4. 静态视野

提示向心性缩小、黄斑敏感度降低[8]。

5. 自发荧光像

显示在脉络膜视网膜萎缩区的前缘出现弱荧光，与此缘和乳头周围区域相邻的区域见高自发荧光[9]。

6. 暗适应条件下 ERG

表现为 a 波和 b 波振幅下降，b 波幅度更大。明适应条件下视锥细胞呈现 a 波振幅下降，晚期视网膜电图可见视杆细胞和视锥细胞的 a、b 波呈熄灭型[10]。

【诊断】

儿童时期发病，早期夜盲、视野缩小，20 岁出现近视逐渐加重以及并发白内障导致视力下降，眼底见到特征性脉络膜和视网膜圆形、卵圆形回旋状萎缩灶，可以帮助诊断。重要的诊断依据实验室检查及遗传学研究：血清氨基酸测定，鸟氨酸浓度高于正常值 120 μmol/L。遗传学研究：采集患者及父母血样基因检测，从外周血中提取基因组 DNA 白细胞，RT-PCR 产物的直接测序表明在患者 OAT 基因发现致病性等位基因突变[11]。

【鉴别诊断】

疾病早期、中期因眼底可见典型的脑回样萎缩病灶，因此诊断较为明确。但当病变融合发展后，脑回样萎缩变得不易分辨，此阶段易和其他类型的萎缩性病变相混淆，其中最为典型的即无脉络膜症。后者萎缩呈弥漫性发展，其内无法区分出脑回样分界线，萎缩区内色素沉着相对不明显。疾病早期出现特征改变以前应与视网膜色素变性、视网膜营养不良、高度近视眼底相鉴别，晚期黄斑变性、黄斑前膜牵拉网膜水肿相鉴别[4]。怀疑为本疾病时应行血清学检测及遗传学研究。

【治疗】

旋转萎缩的潜在生化缺陷是 OAT，这是一种依赖维生素 B_6 的线粒体基质酶。OAT 参与 L-鸟氨酸向脯氨酸和谷氨酸的转化。OAT 通过处理源自膳食精氨酸的鸟氨酸，去除未偶联的氨，从而在细胞解毒中发挥作用。据报道，在某些情况下，通过长期限制精氨酸的饮食，降低血浆鸟氨酸水平可减缓疾病进展[12]。总体而言，OAT 基因中有 9 种可能导致疾病的变异，突变基因在大多数组织中表达，包括肝、大脑、神经感觉视网膜和 RPE，其有害后果主要限于眼睛。发病的第二个 10 年，出现近视加重及白内障导致中心视力下降，可行白内障摘除手术以期改善中心视力。RPE 功能障碍或丢失导致血-视网膜外屏障破坏和液体向视网膜内空间扩散可能是旋转性萎缩水肿形成的主要机制。由于 RPE 被认为是旋转萎缩功能障碍的主要部位，针对 RPE 的基因替代疗法或涉及诱导多能干细胞衍生的 RPE 的细胞治疗方法的临床试验可能对 GA 患者有帮助。有报道发现 5-aminoimidazole-4-carboxamide 核糖核苷可以增加线粒体的生物合成，显著刺激 OAT 的表达[13]。

（董 莹 刘大川）

【参考文献】

[1] Simell O，Takki K. Raised plasma-ornithine and gyrate atrophy of the choroid and retina. Lancet，1973，1（7811）：1031-1033.

[2] Sergouniotis PI，Davidson AE，Lenassi E，et al. Retinal structure，function，and molecular pathologic features in gyrate atrophy. Ophthalmology，2012，119（3）：596-605.

[3] Huang J，Fu J，Fu S，et al. Diagnostic value of a combination of next-generation sequencing，chorioretinal imaging and metabolic analysis：lessons from a consanguineous Chinese family with gyrate atrophy of the choroid and retina stemming from a novel OAT variant. Br J Ophthalmol，2019，103（3）：428-435.

[4] MacDonald IM，Russell L，Chan CC. Choroideremia：new findings from ocular pathology and review of recent literature. Surv Ophthalmol，2009，54（3）：401-407.

[5] 王晓光, 容维宁, 綦瑞等. 回旋状脉络膜视网膜萎缩一例. Chin J Ophthalmol, 2019, 55 (11): 872-874.
[6] Peltola KE, Näntö-Salonen K, Heinonen OJ, et al. Ophthalmologic heterogeneity in subjects with gyrate atrophy of choroid and retina harboring the L402P mutation of ornithine aminotransferase. Ophthalmology. 2001, 108 (4): 721-729.
[7] Schmitz-Valckenberg S, Holz FG, Bird AC, et al. Fundus autofluorescence imaging: review and perspectives. Retina, 2008, 28 (3): 385-409.
[8] Rohrschneider K, Bültmann S, Springer C. Use of fundus perimetry (microperimetry) to quantify macular sensitivity. Prog Retin Eye Res, 2008, 27 (5): 536-548.
[9] Howden SE, Gore A, Li Z, et al. Genetic correction and analysis of induced pluripotent stem cells from a patient with gyrate atrophy. Proc Natl Acad Sci U S A, 2011, 108 (16): 6537-6542.
[10] Bonilha VL, Fishman GA, Rayborn ME, et al. Retinal pathology of a patient with Goldmann-Favre syndrome. Ophthalmic Genet, 2009, 30 (4): 172-180.
[11] Takki K. Differential diagnosis between the primary total choroidal vascular atrophies. Br J Ophthalmol, 1974, 58, 24-35.
[12] Coussa RG, Traboulsi EI. Choroideremia: a review of general findings and pathogenesis. Ophthalmic Genet, 2012, 33 (2): 57-65.
[13] Doimo M, Desbats MA, Baldoin MC, et al. Functional Analysis of Missense Mutations of OAT, Causing Gyrate Atrophy of Choroid and Retina. Human Mutation, 2013, 34 (1), 229-236.

第二十七节 视网膜母细胞瘤

【概述】

视网膜母细胞瘤（retinoblastoma, Rb）为儿童最常见的眼部恶性肿瘤。它最常见于儿童期和婴儿期，在视网膜形成过程中[1], 由 RB1 基因的突变引起。RB1 也是第一个被鉴定的抑癌基因[2]。病变早期可能无症状或者仅发生斜视，随着疾病的进展，可出现"白瞳症"、假性"前房积脓"、继发性青光眼、角巩膜葡萄肿等表现[3]。

Rb 的发病率为 1/（15 000～20 000）[4-5], 无性别或种族差异[5]。不同年龄段儿童中的发病率有很大差异。Rb 在新生儿肿瘤性疾病中占比约为 17%, 而在婴幼儿、5 岁以下及 15 岁以下儿童中, 依次为 13%、6% 及 3%[6]。

Rb 病例最早的记录出现在 1657 年[7]。当时, 人们还信奉希波克拉底的四种气质类型学说，认为患者的体质和卫生状况的改变导致黑胆汁溢出转移到大脑后进入眼睛，从而引起眼部肿瘤。当时提倡的 Rb 治疗方法是使用水蛭、泻药和药膏来消除黑胆汁。到 19 世纪中叶，麻醉技术的出现使 Rb 的治疗方法转变为眼球摘除术。这使患者的存活率得到提高[6]。该方法延续了 50 年, 直到 1903 年, Hilgartner 首次提出 Rb 具有放射敏感性, 使得保眼球治疗成为可能[8]。此后, 化学减容治疗和靶向化疗成为了 Rb 重要疗法。

Rb 常见于 5 岁以内的婴幼儿。通常是患儿父母发现相关的临床症状而就诊。在昏暗的灯光下，当瞳孔自然散大时，患儿父母可能会看到肿瘤反光引起的"白瞳症"。当肿瘤影响视力后，患儿可表现为斜视。患儿发病年龄越小，肿瘤越有可能发生在后极部。早期肿瘤表现为离散的、发白的视网膜肿块，无内在血管。随着肿瘤的生长，其基底直径和高度增加，滋养血管生成，继而碎裂引起玻璃体或视网膜下播散。肿瘤细胞通过视神经或脉络膜循环散播到眼外之前，会引起视网膜脱离，新生血管性青光眼和（或）眼内出血。若未行控制，大多数眼内 Rb 将直接扩展到视神经中，然后播种到中枢神经系统，或通过血行扩散转移到骨髓、骨骼和其他器官。

【发病机制】

Rb 是与体细胞突变或生殖细胞突变相关的恶性肿瘤[9-10]。Knudson 提出了二次打击假说，即两次连续突变的发生导致正常视网膜细胞转化为恶性细胞。在遗传性 Rb 中，第一次突变发生在生殖细胞中，此"第一击"在体内的每个细胞中都有发生，这使它们不仅容易患 Rb，而且还易于患其他肿瘤，即"第二癌症"（最常见的是骨肉瘤和软组织肉瘤）。视网膜发育过程中发生在视网膜细胞中的"第二击"则导致 Rb。在非遗传性 Rb 中，两种打击都发生在视网膜细胞中，因此该突变仅限于视网膜中的一个单细胞。遗传性 Rb 占所有 Rb 的 30%～40%。种系突变的 1/4 是家族性的，具有常染色体显性遗传模式，其他则是新的非家族性种系突变[10]。RB1 是一种与 Rb 相关的抑癌基因，位于 13 号染色体（13q）的长臂上，大多数突变是无义突变或移码突变，其验证了二次打击学说（图 6-27-1）。

【临床表现】

1. 发病年龄

平均确诊年龄为 18 个月，95% 的儿童在 5 岁前被诊断为 Rb。

2. 发病部位

可为单侧或双侧。

3. 常见症状

患儿最常见的症状是白瞳症，其次为斜视，其他常见症状还包括视力下降、眼红伴痛、玻璃体积血、眼球结核、无菌性眼眶蜂窝织炎、眼球突出。

4. 眼底表现

单发或多灶性的、边界清楚的穹窿样视网膜占位，伴视网膜血管扩张。尽管早期肿物是透明的很难辨别，但晚期肿物呈白色。

5. 生长方式

（1）外生型：肿瘤起源于外层视网膜，并可引起广泛的视网膜脱离，可引起广泛的视网膜下种植，易与 Coats 病混淆。

（2）内生型：起源于内层视网膜，逐渐充满玻璃体腔，并引起玻璃体腔种植。

（3）混合型：同时拥有外生型和内生型的特点。

（4）弥漫浸润型：很少见，没有明确的肿物，可见平坦的视网膜浸润，伴钙化。常见于较大年龄的患儿，发病率小于 2%。当累及前节时，可引起假性前房积脓[11]。

6. 晚期病变

肿瘤向前发展，发生继发性青光眼，导致角巩膜葡萄肿；肿瘤向后发展，可侵入筛板及视神经；可侵入脉络膜，穿出眼球而致眶内生长；远距离转移，最常见为颅骨，临床可触到皮下小肿物；亦可向耳前、下颌下淋巴结转移；通过视神经及鞘间隙进入颅内，可发生全身转移。

7. 国际分期

根据 Rb 的自然病程及全身化疗后保住眼球的可能性对 Rb 进行分级。国际分期系统包括 A 期到 E 期，患者需进行眼球摘除的风险逐渐增高[12]。

眼内视网膜母细胞瘤的国际分级（International Classification for Intraocular Retinoblastoma）如下所述。

1. Group A，极低风险

小的分散的视网膜内肿瘤，远离黄斑中心凹和视盘。

①所有肿瘤最大径 ≤ 3 mm，局限于视网膜。

②所有肿瘤距离中心凹的距离 > 3 mm，距视盘的距离 > 1.5 mm。

2. Group B，低风险

无论大小或者位置，肿瘤都没有玻璃体或者视网膜下的种植，以及弥散的肿瘤特点。

① A 组以外的视网膜肿瘤，大小和位置不限。

②没有玻璃体或者视网膜下的种植。

③视网膜下液范围在肿瘤基底部 3 mm 以内。

3. Group C，中风险

分散的局部病变，局部视网膜或玻璃体种植非常轻。

①肿瘤必须是分散的。

②视网膜下液局限于一个象限内。

③所有种植必须是局限的，细小的，距离肿瘤 3 mm 以内。

4. Group D，高风险

弥散的玻璃体或者视网膜下的种植，或者巨大的内生型或外生型肿瘤。

①巨大的或者弥散的肿瘤。

②视网膜下液范围超过一个象限。

③弥漫性的视网膜下种植，可能成板块状。

④弥漫的玻璃体种植，可以有油脂状的玻璃体种植或无血管团块。

5. Group E，极高风险

①新生血管性青光眼。

②大量的球内出血。

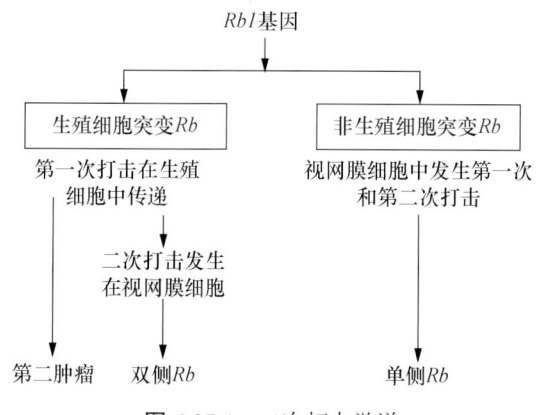

图 6-27-1　二次打击学说

③肿瘤达到玻璃体前，累及睫状体或眼前节（例如肿瘤接触晶状体）。

④弥散浸润型 Rb。

⑤无菌性眼眶蜂窝织炎。

⑥眼球结核。

【辅助检查】

1. 彩色眼底照相

诊断 Rb 的第一步是全面地散瞳眼底检查，应用广角眼底照相、前节照相和外眼照相方法对肿瘤进行连续动态的观察。

2. 超声检查

眼部超声检查是一项关键的诊断检查方法，使用 10 MHz 的频率分辨率可达 150 μm。肿瘤形态多样，可扫查到近球型、不规则型和弥漫型等。超声示后极部或玻璃体腔内球形、半球形或不规则实性团块状回声，内部可见点状回声分布不均，呈点状、斑片状、团块状的强回声，即"钙斑样"回声，部分患者伴视网膜脱离[13]。超声生物显微镜使用更高的频率（50～100 MHz）以获得前节图像并检测前节，从而检测虹膜，睫状体和前房角的肿瘤浸润[14]。

3. 荧光素眼底血管造影

荧光素眼底血管造影可因为瘤体血管化及坏死程度不同而有不同。FFA 中肿瘤还可表现为肿瘤相关视网膜血管扩张、肿瘤内血管、静脉渗漏和微血管改变。内生型瘤体起源于视网膜内核层，可见视网膜血管进入瘤体内，瘤体内血管的丰富与否和瘤体本身的进展密切相关[15]，并且与完全灌注的肿瘤相比，部分灌注的肿瘤可能需要更少的动脉内化疗周期就能实现消退[16]。

4. 神经影像方法

高分辨率增强 MRI 可用于评估影响 Rb 儿童的治疗决策的关键特征，例如视神经侵犯、眼外肿瘤蔓延和颅内转移。详尽的 MRI 可以帮助确认 Rb 的诊断及鉴别，评估肿瘤的程度和分期，以及提供长期病情监测。在临床检查中无法可靠地检测出包括脉络膜浸润和视神经蔓延等不良预后的特征表现，因此 MRI 对检测眼外转移和颅内肿瘤至关重要。在 CT 上，Rb 具有中等程度的衰减，可有不同程度的钙化，轻度至中度增强。在 MRI 中，相对于 T1 加权图像上的玻璃体，肿瘤呈略高信号，在 T2 加权图像上则较暗，在弥散加权图像上表现为出弥散度降低，肿瘤钙化表现为磁化加权序列上的信号空洞。

钙化是 Rb 诊断的重要指征，可见于约 95% 的患者中。尽管以前一直使用 CT 检测肿瘤的钙化，但是超声检查也具有非常好的敏感性。而且由于 CT 为放射性检查，可能增加第二肿瘤发生的可能性，应用超声检查检测钙化已逐渐取代 CT[17-18]。

【诊断】

幼年患儿出现白瞳症时，需进行详细的眼底检查，如发现玻璃体腔、视网膜或视网膜下典型的占位性病变，B 超或 CT 检查发现钙化表现，需考虑 Rb，进行病理学检查可以明确诊断。

【鉴别诊断】

伴有白瞳症或斜视的多种眼部疾病需要与 Rb 相鉴别，并可通过全面的病史采集、临床检查和适当的辅助检查加以鉴别。

1. Coats 病

Coats 病是一种罕见的、单侧性、特发性、非遗传性的渗出性视网膜病变，常见于男性儿童。由于视网膜血管扩张导致视网膜内和（或）视网膜下的渗出及渗出性视网膜脱离可导致瞳孔异常反光呈黄色。超声可显示视网膜下的脂质沉积，而荧光素眼底血管造影可见到典型的毛细血管扩张。晚期的 Coats 病与 Rb 的鉴别非常困难[19]（图 6-27-2）。

2. 永存原始玻璃体增生症（PHPV）

PHPV 是一种散发的发育性眼部疾病，由正常的透明玻璃体血管未完全退化所致。通常在出生后几

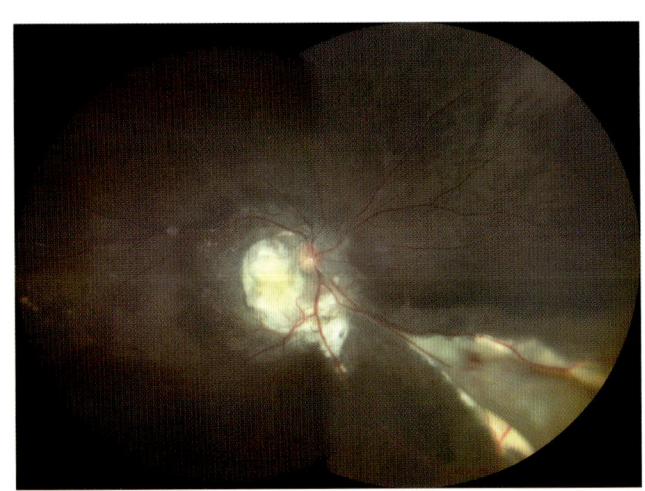

图 6-27-2 14 岁男性患儿，发现右眼视力下降 3 年余，可见视网膜下渗出，荧光素眼底血管造影可见大量异常扩张血管，进而与 Rb 鉴别

天至几周内就出现白瞳症。2/3 的病例是单侧的，可合并小眼球、晶体后纤维血管组织、睫状突延长、白内障和漏斗状视网膜脱离。通常在临床检查和（或）B 超检查中可发现特征性的从视神经到晶状体后囊的未退化的血管[20]。

3. 先天性白内障

患儿可表现为白瞳症，但其他眼部检查没有异常，眼部超声显示后节正常。

【治疗】

视网膜母细胞瘤需结合患者的肿瘤分期、受累程度、种系检测结果，医疗机构资源和社会心理因素等制定个性化的治疗方案[21]。当前的治疗方法包括静脉化疗（IVC）、动脉化疗（IAC）、玻璃体腔内化疗（IvitC）、前房化疗、巩固疗法（冷冻疗法和经瞳孔温热疗）、放射疗法（巩膜敷贴放射治疗）以及眼球摘除术。

1. 静脉化疗

20 世纪 90 年代开始使用的全身静脉化疗仍然是重要的治疗方法，尤其是对于双侧和种系疾病。最常用的方案包括长春新碱、依托泊苷和卡铂，每月通过中央或外周静脉给药，持续 6 个周期[22]。全身静脉化疗可能对第二肿瘤和肿瘤转移有保护作用[23]。强化化疗方案用于治疗眼球摘除术后的高危患者。对累及脉络膜或筛板后视神经的晚期病变，在眼球摘除之前进行新辅助化疗[24]。

2. 动脉化疗

使用动脉化疗治疗 Rb 开始于 2004 年，目前已经成为标准的一线治疗方法，尤其是对于晚期单侧肿瘤，并且具有较低的副作用风险，例如与静脉化疗相关的耳毒性和神经毒性反应，在动脉化疗中的发生率相对较低[25]。美法仑，托泊替康和卡铂是最常用的药物，根据肿瘤的严重程度以 1、2 或 3 种药物的组合形式给药。通常每月进行 3～4 个周期的治疗。动脉化疗可以作为主要或次要治疗方法，并且与静脉化疗相比，在晚期肿瘤患者中使用动脉化疗可以实现更高的保眼球率[26]。

动脉化疗可引起一些眼部并发症而影响视力，包括玻璃体积血、视网膜和脉络膜缺血、分支或中央视网膜动脉阻塞，眼动脉痉挛或阻塞[26-28]。超过 25% 的患者会发生视网膜脱离，主要是由快速的肿瘤消退引起的。但随着治疗次数的增加和医生经验的增加，严重的眼部血管并发症和视力减退会逐渐减少[28]。

3. 眼内化疗

玻璃体内化学疗法可在玻璃体内获得更高的药物浓度，在没有引起相关的全身性副作用的同时，有效地使玻璃体播散消退。最常见的药物是美法仑和托泊替康，可单独使用或联合使用。每 2～4 周进行一次治疗，并根据肿瘤反应进行调整。通过将动脉化疗和玻璃体腔内化疗结合使用，E 组患者的保眼球率可以提高 50% 以上[29]。

4. 局部治疗

Rb 的局部治疗包括冷冻治疗，经瞳孔温热疗法和激光治疗。这些方法可用于巩固通过化疗达到较小体积（通常在 2 或 3 个周期后）或复发性小肿瘤或视网膜下播散者的疗效[30-32]。也可作为小型 Rb（A 组或 B 组）的首选疗法。经巩膜冷冻疗法使用间接检眼镜在直视下冷冻肿瘤。在温热疗法中，亚光凝水平下红外线辐射产生的高温会破坏肿瘤。使用氩离子激光（532 nm）的光凝方法可致肿瘤细胞凋亡。

5. 放射敷贴治疗

放射敷贴治疗是一种局部低剂量放疗方法，通常用于化疗不敏感或局部复发的中小型 Rb[33]。

6. 眼球摘除术

对于威胁生命的患者需要进行眼球摘除术。通常 E 组患者需要进行眼球摘除，特别是眼底窥不清或者有可能累及视神经或存在眼外蔓延可能的患者[34]。对其他治疗没有反应的肿瘤可能也需接受眼球摘除。眼球摘除术是一种简单的手术，但术中需要格外注意不能穿破眼球，以免导致肿瘤的眼眶种植。摘除的眼球需要进行病理学检查，以确定是否存在高危因素（高危因素包括：葡萄膜、前节或视神经受累），如果组织病理结果显示为高危型，为了防止转移，术后还需进行全身化疗[35]。

【成人 Rb】

成人 Rb 较罕见，目前 Rb 确诊最大年龄为 74 岁，无性别差异，且肿瘤在眼球内位置各异[36]。成人发生 Rb 的原因尚不清楚。一些人认为这可能与具有 *RB1* 突变持续存在的胚胎视网膜细胞有关[37]。一些自发消退的病例被称为视网膜瘤，它被认为是 Rb 的良性亚型，有种假说认为 Rb 消退后形成视网膜瘤[38]。然而，也有人认为视网膜瘤是 Rb 的前驱病变[39]。

成人 Rb 多表现为视力下降和白瞳症。眼底检查多可见到一个或多个白色占位性病变。一些非典型的表现如玻璃体炎症、出血和眼眶蔓延也有报道[37]。

成人眼内灰白色肿块鉴别主要有眼内淋巴瘤、化脓性眼内炎、脉络膜黑色素瘤、眼部转移性恶性肿瘤。由于Rb在成人中的低发病率，常常在临床中被忽视。如果肿瘤细胞发生玻璃体种植，出现玻璃体积血、混浊，影响屈光间质，诊断Rb更加困难。视网膜瘤，通常被认为是Rb的良性亚型，是可以自行消退的。它与Rb的鉴别点是视网膜瘤肿物体积小、呈灰色、半透明的外观，周围有脉络膜视网膜萎缩区环绕，并且缺少种植或视网膜脱离的表现[37]。吲哚菁绿血管造影中的"双循环征"及眼部超声中的蘑菇样肿物都是葡萄膜黑色素瘤的特征性改变。成人视网膜母细胞瘤中钙化斑点并非最重要的诊断依据，最终诊断依赖病理结果。

成人Rb的治疗取决于整体情况，包括肿瘤的大小和位置，视力预后，转移性疾病的威胁和全身状态。由于成人Rb多为单侧并且多处于疾病晚期阶段，大多需要进行眼球摘除术[40]。也有报道使用局部放射治疗联合其他方法（化疗及眼球摘除）来治疗成人Rb[41]。最近，一些病例报道使用动脉化疗、静脉化疗等来治疗成人Rb，并取得良好效果[42]。

【病例摘要】

病例1：患儿，女，4岁，因"家长发现右眼变白2个月"就诊。患儿足月顺产儿，否认其他全身及眼部病史。眼底检查可见右眼鼻侧可见白色球状肿瘤，可见玻璃体腔内种植。辅助检查：外院CT检查提示眼内占位有钙化改变。根据患儿诊断体征，诊断为Rb。

病例2：患者，女，20岁，因"右眼眼前黑影飘动2周"就诊。除双眼屈光不正外，否认其他全身及眼部病史。眼底检查可见右眼鼻下可见白色肿物，表面光滑有血管，近肿瘤旁可见玻璃体内白色小颗粒。眼部超声：探及实性占位性病变；超声造影：病变完全被造影剂填充，为快进快出型；CT：右眼球内下壁丘状凸起，未见钙化；MRI：右眼球壁鼻下侧可见丘状凸起；血液RB1基因变异筛查：RB1基因变异是一个镶嵌型重复变异。根据患者的体征及辅助检查，诊断为成人Rb，先后进行氩离子激光光凝、经瞳孔温热治疗及巩膜敷贴放射治疗，肿物体积明显减小。病例详细资料见二维码数字资源6-27。

数字资源6-27

（王倩 邵蕾 魏文斌）

【参考文献】

[1] Soliman SE, Racher H, Zhang C, et al. Genetics and molecular diagnostics in retinoblastoma-an update. Asia Pac J Ophthalmol(Phila), 2017, 6(2): 197-207.

[2] Lee WH, Bookstein R, Hong F, et al. Human retinoblastoma susceptibility gene: cloning, identification, and sequence. Science, 1987, 235(4794): 1394-1399.

[3] Dimaras H, Kimani K, Dimba EA, et al. Retinoblastoma. Lancet, 2012, 379(9824): 1436-1446.

[4] Little MP, Kleinerman RA, Stiller CA, et al. Analysis of retinoblastoma age incidence data using a fully stochastic cancer model. Int J Cancer, 2012, 130(3): 631-640.

[5] Fernandes AG, Pollock BD, Rabito FA. Retinoblastoma in the United States: a 40-year incidence and survival analysis. J Pediatr Ophthalml Strabismus, 2018, 55(3): 182-188.

[6] Munier FL, Popovic MB, Chantada GL, et al. Conservative management of retinoblastoma: challenging orthodoxy without compromising the state of metastatic grace. "Alive, with good vision and no comorbidity". Progress in retinal and eye research, 2019, 11: 73.

[7] Pawius P. Observatio XXIII. Tumor oculorum. Observations anatomicae selectoires. Appendedto: Bartholinus T. Historiarum Anatomicarum Rariorum, Centuria III & IV. Copenhagen, Denmark. Petrus Morsing, 38-39.

[8] Hilgartner H. Report of case of double glioma treated with x-ray. Texas Med J, 1903, 322.

[9] Shields J, Shields C. Retinoblastoma: introduction, genetics, clinical features, classification. In: Shields J, Shields C, editors. Atlas of Intraocular Tumors, 3rd ed. Philadelphia: Lippinocott, Wolters Kluwer, 2016.

[10] Nichols KE, Walther S, Chao E, et al. Recent advances in retinoblastoma genetic research. Curr Opin Ophthalmol, 2009, 20(5): 351-355.

[11] Jijelava KP, Grossniklaus HE. Diffuse anterior retinoblastoma: a review. Saudi J Ophthalmol, 2013, 27(3): 135-139.

[12] Murphree AL. The case for a new group classification. Ophthalmol Clin North Am, 2005, 18(1): 41-53.

[13] Shields JA, Leonard BC, Michelson JB, et al. B-scan ultrasonography in the diagnosis of atypical retinoblastomas.

Can J Ophthalmol, 1976, 11（1）：42-51.

[14] Chawla B, Bhaskaran K, Dada T, et al. Evaluation of the role of ultrasound biomicroscopy in advanced retinoblastoma：a prospective study on Asian Indian children. Ophthalmic Genet, 2020, 41（2）：125-130.

[15] Kim JW, Ngai LK, Sadda S, et al. Retcam fluorescein angiography findings in eyes with advanced retinoblastoma. Br J Ophthalmol, 2014, 98（12）：1666-1671.

[16] Lim LS, Dalvin LA, Ancona-Lezama D, et al. Retinoblastoma vascular perfusion and intra-arterial chemotherapy cycle requirements. Clin Exp Ophthalmol, 2019, 47（9）：1164-1172.

[17] Galluzzi P, Hadjistilianou T, Cerase A, et al. Is CT still useful in the study protocol of retinoblastoma? AJNR Am J Neuroradiol, 2009, 30（9）：1760-1765.

[18] Marees T, Moll AC, Imhof SM, et al. Risk of second malignancies in survivors of retinoblastoma：more than 40 years of follow-up. J Natl Cancer Inst, 2008, 100（24）：1771-1779.

[19] Shields JA, Shields CL, Honavar SG, et al. Classification and management of Coats disease：the 2000 Proctor Lecture. Am J Ophthalmol, 2001;131（5）：572-583.

[20] Rizvi SW, Siddiqui MA, Khan AA, et al. Bilateral persistent hyperplastic primary vitreous：a close mimic of retinoblastoma. Semin Ophthalmol, 2013, 28（1）：25-27.

[21] Shields CL, Mashayekhi A, Au AK, et al. The International Classification of Retinoblastoma predicts chemoreduction success. Ophthalmology, 2006, 113（12）：2276-2280.

[22] Shields CL, Lally SE, Leahey AM, et al. Targeted retinoblastoma management：when to use intravenous, intra-arterial, periocular, and intravitreal chemotherapy. Curr Opin Ophthalmol, 2014, 25（5）：374-385.

[23] Turaka K, Shields CL, Meadows AT, et al. Second malignant neoplasms following chemoreduction with carboplatin, etoposide, and vincristine in 245 patients with intraocular retinoblastoma. Pediatr Blood Cancer, 2012, 59（1）：121-25

[24] Luna-Fineman S, Chantada G, Alejos A, et al. Delayed enucleation with neoadjuvant chemotherapy in advanced intraocular unilateral retinoblastoma：AHOPCA II, a prospective, multi-institutional protocol in Central America. J Clin Oncol, 2019, 37（31）：2875-2882.

[25] Gobin YP, Dunkel IJ, Marr BP, et al. Intra-arterial chemotherapy for the management of retinoblastoma：four-year experience. Arch Ophthalmol, 2011, 129（6）：732-737.

[26] Shields CL, Manjandavida FP, Lally SE, et al. Intra-arterial chemotherapy for retinoblastoma in 70 eyes：outcomes based on the International Classification of Retinoblastoma. Ophthalmology, 2014, 121（7）：1453-1460.

[27] Zanaty M, Barros G, Chalouhi N, et al. Update on intra-arterial chemotherapy for retinoblastoma. ScientificWorldJournal, 2014, 2014：869604.

[28] Dalvin LA, Ancona-Lezama D, Lucio-Alvarez JA, et al. Ophthalmic vascular events after primary unilateral intra-arterial chemotherapy for retinoblastoma in early and recent eras. Ophthalmology, 2018, 125（11）：1803-1811.

[29] Dalvin LA, Kumari M, Essuman VA, et al. Primary intra-arterial chemotherapy for retinoblastoma in the intravitreal chemotherapy era：five years of experience. Ocul Oncol Pathol, 2019, 5（2）：139-146.

[30] Shields CL, Honavar SG, Meadows AT, Shields JA, Demirci H, Naduvilath TJ. Chemoreduction for unilateral retinoblastoma. Arch Ophthalmol, 2002, 120（12）：1653-1658.

[31] Shields CL, Honavar SG, Meadows AT, et al. Chemo-reduction plus focal therapy for retinoblastoma：factors predictive of need for treatment with external beam radiotherapy or enucleation. Am J Ophthalmol, 2002, 133（5）：657-664.

[32] Murphree AL, Villablanca JG, Deegan WF 3rd, et al. Chemotherapy plus local treatment in the management of intraocular retinoblastoma. Arch Ophthalmol, 1996, 114（11）：1348-1356.

[33] Shields CL, Mashayekhi A, Sun H, et al. Iodine 125 plaque radiotherapy as salvage treatment for retinoblastoma recurrence after chemoreduction in 84 tumors. Ophthalmology, 2006, 113（11）：2087-2092.

[34] Tsimpida M, Reddy MA, Sagoo M. Enucleation. New Delhi：Jaypee Brothers Medical Publishers Ltd, 2012.

[35] Kaliki S, Shields CL, Shah SU, et al. Postenucleation adjuvant chemotherapy with vincristine, etoposide, and carboplatin for the treatment of high-risk retinoblastoma. Arch Ophthalmol, 2011, 129（11）：1422-1427.

[36] 黄熙, 张军军, 马麟. 成人视网膜母细胞瘤病例报告及文献回顾. 重庆医科大学学报, 2008, 33（2）：223-225.

[37] Kaliki S, Shields CL, Gupta A, et al. Newly diagnosed active retinoblastoma in adults. Retina, 2015, 35（12）：2483-2488.

[38] Andersen SR, Jensen OA. Retinoblastoma with necrosis of central retinal artery and vein and partial spontaneous regression. Acta Ophthalmol, 1974, 52（2）：183-193.

[39] Dimaras H, Khetan V, HallidayW, et al. Loss of Rb1 induces non-proliferative retinoma：increasing genomic

instability correlates with progression to retinoblastoma. Hum Mol Genet, 2008, 17 (10): 1363-1372.
[40] Sengupta S, Pan U, Khetan V. Adult onset retinoblastoma. Indian J Ophthalmol, 2016, 64 (7): 485-491.
[41] Francis JH, Roosipu N, Levin AM, et al. Current treatment of bilateral retinoblastoma: the impact of intraarterial and intravitreous chemotherapy. Neoplasia, 2018, 20 (8): 757-763.
[42] McMahon JF, Jabbour P, Shields CL. Retinoblastoma in a 23-year-old adult treated with primary intra-arterial and intravitreal chemotherapy. Oman J Ophthalmol, 2019, 12 (2): 119-121.

第二十八节 视网膜色素上皮腺瘤

【概述】

视网膜色素上皮腺瘤（adenoma of the retinal pigment epithelium）是一种起源于视网膜色素上皮细胞的眼内色素性良性或低度恶性肿瘤，其发病率极低，在临床上十分罕见，但易误诊为脉络膜黑色素瘤，从而导致过度治疗[1]。因此，正确认识这一疾病是十分重要的。

Griffithh 于 1894 年首次提出肿瘤来源于视网膜色素上皮（retinal pigment epithelium，RPE）的可能。其报道了一例眼内色素性肿瘤患者，肿瘤组织病理学显示其细胞外形呈上皮样，细胞之间排列成相互沟通的管柱样结构。但肿瘤很快在患者眼眶内复发，随后导致患者死亡，故其来源随之遭到质疑，后来的学者普遍认为其报道的病例为上皮样细胞型的脉络膜黑色素瘤。直到 20 世纪早期，RPE 腺瘤的病例才逐渐被报道，根据组织病理学特点，确认其为 RPE 起源的肿瘤[2]。由于 RPE 腺瘤发病率极低，尚缺乏大规模的流行病学研究，仅见少量个案报道。

尽管 RPE 的反应性增生是很常见的，但真正的 RPE 肿瘤是很少见的。关于 RPE 腺瘤的病因，最初有学者提出 RPE 腺瘤的发生是由于脉络膜炎等眼内炎症的刺激导致，这一假说基于患者在临床上有眼内炎症的表现，以及病理切片观察到了炎症细胞的浸润，但这无法确定是炎症刺激引起的肿瘤，还是肿瘤生长引起的炎症反应[2-3]。随着病例报告的增多，以及肿瘤组织病理学特征的完善，现在普遍认为肿瘤是自发产生，大多数肿瘤原发于无其他眼病的健康眼中[4]。最新的一项回顾性研究表明除眼部外伤史外，没有其他任何眼部病史与该肿瘤发生相关[5]。但也有报道显示少数情况下 RPE 肿瘤的发生可能与先天性视网膜色素上皮肥大（congenital hypertrophy of the retinal pigment epithelium，CHRPE）相关[6-7]。RPE 腺瘤是一种良性或低度恶性肿瘤，可发生在视网膜的任何区域，包括视盘周围、黄斑区及周边眼底。其生长缓慢，核异形程度低，有丝分裂像罕见，但易侵犯周边组织，特别是视网膜神经感觉层，进而导致网膜下或网膜内渗出，渗出性视网膜脱离、视网膜肿瘤滋养血管、玻璃体肿瘤细胞种植及玻璃体积血等并发症[4-5]。

【临床表现】

RPE 腺瘤通常见于成年人，平均就诊年龄在 50 岁左右，就目前报道的病例来看，女性发病率高于男性。不同于脉络膜黑色素瘤，RPE 腺瘤的发病似乎并无种族的差异。绝大部分 RPE 腺瘤是单眼发病，肿瘤也呈单发，且生长缓慢[4]。其主要临床表现如下。

1. 视功能障碍

RPE 腺瘤生长缓慢，患者可无自觉症状，前来就诊的大多数患者主诉为视力下降，主要原因是肿瘤生长侵袭视网膜引起视网膜脱离，视网膜渗出，黄斑水肿等并发症。也有患者因飞蚊症或眼前黑影就诊[8-9]，这可能是富含色素颗粒的肿瘤细胞侵入到了玻璃体中所导致的。

2. 眼底改变

RPE 腺瘤最主要的两大眼底特征为视网膜滋养血管与视网膜的黄白色脂性渗出（图 6-28-1）。其可以发生在眼底任何区域，绝大多数肿瘤呈棕黑色，也有部分肿瘤呈黄色[5]，极少数肿瘤呈无色素性，表现为粉色肿物[4]。由于没有 Bruch's 膜的阻挡，相比于脉络膜肿瘤，RPE 腺瘤更易侵犯视网膜及玻璃体，约 60% 的 RPE 腺瘤有视网膜滋养动脉与滋养静脉，超半数的 RPE 腺瘤肿瘤周边的视网膜有网膜内或网膜下的黄白色脂性渗出，可导致渗出性视网膜脱离[5,8,10]。其他眼底表现还包括玻璃体种植和玻璃体积血等，即使肿瘤没有侵犯视网膜黄斑区，患者仍可出现远程黄斑反应，包括黄斑渗出，黄斑囊样水肿，黄斑前膜等[5]。

【辅助检查】

RPE 腺瘤在临床上极易误诊为脉络膜黑色素瘤，临床上怀疑该病后要完善相关眼部检查，注意鉴别，防止过度治疗。

1. 影像学检查

RPE 腺瘤在眼部 B 超上表现为球内占位性病变，内部呈中等或高强度回声，回声大多不均匀[10]。绝大多数肿瘤呈圆顶样外形，B 超上显示回声突然隆起，肿瘤底部缺乏蒂连接结构[5]。彩色多普勒可见肿瘤内部明显的动脉血流信号[8]。MRI 显示球内肿物边界清晰，与玻璃体相比，T1 加权呈均匀高信号，T2 加权呈低信号。有研究表明"暗线征"可能是 RPE 腺瘤的特异性征象，即在增强 T1 加权联合脂肪抑制序列上，肿瘤与增强的脉络膜之间有一线状低信号区[11]。荧光素眼底血管造影（fundus fluorescence angiography，FFA）检查可见视网膜滋养血管，不伴"双循环"征，肿瘤早期呈弱荧光，晚期呈强荧光，并伴渗漏和荧光着染[5,10]。吲哚青绿血管造影（indocyanine green angiography，ICGA）显示肿瘤早期多呈弱荧光，晚期可呈弱荧光或强荧光伴或不伴荧光渗漏[5,8]。

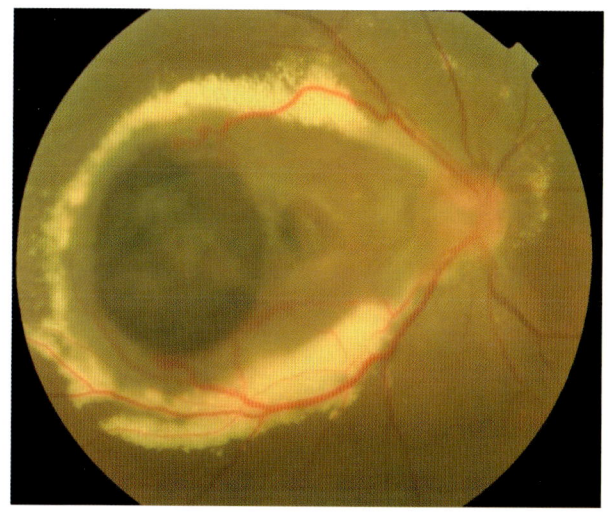

图 6-28-1　RPE 腺瘤：眼底黄斑区见黑色肿物，周围伴黄白色渗出，可见视网膜滋养血管

2. 病理学检查

RPE 腺瘤的病理特点有一定的变异性，但组织病理学检查是诊断 RPE 腺瘤的金标准。肉眼观察，PRE 腺瘤大多体积较小，边缘光滑，含有大量的黑色素，从眼球壁上突然隆起。镜下观察，RPE 腺瘤由分化较好的色素上皮细胞组成，肿瘤细胞的形态变化较大，可呈圆形、椭圆形或立方形，胞质内富含颗粒状空泡，细胞核较小，多呈圆形，分裂象罕见，核仁大小不一，呈圆形或椭圆形，部分细胞可见较大的黑素小体。靠近后极部的 RPE 腺瘤镜下多为实性病灶，而起自周边部 RPE 的腺瘤通常表现为细胞质的空泡化，这是由于抗透明质酸酶的酸性黏多糖沉积导致。细胞周围可见均匀的条带状基底膜样物质，PAS 染色阳性[4,8]。虽然 RPE 为良性肿瘤，但大多数都对周围的神经视网膜与脉络膜组织有不同程度的侵犯[5]。RPE 腺瘤的免疫组化染色的变异程度较大，表达频率较高的标志物包括细胞角蛋白 CAM5.2、S-100、Vimentin、NSE、突触素等[8,12]。电镜下可见 PRE 细胞的特征，包括微绒毛、基底膜产物及联接复合体[13]。

【诊断】

尽管 RPE 腺瘤在临床上很罕见，但其极易误诊为脉络膜黑色素瘤，进而导致过度治疗，所以任何眼内的色素性肿物，都要考虑其为 RPE 腺瘤的可能性。RPE 腺瘤诊断的金标准为组织病理学检查，但获取肿瘤组织的样本较为困难，临床上主要根据肿物的临床特点和患者的病程进行初步诊断，由于 RPE 腺瘤发生在 Bruch's 膜以内，所以相比之下更易侵犯视网膜神经上皮层，当眼内色素性肿物伴视网膜滋养血管以及网膜内或网膜下脂性渗出时，要高度怀疑 RPE 腺瘤的可能性。当诊断较为困难时，可进行细针穿刺吸取肿瘤细胞进行细胞病理检查，但要注意的是其仍有一定的误诊率。

【鉴别诊断】

1. 葡萄膜黑色素瘤

葡萄膜黑色素瘤是成人眼内最常见的恶性肿瘤，临床上绝大多数 RPE 腺瘤的患者都误诊为脉络膜黑色素瘤。病理检查是鉴别两者的金标准，但考虑到活检样本获取较为困难，根据两者的临床和影像学特征来进行鉴别显得尤为重要。RPE 腺瘤大多数为棕黑色深色素沉着肿物，但脉络膜黑色素瘤约 45%

为无色素或混合色素性[14]。RPE腺瘤位于Bruch's膜内，其易侵犯视网膜产生渗出性视网膜脱离，但脉络膜黑色素瘤很少见到视网膜脂性渗出，且其侵犯视网膜多导致浆液性视网膜脱离。RPE腺瘤可见明显的视网膜滋养动脉和滋养静脉，但脉络膜黑色素瘤大多仅导致视网膜静脉的迂曲扩张[15]。超声检查，脉络膜黑色素瘤多呈典型的蘑菇样回声，挖空征阳性，脉络膜凹陷征阳性（图6-28-2），但RPE腺瘤极少表现为蘑菇样回声。造影可显示双循环征，即肿瘤滋养血管与视网膜脉络膜血管同时显影。MRI检查两者表现相似，但暗线征可能成为鉴别两者的重要征象[11]。

2. 色素沉积的脉络膜血管瘤

RPE腺瘤大多呈棕黑色色素沉积，当孤立的脉络膜血管瘤伴有色素沉着时，容易与RPE腺瘤混淆。孤立的脉络膜血管瘤可导致RPE萎缩，引起渗出性视网膜脱离，但其FFA动脉前期和动脉期瘤体内表现为丰富的网状血管荧光充盈。ICGA早期显示视网膜下病灶的血管网（图6-28-3），且显示的瘤体范围要大于FFA显示的瘤体范围。

3. 视网膜色素上皮肥大

典型的先天性视网膜色素上皮肥大表现为眼底孤立、平坦的类圆形病灶，边界光滑，可呈棕色或灰黑色，易于RPE腺瘤混淆。其病理表现为病灶处RPE细胞体积增大，内含大量粗大的色素颗粒[10]。

患者多无自觉症状，多为体检时发现。典型表现为眼底孤立的色素性病灶，其内色素分布不均匀，周围可见一圈脱色素环。行荧光素眼底血管造影检查，病灶处呈荧光遮蔽，无荧光素渗漏，病灶内部可见特征性的"窗样"强荧光，为局灶性的色素缺失导致，病灶周围脱色素环在FFA下表现为强荧光，呈现特征性的双重轮廓线征象。OCT显示病灶表面视网膜神经上皮层变薄，病灶处有色素的部分显示RPE层增厚，对其下脉络膜呈遮蔽效应，无色素处

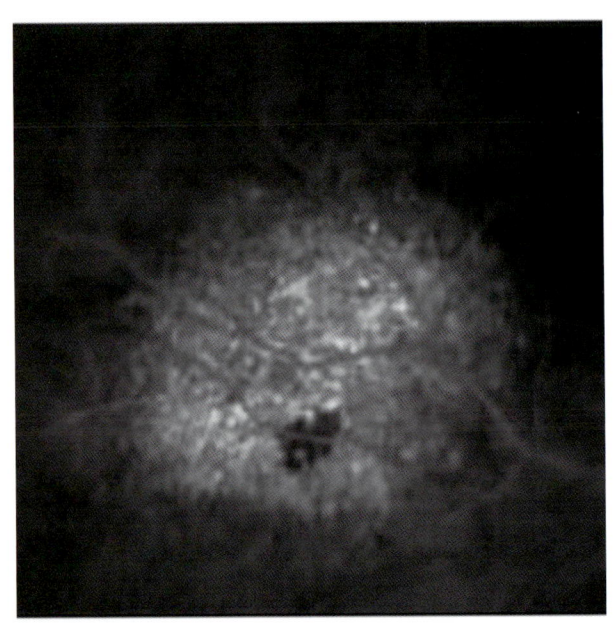

图6-28-3　脉络膜血管瘤：ICGA早期显示视网膜下病灶血管

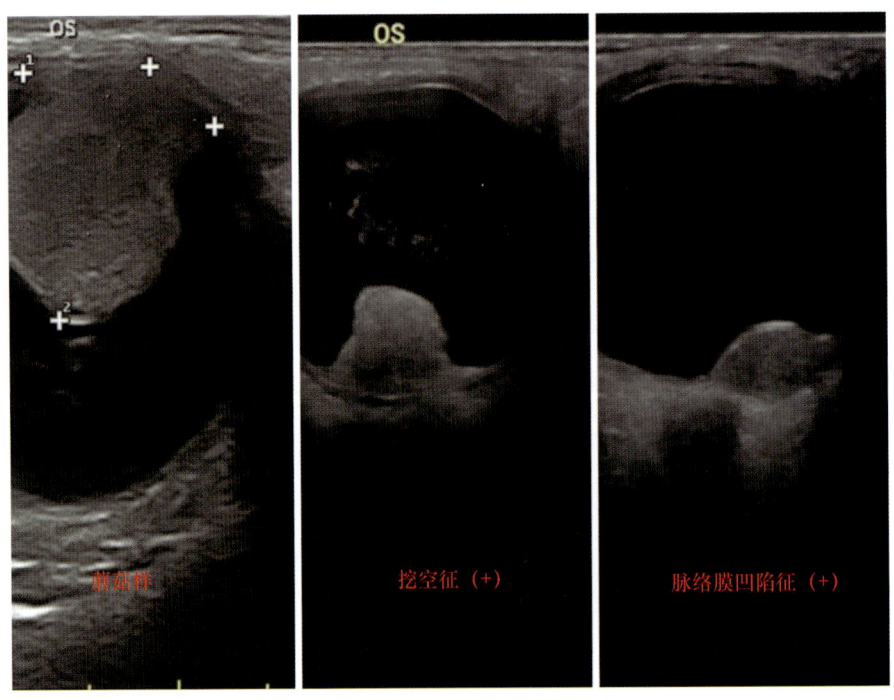

图6-28-2　葡萄膜黑色素瘤：超声显示蘑菇样肿物，挖空征（＋），脉络膜凹陷征（＋）

显示 RPE 层缺失,其下脉络膜显示为明显的透射效应[16]。

【治疗】

RPE 腺瘤是良性或低度恶性肿瘤,现普遍达成共识的是对于无症状、较小的病灶可不进行处理,注意随访观察即可。对于引起渗出性视网膜脱离等并发症和肿瘤不断增长的患者临床上要进行处理,但具体的治疗方法,目前尚未形成广泛共识。

1. 肿瘤局部切除

RPE 腺瘤极少发生远处转移,若病变累及黄斑影响视功能可行局部切除术,但这对术者的操作技巧要求较高[9]。

2. 放疗

近距离放疗是治疗 RPE 腺瘤的有效疗法,但其易产生放射性视网膜病变和放射性视神经病变等并发症。巩膜敷贴放射疗法可以精准放疗减少并发症发生的概率,但其适应证相对严格。

3. 其他治疗

包括 PDT、TTT、氩激光光凝、冷冻治疗等,目前疗效尚不确定,但有报道激光治疗后病灶复发[5]。

对于上述治疗后无效,表现为恶性侵袭或复发者,可考虑眼球摘除术,但要明确 RPE 腺瘤恶变极其罕见,即使恶变为腺癌,也极少发生远处转移。

【病例摘要】

患者,女,55 岁,视力逐渐下降 2 年余。患者两年前无明显诱因出现视力进行性下降。否认全身病史。查体:双眼前节未见异常。眼底检查:右眼眼底黄斑颞侧见黑色占位性病变,伴环形渗出,可见视网膜滋养血管。眼部超声检查:右眼视盘颞侧玻璃体内可探及不规则实性肿物,边界清晰,内回声不均匀,挖空征(-),CDFI 病变内可探及血流信号,玻璃体内可探及带状回声与病变表面相连。超声造影:病变内完全被造影剂填充,为快进快出型。眼底荧光造影检查:动脉期可见粗大迂曲血管与黄斑区弱荧光团相连,随时间延长团状弱荧光灶内可见强荧光,晚期瘤体内荧光渗漏,瘤体边缘及各方向小血管荧光渗漏。OCT 检查:右眼高度隆起的视网膜下占位,病变表面为高反射。诊断为右眼 RPE 腺瘤。于 2015 年 1 月 19 日行全麻下右眼玻璃体切除＋视网膜切开＋眼内肿瘤切除＋眼内光凝＋硅油填充术。术后病理证实为 RPE 腺瘤。病例详细资料见二维码数字资源 6-28。

数字资源 6-28

(周文达　邵蕾　魏文斌)

【参考文献】

[1] Yaman A, Lebe B, Kiratli H, et al. Adenoma of the retinal pigment epithelium mimicking ciliochoroidal melanoma. Clin Exp Optom, 2009, 92 (2): 157-158.

[2] Fair JR. Tumors of the retinal pigment epithelium. Am J Ophthalmol, 1958, 45 (4 Pt 1): 495-505.

[3] Blodi FC, Reuling FH, Sornson ET. Pseudomelanocytoma at the optic nervehead: an adenoma of the retinal pigment epithelium. Arch Ophthalmol, 1965, 73: 353-355.

[4] Shields J A, Shields C L, Gündüz K, et al. Neoplasms of the retinal pigment epithelium: the 1998 Albert Ruedemann, Sr, memorial lecture, Part 2. Arch Ophthalmol, 1999, 117 (5): 601-608.

[5] Williams BK Jr, Di Nicola M, Acaba-Berrocal LA, et al. Adenoma and Adenocarcinoma of the Retinal Pigment Epithelium: A Review of 51 Consecutive Patients. Ophthalmology Retina, 2020, 4 (8): 829-839.

[6] Trichopoulos N, Augsburger JJ, Schneider S. Adenocarcinoma arising from congenital hypertrophy of the retinal pigment epithelium. Graefes Arch Clin Exp Ophthalmol, 2006, 244 (1): 125-128.

[7] Shields JA, Shields CL, Eagle RC Jr, et al. Adenocarcinoma arising from congenital hypertrophy of retinal pigment epithelium. Arch Ophthalmol, 2001, 119 (4): 597-602.

[8] Mori H, Takahashi K. A Case of Adenocarcinoma of the Retinal Pigment Epithelium: An Immunohistochemical and Electron Microscopic Study. Ocul Oncol Pathol, 2017, 4 (1): 38-43.

[9] Wei W, Mo J, Jie Y, et al. Adenoma of the retinal pigment epithelium: a report of 3 cases. Can J Ophthalmol, 2010, 45 (2): 166-170.

[10] Shields J A, Shields C L. Tumors and Related Lesions of the Pigmented Epithelium. Asia Pac J Ophthalmol (Phila), 2017, 6 (2): 215-223.

[11] Su Y, Xu X, Wei W, et al. Using a novel MR imaging sign to differentiate retinal pigment epithelium from uveal melanoma. Neuroradiology, 2020, 62 (3):

[12] John S, Lew M. Retinal pigment epithelium adenoma in vitreous fluid cytology. Diagn Cytopathol, 2017, 45（12）: 1128-1131.

[13] Font R L, Zimmerman L E, Fine B S. Adenoma of the retinal pigment epithelium: histochemical and electron microscopic observations. Am J Ophthalmol, 1972, 73（4）: 544-554.

[14] Shields C L, Kaliki S, Furuta M, et al. Clinical spectrum and prognosis of uveal melanoma based on age at presentation in 8, 033 cases. Retina, 2012, 32（7）: 1363-1372.

[15] Shields J A, Joffe L, Guibor P. Choroidal melanoma clinically simulating a retinal angioma. Am J Ophthalmol, 1978, 85（1）: 67-71.

[16] 尹小芳, 叶祖科, 罗书科, 等. 先天性视网膜色素上皮肥大的研究现状. 国际眼科杂志, 2020, 20（2）: 267-270.

第二十九节　Von Hippel-Lindau 综合征

【概述】

Von Hippel-Lindau 综合征（VHL）是以全身多系统多发良、恶性肿瘤及囊肿为特征的一种罕见的常染色体显性遗传病，由 3 号染色体的 *VHL* 基因突变引起。该病所累及的部位可包括脑、脊髓、视网膜、肾、肾上腺、胰腺等。VHL 综合征眼部异常主要表现为视网膜毛细血管母细胞瘤（retinal capillary hemangioblastoma, RCH）[1]。约 84% 的视网膜毛细血管母细胞瘤患者为 VHL 所致，而 VHL 患者中 50%~70% 会出现 RCH[1-2]。

【临床表现】

RCH 发病平均年龄为 25 岁，常为 VHL 综合征的首发表现[3-4]。RCH 常双眼发病，且患眼可同时存在多个 RCH[5]。根据 RCH 发生的部位，可以分为周边型和近视乳头型（图 6-29-1）。周边型较常见，生长在周边视网膜上（图 6-29-1A），近视乳头型较少见，生长于视神经乳头上（图 6-29-1B）或视乳头周围。根据 RCH 的生长特点，可分为外生型和内生型两种类型。外生型的 RCH 表现为血管瘤在视网膜内或视盘内生长，其瘤体表面的视网膜血管可见。内生型的 RCH 表现为血管瘤主要向玻璃体内生长，其瘤体遮挡视网膜血管。临床上 RCH 大多为内生型，眼底检查时表现为单个或多个凸起的橘红色、圆形病灶，通常可见粗大扩张的滋养和引流血管。瘤体周围视网膜可有出血、水肿、渗出，瘤体表面可见纤维血管增生。

患者早期可以没有症状，患者的视力情况与 RCH 的位置、大小及并发症有关。周边型 RCH 可无症状，仅在眼科检查时发现，当 RCH 生长在视乳头上引起黄斑水肿、黄斑前膜、渗出性视网膜脱离、牵拉性视网膜脱离时，可导致视力严重下降甚至致盲[2]。

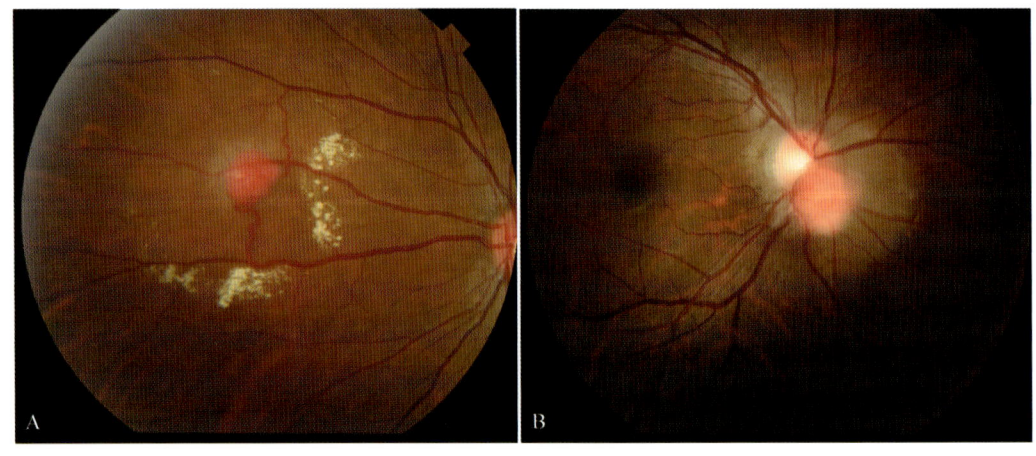

图 6-29-1　VHL 患者彩色眼底照相。A. 周边型视网膜血管母细胞瘤，可见红色圆形瘤体，滋养血管和引流血管，血管瘤周围可见黄色渗出；B. 视乳头型血管母细胞瘤，可见视乳头下方淡红色圆形肿物

组织学上，RCH表现为薄壁的毛细血管增生，伴有不同数量、具有泡沫状胞浆的基质细胞。这些毛细血管通常紧密地结合在一起，大小不等[6]。

【辅助检查】

对可疑VHL综合征的患者，应常规进行散瞳眼底检查及彩色眼底照相。此外，常用的眼科辅助检查方法有：荧光素眼底血管造影（FFA）、光学相干断层成像（OCT）及光学相干断层扫描血流成像（OCTA）等。

1. FFA

可以显示出RCH渗漏的程度，还能显示出黄斑水肿等异常，并能够发现常规眼底检查难以发现的血管瘤。RCH的瘤体在动脉期迅速充盈呈现强荧光，在动脉期及静脉早期显示清晰的瘤体形态，静脉期瘤体荧光持续增强，晚期部分呈现"冲刷"现象，即瘤体内荧光扩散到周围组织中，形成瘤体内相对弱荧光，而周围组织因荧光染色呈相对强荧光[7]。近年来广角及超广角荧光素眼底血管造影已应用于临床，与传统造影或眼底检查相比，超广角荧光素眼底血管造影检查能够发现更多的血管母细胞瘤，更有助于VHL患者的诊断及治疗[8]（图6-29-2）。

2. OCT

RCH瘤体处视网膜在OCT图像上呈现高反射的隆起，凸向玻璃体腔。OCT对于视网膜水肿、黄斑水肿、视网膜前膜、视网膜牵拉以及视网膜脱离等并发症的显示具有优势。但OCT检查主要适合视盘及后极部的RCH，对周边部病变成像较困难（图6-29-3）。

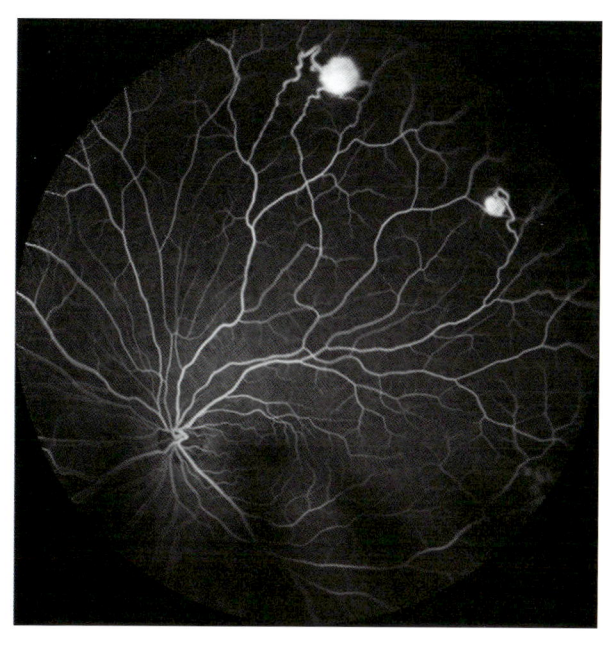

图6-29-2 视网膜血管母细胞瘤荧光素眼底血管造影。可见颞上方周边部视网膜血管母细胞瘤呈强荧光改变，瘤体旁血管迂曲，瘤体无明显渗漏

3. OCTA

与FFA相比，OCTA快速、无创，不受血管管壁渗漏影响，可以清楚地显示出RCH瘤体内部的血管形态，并能够定位血管瘤在视网膜内所处的层次。还可用于判断激光等治疗后瘤体内血管封闭的情况，在判断治疗效果等方面有良好的应用前景（图6-29-4）。

【诊断】

RCH可不合并VHL而单独发病。一般合并VHL者发病时间会更早，视力预后更差。对于RCH患者应仔细询问病史及家族史、相应检查明确有无合并

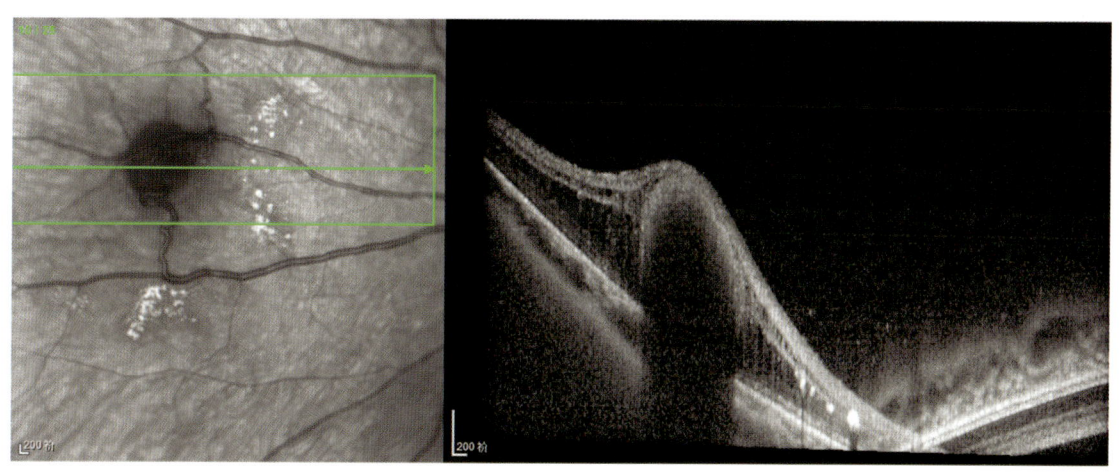

图6-29-3 视网膜血管母细胞瘤OCT检查。可见OCT图像上，RCH呈高反射隆起，瘤体旁视网膜层间劈裂

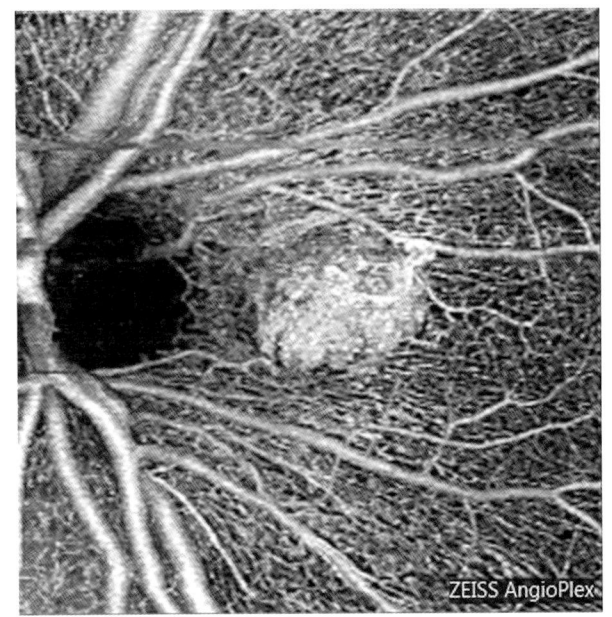

图 6-29-4　视网膜血管母细胞瘤 OCTA 检查。可见视盘颞侧视网膜血管母细胞瘤

中枢神经系统血管瘤、内脏病变，以及行基因检测等，有助于确诊 VHL。

【鉴别诊断】

周边部的 RCH 应与 Coats 病、视网膜海绵状血管瘤、视网膜大动脉瘤等疾病鉴别。

1. Coats 病

与 RCH 均可导致视网膜渗出和脱离，但 Coats 病多见于男性青少年，多单眼发病，眼底检查见大量的脂类物质渗出并可见胆固醇结晶，视网膜血管瘤样扩张而非肿瘤，且不存在异常滋养血管。

2. 视网膜海绵状血管瘤

青少年发病，多单眼发病。典型表现为葡萄串样外观，无滋养血管，荧光素眼底血管造影有特殊的"帽状荧光"表现。

3. 视网膜大动脉瘤

血管瘤多位于视网膜动脉二、三级分支。无滋养血管，无其他组织或器官受累。

视盘 RCH 应与表现为视盘隆起或边界不清的疾病相鉴别，如视乳头水肿、视神经乳头炎、视盘玻璃膜疣、视盘海绵状血管瘤、视网膜和视网膜色素上皮联合性错构瘤等。

【治疗】

治疗方法的选择需要根据 RCH 的位置、大小及相关的并发症等情况。对于视乳头旁 RCH，以及位于周边、不伴渗出或视网膜下液、直径小于 500 μm 的 RCH，一般建议进行积极监测，密切随访；而对于较大的、活动性的 RCH，应给予治疗。可选择的治疗方法包括视网膜激光光凝、视网膜冷凝、抗 VEGF 药物治疗、光动力治疗、经瞳孔温热疗法、放射治疗及玻璃体视网膜手术治疗等[9]。

1. 视网膜激光光凝/冷凝治疗

视网膜激光光凝多用于治疗较小的 RCH；而冷凝多用于治疗极周边的、直径大于 3 mm 的 RCH。视网膜激光光凝可采用绿光或黄光，直接光凝瘤体表面或其滋养血管。多数文献报道激光光凝治疗直径为 1~1.5 PD 或以下的 RCH 可以达到良好的封闭效果；有研究显示，单独应用激光光凝，可以封闭直径 1DD 以下的全部 RCH，以及 73% 较大的 RCH，而联合使用视网膜冷凝，可以使较大 RCH 的封闭率达到 94%[10]。然而，激光光凝会非选择性地破坏瘤体及周围组织，因此并不适合治疗视乳头旁 RCH。

2. 光动力疗法（photodynamic therapy，PDT）

PDT 对于位于视神经上 RCH 以及不适合激光治疗的患者具有一定意义。近年的研究显示，PDT 对于周边部 RCH 也有明确的治疗作用[11]。

3. 抗 VEGF 药物治疗

肿瘤细胞异常分泌的 VEGF 可能促进 RCH 的形成和生长，并导致瘤体血管的通透性增加而引起渗出。目前关于全身或局部使用抗 VEGF 药物对 VHL 合并的 RCH 的治疗效果的研究，结论仍有争议，其有效的使用剂量、给药频率、长期的治疗效果仍需要更大样本量的临床研究探明。

4. 手术治疗

当 VHL 患者 RCH 直径大于 5 mm，或出现视网膜前膜、渗出性或牵拉性视网膜脱离等情况时，可考虑手术治疗。根据视网膜情况，可选择巩膜扣带术、玻璃体切除联合眼内激光光凝或巩膜外冷凝、或玻璃体切除联合 RCH 切除术[12]。选择手术治疗时应充分考虑可能的风险和可能引起的并发症。

5. 联合治疗

根据 VHL 患者眼部 RCH 大小、位置及并发症情况，可联合使用多种治疗方式。VHL 的早期诊断和合理治疗可以改善视力预后，尤其对于周边 RCH 的患者。RCH 早期治疗效果好，晚期病变及时治疗仍可维持部分视功能。

【病例摘要】

患者，女性，34岁，因确诊VHL而行眼科检查。右眼视乳头可见视网膜血管母细胞瘤。左眼可见视网膜周边部存在视网膜血管母细胞瘤。眼科给予光动力疗法及视网膜光凝治疗。病例详细资料见二维码数字资源6-29。

数字资源6-29

（朱瑞琳　杨　柳）

【参考文献】

［1］Singh AD, Shields CL, Shields JA. von Hippel-Lindau disease. Surv Ophthalmol, 2001, 46（2）：117-142.

［2］Varshney N, Kebede AA, Owusu-Dapaah H, et al. A Review of Von Hippel-Lindau Syndrome. J Kidney Cancer VHL, 2017, 4（3）：20-29.

［3］Binderup MLM, Stendell AS, Galanakis M, et al. Retinal hemangioblastoma: prevalence, incidence and frequency of underlying von Hippel-Lindau disease. Br J Ophthalmol, 2018, 102（7）：942-947.

［4］Maher ER, Yates JR, Harries R, et al. Clinical features and natural history of von Hippel-Lindau disease. Q J Med, 1990, 77（283）：1151-1163.

［5］Lonser RR, Glenn GM, Walther M, et al. von Hippel-Lindau disease. Lancet, 2003, 361（9374）：2059-2067.

［6］Findeis-Hosey JJ, McMahon KQ, Findeis SK. Von Hippel-Lindau Disease. J Pediatr Genet, 2016, 5（2）：116-123.

［7］高丽琴, 张风, 马凯, 等. 视盘毛细血管瘤的临床表现及荧光素眼底血管造影特征. 中华眼视光学与视觉科学杂志, 2011, 13（3）：183-186.

［8］Chen X, Sanfilippo CJ, Nagiel A. et al. Early Detection Of Retinal Hemangioblastomas In Von Hippel-Lindau Disease Using Ultra-Widefield Fluorescein Angiography. Retina, 2018, 38（4）：748-754.

［9］Singh AD, Nouri M, Shields CL, et al. Treatment of retinal capillary hemangioma. Ophthalmology, 2002, 109（10）：1799-1806.

［10］Krivosic V, Kamami-Levy C, Jacob J, et al. Laser Photocoagulation for Peripheral Retinal Capillary Hemangioblastoma in von Hippel-Lindau Disease. Ophthalmol Retina, 2017, 1（1）：59-67.

［11］Di Nicola M, Williams BK Jr, Hua J, et al. Photodynamic Therapy for Retinal Hemangioblastoma: Treatment Outcomes of 17 Consecutive Patients. Ophthalmol Retina, 2022, 6（1）：80-88.

［12］Gaudric A, Krivosic V, Duguid G, et al. Vitreoretinal surgery for severe retinal capillary hemangiomas in von hippel-lindau disease. Ophthalmology, 2011, 118（1）：142-149.

第三十节　视网膜星形细胞错构瘤

【概述】

视网膜星形细胞错构瘤是一种罕见的视网膜良性肿瘤，常见于结节性硬化的患者中，表现为多灶性或双侧发生。在其他方面健康的患者少见，以孤立表现为主。视网膜星形细胞错构瘤起源于视网膜神经纤维层，由纤维细胞和神经细胞汇聚而成[1-2]。

【临床表现】

视网膜星形细胞错构瘤好发于视乳头上及其周围一带，也可存在于周边视网膜，其在形态学可分为3型，Ⅰ型位于神经纤维层，较平坦且无钙化；Ⅱ型起于内层视网膜，结节状，有钙化灶；Ⅲ型兼有以上两型的特征。大多数视网膜星形细胞错构瘤属于内生性，即位于视网膜神经纤维层，少部分属于外生性，即位于视网膜下。由于大部分视网膜星形细胞错构瘤是结节性硬化的患者，其还可能合并结节性硬化的其他临床表现，如玻璃体积血、视网膜血管异常以及玻璃体腔播散[3-4]。

有结节性硬化的患者还可能有其他的全身表现，如癫痫病史、智力障碍等，体征包括11个主要特征和6个次要特征。主要特征：色素脱失斑（数量≥3个，直径≥5 mm）；面部血管纤维瘤（数量≥3个）或额前斑块；甲周纤维瘤（数量≥2个）；鲨革斑；多发视网膜错构瘤；脑皮质发育不良（包括结节和脑白质辐射状迁移线）；室管膜下结节；室管膜下巨细胞星形细胞瘤；横纹肌瘤；淋巴管肌瘤病；血管肌脂瘤（数量≥2个）。次要特征：斑驳状皮肤改变；牙釉质多发性小凹（数量≥3个）；口腔内纤维瘤（数量≥2个）；视网膜色素缺失斑；多发肾囊肿；非肾脏的错构瘤[5-8]。

【辅助检查】

1. OCT

视网膜星形细胞错构瘤OCT图像上可见视网膜隆起，根据形态不同可将其分为4型，Ⅰ型是平坦、极小的视网膜增厚，无视网膜牵引；Ⅱ型为轻度的视网膜增厚（高度<500 μm），并有视网膜牵引；Ⅲ型是视网膜的瘤体增厚（高度>500 μm），视网膜内可见桑椹状钙化；Ⅳ型为视网膜的瘤体（高度>500 μm）内有空腔，且光滑无钙化。

2. FFA

特征为晚期强荧光伴荧光素渗漏入玻璃体。

3. 头颅MRI

由于视网膜星形细胞错构瘤常见于结节性硬化症，头颅MRI可见脑皮质发育不良（包括结节和脑白质辐射状迁移线）；室管膜下结节；室管膜下巨细胞星形细胞瘤等影像学征象。

【诊断】

视网膜星形细胞错构瘤的诊断需要结合眼底的临床表现，以及需要结合结节性硬化症的其他全身合并表现诊断。

【鉴别诊断】

1. 视网膜母细胞瘤

视网膜母细胞瘤与视网膜星形细胞错构瘤有相似的外观，有时鉴别较困难。视网膜母细胞瘤病灶不限于视神经纤维层，不伴随皮脂腺瘤等皮损，无癫痫或智力减退等结节性硬化症的病史。诊断不清时可考虑采用细针穿刺活检法帮助鉴别。

2. 视盘玻璃膜疣

发生在视盘的星形细胞错构瘤可能会与视盘玻璃膜疣混淆。鉴别要点在于视盘玻璃膜疣位于视盘内，而星形细胞错构瘤常突出于视盘前面致使视神经和视网膜模糊。

3. 有髓神经纤维

当视网膜星形细胞错构瘤仅表现为半透明、发白、非钙化的视网膜神经纤维层增厚时，可能会与视网膜有髓神经纤维相混。其区别点在于视网膜有髓神经纤维表现为视盘附近羽毛状脱髓鞘病变，一般无视神经纤维层隆起。

4. Coats病

视网膜星形细胞错构瘤可合并毛细血管扩张，视网膜星形细胞错构瘤合并的毛细血管扩张常出现在后极部，Coats病的视网膜毛细血管扩张以周边部多见。

5. 视盘毛细血管瘤

可通过眼底荧光造影鉴别，视网膜星形细胞错构瘤表现为晚期强荧光和渗漏，而视盘毛细血管瘤表现为早期即出现的强荧光。

【治疗】

视网膜星形细胞错构瘤因生长缓慢，眼科治疗以随访观察为主，若合并玻璃体积血可行玻璃体切割手术治疗。对于结节性硬化症患者，应积极请相关专科治疗结节性硬化症。

（黄剑锋 戴 虹）

【参考文献】

[1] Steven J R. 视网膜. 4版. 天津：天津科技翻译出版公司，2011.

[2] Lawrence AY. 视网膜图谱. 北京：中国科学技术出版社，2019：782-784.

[3] 侯明勃，彭晓燕. 结节性硬化症伴视网膜星形细胞错构瘤一例. 中华眼科杂志，2016，52（8）：622-624.

[4] 陈尧，毛俊峰. 结节性硬化伴双眼视网膜星形细胞错构瘤一例. 中华眼底病杂志，2019，35（4）：393-394.

[5] Northrup H, Krueger DA. Tuberous sclerosis complex diagnostic criteria update: recommendations of the 2012 Iinternational Tuberous Sclerosis Complex Consensus Conference. Pediatr Neurol, 2013, 49（4）：243-254.

[6] 陈兴旺，蔡善君，潘乐，等. 结节性硬化合并双眼视网膜星形细胞错构瘤及室管膜下巨细胞星形细胞瘤一例. 中华眼科杂志，2015，51（9）：701-703.

[7] Pichi F, Massaro D, Serafino M, et al. Retinal astrocytic hamartoma: optical coherence tomography classification and correlation with tuberous sclerosis complex. Retina, 2016, 36（6）：1199-1208.

[8] Jozwiak J, Jozwiak S, Wlodarski P. Possible mechanisms of disease development in tuberous sclerosis. Lancet Oncol, 2008, 9（1）：73-79.

第七章 视盘及视神经相关罕见病

第一节 Leber 遗传性视神经病变

【概述】

Leber 遗传性视神经病变（Leber hereditary optic neuropathy，LHON）是一种由线粒体 DNA 突变所引起的母系遗传性视神经病。1858 年，德国 Von Graefe 博士在 Arch Ophthalmol 杂志最早报道本病，1871 年，Theodore Leber 收集了 16 个家庭中 55 个病例，并明确为一种独立的遗传性疾病。学术界为了纪念 Theodore Leber 的贡献，以其名字命名了该疾病。

LHON 主要的三个原发突变位点为线粒体 DNA 的第 11778、14484 和 3460 位点，90% 以上的 LHON 患者中能够发现这三个突变中的一个，尤以 11778 突变最多见，可占 50%～80%。这些突变可影响线粒体呼吸链复合体 I 的正常功能，导致线粒体 ATP 合成减少及活性氧产生增多，进而引起神经节细胞的凋亡。除上述原发位点外，研究者目前还发现了 50 多个线粒体 DNA 的继发突变位点。患者可同时携带两种常见原发突变位点，或一种原发突变及一种继发突变位点[1-8]。其他修饰因子，包括线粒体 DNA 继发突变、线粒体 DNA 单体型和核修饰基因以及环境因素，比如高度紧张、高强度体力消耗、用眼过度、高糖饮食、吸烟、饮酒、有毒化学品接触等均可能参与疾病的发生发展。该病存在外显不全的特点，线粒体基因拷贝数异常、核基因、X 染色体修饰基因、单倍体及环境因素均可能造成不完全外显[9-11]。

我国估计发病率为 1/100 000[12]，目前暂无亚洲人群的流行病学资料。70% 为散发，仅 30% 有家族遗传史。LHON 男女患者比大致为（3～5）:1，发病年龄通常为 15～35 岁[13-15]。主要临床表现为双眼先后发生的无痛性视力急剧下降，发病早期视盘充血水肿，后期发生视神经萎缩。

【临床表现】

主要症状为双眼先后发生的无痛性视力突然急剧下降。开始时多单眼视力无痛性急剧下降，通常在数天至数月内累及对侧眼。视力可介于光感和 1.0 之间，多数为 0.1 至数指。相对性传入性瞳孔障碍（RAPD）通常为阴性。早期眼底可正常，其后可有视盘表面或者视盘周围毛细血管扩张，视盘周围神经纤维层水肿，但无出血和渗出；发病半年以后可见视乳头颞侧苍白或全部苍白[13-15]。

临床上可将 LHON 分为无症状期、亚急性期、动态期和慢性期。无症状期患者（突变携带者）眼科检查可无异常，亦可出现眼底改变（如视盘充血、毛细血管扩张）及 OCT 改变（如下方和颞侧神经纤维层增厚）。临床症状出现 6 个月以内为亚急性期，此期患者视力迅速下降，至 4～6 个月时视力开始稳定，视野检查可见中心暗点且逐渐进展扩大。自出现临床症状 6 个月到 1 年间为动态期，此期视力可无明显变化，但视野和 OCT 检查显示损害仍在进展，通常在症状出现 1 年左右停止进展，到达疾病平台期。自出现临床症状 1 年后称为慢性期[13-15]。

多数 LHON 患者只存在眼部表现，少数可合并全身其他系统症状如智力障碍、癫痫、听力障碍、肌张力障碍等，如果一个家系中多个成员表现出 LHON 临床特征同时伴有较严重的神经系统异常，比如运动系统异常、肌痉挛、精神异常、骨骼异常、脑性癫痫等，称为 Leber 叠加综合征[16-19]。

【辅助检查】

1. 视野

典型改变为中心暗点内的注视点部位有更加浓密的绝对性暗点核，另外可有部分或扇形视野缺损，随病情进展，视野缺损扩展至周边[13-15]。

2. 荧光素眼底血管造影（fundus fluorescein angiography，FFA）

急性期视盘呈强荧光，视盘旁毛细血管迂曲扩张，但无渗漏。随着疾病进展，视盘颞侧小动脉和毛细血管变细，视盘外周小动脉及毛细血管减少，乳斑束的毛细血管灌注不足，晚期视盘着色。慢性期以后视盘血管总体分布减少，视盘区域扩张的小动脉及毛细血管消失，视网膜动脉显著变细[13-15]。

3. 光学相干断层成像（optical coherence tomography，OCT）

早期LHON患者视网膜神经纤维层（RNFL）厚度增加，通常以颞侧及下方象限为主，随病情进展RNFL逐渐变薄，颞侧神经纤维最先受累且受累程度最重。中心凹鼻侧乳斑束区域的黄斑区节细胞复合体（GCC）厚度变薄在发病相对早期即可观察到，随病情进展而逐渐加重，可能累及整个黄斑区。一般RNFL及GCC的变薄在发病1年后达到稳定。无症状的携带者也可出现RNFL及GCC改变[20]。

4. 视觉诱发电位（visual evoked potential，VEP）

轻者振幅下降，潜伏期延长，重者呈熄灭型。

5. 磁共振成像（MRI）

视神经MRI表现尚无定论，偶见视神经、视交叉强化。视交叉中心可显示出长T2信号，典型者形状类似眼罩，称其为"眼罩征"（图7-1-1）。部分患者可以出现类似多发性硬化的脑白质病变或非特异性的白质病变[21-22]。合并其他神经系统表现者需行头颅MRI检查。

【诊断】

青少年男性，急性或亚急性起病，双眼同时或先后出现无痛性视力下降，或无症状者符合典型眼底表现时，无论有无母系遗传的家族史，均应考虑LHON的可能。一般根据患者家族史、发病年龄、急性起病及病程进展特征结合眼底表现、OCT及视野检查可得到初步临床诊断。发现外周血线粒体DNA致病性突变是本病的确诊标准。对患者进行外周血线粒体DNA检测，90%的患者可检测到3个常见原发位点突变之一，10%的患者可能携带罕见原发突变或携带2个原发位点突变。当临床高度怀疑LHON，但常规Sanger测序未发现线粒体DNA致病性突变位点时，可通过线粒体基因组全长序列测序进一步明确是否存在致病性少见原发性突变或继发性突变位点。

【鉴别诊断】

LHON易与多种视神经病变相混淆，线粒体DNA基因突变检测是目前最有价值的诊断与鉴别诊断方法。常见的鉴别诊断如下。

1. 视乳头炎

视乳头炎以年轻女性多见，典型者发病时有

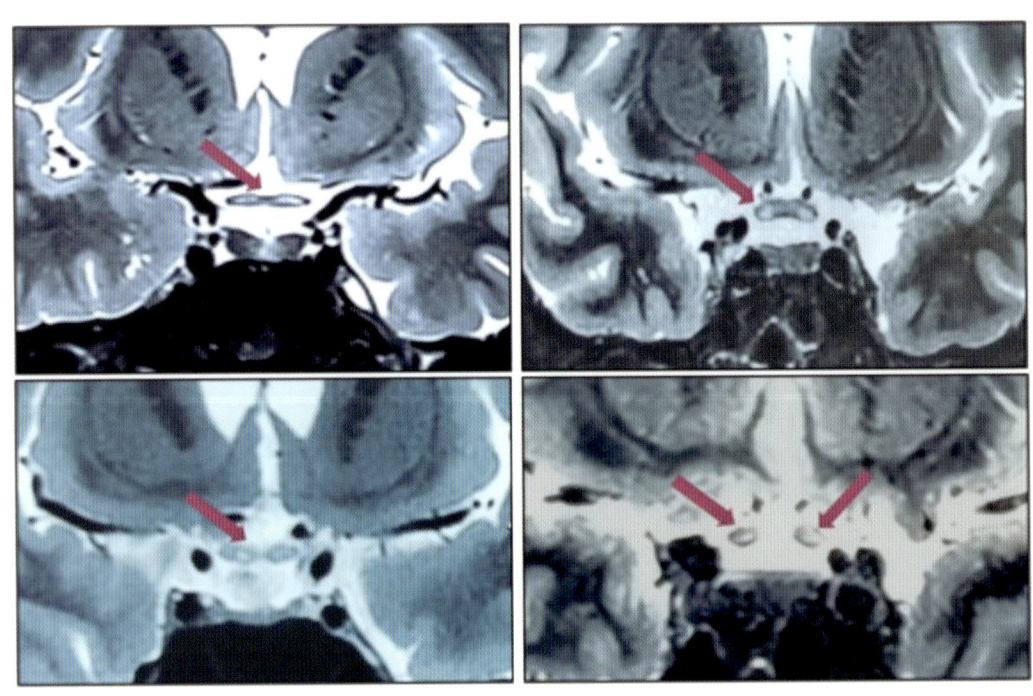

图7-1-1 Leber遗传性视神经病变患者的MRI表现（该图片为中国人民解放军总医院魏世辉教授提供）

眼球运动痛,通常无双眼序贯发病的特点,急性期FFA可见视盘水肿及明显的渗漏,且对激素反应较好,可资鉴别。

2. 前部缺血性视神经病变

发病年龄较大,常在40岁以上,多有心血管疾病病史,眼球运动时无疼痛,单眼多见,视盘水肿呈节段性或弥漫性,常见水平性视野缺损或象限性视野缺损。

3. 常染色体显性遗传性视神经萎缩（autosomal dominant optic atrophy，ADOA）

同LHON一样是遗传性视神经萎缩最常见的类型之一。ADOA典型患者表现为自幼双眼原因不明的视力低下,起病隐匿,常无明确发病时间,视力一般不低于0.3,直接表现为颞侧或广泛视盘萎缩。基因检测可检测出 OPA1 基因突变,有助于明确二者的诊断。

4. 其他原因引起的视神经萎缩

青光眼、外伤、中毒、颅内肿瘤或眼眶内肿瘤压迫均可导致视神经萎缩,需与LHON病程后期的视神经萎缩相鉴别。若患者有外伤史或中毒性物质接触史,或头颅MRI、眼眶MRI发现占位性病变,应考虑上述疾病的可能。

【治疗】

该病一旦发作,目前尚缺乏明确有效的治疗方法。一般治疗包括戒烟戒酒、减少用眼、限制高糖饮食、避免神经毒性化学物质（染发）、注意休息等,避免环境诱发因素,减少进一步损伤节细胞[23]。

既往研究进行过多种药物治疗的尝试,包括辅酶Q10、维生素C、维生素E、维生素K、活性氧自由基清除剂等,但其疗效均不确切。艾地苯醌是唯一被临床研究证明急性期有效的药物。它是一种线粒体代谢辅助因子,可激活脑线粒体呼吸活性、改善能量代谢。2017年发表的LHON国际共识推荐:发病1年以内的患者,进行900 mg/d的艾地苯醌治疗,治疗持续至少1年后评估治疗反应,或持续至疗效平台期。如治疗有效,则疗效达平台期后继续维持治疗1年[24-29]。

LHON的基因治疗目前仅针对携带 m.11778G>A 突变的患者,已通过美国FDA批准进入临床,我国尚未批准上市。其主要方法是以腺病毒为载体构建基因工具进行玻璃体腔注射,导入视网膜RGC细胞,表达正常蛋白,进入线粒体组合成正常酶复合体Ⅰ,单眼注射可取得双眼视力提高的疗效。中国、法国、美国均有临床试验在进行中[30-34]。

大多数LHON患者会出现严重的视力损害。然而部分LHON患者可出现自发性视力提高,其与突变类型相关,11 778位点突变患者视力预后最差,仅有4%～25%出现自发性视力提高,14 484位点突变患者视力预后最好,37%～70%出现自发性视力提高,3460位点突变患者15%～40%出现自发性视力提高,且14 484位点突变患者的最终视力显著优于11 778突变患者和3460位点突变患者[35]。由于该病预后不良且目前治疗方法有限,因此遗传咨询尤为重要。该病遵循母系遗传规律,男性患者的后代不发病,女性患者或携带者的子女可能发病,应做好充分的思想准备。

【病例摘要】

患者青少年男性,主诉双眼视物不清3年,加重2个月。查体全身无异常,裸眼视力右眼0.08,左眼0.04,双眼矫正视力均不提高。双眼前节未见异常,RAPD（-）。眼底检查可见右眼视盘充血色红,鼻侧稍隆起,C/D=0.1,余大致正常。左眼视盘颞侧色淡,边界清,C/D=0.1,余大致正常。视野检查可见右眼大的中心绝对暗点及左眼中心大暗点伴有与中心相连的鼻上和颞下方视野缺损,VEP检查双眼均未引出P100波。根据其临床表现,患者拟诊为双眼LHON。经基因检测,患者存在11 778位点突变,确诊为双眼LHON。病例详细资料见二维码数字资源7-1。

数字资源7-1

（曲进锋）

【参考文献】

[1] Jia X, Li S, Xiao X, et al. Molecular epidemiology of mtDNA mutations in 903 Chinese families suspected with Leber hereditary optic neuropathy. J Hum Genet, 2006, 51(10): 851-856.

[2] Yu-Wai-Man P, Griffiths PG, Chinnery PF. Mitochondrial optic neuropathies—disease mechanisms and therapeutic strategies. Prog Retin Eye Res, 2011, 30(2): 81-114.

[3] Alessandro A, Luisa I, Anna O, et al. Rare primary mitochondrial DNA mutations and probable synergistic variants in Leber's hereditary optic neuropathy. PloS one, 2012, 7(8): e42242.

[4] Guanglin C, Hu D, Yujun X, et al. Applications of the method of high resolution melting analysis for diagnosis of Leber's disease and the three primary mutation spectrum of LHON in the Han Chinese population. Gene, 2013, 512(1): 108-112.

[5] Yu H, Zhang M, Huang T, et al. Prevalence of Mitochondrial ND4 Mutations in 1281 Han Chinese Subjects With Leber's Hereditary Optic Neuropathy. Invest Ophthalmol Vis Sci, 2015, 56(8): 4778-4788.

[6] 孙颖, 雷珂, 徐则林, 等. 携带 m.14484T > C 异质性突变的 Leber 遗传性视神经病变一家系的临床及遗传学特征. 中华眼科杂志, 2018, 7: 526-534.

[7] Yanli J, Xiaoyun J, Shiqiang L, et al. Evaluation of the X-linked modifier loci for Leber hereditary optic neuropathy with the G11778A mutation in Chinese. Mol Vis, 2010, 16: 416-424.

[8] Liesbeth S, Dinanda NK, Rene FC, et al. Influence of mutation type on clinical expression of Leber hereditary optic neuropathy. Am J Ophthalmol, 2006, 141(4): 676-682.

[9] Korsten A, De Coo IF, Leonhardt M, et al. Gene-environment interactions in Leber hereditary optic neuropathy. Brain, 2009, 132(9): 2317-2316.

[10] Yamasaki R, Kira JI, Shiraishi W, et al. A case of neuromyelitis optica harboring both anti-aquaporin-4 antibodies and a pathogenic mitochondrial DNA mutation for Leber's hereditary optic neuropathy. Mult Scler, 2014, 20(2): 258-260.

[11] Angelica B, Alessio V, Giovanna L, et al. Mitochondrial DNA copy number in affected and unaffected LHON mutation carriers. BMC Res Notes, 2018, 11(1): 911.

[12] 解世朋, 王浩, 常永业, 等. 中国邢台地区 Leber 遗传性视神经病变分子流行病学调查研究. 国际眼科杂志, 2016, 16(4): 738-741.

[13] Carelli V, Carbonelli M, de Coo IF, et al. International Consensus Statement on the Clinical and Therapeutic Management of Leber Hereditary Optic Neuropathy. J Neuroophthalmol, 2017, 37(4): 371-381.

[14] 中华医学会眼科学分会神经眼科学组, Leber 遗传性视神经病变协作组. Leber 遗传性视神经病变诊断和治疗专家共识. 眼科, 2019, 28(5): 328-335.

[15] 中华医学会医学遗传学分会遗传病临床实践指南撰写组. Leber 遗传性视神经病变的临床实践指南. 中华医学遗传学杂志, 2020, 37(3): 284-288.

[16] Yi D, Benli J, Kaijun L, et al. Leber Hereditary Optic Neuropathy in a Boy with Fibrous Boney Dysplasia. 眼科学报(英文版), 2013, 1: 48-50.

[17] Hana K, Claudia BC, Claudia P, et al. Charles Bonnet syndrome in Leber's hereditary optic neuropathy. J Neurol, 2019, 266(3): 777-779.

[18] Baron C, Ciron J, Neau JP, et al. Peripheral nervous system involvement in Leber's hereditary optic neuropathy. J Neurol Sci, 2018, 388: 94-96.

[19] Zhang X., Yang X., Li F., et al. Posterior reversible encephalopathy syndrome in a leber hereditary optic neuropathy patient with mitochondrial DNA 11778G > a point mutation. J Neuroophthalmol, 2013, 33(3): 276-278.

[20] 刘哲, 孙传宾, 童绎, 等. 相干光断层扫描检测 Leber 遗传性视神经病变视网膜神经纤维层厚度改变. 中华眼科杂志, 2012, (10): 888-892.

[21] Elodie O, Damien B, Lucie A, et al. Teaching NeuroImages: chiasmal enlargement and enhancement in Leber hereditary optic neuropathy. Neurology, 2013, 81(17): e126-127.

[22] van Westen D, Bynke G, Hammar B. Magnetic resonance findings in the pregeniculate visual pathways in leber hereditary optic neuropathy. J Neuroophthalmol, 2011, 31(2): 194.

[23] John BK, Neil RM, Fang CH, et al. A case-control study of tobacco and alcohol consumption in leber hereditary optic neuropathy. Am J Ophthalmol, 2000, 130(6): 803-812.

[24] Lyseng WK. Idebenone: A Review in Leber's Hereditary Optic Neuropathy. Drugs, 2016, 76(7): 805-813.

[25] Heck S, Seidensticker F, Klopstock T, et al. Effects of idebenone on color vision in patients with leber hereditary optic neuropathy. J Neuroophthalmol, 2013, 33(1): 30-36.

[26] Klopstock T, Metz G, Yu P, et al. Persistence of the treatment effect of idebenone in Leber's hereditary optic neuropathy. Brain, 2013, 136: e230.

[27] Klopstock T, Kernt M, Dimitriadis K, et al. A randomized placebo-controlled trial of idebenone in Leber's hereditary optic neuropathy. Brain, 2011, 134(9): 2677-2686.

[28] Valerio, Chiara LM, Maria LV, et al. Idebenone treatment in Leber's hereditary optic neuropathy. Brain, 2011, 134: e188.

[29] Chin CH, Hung CK, Chun CC, et al. Rapid Visual Recovery After Coenzyme Q10 Treatment of Leber Hereditary Optic Neuropathy. J Neuroophthalmol, 2002, 22(1): 66.

[30] Zhang Y, Gao Q, Cheng MS, et al. Visual Field Variability

[31] John G, William JF, Janet LD, et al. Gene Therapy for Leber Hereditary Optic Neuropathy: Low- and Medium-Dose Visual Results. Ophthalmology, 2017, 124（11）: 1621-1634.
[32] Xing W, Han P, M JZ, et al. Efficacy and Safety of rAAV2-ND4 Treatment for Leber's Hereditary Optic Neuropathy. Sci Rep, 2016, 6: 21587.
[33] Shuo Y, Si QM, Xing W, et al. Long-term outcomes of after Gene Therapy for Leber's Hereditary Optic Neuropathy. Ophthalmic Res, 2018, 60（3）: 176-184. gene therapy for the treatment of Leber's hereditary optic neuropathy. EBioMedicine, 2016, 10: 258-268.
[34] Davis JL, Porciatti V, Lam BL, et al. Gene Therapy for Leber Hereditary Optic Neuropathy Initial Results. Ophthalmology, 2016, 123（3）: 558-570.
[35] Yukihiko M, Kazuteru K, Kei S, et al. Visual prognosis better in eyes with less severe reduction of visual acuity one year after onset of Leber hereditary optic neuropathy caused by the 11, 778 mutation. BMC Ophthalmology, 2017, 17（1）: 192.

第二节　视神经脊髓炎

【概述】

视神经脊髓炎（optical neuromyelitis，NMO）是一种免疫介导的以视神经和脊髓受累为主的中枢神经系统炎性脱髓鞘疾病，由 Devic 在 1894 年首次描述，故亦称为 Devic 病。传统概念的 NMO 被认为病变仅局限于视神经和脊髓。随着深入研究发现，NMO 的临床特征实际更为广泛，包括一些非视神经和脊髓表现。因此，2015 年国际 NMO 诊断小组对 NMO 的命名和诊断标准进行了修订，确定应用视神经脊髓炎谱系疾病（neuromyelitis optic spectrum disorder，NMOSD）这一术语代替过去的 NMO[1-2]。本病的病因及发病机制尚不清楚。目前认为与特异性水通道蛋白 4（aquaporin-4，AQP4）抗体（AQP4-IgG）导致的星形胶质细胞损伤相关，也有 AQP4-IgG 阴性的患者。国际上尚无准确的 NMOSD 流行病学数据，已有的小样本流行病学资料显示，NMOSD 的年发病率在全球各地区均比较接近，为（1~5）/10 万，但在非白种人群（亚洲、拉丁美洲、非洲、西班牙裔和美国原住民）更为易感[2-3]。

【临床表现】

NMOSD 有 6 组核心临床症候，包括：视神经炎（optic neuritis，ON）、急性脊髓炎、延髓最后区综合征、急性脑干综合征、急性间脑综合征、大脑综合征。每组核心临床症候与影像同时对应存在时，支持 NMOSD 的诊断特异性最高，如仅单一存在典型临床表现或影像特征，其作为支持诊断的特异性会有所下降。

1. 视神经炎

视神经炎可以是首发症状（30%~50%），也可以是病程的组分，多为双眼急性视力下降或短期内双眼相继发病，进展迅速，视力多显著下降，也可发生严重视野缺损，可伴有眼痛。部分患者出现视乳头水肿、视网膜静脉迂曲扩张、视乳头周围渗出[3-4]。

2. 急性脊髓炎

急性脊髓炎的影像学病变长度常超过 3 个椎体节段，且多为横贯性受损。部分患者延髓最后区受累并出现顽固性呃逆、恶心、呕吐等症状，可在疾病早期孤立出现。病变累及间脑，还会引起嗜睡。部分 NMOSD 患者同时伴有一些自身免疫性疾病，如干燥综合征、系统性红斑狼疮、重症肌无力和桥本病等[4]。

【辅助检查】

1. 眼部检查

视野检查可有视野缺损，可为中心暗点。由于视交叉或后视路可能受累，也可表现为双颞侧或同侧偏盲[5]。视觉诱发电位多表现为无波形或主波波幅重度降低[5]。

2. AQP-4 IgG 和 MOG-IgG

AQP4-IgG 是最早提出的 NMO 特异性生物学标志物，具有高度特异性。随着研究的深入，2015 年国际 NMO 诊断组织将 NMOSD 诊断分为 AQP4-IgG 阳性和 AQP4-IgG 阴性两个层面[1]。血清 AQP4-IgG 阳性不是 NMOSD 诊断的必需条件，有 20%~30% 的 NMO 患者血清 AQP4-IgG 阴性。其中一部分患者血清髓鞘少突胶质细胞糖蛋白抗体（MOG-IgG）阳性。因此，MOG-IgG 对于 AQP4-IgG 阴性患者的诊断具有一定帮助[6]。

3. MRI

眼眶 MRI 扫描对于 NMO-ON 诊断非常重要，推荐的扫描序列为联合脂肪抑制序列的 T2 加权成像和平行于视神经、沿其矢状位斜行的 T1 增强扫描[6]。MRI 影像学异常更易累及视神经后段及视交叉，病变节段可大于 1/2 视神经长度。急性期可表现为视神经增粗、强化，部分伴有视神经鞘强化等。慢性期可以表现为视神经萎缩，形成双轨征[3]。

【诊断】[1]

2015 年国际 NMO 诊断小组制定的诊断标准见表 7-2-1。

【鉴别诊断】[3]

（1）与多发性硬化（MS）的鉴别，见表 7-2-2。

（2）神经结节病：通过临床、影像和实验室检查诊断（纵隔腺病、发热、夜间出汗、血清血管紧张素转换酶或白细胞介素 -2 受体增高）。

（3）恶性肿瘤：通过临床、影像和实验室检查排除淋巴瘤和副肿瘤综合征［脑衰蛋白（collapsing）反应性调节蛋白 -5 相关的视神经病和脊髓病或抗 Ma 相关的间脑综合征］。

（4）慢性感染：通过临床、影像和实验室检查除外艾滋病、梅毒等。

【治疗】[1, 6-7]

NMO-ON 的规范化治疗分为急性期治疗和缓解期治疗两个临床阶段。

1. 急性期治疗

急性期治疗以糖皮质激素和血浆置换为主，目的在于减轻急性炎症反应，改善预后。

（1）糖皮质激素冲击治疗：是急性期首选治疗方法，推荐静脉注射甲泼尼龙 1 g/d×3 d，然后每日以 1 mg/kg 的剂量口服泼尼松并逐渐减量，口服序贯治疗应维持 4～6 个月或以上。在糖皮质激素减量过程中病情加重时，减量速度应更慢，可每 1～2 周减 5～10 mg，至维持量（每天 5～15 mg），与免疫抑制剂长期联合使用。大剂量激素治疗可引起心律失常，应注意激素冲击速度要慢，激素治疗中应注意补钾补钙，应用维生素 D，较长时间应用激素可加用二磷酸盐。尽量控制激素用量和疗程，以预防激

表 7-2-1 成人 NMOSD 诊断标准

AQP4-IgG 阳性的 NMOSD 诊断标准
（1）至少 1 项核心临床特征
（2）用可靠的方法检测 AQP4-IgG 阳性（推荐 CBA 法）
（3）排除其他诊断
AQP4-IgG 阴性或 AQP4-IgG 未知状态的 NMOSD 诊断标准
（1）在 1 次或多次临床发作中，至少 2 项核心临床特征并满足下列全部条件：①至少 1 项临床核心特征为 ON、急性长节段横贯性脊髓炎或延髓最后区综合征；②空间多发（2 个或以上）不同的临床核心特征；③满足 MRI 附加条件
（2）用可靠的方法检测 AQP4-IgG 阴性或未检测
（3）排除其他诊断
核心临床特征
（1）ON
（2）急性脊髓炎
（3）最后区综合征，无其他原因能解释的发作性呃逆、恶心、呕吐
（4）其他脑干综合征
（5）症状性发作性睡病、间脑综合征，脑 MRI 有 NMOSD 特征性间脑病变
（6）大脑综合征伴有 NMOSD 特征性大脑病变
AQP4-IgG 阴性或未知状态下的 NMOSD MRI 附加条件
（1）急性 ON：脑 MRI 有下列之一表现：①脑 MRI 正常或仅有非特异性白质病变；②视神经长 T2 信号或 T1 增强信号 > 1/2 视神经长度，或病变累及视交叉
（2）急性脊髓炎：长脊髓病变 > 3 个连续椎体节段，或有脊髓炎病史的患者相应脊髓萎缩 > 3 个连续椎体节段
（3）最后区综合征：延髓背侧 / 最后区病变
（4）急性脑干综合征：脑干室管膜周围病变

表 7-2-2 视神经脊髓炎谱系疾病与多发性硬化的鉴别诊断

	NMOSD	MS
种族	非白种人	白种人
发病年龄中位数（岁）	39	29
性别（女：男）	（5～11）：1	（1.5～2.0）：1
严重程度	中重度多见	轻度多见
早期功能障碍	早期可致盲或截瘫	早期功能正常
临床病程	＞90%为复发型，无继发进展过程	85%为复发-缓解型，最后半数发展成继发进展型，15%为原发进展型
血清 AQP4-IgG 阳性	70%～80%	＜5%
CSF 寡克隆区带阳性	＜20%	70%～95%或以上
IgG 指数	多正常	多增高
CSF 细胞	多数患者白细胞＞$10×10^6$/L，部分患者白细胞＞$50×10^6$/L，可见中性粒细胞，甚至可见嗜酸细胞	多数正常，少数轻度增多，白细胞＜$10×10^6$/L，以淋巴细胞为主
脊髓 MRI	脊髓＞3个椎体节段，急性期多明显肿胀、亮斑样强化，轴位呈中央对称横惯性损害；缓解期脊髓萎缩、空洞	＜2个椎体节段，轴位多呈非对称性部分损害，脊髓病变短节段、非横贯、无肿胀、无占位效应
脑 MRI	延髓最后区、第三和第四脑室周围、下丘脑、丘脑病变，皮质下或深部较大融合的白质病变，胼胝体病变较长较弥散（＞1/2 胼胝体）、沿锥体束走形对称较长病变	脑室旁（直角征）、近皮质、圆形、类圆形病变、小圆形开环样强化

素引起的骨质疏松、股骨头坏死等并发症。

（2）血浆置换：对于改善急性期 NMO-ON 患者的视力，特别是作为甲泼尼龙无明显疗效患者的替代治疗具有积极意义，建议置换5～7次，每次用血浆1～2L。

（3）免疫球蛋白：对于甲泼尼龙反应差的部分患者，可选用静脉注射大剂量免疫球蛋白治疗，推荐用量为0.4 g/（kg·d），连用5 d为1个疗程，通常和糖皮质激素联合应用。

2. 缓解期治疗

缓解期治疗以免疫抑制剂和生物制剂为主，目的在于预防或减少复发。传统免疫抑制剂硫唑嘌呤、吗替麦考酚酯和近年来开发利用的利妥昔单抗是目前应用最广的一线药物。要特别关注药物相关的并发症，定期监测血常规、肝肾功能和肺CT，防范严重肺部感染、尿路感染、肝衰竭、肾衰竭。

（朱瑞琳）

【参考文献】

[1] Wingerchuk DM, Banwell B, Bennett JL, et al. International consensus diagnostic criteria for neuromyelitis optica spectrum disorders. Neurology, 2015, 85（2）: 177-189.

[2] Holroyd KB, Manzano GS, Levy M. Update on neuromyelitis optica spectrum disorder. Curr Opin Ophthalmol, 2020, 31（6）: 462-468.

[3] 中国免疫学会神经免疫学分会，中华医学会神经病学分会神经免疫学组，中国医师协会神经内科分会神经免疫专业委员会. 中国视神经脊髓炎谱系疾病诊断与治疗指南. 中国神经免疫学和神经病学杂志, 2016, 23（3）: 155-166.

[4] 翁欢，汪茜，陆肇曾. 视神经炎的分类及临床特征. 上海医药, 2020; 41（1）: 3-5, 14.

[5] 赵朔，徐全刚，魏世辉. 视神经脊髓炎相关性视神经炎临床研究进展. 中华眼底病杂志, 2015, 31（6）: 605-608.

[6] 魏世辉，宋宏鲁. 增强对视神经脊髓炎相关性视神经炎的认识，提高早期正确诊断及治疗水平. 中华眼底病杂志, 2019, 35（3）: 215-218.

[7] Wallach AI, Tremblay M, Kister I. Advances in the Treatment of Neuromyelitis Optica Spectrum Disorder. Neurol Clin, 2021, 39（1）: 35-49.

第三节 牵牛花综合征

【概述】

牵牛花综合征（morning glory syndrome，MGS），是一种罕见的先天性视乳头发育异常疾病，因其视盘形似一朵盛开的牵牛花而得名。在儿童中发病率约为2.6/10万[1]，男女发病率无差异，以单眼发病为主[2]。发病机制不明，可能是由于胚胎裂最上部分未闭合，使视盘和其周围区域的组织向后脱出所致，也可能与视盘中心凹胶质发育异常有关。

【临床表现】

1. 视力差

常伴有斜视、小眼球。

2. 眼底检查异常

视盘异常扩大，呈漏斗状深凹，中央见灰白色胶质样组织，视盘周围一圈隆起的嵴，其上脉络膜视网膜色素紊乱或视网膜脉络膜萎缩。在视盘边缘有20～30支血管呈放射状分布，动静脉难以区分[3]。

3. 其他眼部异常

常合并其他眼部异常，其中视网膜脱离最常见，典型的视网膜脱离发生在深凹陷视盘的周围，多局限于视网膜后极部。此外还可合并永存原始玻璃体增生症（PHPV）、白内障、后极部圆锥晶状体、先天性小眼球、眼睑血管瘤、继发性青光眼、视神经胶质瘤等[3-4]。

4. 全身症状

除合并眼部异常外，还常累及颅面部、神经、内分泌、脑血管等全身系统[3]。

【辅助检查】

1. 眼底照相

可见牵牛花综合征的典型眼底表现，视盘扩大凹陷，中央存在胶质组织，视盘边缘20～30支放射状发出的血管。

2. FFA

早期扩大的视盘呈弱荧光，视盘周围色素遮蔽呈弱荧光，其外侧不规则的视网膜脉络膜萎缩区呈强荧光环，视盘边缘处显影的血管数量明显增多，周边视网膜存在无灌注区。晚期视盘组织着染呈强荧光[5]。

3. B超

常见眼球后极部相当于视盘的后方有漏斗样暗区，与玻璃体相连续，内回声少或无，视神经前段增粗，可伴有眼轴缩短。由于胶质组织的存在有时在暗区内可见弱回声光团[3]。

4. 眼眶MRI检查

可显示眼视盘处漏斗状凹陷，伴邻近视网膜组织隆起，同侧视神经眶内段远端部分存在异常组织和局部蛛网膜下腔消失，筛板处脉络膜巩膜环不完整[6]。

5. 眼眶CT检查

可发现不同程度的后极部巩膜葡萄肿和眼内或视神经钙化，同时还可存在视神经增厚和走形扭曲[2]。

6. 光学相干断层成像（OCT）

患眼可伴有视盘旁视网膜或黄斑水肿、黄斑发育不全[3]。

【诊断】[7]

（1）视力低下、斜视、眼球震颤。
（2）眼底特征性牵牛花样改变。
（3）荧光素眼底血管造影可辅助诊断。
（4）眼部B超特征性改变。

【鉴别诊断】[7]

1. 高度近视

高度近视的视盘周围常有脉络膜萎缩环，但视盘周围血管不从盘沿直出而从中心血管分出，数目不增多。此外，病理性近视一般表现包括视盘与黄斑在内的巨大萎缩区，萎缩区内常见残留的脉络膜大血管及漆裂纹样损害。

2. 视神经肿瘤

眼底检查疑有肿物，通过眼部B超可以鉴别。

3. 视盘缺损

多为双侧，视盘中央无胶质组织，视网膜血管组织正常，常伴有虹膜、睫状体和视网膜缺损。

4. 视盘周围葡萄肿

视盘相对正常，边界清楚，无胶质组织，无血管异常。

【治疗】

无特殊治疗，早期确诊，进行低视力训练。若发生视网膜脱离，可进行手术治疗。

【病例摘要】

患儿，男，4岁，因发现右眼视力差就诊。眼底检查可见右眼视乳头增大，视乳头边缘多支放射状发出的血管。诊断为右眼牵牛花综合征。病例详细资料见二维码数字资源7-3。

数字资源 7-3

（朱瑞琳　张世杰）

【参考文献】

[1] Ceynowa DJ, Wickstrom R, Olsson M, et al. Morning glory disc anomaly in childhood- a population-based study. Acta Ophthalmol, 2015, 93 (7): 626-634.

[2] Harasymowycz P, Chevrette L, Décarie JC, et al. Morning glory syndrome: clinical, computerized tomographic, and ultrasonographic findings. J Pediatr Ophthalmol Strabismus, 2005, 42 (5): 290-295.

[3] 佘凯芩, 张琦, 赵培泉. 牵牛花综合征诊断治疗与遗传和发病机制的研究现状及进展. 中华眼底病杂志. 2017, 33 (5): 557-560.

[4] Fei P, Zhang Q, Li J, et al. Clinical characteristics and treatment of 22 eyes of morning glory syndrome associated with persistent hyperplastic primary vitreous. Br J Ophthalmol, 2013, 97 (10): 1262-1267.

[5] 彭婕, 张琦, 费萍, 等. 儿童牵牛花综合征患眼荧光素眼底血管造影特征. 中华眼底病杂志, 2015, 31 (4): 355-358.

[6] Ellika S, Robson CD, Heidary G, et al. Morning glory disc anomaly: characteristic MR imaging findings. AJNR Am J Neuroradiol, 2013, 34 (10): 2010-2014.

[7] 魏文斌, 陈积中. 眼底病鉴别诊断学. 北京: 人民卫生出版社, 2012.

第四节　视盘玻璃疣

【概述】

视盘玻璃疣（optic disc drusen，ODD）是一种由钙、氨基酸、核酸和黏多糖构成的无细胞性的沉积物沉积于视盘处导致的一种疾病[1]。目前主流观点认为，ODD的产生是由于视神经纤维轴突代谢紊乱，导致细胞内线粒体钙化，轴突慢性崩解后钙化的线粒体不断释放到细胞外，导致细胞外钙浓度远较细胞内高，钙质不断积聚从而产生微小的钙化体，多个钙化体逐渐融合形成ODD[2-3]。

ODD多数双眼发病，多无自觉症状，有时可有阵发性视力模糊，经常在体检时被发现，容易与真性视盘水肿相混淆。ODD在青春期可能突然进展[4-6]，可以造成视盘拥挤，伴发视野缺损、视盘旁出血、视盘周围脉络膜新生血管、前部缺血性视神经病变等并发症[7-12]。

【临床表现】

此病女性发病略多于男性，66%～85%为双侧发病。多无自觉症状，有时可有阵发性视力模糊，也可出现视野缺损[13]。中心视力多正常，但在继发前部缺血性视神经病变后迅速下降[12]。

根据位置深浅，ODD分为埋藏型视盘玻璃疣（buried optic disc drusen）和浅表型视盘玻璃疣（superficial optic disc drusen）。浅表型ODD突出于视盘表面，易被诊断。玻璃疣呈黄色或淡白色或为蜡黄色、半透明的、发亮的圆形小体。可为单个，也可多发，排列成串，或堆集成桑椹状，并可融合成不规则的较大团块，向玻璃体内突出[7-11]。

埋藏型ODD常位于视盘深部，挤压视盘使其饱满隆起，眼底所见为视乳头隆起达0.5～3 D，边界不清，呈不规则起伏状，但不向视乳头周边神经纤维层扩张。视乳头表面血管形态异常，弯曲爬行，可以出现数量增加、分支异常且迂曲等表现，呈现假性视乳头水肿外观，但没有充血和毛细血管扩张。视盘周围视网膜血管行径正常[14-16]。视乳头前或视乳头周围可出现视网膜出血，包括视盘表面小的火焰状出血、深层片状出血以及围绕视乳头周围的深红色视网膜下出血[17-18]。

【辅助检查】

1. 荧光素眼底血管造影[19-21]

（1）浅表型ODD：造影过程中荧光强度逐渐增强，晚期荧光素着染呈结节状高荧光，视乳头边界不规则。

（2）埋藏型ODD：所致的假性视乳头水肿，其上毛细血管不似视乳头水肿时那样扩张，亦不渗漏荧光。视网膜血管也无扩张、无渗漏。

2. 视野

ODD的视野缺损进展缓慢，最常累及鼻下方和颞下方。浅表型ODD可出现视野向心性缩小和弧形缺损，视野缺损较埋藏型更多见且更严重[9, 22]。此外，疣体大和分布拥挤的玻璃疣也会加重视野缺损。仅5%的埋藏型ODD患眼出现生理盲点扩大等轻微视野缺损[23]。因此，当埋藏型ODD患者发现严重视野缺损时，需要排除其他原因所致。

在一项长达56年的队列研究中，ODD患眼的Goldmann视野周边面积减少27%，而对照组则减少12%[24]。另一项研究中ODD患者在3年随访期内年视野损失率为1.6%[9]。这两项研究的视野年丢失率基本吻合，但需要注意在采用视野评价疾病进展时，需要考虑ODD类型及患者年龄对视野的影响。

3. 光学相干断层成像（OCT）[25-37]

视盘部位扫频源OCT（SS-OCT）较传统的频域OCT（SD-OCT）更能清晰地显示视盘深处的病变，并且不容易受到表面出血等改变的干扰，能够更敏感地检测ODD，其特征是被强反射边缘包绕的弱反射核心[28-31]。另外，有73.7%的ODD患者OCT中可以观察到视盘周围卵囊样强反射结构（PHOMS）[32]，但PHOMS无强反射边缘或弱反射核心，且通常围绕在视盘外侧。PHOMS不是ODD特有的征象，在特发性颅高压和视神经肿瘤中，由于局部轴浆聚集，也可以有相似的OCT影像[33]。

OCT不仅可以检测ODD大小的变化，而且有助于及时发现ODD造成的RNFL变薄这一视功能损伤的早期征象[34-37]。有研究表明，88.3%浅表型和54.6%埋藏型ODD患眼的视盘周围RNFL变薄，且浅表型者RNFL变薄和视野缺损程度更重[9]。视盘周围RNFL厚度与ODD的直径、数量和分布拥挤程度存在显著的负相关性[20]。此外，ODD还可以导致黄斑区视网膜节细胞复合体（GCC）厚度变薄且其与玻璃疣拥挤程度直接相关。在埋藏型ODD中，GCC比RNFL的异常率显著增高，提示GCC变薄可能是比RNFL更敏感的视神经损伤的早期指标[36-37]。

新近兴起的OCTA技术也为定量观察ODD患者的微循环变化提供了有力工具。ODD患眼的视盘浅层毛细血管密度显著低于正常眼，表现为局灶性毛细血管密度降低。而在非动脉炎性前部缺血性视神经病变（NAION）患眼造成的真性视盘水肿中，视盘的浅层毛细血管密度降低更为显著[38-39]。

4. 眼底自发荧光（AF）

部分浅表型ODD在视盘或者视盘周围呈现点状、结节状或者弧形的强自身荧光。AF的检出率根据疣体位置深浅不同而迥异，浅表型ODD为93%；而埋藏型ODD仅为12%[19]。

5. 眼部B超

ODD钙化比较明显时，眼部B超可以通过降低增益，使后部眼组织不再可见来凸显视盘内玻璃膜疣位置对应的高反光钙化点存在[11]。

6. 眼眶CT

ODD大于1.5 mm且钙化比较明显时，可在眼眶CT检查中表现为视盘部位点状高密度影[19]。

【诊断】

本病的诊断主要依据临床表现和多模式影像，在排除真性视盘水肿和其他可能造成假性水肿的病因后才能诊断为ODD。由于本病可能伴发视野缺损、视盘旁出血、视盘周围脉络膜新生血管、前部缺血性视神经病变等并发症，因此需要终身随访。

【鉴别诊断】

1. 真性视乳头水肿

浅表型ODD引起的视盘假性水肿与真性视盘水肿通过眼底镜下表现鉴别比较容易。但是埋藏型ODD引起的视盘假性水肿与真性视盘水肿鉴别则相对困难。主要鉴别点在于埋藏型ODD引起的视盘假性水肿在FA中没有视盘的渗漏。另外，OCT在视盘真性水肿和ODD的鉴别诊断中也可以发挥协助作用：视盘真性水肿患眼视网膜光感受器细胞层和RPE层之间存在视网膜下弱反射区（SHYPS），SHYPS在视盘旁最厚，远离视盘后逐渐变薄，呈楔形。眼部CT和B超也可以帮助发现ODD内的钙化改变[29,34,36]。

2. 其他原因引起的假性视乳头水肿

如玻璃体视盘牵引、视盘有髓神经纤维、高度远视及一些潜在的全身遗传性疾病如Down综合征、肝动脉发育不良、低钙性侏儒等。

3. 视乳头星形细胞错构瘤

浅表型ODD和视乳头星形细胞错构瘤在临床上有很多相似处，有时难于鉴别。两者均可发生在视盘上，颜色黄白，都可发生钙化并呈桑椹样外观。视乳头玻璃疣源于视乳头，尽管其发生位置可位于视盘近边缘处，但其主体部分仍位于视乳头，超越视乳头边缘的部分较少且本身大部分结构位于视网膜的血管下。视乳头星形细胞错构瘤尽管同视乳头玻璃疣一样早期比较小，但增长速度相对较快，以后可长大到数个PD，多位于视盘上及盘周，可跨越视乳头较大范围，而且至少有一部分结构位于视网膜血管前。

【治疗】

浅表型ODD及为数不多的埋藏型ODD对视力及视野的危害不明显，不需要治疗。

埋藏型ODD造成视力下降与视野缺损时，宜给予支持药物，如维生素B_1、维生素B_{12}，及适当的血管扩张剂等。

【病例摘要】

患者年轻女性，双眼一过性黑矇1周余。双眼视盘隆起，边界不清。FFA早期视盘无异常荧光，晚期可见多处局限的荧光增强，但未见荧光渗漏。双眼视盘OCT显示视盘内部可见强反射边缘包绕的弱反射核心，视盘周围可见卵囊样强反射结构（PHOMS）。双眼视盘边缘神经纤维层厚度明显增加，黄斑区节细胞复合体厚度未见异常。双眼静态视野检查显示右眼鼻下局限的楔形视野缺损。降低增益的眼部B超显示双眼视盘内高反光钙化点存在。依据其多模式影像的表现，诊断为双眼视盘玻璃疣，予以观察随访，患者症状自行缓解。病例详细资料见二维码数字资源7-4。

数字资源7-4

（曲进锋）

【参考文献】

[1] Tso MO. Pathology and pathogenesis of drusen of the optic nervehead. Ophthalmology, 1981, 88（10）: 1066-1080.

[2] Kapur R, Pulido JS, Abraham JL, et al. Histologic findings after surgical excision of optic nerve head drusen. Retina, 2008, 28（1）: 143-146.

[3] Chan G, Morgan WH, Yu DY, et al. Retrobulbar axonal degeneration due to optic disc drusen. Clin Exp Ophthalmol, 2018, 46（5）: 564-567.

[4] 顾鸿元. 视乳头玻璃疣动态观察18年一例. 中国实用眼科杂志, 2006, 24（8）: 835.

[5] Frisen L. Evolution of drusen of the optic nerve head over 23 years. Acta Ophthalmol, 2008, 86（1）: 111-112.

[6] Petrushkin H, Ali N, Restori M, et al. Development of optic disc drusen in familial pseudopapilloedema: a paediatric case series.Eye, 2011, 25（8）: 1101-1102

[7] Auw-Haedrich C, Staubach F, Witschel H. Optic disk drusen. Surv Ophthalmol, 2002, 47（6）: 515-532.

[8] Wilkins JM, Pomeranz HD. Visual manifestations of visible and buried optic disc drusen. J Neuro-ophthalmol, 2004, 24（2）: 125-129.

[9] Chang MY, Pineles SL. Optic disk drusen in children. Surv Ophthalmol, 2016, 61（6）: 745-758.

[10] Malmqvist L, Li XQ, Eckmann CL, et al. Optic disc drusen in children: The Copenhagen Child Cohort 2000 Eye Study. J Neuro-ophthalmol, 2018, 38（2）: 140-146.

[11] 谭耀, 高玲. 视盘玻璃疣的研究现状及进展. 中华眼底病杂志, 2020, 36（8）: 648-652.

[12] 胡新, 童绎, 于伟泓, 等. 埋藏性视盘玻璃膜疣合并前部缺血性视神经病变一例. 中华眼底病杂志, 2009, 25（3）: 237-239.

[13] Lee AG, Zimmerman MB. The rate of visual field loss in optic nerve head drusen. Am J Ophthalmol,2005,139（6）: 1062-1066.

[14] 伍志琴, 呙明, 聂尚武, 等. 埋藏性视盘玻璃膜疣的影像学诊断分析. 中国实用眼科杂志, 2015, 33（11）: 1272-1274

[15] 呙明, 聂尚武, 伍志琴, 等. 双胞胎姐妹埋藏性视盘玻

璃疣二例.中华眼底病杂志,2014,30(1):95-96.

[16] 于洪云,程沛林.OCT联合FFA对埋藏性视盘玻璃膜疣诊断价值.中国实用眼科杂志,2016,34(12):1311-1313.

[17] 马雯,苏兰君,王平宝,等.视盘周围视网膜下出血.中华眼底病杂志,2002,18(2):96-97.

[18] 蔡志鹏,刘春晓,张红,等.双眼埋藏性视盘玻璃疣伴盘周视网膜下出血二例.中华实验眼科杂志,2019,37(4):273-275.

[19] Pineles SL, Arnold AC. Fluorescein angiographic identification of optic disc drusen with and without optic disc edema. J Neuroophthalmol, 2012, 32(1):17-22.

[20] Sato T, Mrejen S, Spaide RF. Multimodal imaging of optic disc drusen. Am J Ophthalmol, 2013, 156(2):275-282.

[21] Chang MY, Velez FG, Demer JL, et al. Accuracy of diagnostic imaging modalities for classifying pediatric eyes as papilledema versus pseudopapilledema. Ophthalmology, 2017, 124(12):1839-1848.

[22] Malmqvist L, Wegener M, Sander BA, et al. Peripapillary retinal nerve fiber layer thickness corresponds to drusen location and extent of visual field defects in superficial and buried optic disc drusen. J Neuroophthalmol, 2016, 36(1):41-45.

[23] Katz BJ, Pomeranz HD. Visual field defects and retinal nerve fiber layer defects in eyes with buried optic nerve drusen. Am J Ophthalmol, 2006, 141(2):248-253.

[24] Malmqvist L, Lund-Andersen H, Hamann S. Long-term evolution of superficial optic disc drusen. Acta Ophthalmol, 2017, 95(4):352-356.

[25] Sarac O, Tasci YY, Gurdal C, et al. Differentiation of optic disc edema from optic nerve head drusen with spectral-domain optical coherence tomography. J Neuroophthalmol, 2012, 32(3):207-211.

[26] Merchant KY, Su D, Park SC, et al. Enhanced depth imaging optical coherence tomography of optic nerve head drusen. Ophthalmology, 2013, 120(7):1409-1414.

[27] Rebolleda G, Diez-Alvarez L, Casado A, et al. OCT: new perspectives in neuro-ophthalmology. Saudi J Ophthalmol, 2015, 29(1):9-25.

[28] Silverman Anna L, Tatham Andrew J, Medeiros Felipe A et al. Assessment of optic nerve head drusen using enhanced depth imaging and swept source optical coherence tomography. J Neuroophthalmol, 2014, 34:198-205.

[29] Hamann S, Malmqvist L, Costello F. Optic disc drusen: understanding an old problem from a new perspective. Acta Ophthalmol, 2018, 96(7):673-684.

[30] Costello F, Rothenbuehler SP, Sibony PA, et al. Diagnosing Optic Disc Drusen in the Modern Imaging Era: A Practical Approach. Neuroophthalmology, 2021, 45(1):1-16.

[31] Danišová J, Fric E. Diagnostics of optic disc drusen in children with swept source oct imaging.Cesk Slov Oftalmol, 2021, 77(2):80-86.

[32] Malmqvist L, Bursztyn L, Costello F, et al. The optic disc drusen studies consortium recommendations for diagnosis of optic disc drusen using optical coherence tomography. J Neuroophthalmol, 2018, 38(3):299-307.

[33] Lee KM, Hwang JM, Woo SJ. Optic disc drusen associated with optic nerve tumors. Optom Vis Sci, 2015, 92(4 Suppl 1):S67-75.

[34] Johnson LN, Diehl ML, Hamm CW, et al. Differentiating optic disc edema from optic nerve head drusen on optical coherence tomography. Arch Ophthalmol, 2009, 127(1):45-49.

[35] Pilat AV, Proudlock FA, Kumar P, et al. Macular morphology in patients with optic nerve head drusen and optic disc edema. Ophthalmology, 2014, 121(2):552-557.

[36] Savini G, Bellusci C, Carbonelli M, et al. Detection and quantification of retinal nerve fiber layer thickness in optic disc edema using stratus OCT. Arch Ophthalmol, 2006, 124(8):1111-1117.

[37] Casado A, Rebolleda G, Guerrero L, et al. Measurement of retinal nerve fiber layer and macular ganglion cell-inner plexiform layer with spectral-domain optical coherence tomography in patients with optic nerve head drusen. Graefe's Arch Clin Exp Ophthalmol, 2014, 252(10):1653-1660.

[38] Cennamo G, Tebaldi S, Amoroso F, et al. Optical coherence tomography angiography in optic nerve drusen. Ophthalmic Res, 2018, 59(2):76-80.

[39] Aghdam KA, Khorasani MA, Sanjari MS, et al. Optical coherence tomography angiography features of optic nerve head drusen and nonarteritic anterior ischemic optic neuropathy. Can J Ophthalmol, 2019, 54(4):495-500.

第五节 视盘小凹

【概述】

临床上视盘小凹（optic disc pit）为一罕见疾病，据报道其先天发生率为1/11000。最早于1882年，由Wiethe报道。眼科学界开始使用"视盘小凹"一词则是从1924年的一篇文献"视盘上的小凹（pits on the disc）"开始[1]。

视盘小凹可分为先天或后天获得，一般所指的视盘小凹是指先天性的小凹为主。先天视盘小凹表现为单个椭圆形的灰白色凹陷，靠近视盘边缘，其长轴与视盘长轴平行，多见于视盘内颞侧象限，为0.1～0.7个视盘大小，平均深度为0.3个屈光度，凹陷可能由神经胶质组织填充[2-7]。后天获得的视盘小凹常见于儿童眼钝挫伤后[8]。

视盘小凹被认为是一种良性视盘缺损，从组织学上，由发育不全的视网膜突入向后扩张的胶原小袋组成，经常通过缺损的筛板进入蛛网膜下腔。其病因尚不完全清楚，可能与PAX-2基因突变有关[9-10]，对于是否为胚裂下端闭合不全造成的缺损（coloboma），目前尚有争议[11-13]。

临床上，大部分视盘小凹在眼部查体中被不经意发现，视力下降是由于并发了视盘小凹性黄斑病变（optic disc pit maculopathy，ODP-M）而引起的主要症状，其他症状如弓形暗点、中心暗点、生理盲点扩大及色觉异常也可发生[2-7]。另外，视盘小凹还可伴有视神经或视盘旁视网膜异常，如大视盘、视盘下方缺损、视乳头下弧、视乳头前膜、残存玻璃体动脉等。据报道，有25%～75%的患者会发生ODP-M，如黄斑部浆液性视网膜脱离、黄斑囊变、黄斑劈裂和黄斑孔。发病年龄常在30～40岁，但也有儿童发病报导[8]。其网膜下液的来源及下液造成神经视网膜层脱离的机制，目前仍有争议，可能来源于玻璃体腔[12,14]、蛛网膜下腔[15]、小凹底部的血管[16]或围绕硬脑膜的眶腔[17]。目前，越来越多的研究者认为玻璃体牵引可能在网膜下液的累积和ODP-M发病机制上扮演了很重要的角色[18-22]。

对于视盘小凹的治疗，根据不同发病的理论机制而有所不同，但普遍认为早期干预对于患者的预后会有较好的效果，治疗方式主要为视盘旁光凝、被普遍使用的玻璃体切割、伴/不伴内界膜剥除联合玻璃体腔注气。

【临床表现】

视盘小凹男女患病比例相近，10%～15%是双眼患病。大多数视盘小凹为散发病例，少数报道为常染色体显性遗传。大约70%的小凹在视盘颞侧，大约20%位于视盘中心，其余见于视盘下方、上方或鼻侧，其大小可以从微小到很大，甚至占据大部分视盘。小凹形态可以为圆形、卵圆形或不规则，常合并临近视盘周围脉络膜视网膜萎缩和视网膜色素上皮改变[2-7]（图7-5-1）。

视盘小凹可伴有其他先天异常，如圆锥角膜[23]、晶状体异位[24]、视乳头部分缺损、视乳头下弧、视乳头前膜、残存玻璃体动脉、视网膜色素变性[25]、Aicardi综合征[26]、Alagille综合征[27-28]、18-三体综合征[29]等。

患者视力一般正常，除非发生相关的黄斑区视网膜脱离或视网膜劈裂。25%～75%的患者会发生相关的黄斑病变，如黄斑部浆液性视网膜脱离、黄斑囊变、黄斑劈裂和黄斑孔。颞侧或大的视盘小凹较为多见黄斑病变，相反，小的小凹和靠近中央的小凹较少导致黄斑病变。大多数视网膜脱离在视盘颞侧、上下血管弓之间。鼻侧视盘小凹偶尔会引起血管弓外的视网膜脱离。通常情况下，浆液性视网膜脱离与视盘相连，通常较浅（低于1.0 mm），有时可以见到带状的视网膜下液，偶有囊状区向外破裂，产生板层黄斑孔。发生黄斑病变的患者最终只有20%的患者视力在0.1以上[2-7]。

【辅助检查】[2-7]

1. 荧光素眼底血管造影（FFA）

动脉前期与动脉期视乳头小凹部位呈现边缘清楚的无荧光区。静脉期以后，小凹部位的无荧光区逐渐出现荧光，并逐渐增强。晚期，小凹内充满荧光，在视乳头内有轻度扩散，并形成一高荧光小区。合并有黄斑浆液性脱离时，脱离区晚期有染料积存，无渗漏点（图7-5-2）。

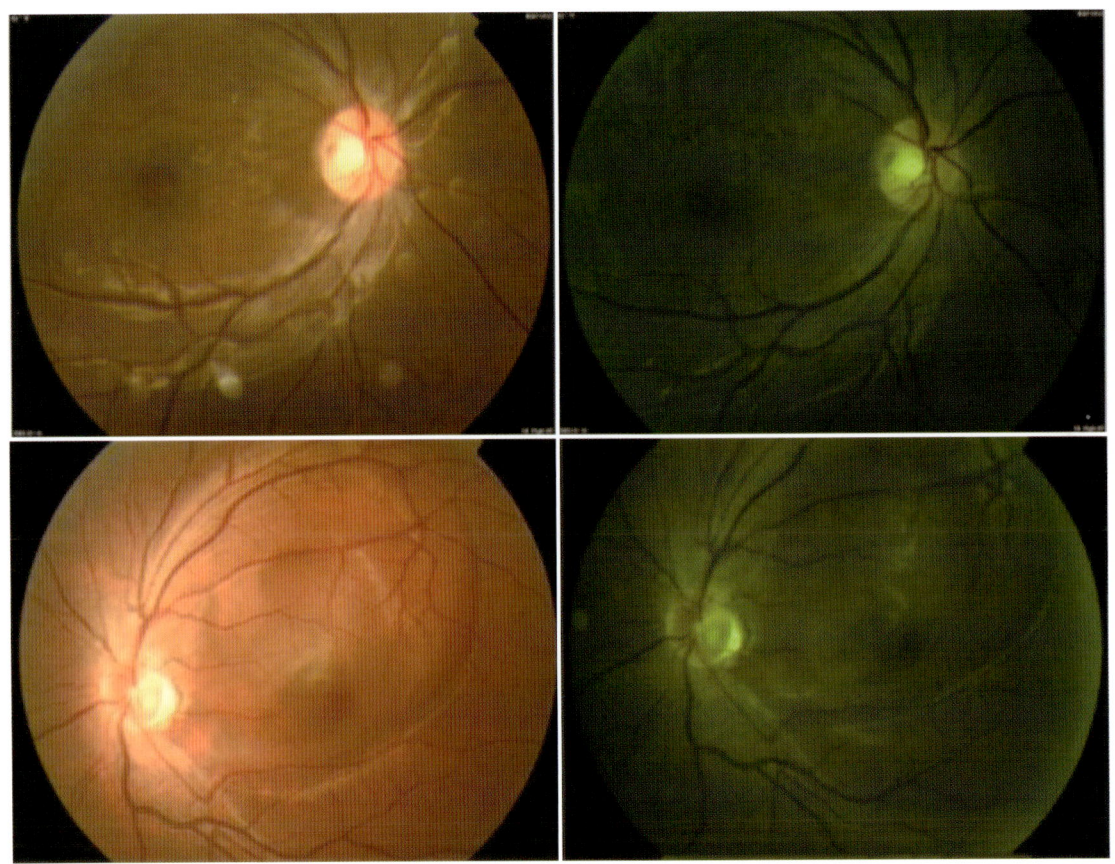

图 7-5-1　两例视盘小凹患者的彩色眼底照相和无赤光眼底像

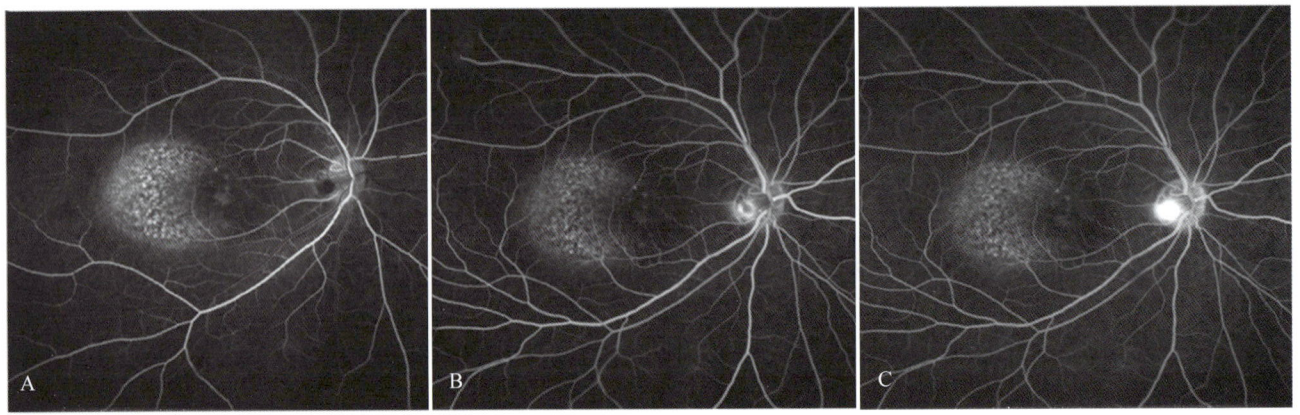

图 7-5-2　一例右眼视盘小凹合并黄斑病变患者的荧光素眼底血管造影图。FFA 早期（A）可见视盘颞侧边缘边界清楚的圆形弱荧光区，直径约 1/4PD，黄斑中心凹及其颞侧可见 3*4PD 大小的卵圆形高荧光区，勾勒出黄斑区视网膜脱离的边界，其内有多个均匀分布的斑驳状弱荧光灶。中期（B）可见视盘小凹边缘出现强荧光，小凹底部依旧为弱荧光。晚期（C）可见视盘小凹完全被荧光素充填，呈边界清楚的强荧光区

2. 视野

可为正常，亦可有旁中心暗点或与生理盲点相连的束状暗点。

3. 光学相干断层成像（OCT）[30-34]

视盘小凹在 OCT 上可显示为视盘区局限的凹陷，其表面可覆盖有边界不清的高反射物质。合并 ODP-M 者可显示黄斑区神经视网膜层脱离，脱离区与视盘相连，可同时合并玻璃体视网膜牵引、视网膜各层劈裂、视网膜内囊变、视网膜板层裂孔甚至全层裂孔等改变（图 7-5-3）。

【诊断】

视盘小凹的诊断并不困难，临床上主要靠眼底镜加上 OCT 图像即可确诊。眼底镜下检查常可见到

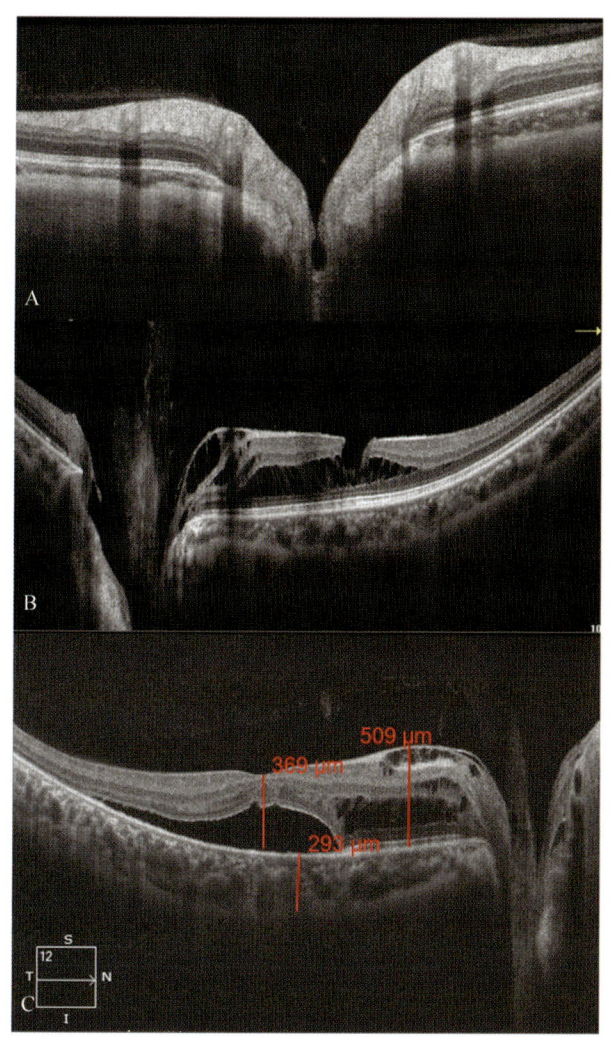

图7-5-3 三例视盘小凹患者的OCT图像。A. 显示视盘区局限的凹陷；B. 显示左眼视盘区局限的凹陷，其表面覆盖有边界不清的高反射物质，合并黄斑区视网膜神经纤维层、节细胞层、内核层及外核层劈裂；C. 显示右眼视盘区局限的凹陷，其表面覆盖有边界不清的高反射物质，合并黄斑区视网膜神经纤维层、节细胞层、内核层及外核层劈裂及神经视网膜层脱离

视盘小凹发生在视盘颞侧，其表面可伴有透明组织。合并ODP-M者可见黄斑区的隆起改变。OCT可显示视网膜神经上皮脱离、视网膜内劈裂腔隙、视网膜内囊变及外层RPE的脱离，也可以发现合并的玻璃体黄斑牵引、玻璃体视盘牵引、玻璃体牵拉条索、完全或不完全的PVD。

【鉴别诊断】

1. 视盘缺损（coloboma）

视盘缺损是胚裂末端闭合不完全所致，可以散发，也可以遗传。单眼、双眼发病率一样，表现为扩大的视盘部位有一边界清楚白色碗样凹陷，通常位于视盘下方，常合并虹膜睫状体或脉络膜缺损，可以伴有其他全身发育异常。而视盘小凹单眼常见，与全身发育异常无关，很少合并虹膜睫状体或视网膜缺损。

2. 视盘周围葡萄肿（staphyloma）

非常少见，通常是单眼，围绕视盘可见巩膜的深凹陷，视盘位于凹陷底部，外观相对正常，视盘中央没有神经胶质，视盘周围视网膜血管形态正常。

【治疗】

未发生ODP-M的视盘小凹可定期随诊。针对ODP-M，目前临床上没有哪种单项治疗被公认是绝对有效的。有报道称25%的ODP-M患者有自发复位的可能性[35-38]，但是也有研究者认为长期的黄斑区劈裂及视网膜下液体最终将引起RNFL及RPE萎缩[39-40]，从而影响视力，因此发生ODP-M后仍建议尽早治疗。

有些研究者用氩激光在视盘小凹与浆液性视网膜脱离间进行一排或多排光凝使得患者的浆液性脱离得到了缓解，黄斑平复[41]。也有研究者提出这种方法总体成功率低，即使解剖上视网膜复位，但是并不能提高最终视力，甚至有可能造成远期的视力下降[42]。

近年来，解除玻璃体或内界膜（inner limiting membrane，ILM）牵引被认为是治疗ODP-M至关重要的因素。有研究者发现大部分患者的小凹处有浓缩的玻璃体或神经胶质组织，手术切除玻璃体后皮质，可能解除视盘旁视网膜的前后牵引力，去除小凹内或周围视网膜的牵拉[43-52]。ILM为Muller细胞的终板，玻璃体胶原纤维与视网膜神经胶质细胞基底膜在ILM处存在交叉嵌合，所以一些术者认为必须将ILM完全剥除才能完全解除玻璃体牵引[53-54]。但另一方面，极薄的内层视网膜、视网膜囊变及劈裂很可能在ILM剥除的过程中形成黄斑裂孔。Diab和Avci等报导了玻璃体切除但未进行ILM剥除的患者，在术后的第12个月，视网膜下液皆完全吸收，术后视力均有提高。因此他们认为，患者视力是否提高取决于是否及时进行了手术干预，如果可以完整的切除玻璃体后皮质，则ILM的切除可能并非必要[55-59]。近年来也有个案报告使用玻切联合羊膜[60]、晶体前囊[61]或自体巩膜[62]填塞小凹或内层视网膜开窗等新的手术方式，但其有效性和安全性尚待更多的研究证实。

【病例摘要】

患者青年女性，因右眼视力下降、视物变形1个月就诊。查体右眼矫正视力0.25，左眼矫正视力1.0。右眼视盘颞侧偏下方可见视盘小凹，黄斑区可见与视盘小凹相连的局限的视网膜脱离，左眼眼底未见异常。OCT显示右眼视盘小凹、黄斑区视网膜脱离、视网膜劈裂合并外板层孔。诊断为右眼视盘小凹、黄斑区视网膜脱离、视网膜劈裂合并外板层孔。患者接受右眼玻璃体手术后黄斑区视网膜劈裂有所好转。术后9个月视力恢复至0.8。病例详细资料见二维码数字资源7-5。

数字资源7-5

（曲进锋）

【参考文献】

［1］Nielsen J. Pits on the optic disc. Acta Ophthalmol，1924，2：291.

［2］Georgalas I，Ladas I，Georgopoulos G，et al. Optic disc pit：a review. Graefe's Arch Clin Exp Ophthalmol，2011，249（8）：1113-1122.

［3］Chua PY，Greiner K. Optic disc pit maculopathy. Eye（Lond），2018，32（8）：1419-1420.

［4］Uzel MM，Karacorlu M. Optic disk pits and optic disk pit maculopathy：a review. Surv Ophthalmol，2019，64（5）：595-607.

［5］Kalogeropoulos D，Ch'ng SW，Lee R，et al. Optic Disc Pit Maculopathy：A Review. Asia Pac J Ophthalmol（Phila），2019，8（3）：247-255.

［6］Bloch E，Georgiadis O，Lukic M，et al. Optic Disc Pit Maculopathy：New Perspectives on the Natural History. Am J Ophthalmol，2019，207：159-169.

［7］Wan R，Chang A. Optic disc pit maculopathy：a review of diagnosis and treatment. Clin Exp Optom，2020，103（4）：425-429.

［8］Rii T，Hirakata A，Inoue M. Comparative findings in childhood-onset versus adult-onset optic disc pit maculopathy. Acta Ophthalmol，2013，91（5）：429-433.

［9］Rachwani AR，Rocha-de-Lossada C，Ayala CH，et al. A new mutation in the PAX2 gene in a Papillorenal Syndrome patient. Am J Ophthalmol Case Rep，2019，16：100563.

［10］Samimi S，Antignac C，Combe C，et al. Bilateral macular detachment caused by bilateral optic nerve malformation in a papillorenal syndrome due to a new PAX2 mutation. Eur J Ophthalmol，2008，18（4）：656-658.

［11］Brodsky MC. Congenital optic disk anomalies. Surv Ophthalmol，1994，39（2）：89-112.

［12］Brown GC，Shields JA，Goldberg RE. Congenital pits of the optic nerve head. II. Clinical studies in humans. Ophthalmology，1980，87（1）：51-65.

［13］Gregory-Roberts EM，Mateo C，Corcóstegui B，et al. Optic disk pit morphology and retinal detachment：optical coherence tomography with intraoperative correlation. Retina，2013，33（2）：363-370.

［14］Ehlers JP，Kernstine K，Farsiu S，et al. Analysis of pars plana vitrectomy for optic pit-related maculopathy with intraoperative optical coherence tomography：a possible connection with the vitreous cavity. Arch Ophthalmol，2011，129（11）：1483-1486.

［15］Krivoy，D，Gentile R，Liebmann JM，et al. Imaging congenital optic disc pits and associated maculopathy using optical coherence tomography. Arch Ophthalmol，1996，114（2）：165-170.

［16］Pichi F，Morara M，Veronese C，et al. Double-vitrectomy for optic disc pit maculopathy. Case Rep Ophthalmol，2012，3（2）：156-161.

［17］Apple DJ，Rabb MF，Walsh PM，et al. Congenital anomalies of the optic disc. Surv Ophthalmol，1988，27（1）：3-41.

［18］Theodossiadis PG，Grigoropoulos VG，Emfietzoglou J，et al.Vitreous findings in optic disc pit maculopathy based on optical coherence tomography. Graefes Arch Clin Exp Ophthalmol，2007，245（9）：1311-1318.

［19］Doyle E，Trivedi D，Good P，et al. High-resolution optical coherence tomography demonstration of membranes spanning optic disc pits and colobomas. Br J Ophthalmol，2009，93（3）：360-365.

［20］Christoforidis JB，Terrell W，Davidorf FH，et al. Histopathology of optic nerve pit-associated maculopathy. Clin Ophthalmol，2012，6：1169-1174.

［21］Gowdar JP，Rajesh B，Giridhar A，et al. An insight into the pathogenesis of optic disc pit-associated maculopathy with enhanced depth imaging. JAMA Ophthalmol，2015，133（4）：466-409.

［22］Iglicki M，Busch C，Loewenstein A，et al. Underdiagnosed optic disk pit maculopathy：Spectral Domain Optical Coherence Tomography Features for Accurate Diagnosis. Retina，2019，39（11）：2161-2166.

[23] Fasciani R, Mosca L, Giannico ML, et al. Unusual coexistence of bilateral keratoconus and optic disc pit: a case report. Eur J Ophthalmol, 2008, 18(1): 134-137.

[24] Narde HK, Agarwal D, Rani D, et al. A rare association of optic disc pit maculopathy and ectopia lentis. Indian J Ophthalmol, 2020, 68: 2229-2230.

[25] Melike BY, Taskapili M, Yilmaz T, et al. Optic disc pit with sectorial retinitis pigmentosa. Case Rep Ophthalmol Med, 2013, 2013: 156023.

[26] Reed DD. Congenital pits of the optic nerve. Clin Eye Vis Care, 1999, 11(2): 75-80.

[27] Fea A, Grosso A, Rabbione M, et al. Alagille syndrome and optic pit. Graefes Arch Clin Exp Ophthalmol, 2007, 245(2): 315-317.

[28] Kim BJ, Fulton AB. The genetics and ocular findings of Alagille syndrome. Semin Ophthalmol, 2007, 22(4): 205-210.

[29] Villegas VM, Chang JS, Hess DJ, et al. Congenital optic nerve pit in trisomy 18. J Pediatr Ophthalmol Strabismus, 2013, 50: e24-6.

[30] Tzu JH, Flynn HW, Berrocal AM, et al. Clinical manifestations of optic pit maculopathy as demonstrated by spectral domain optical coherence tomography. Clin Ophthalmol, 2013, 7: 167-172.

[31] García-Arumí J, Guraya BC, Espax AB, et al. Optical coherence tomography in optic pit maculopathy managed with vitrectomy laser gas. Graefe's Arch Clin Exp Ophthalmol, 2004, 242(10): 819-826.

[32] Kohli GM, Shenoy P, Khanna A, et al. Resolution Pattern and Predictors of Outcome for Optic Disc Pit—Maculopathy Following Vitrectomy: An Optical Coherence Tomography Based Morphometric Analysis. Semin Ophthalmol, 2021, 36(8): 713-718.

[33] Nishiyama Y, Yoshikawa Y, Shibuya M, et al. Macular Structure Recovery after Surgery for Optic Disc Pit Maculopathy. Case Rep Ophthalmol, 2019, 10: 408-414.

[34] Michalewska Z, Nawrocka Z, Nawrocki J. Swept-Source OCT and Swept-Source OCT Angiography before and after Vitrectomy with Stuffing of the Optic Pit. Ophthalmol Retina, 2020, 4: 927-937.

[35] Cruzado-Sanchez D, H Luglio Valdivieso, SM Lujan Najar. Spontaneous resolution of macular detachment associated with congenital anomalies of the optic nerve: coloboma and optic disc pit. Arch Soc Esp Oftalmol, 2013, 88(5): 201-203.

[36] Vedantham V, Ramasamy K. Spontaneous improvement of serous maculopathy associated with congenital optic disc pit: an OCT study. Eye(Lond), 2005, 19(5): 596-599.

[37] Lorusso M, Zito R, Micelli FL, et al. Spontaneous resolution of optic pit maculopathy: an OCT report. Ther Adv Ophthalmol, 2020, 12: 2515841420950843.

[38] Patton N, Aslam SA, Aylward GW. Visual improvement after long-standing central serous macular detachment associated with an optic disc pit. Graefes Arch Clin Exp Ophthalmol, 2008, 246(8): 1083-1085.

[39] Tawara A, Miyamoto R, Tou N, et al. A classic temporal optic disc pit showing progression in the corresponding optic nerve fiber and visual field defects. Jpn J Ophthalmol, 2013, 57(3): 263-267.

[40] Bonnet M. Serous macular detachment associated with optic nerve pits. Graefes Arch Clin Exp Ophthalmol, 1991, 229(6): 526-532.

[41] Theodossiadis G. Treatment of retinal detachment with congenital optic pit by krypton laser photocoagulation. Graefe's Arch Clin Exp Ophthalmol, 1988, 226(3): 299.

[42] Sandali O, Barale PO, Quoc EB, et al. [Long-term results of the treatment of optic disc pit associated with serous macular detachment: a review of 20 cases]. J Fr Ophtalmol, 2011, 34(8): 532-538.

[43] Jain N, Johnson MW. Pathogenesis and treatment of maculopathy associated with cavitary optic disc anomalies. Am J Ophthalmol, 2014, 158(3): 423-435.

[44] Lei L, Li T, Ding X, et al. Gas tamponade combined with laser photocoagulation therapy for congenital optic disc pit maculopathy. Eye(Lond), 2015, 29(1): 106-114.

[45] Teke MY, Citirik M. 23 gauge vitrectomy, endolaser, and gas tamponade versus vitrectomy alone for serous macular detachment associated with optic disc pit. Am J Ophthalmol, 2015, 160(4): 779-785.

[46] Mete A, Türkçüoğlu P, Kimyon S, et al. The results of 25-gauge vitreoretinal surgery for optic disc pit-associated maculopathy: a report of three cases and mini-review of the literature. Int Ophthalmol, 2017, 37: 1057-1063.

[47] Steel DHW, Suleman J, Murphy DC, et al. Optic Disc Pit Maculopathy: A Two-Year Nationwide Prospective Population-based Study. Ophthalmology, 2018, 125(11): 1757-1764.

[48] Bottoni F, Cereda M, Secondi R, et al. Vitrectomy for optic disc pit maculopathy: a long-term follow-up study. Graefes Arch Clin Exp Ophthalmol, 2018, 256(4): 675-682.

[49] Morris RE, Hashimi H, McFarland AJ, et al. Optic disc pit maculopathy: tamponade of maculoschisis. Clin Ophthalmol, 2019, 13: 1735-1741.

[50] Dhiman R, Padhy SK, Varshney T, et al. Optic disc pit

maculopathy and its spectrum of management. Indian J Ophthalmol, 2019, 67 (8): 1336-1337.

[51] Salvador PI, Fusté CGA, Luis GO, et al. Surgical Options for Optic Disc Pit Maculopathy: Perspectives and Controversies. Clin Ophthalmol, 2020, 14: 1601-1608.

[52] Elmohamady MN, Khalil MTI, Bayoumy ASM, et al. Sulphur hexafluoride (SF6) intravitreal injection combined with argon laser photocoagulation for treatment of optic disc pit maculopathy. Eye (Lond), 2021, 35 (2): 441-447.

[53] Georgalas I, Petrou P, Koutsandrea C, et al. Optic disc pitmaculopathy treated with vitrectomy, internal limiting membrane peeling, and gas tamponade: a report of two cases. Eur J Ophthalmol, 2009, 19 (2): 324-326.

[54] Makdoumi K, Crafoord S. A prospective long-term follow-up study of optic disc pit maculopathy treated with pars plana vitrectomy, drainage of subretinal fluid and peeling of internal limiting membrane. Acta Ophthalmol, 2020, 98: 822-827.

[55] Diab FK, Sabah A, Mujaini AA. Successful surgical management of optic disc pit maculopathy without internal membrane peeling. Middle East Afr J Ophthalmol, 2010, 17 (3): 278-80.

[56] Avci R, Yilmaz S, Inan UU, et al. Long-term outcomes of pars plana vitrectomy without internal limiting membrane peeling for optic disc pit maculopathy. Eye (Lond), 2013, 27 (12): 1359-1367.

[57] Hirakata A, Inoue M, Hiraoka T, et al. Vitrectomy without laser treatment or gas tamponade for macular detachment associated with an optic disc pit. Ophthalmology, 2012, 119 (4): 810-88.

[58] Zheng A, Singh RP, Lavine JA. Surgical Options and Outcomes in the Treatment of Optic Pit Maculopathy: A Meta-analysis and Systematic Review. Ophthalmol Retina, 2020, 4: 289-299.

[59] Inoue M, Koto T, Hirakata A. Intraoperative optical coherence tomography-assisted displacement of prepapillary membrane in eyes with optic disc pit maculopathy. Graefes Arch Clin Exp Ophthalmol, 2021, 259 (7): 1703-1710.

[60] Rizzo S, Caporossi T, Pacini B, et al. Management of Optic Disk Pit-associated Macular Detachment with Human Amniotic Membrane Patch. Retina, 2023, 43 (1): 144-147.

[61] Nakashizuka H, Furuya K, Onoe H, et al. Anterior Lens Capsule Transplantation for Acquired Optic Disc Pit Maculopathy. Ophthalmic Surg Lasers Imaging Retina, 2019, 50: 649-652.

[62] Carlos AC, Sofia V, Juan U, et al. Surgical technique: Autologous scleral flap for optic disk pit maculopathy. Eur J Ophthalmol, 2021, 31 (3): 1487-1491.

第八章 眼外肌相关罕见病

第一节 周期性斜视

【概述】

周期性斜视（cyclic strabimus）是一种罕见的，但具有规律的时钟效应的特殊类型斜视。一般是48h为一周期。每隔一天，正位视和斜视交替出现，循环不息。周期性斜视又以周期性内斜视（cyclic esotropia）最为多见，表现为眼位内斜与正位或轻微内斜与显斜有规律的交替出现。周期性外斜视（cyclic exotropia）则更为少见，表现为眼位外斜与正位周期交替出现[1]。双眼单视功能在正位日正常，斜视日异常。正位视和斜视交替出现的情况可以维持数月至数年，最后变为恒定性斜视，严重影响患者外观和视功能。

周期性斜视最早是在1958年新奥尔良眼科学术会议上提出，本病发病率低，国内1980年由郑立冬首先报道，国外文献报道发病率约为斜视病例的1/（3000～5000）[2]，1964年Costenbader报道在3500例斜视患者中仅有3例为周期性斜视。目前国内外对本病的报道较之前有所增加，与对本病的认识更加清楚有关。

【病因】

周期性斜视的病因和发病机制还不清楚。发病常为后天性、非调节性，但也有与先天性、调节性、续发性和知觉性相联系者[3]，也可有家族史，与性别、屈光状态及视力多无关系。病程的长短则与视力、屈光、环境、精神及心理因素有关。一般突然发病，发病前常有受凉感冒、发热、外伤、惊吓、生气等诱因[4]，成人可继发于头部外伤、手术创伤、脑血管意外、脑炎、梅毒或病毒感染等[5]。

目前国内外存在四种学说，我们认为周期性的发生有多种机制，可能与人体的生物节律紊乱有关。

1. **融合机制失调学说**

根据周期性内斜视最终转变为恒定性内斜视，多数学者提出该病可能与融合机制失调有关，他们认为周期性内斜视患者大多有不同程度远视，由于远视经常需要调节从而相应地增加了辐辏作用，使眼球易向内偏斜，所以在出现显性斜视之前可能就有较大的内隐斜，由于融合力控制，使眼位不发生明显偏斜。后因某种原因，如精神或心理因素、外界环境及内在疾病等因素破坏了眼位的平衡，致使外融合力对内隐斜的控制失调而出现隔日周期性内斜视，最后发展为恒定性内斜视[6]。但一眼视力丧失所发生的周期性内斜视不能用融合机制学说解释。

2. **生物钟机制学说**

Costenbader认为本病可能与机体正常"生物钟"现象障碍有关[7]，认为斜视的出现可能取决于规律的生物钟机制，但近年来通过临床观察，发现在同一天内不同患者眼位不尽相同，认为生物钟机制不能解释所有周期性斜视的特征。

3. **大脑优势学说**

周期性内斜视可能与大脑优势的变更有关。Roper Hall推测本病可能与大脑优势变更有关，表现于不特别选用某只手的患者。这种现象可能表明大脑半球一侧活动并非始终对另一侧保持优势，此种学说至今未被多数学者证明。

4. **眼球运动中枢控制失调学说**

Rechter推测本病可能与眼球运动中枢控制失调有关，提出患者的上丘脑或其他中脑核可能有缺陷的假设[8]。此外，连接到下丘脑的网状结构、丘脑和动眼神经核被认为是周期性刺激的来源，现在多数临床医生赞同此学说。

【临床表现】

（1）一般突然发病，常有明显诱因，如发热惊吓、外伤等。发病年龄不定，多发生于3～6岁儿童，也有婴儿、成人发病报道。

（2）视力一般正常，裸眼视力或戴镜矫正后视力可达相关年龄的正常视力，少数病例有弱视，文献报道20%的病例有弱视[9]，弱视为屈光参差性或屈光不正性，可能与斜视无关。

（3）周期性内斜视患者的屈光度一般为中、轻度远视，屈光度在+2.00D左右，戴镜与否与眼位变化无关，但可获得融合，AC/A比可高于正常[10]。可伴有轻度V征，多出现在周期性内斜视融合能力受到破坏阶段。

（4）多数严格遵循眼位的周期性变化规律，通常周期一般为48h，少数患者可表现为72 h或96 h为1个周期。周期性斜视在持续数月至数年后即变为恒定性。也存在眼位的周期规律变异的情况，可因情绪等原因而暂时发生紊乱，出现连续2天内斜或连续2天正位的现象，有的病例眼位周期可缩短为24 h，甚至12 h。正位相与斜位相的时间可以相等，也可以不相等。患者眼位变换交替的具体时间，只在某个阶段相对地固定而并非绝对。

（5）在出现斜视时，多呈大角度内斜视，一般在+30$^\triangle$～+50$^\triangle$，且远近斜视度相等或相近，部分病例可伴有轻度V征。周期性外斜视斜视角也一般较大，在-40$^\triangle$～-60$^\triangle$。周期性斜视患者的斜视角有时不很稳定，常有变化。在每个斜视日的斜视度可出现不同，但差别一般均<20$^\triangle$。正位日有时为正位，有时为小角度内斜视。

（6）斜视时无双眼单视和立体视功能，部分病例斜视时可有复视，甚至一眼抑制，与调节，疲劳或融合中断无关。正位时表现两类不同情况：一类呈现完全正位，此时患者双眼单视与立体视完全正常，且有生理性复视现象；另一类是患眼并不完全正位，而呈小角度内斜视，但仍为正常视网膜对应。

（7）眼球运动：单眼眼球运动不受限，但双眼运动时可表现出内直肌亢进。

【辅助检查】

无特殊实验室检查，部分周期性内斜视病例有外直肌肌电图异常。

【诊断】

主要依据斜视和正位周期性交替性发生的临床表现进行诊断。典型的周期性斜视因有明显的周期规律，诊断并不困难，对已转变为恒定性内斜视者应详细询问病史，对于变异者应观察数日方可诊断。

【鉴别诊断】

应与下列疾病进行鉴别。

1. 间歇性斜视

本病无时间上的周期规律，在疲劳，调节及融合遭到破坏时，可以由隐斜变成显斜。

2. 周期性动眼神经麻痹

动眼神经麻痹与痉挛呈周期性交替出现，其周期极短。一般为数秒或数分钟，麻痹期眼位向外下方偏斜，伴有上睑下垂，瞳孔散大。痉挛时上睑退缩，瞳孔痉挛性缩小，眼位恢复正常。

3. 急性共同性内斜视

突然发病，部分病例首先主诉复视，而后发生内斜视，可表现为动眼神经内隐斜，间歇性或恒定性内斜，眼球水平运动正常，各方位复像间距相等，无周期规律性现象。

【治疗】

本病由于其发病机理不明，在治疗前临床医生必须考虑到以下两种情况：①这些患者本质是斜视的，只是由于某些未知的机制能维持一个正位期。②这些患者本身是正位，只是由于某些因素，如精神压力或某些心理状况紊乱等使眼位发生周期性斜视。本病为非调节性，戴镜不能矫正眼位，如果出现第二种假设，早期手术后会出现正位期过矫现象。所以在发病后保守治疗至少观察6个月甚至更长时间，待斜视变为恒定性后行斜视矫正术。

1. 保守治疗

Monika等报告了三名儿童，给予双侧内直肌注射5 IU的肉毒杆菌毒素，注射后内斜视消失，眼位正位。随访8个月，所有患者眼位保持正位，立体功能良好，认为注射肉毒杆菌毒素可以改变斜视周期，疗效确切，是一种可以选择的微创治疗[11]。还有作者报道了注射肉毒杆菌毒素治疗周期性内斜视，远期效果满意[12]。

2. 手术治疗

周期性内斜视采用常规双眼内直肌后徙或患眼

内直肌后徙术同时行外直肌缩短术，如果伴有下斜肌活动过度及V征时叫联合下斜肌后退术[13]。手术量以斜视日最大斜视角为佳，斜位日或正位日均可手术，手术后均可达到满意的矫正效果，不会引起过矫。在正位时按斜位时斜视度手术矫正斜视，不会出现过矫现象[14]。

还有作者报道一名24岁男子因右眼视网膜脱离接受玻璃体视网膜手术后出现周期性内斜视。在局部麻醉下行右眼内直肌后退6 mm和外直肌截除术8.5 mm以矫正周期性内斜视。手术后，患者出现了独特的周期性斜视，每24 h内斜视和外斜视交替出现一次。为了治疗这种情况，又行右眼外直肌后退8.5 mm和内直肌后固定术。手术后眼位正位，无内外斜视出现。作者认为周期性斜视手术矫正的手术量可能需要比普通共同性内斜视、外斜视要大[15]。有作者报道一例外斜视手术后出现高AC/A周期性内斜视，给予双侧内直肌后退联合后固定缝合术，以减少近距和远距偏差，减少近距刺激产生的集合，并使AC/A比正常化，内斜视得到矫正，术后经过12个月的随访眼位仍保持稳定，认为内直肌后退联合后固定缝合术在治疗高AC/A周期性内斜视上效果确切[16]。

手术时机选择：von Nooden认为应在发病后一年内手术，由于周期性内斜视最终均转化为恒定性。双眼视被完全破坏，所以手术应尽可能在转化前进行[17]。但即使在转化为恒定性手术，手术后通过功能训练，也能恢复正常或接近正常的双眼视。而大多数医生认为待其转变为恒定性内斜6～12个月后手术，不仅能矫正水平斜视角度，恢复双眼融合能力，而且能消除部分V征[18]。但有的病例数年后仍一直维持周期性，此时及早进行内直肌减弱术，常可获得满意效果。

【病例摘要】

患儿，女，6岁，5岁时被家长发现无明显诱因出现有规律的间断"对眼"，1天"对眼"，1天正位，间隔24 h，1年无好转就诊。门诊检查：视力和屈光状态正常，眼位：斜视日三棱镜中和：33 cm＋25$^\triangle$，6 m＋25$^\triangle$；非斜视日正位。给予配足矫远视眼镜治疗。戴镜6个月复查内斜始终未消失，以48 h为一周期规律出现，诊断周期性内斜视明确，为手术矫正内斜视入院。入院后内斜视周期规律，选择在斜视日测量斜视度为手术设计依据。手术方式为全麻下行右眼内直肌后徙5.5 mm。术后眼位：33 cm内隐斜，6 mm无隐斜，术前的内斜周期规律消失，一直保持正位。术后3个月随诊眼位无变化。病例详细资料见二维码数字资源8-1。

数字资源8-1

（刘海华）

【参考文献】

[1] Vesela R，Divisova O. Cyclic strabismus（alternate-day esotropia，circadian heterotropia）. Cesk oflalmo1，1988，44（3）：178-187.

[2] 徐国兴. 11例儿童周期性内斜视的临床分析. 中国斜视与小儿眼科杂志，1997，5（4）：175-176.

[3] 郭素梅，崔国义，李玉洁，等. 周期性内斜视（附20例报告）. 中国斜视与小儿眼科杂志，1997，5（4）：175-177.

[4] Hutcheson KA，Lambert SR.Cyclic esotropia after a traumatic sixth nerve palsy in a child. J AAPOS，1998，2（6）：376-378.

[5] Prieto Diaz J，Souza Diaz C. Strabismus. 4Ed，Woburn：But terworth Heinmann，2000：194.

[6] Riordan-Eva P，Vickers SF，McCarry B, et al. Cyclic esotropia without binocular function. J Pediatr Ophthalmol Strabismus，1993，30（2）：106-108.

[7] 严戚，鲍东明，丁雪冰. 周期性外斜视. 中国斜视与小儿眼科杂志，2003，11（1）：34-35.

[8] Pillai P，Dhand UK. Cyclic esotropia with central nervous system disease：report of two cases. J Pediatr Ophthalmol Strabismus，1987，24（5）：237-241.

[9] Cahill M，Walsh J，McAleer A. Recurrence of cyclic esotropia after surgical correction. J AAPOS，1999，3（6）：379-382.

[10] Chery SN，Marcela PA，Stephen PK. Cyclic strabismus in adults. J AAPOS，2015，19（3）：279-281.

[11] Wipf M，Bok-Beaube C，Palmowski-Wolfe A. Botulinum toxin for the treatment of cyclic strabismus in children：three case reports. Klin Monbl Augenheilkd，2018，235（4）：465-468.

[12] Akyuz Unsal AI，Özkan SB，Ziylan S. Role of botulinum toxin type a in cyclic esotropia：a long-term follow-up. J Pediatr Ophthalmol Strabismus，2019，56（6）：360-

364.
[13] Gaur N, Sharma P, Verma S, et al. Surgical correction of persistent adult-onset cyclic strabismus. J AAPOS, 2017, 21 (1): 77-78.
[14] Çelik S, Inal A, Ocak OB. Cyclic strabismus: what measured angle of strabismus should guide surgery? Strabismus, 2019, 27 (4): 205-210.
[15] Yoon JS, Kim US. Surgical treatment of sensory cyclic esotropia. Korean J Ophthalmol, 2019, 33 (6): 571-572.
[16] Wang X, Chen B, Liu L. Cyclic esotropia with development of a high accommodative convergence to accommodation ratio after surgery for intermittent exotropia. Int Ophthalmol, 2017, 37 (4): 1069-1072.
[17] von Nooden GK. Binocular vision and ocular motility. 5th Ed. Stlouis: Mo: CV Mosby, 1996, 450.
[18] Port JW, Godts D, Kerkhof DB, et al. Cyclic esotropia and the treatment of over-elevation in adduction and V-pattern. Br J Ophthalmol, 2004, 88 (2): 66-69.

第二节　先天性动眼神经麻痹

【概述】

先天性动眼神经麻痹（congenital oculomotor nerve palsy）是在出生时或出生后早期发生的动眼神经及其支配组织功能丧失，而表现为外斜视、上睑下垂及瞳孔散大，眼球向上方、颞下方和向鼻侧运动受限的眼科疾病（图8-2-1）。动眼神经为支配眼球运动的主要运动神经，包括运动纤维和副交感纤维2种成分。动眼神经支配同侧上直肌、下直肌、内直肌、下斜肌、提上睑肌及瞳孔括约肌，其损伤后会出现眼球上转、下转、内收障碍，上睑下垂，患侧瞳孔扩大，光反射及调节反射消失[1]，图8-2-1为典型先天性动眼神经麻痹，重度上睑下垂，外下斜视，患侧瞳孔开大。先天性动眼神经麻痹双眼发病很少见，绝大多数为单眼发病。先天性动眼神经麻痹通常被认为是一种孤立的疾病，与其他神经系统或全身性疾病无关[2]。

【病因】

动眼神经核是在中脑导水管腹面中央灰质内，约在上丘水平的一组细胞簇，全长约10mm，前端为第三脑室底的后部，后端与滑车神经核相连。下直肌、下斜肌和内直肌的亚核均为不交叉投射，上直肌亚核是交叉投射的，而支配瞳孔的内脏核和提上睑肌亚核则位于中间，为双侧投射。动眼神经元离开核簇，经红核腹面，穿过大脑脚的内侧离开脑干从脚间窝发出，在大脑后动脉和大脑上动脉间穿出，与Willis环的后交通动脉平行，在后床突外侧穿过硬脑膜进入海绵窦，并接受来自颈动脉丛的交感神经纤维，穿出海绵窦后即分成上下两支，穿过眶上裂进入眼眶。上支纤维较小，支配提上睑肌和上直肌；下支纤维较大，支配内直肌、下斜肌和下直肌，也包括睫状神经节的副交感神经纤维[3]。

先天性动眼神经麻痹多见于单侧核下性麻痹，双侧者常为核性或核上性麻痹，较罕见。其原因为发育异常或产伤所致。推测可能由于某种原因，如孕期反应，致胎儿期宫内局部缺血、缺氧损害了脑干，产生单侧或双侧核团发育不全，临床上表现出先天性双侧核性动眼神经麻痹。也有人认为是周围性损伤，因为相当部分的先天性动眼神经麻痹患者有再生错向现象，并且不伴有其他神经异常。但是，Hamed提出先天性者多数伴有神经系统的异常[2]。

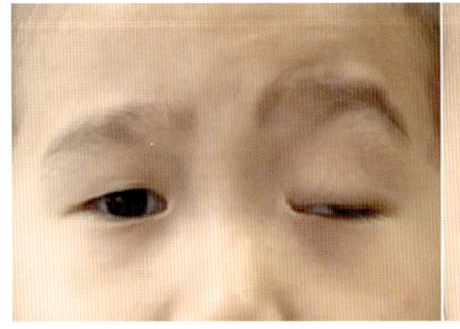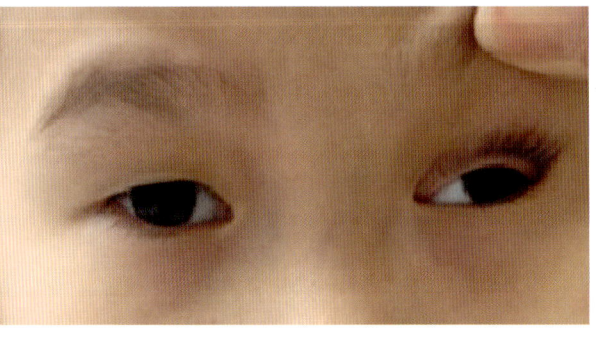

图8-2-1　典型先天性动眼神经麻痹，右眼注视时，左眼重度上睑下垂，外下斜视，患侧瞳孔开大

近年来，对于该病的病因研究不断深入，国内学者陆秀兰等对1个先天性动眼神经麻痹家系3代共16人，通过血液基因组提取和微卫星连锁分析，发现 KIF21A 基因突变是导致该先天性动眼神经麻痹的致病因素[4]。有学者对14例先天性动眼神经麻痹患者进行MRI检查，发现93%为单侧发病，86%为不完全性麻痹。36%患者存在动眼神经发育不全，患侧眼外肌萎缩程度不一，主要是内直肌和下直肌萎缩[5]。

【临床表现】

1. 病史

先天性动眼神经麻痹多为出生时或生后6个月内就存在。因斜视发生于视觉发育阶段和双眼视反射建立之前或未完成建立之前，故患者没有复视等不适。

2. 视力

先天性动眼神经麻痹，多由于上睑下垂而导致形觉剥夺性弱视，视力很差，多为重度弱视。大多数患者存在较明显的屈光参差和大散光[2]。也有视力正常或对侧非麻痹眼弱视者。

3. 眼睑

由于提上睑肌是由动眼神经支配，动眼神经麻痹后常会出现完全性和不完全性上睑下垂。在周期性动眼神经麻痹者，上睑则表现周期性上举，并且在睡眠时周期也不改变。也有上睑不受累者。

4. 眼位

动眼神经支配数条眼外肌和眼内肌，动眼神经麻痹表现为病变同侧眼的上直肌、下直肌、内直肌及下斜肌中一条或数条麻痹，不同的眼肌功能异常会引起眼位改变。大多表现为患眼的外下斜视，病程较长者可因眼外肌的收缩而出现内下斜视。上支麻痹者则仅表现为下斜视，下支麻痹者则可能出现上斜和外斜视。

5. 眼球运动

可因麻痹肌受累情况而有所不同，典型表现为内转、上转和下转运动均受限。眼球轻突出。眼球向下转时有内旋转，被动牵拉试验各方向大致正常。仅上支受累者可表现眼球上转困难，而下支受累则不能下转和内转。由于动眼神经再生时迷失方向，又称迷走再生，可能有下列异常联合运动的表现：①假性Graefe征：当患眼试图向下转时，上睑迟落。②眼向内转时，睑裂开大；向外转时睑裂缩窄。③眼球试图向上转时，眼球退缩和内转[2]。

6. 瞳孔

根据动眼神经副交感神经纤维的受累情况而异，动眼神经完全麻痹时，眼内肌亦可受累，表现为瞳孔散大、对光反射迟钝或消失、调节麻痹，此类散大的瞳孔，即使是神经节节前损害也对稀释的0.1%毛果芸香碱有缩瞳效应[6]。也有眼内肌未受累而瞳孔正常者。Vieto报告的16例先天性单侧动眼神经麻痹者中，有2例瞳孔较对侧小。Hamed报告的14例先天性动眼神经麻痹中，有8例瞳孔小且对光反应消失，假性Argyll-Robertson瞳孔[2]。患眼瞳孔散大，对光反应消失。当眼球集合和向内转时，瞳孔收缩均被认为是再生错向所致。

7. 代偿头位

头位不明显，但如果出现眼球运动受限时，也有出现下颌上抬、面向患侧转的代偿头位。

8. 其他

部分先天性动眼神经麻痹患者可发生周期性动眼神经麻痹，又称周期性动眼神经痉挛弛缓现象，表现为动眼神经所支配的眼内肌和眼外肌交替出现痉挛和麻痹。麻痹相时，患侧上睑下垂、外斜视、瞳孔散大、对光反射消失、调节功能不足；痉挛相时，睑裂大小近乎正常，瞳孔缩小、对光反应消失、调节功能正常，外斜视消失或内斜，内转和垂直运动功能仍不足。两相的间隔时间不长。麻痹相持续1～3 min；痉挛相为0.5～1.5 min。睡眠时仍可有周期性变化，但深麻醉时消失。试图内转和抽动眼睑时可诱发痉挛相[7]。

【辅助检查】

眼科诊断也可借助肌电图、扫视速度测定以及牵拉试验等。病因诊断则可用CT、MRI。

【诊断】

目前无确定描述的诊断标准，主要根据出生时或生后早期发病，动眼神经支配的眼外肌和眼内肌麻痹表现，可有上睑下垂、眼球内转、上转、下转运动受限，眼位偏外下方，瞳孔散大，对光反应消失，调节麻痹，或有交叉复视及眼球轻度突出等，诊断并不难。根据其他辅助检查判断动眼神经麻痹的位置并排除眼肌病变。

【鉴别诊断】

下列疾病较易与本病混淆，需注意鉴别。

1. 重症肌无力

为慢性进行性并有复发趋势的免疫性疾患，可发生在任何年龄。本病为神经肌肉接头处传导障碍，受累肌肉很容易疲劳，因麻痹肌及麻痹程度经常变异而出现各种可变异的斜视，可能有复视，也易变化。上睑下垂出现最早且最多见，单侧或双侧，在傍晚或劳累后加重。可用肌肉疲劳试验或用抗胆碱酯酶剂新斯的明作诊断试验。确诊后内科治疗。

2. 眼外肌纤维化

患者所有的或几乎所有的眼外肌肌纤维都被纤维组织代替，双眼固定于下转位，有明显上睑下垂及下颌上抬。当患者企图上转或旁视时，双眼即产生反常的集合运动。可用肌电图和牵拉试验证实。

3. 慢性进行性眼外肌麻痹

以进行性上睑下垂及眼球运动受限为特征，其病变部位可能在肌肉、神经肌肉接头处、末梢神经及脑神经核。临床特征为发病年龄多小于20岁，发病及病程较为缓慢，经几十年逐渐进行，症状无缓解。上睑下垂为首发症状，眼外肌中以内直肌先受累，其次为上直肌、下直肌，无周期性变化。多数人无复视，至眼外肌完全麻痹时，眼球略呈外斜或正位。眼内肌不受累。可能伴有视网膜色素变性和心脏传导束异常等。

【治疗】

先天性动眼神经麻痹治疗主要为手术矫治，目的是保证第一眼位外观改善和提高视功能。应根据各肌肉的功能及眼位偏斜情况，需合理设计手术方案，以达到较满意的效果。但在手术前应积极治疗弱视。

本病手术难度较大，加强麻痹肌是该手术的主要方式之一，常需做超常量截除联合后徙手术，并且可能需要分次手术：①对有内直肌功能的动眼神经麻痹患者，外斜视可选外直肌后徙和内直肌截除术，将外直肌后退到赤道后，后退10～12 mm，外直肌失去其机械性功能；同时施行内直肌最大量12～14 mm的缩短术，使眼球保持在原在眼位[8-9]；②当内直肌功能完全丧失时，则用切断滑车并把缩短的上斜肌缝在内直肌的附着点邻近巩膜上（Jackson手术），上斜肌成为内转肌加强了内转，既解决下斜问题，同时矫正外斜。为简化手术难度，Scott提出上斜肌移位术治疗先天性动眼神经麻痹，即在不切断滑车情况下，将上斜肌肌腱切断，把断端缝到上直肌附着点内侧端前2～3 mm处。手术后眼球运动功能极差，但能达到美容目的[8-9]。

当眼位矫正后，可进一步矫正上睑下垂。上睑下垂的手术方式，首选额肌悬吊术，而不选择提上睑肌缩短术。因为如果术后出现暴露性角膜炎，选择额肌悬吊术，可以随时拆除调整其缝线，以达到保护角膜治疗暴露性角膜炎的目的。注意勿矫正过度，应适当欠矫，睑裂不宜开的太大[9]。需要注意的是，在斜视手术后，患眼仍有下斜视，禁忌行上睑下垂矫正术，因为有术后发生暴露性角膜炎的风险。此时可考虑施行垂直肌的后退缩短术，但有发生眼前段缺血，导致失明的危险，手术者在制定手术方案时必须考虑及此。

近来也有把肉毒杆菌毒素应用于先天性动眼神经麻痹的报道。有学者对1名15岁先天性动眼神经麻痹患者外直肌注射肉毒杆菌毒素，上斜肌和下斜肌鼻部移位至内直肌止点，并将可吸收缝线球固定至鼻眶骨膜。术后6个月，患者第一眼位仅有轻度外斜，效果比较满意[10]。

【病例摘要】

患者，女，26岁，主诉出生不久即被发现右眼外斜视，眼球转动受限，视力差，但未予治疗。现就诊于我科，要求手术改善外观。门诊检查：右眼视力0.1不能矫正，左眼视力－1.25DS＝1.0。双眼睑位置正常，右眼瞳孔大，对光反应迟钝。眼位：右眼外斜45° L/R；眼球运动：右眼向内、上、下运动受限。先天性动眼神经麻痹诊断明确。于全麻下行右眼外直肌大量后徙10 mm联合内直肌大量截除6 mm。术后第1天右眼＋5°，内转功能改善，术后6个月右眼－5°，患者外观满意已达美容目的。病例详细资料见二维码数字资源8-2。

数字资源8-2

（刘海华）

【参考文献】

[1] 田国红,万海林,沙炎.动眼神经麻痹的诊断及处理原则.中国眼耳鼻喉科杂志,2016,16(6):450-453.

[2] Hamed LM. Associated neurologic and ophthalmologic findings in congenital oculomotor nerve palsy. Ophthalmology, 1991, 98(5): 708-714.

[3] 李凤鸣.中华眼科学.2版.北京:人民卫生出版社,2006.

[4] 陆秀兰,徐承启,张明昌,等.KIF21A基因p.Arg954Trp突变引起先天性动眼神经麻痹.华中科技大学学报(医学版),2010,39(5):644-648.

[5] Yang HK, Kim JH, Hwang JM. Magnetic Resonance Imaging in 14 Patients with Congenital Oculomotor Nerve Palsy. Clin Neuroradiol, 2020, 30(2): 237-242.

[6] Jacobson DM. Pupillary responses to dilute pilocarpine in preganglionic 3rd nerve disorders. Neurology, 1990, 40(5): 804-808.

[7] Miller NR, Lee AG. Adult-onset acquired oculomotor nerve paresis with cyclic spasms: relationship to ocular neuromyotonia. Am J Ophthalmol, 2004, 137(1): 70-76.

[8] Merino P, Gómez de Liaño P, Maestre I. Surgical treatment of third cranial nerve palsy. Arch Soc Esp Oftalmol, 2005, 80(3): 155-162.

[9] Lee V, Bentley CR, Lee JP. Strabismus surgery in congenital third nerve palsy. Strabismus, 2001, 9(2): 91-99.

[10] Nasser O, Hertle RW, Purt B, et al. Transposition of Both Oblique Muscles Combined With Lateral Rectus Botulinum Toxin Injection and Globe Fixation Suture in the Treatment of Congenital Cranial Nerve III Palsy. J Pediatr Ophthalmol Strabismus, 2017, 28(54): e13-e17.

第三节 Brown 综合征

【概述】

上斜肌腱鞘综合征(superior oblique tendon sheath syndrome)是指由于先天性解剖异常或后天继发于外伤或手术所致的上斜肌肌腱和鞘膜过分增厚或粘连,限制了下斜肌的上转运动,致使眼球固定于向下注视的状态[1]。Brown于1950年首先描述了本病的特征,并认为此种患者有先天性上斜肌肌腱的腱鞘缩短,从而使眼球在内转位时不能上转,内转时被动牵拉眼球向上有抗力,当手术分离了腱鞘后,张力随即消失,故称为Brown综合征。Billet根据其合并由滑车到上斜肌起始部眼球筋膜囊与肌膜粘连及腱鞘缩短等异常而命名为上筋膜综合征。本病可双眼发病,有家族遗传性,有自发消除趋势,多见于儿童。在126例上斜肌腱鞘综合征中,仅有14例年龄在13岁或以上。

【病因】

本病是一种综合病征,确切原因尚不清楚。关于上斜肌腱鞘的存在与否以往一直有争议,有学者解剖了30个成人眼眶,证实了上斜肌腱鞘的存在,它是由提上睑肌和上直肌的筋膜以及其间的肌间隔组成,上斜肌筋膜和Tenon囊部分纤维也参与组成此纤维性鞘膜。在此纤维鞘膜内衬有腱滑液鞘。也有报道先天性Brown综合征可能与上斜肌发育不全有关[2]。因此无论先天发育缺陷、后天性炎症或外伤等因素均可影响上斜肌的功能,引起本病。

1. 肌腱腱鞘异常

上斜肌的肌鞘起始于滑车部位,而终止于上斜肌的附着点处巩膜上,长度均值为18.39±0.33 mm。假如存在先天性的腱鞘短而紧张,眼球内转位时仅能将眼球拉向下方。正常情况下,上斜肌起着下斜肌的节制韧带作用。也有人认为本综合征是肌腱与腱鞘之间发生粘连所引起。在此情况下,手术分离腱鞘常会达到极好效果。

2. 肌腱异常

上斜肌肌腱解剖异常,影响了它在滑车部位的活动,可见于外伤所致肌腱部位出血、炎症、瘢痕等。在这种情况下,用示指轻压滑车部位并让患者的眼球内上转,有时可感觉到肌腱通过滑车部位时的活动感,或"咔嗒"响,此时眼球不能内上转,故有学者称其为上斜肌咔嗒声综合征。非典型Brown综合征,手术发现有部分上斜肌腱完全分离并插入鼻赤道后方至上直肌[3]。

3. 下斜肌及其邻近组织结构异常

下斜肌附着点与眼球壁粘连,或眶底爆裂性骨折致使下方眼眶组织嵌顿,也可引起眼球内转位时上转受限。Girard 描述了上斜肌止点异常节制韧带的形成，引起假性下斜肌麻痹[4]。

4. 矛盾性神经支配

有人认为本病与眼球后退综合征相类似，Celic 发现 3 例 Brown 综合征中有 1 例患者具有矛盾性神经支配，因而提出先天性 Brown 综合征可能与中枢神经支配紊乱有关[5]。存在有矛盾性神经支配的患者，当眼球处于内转位时，上斜肌不能松弛，因而牵拉试验阳性。还有人报道肌电图证实了这个假设，但大多数学者不同意此种意见。

5. 手术所致

多见于上斜肌折叠术后，一般是由于折叠量过大所致。若折叠量小于 10 mm，很少发生，即使发生，症状也较轻，且可自行缓解。

6. 继发于下斜肌麻痹

有作者认为长期下斜肌麻痹后，上斜肌可以继发挛缩，纤维化。但多数人不承认这种看法，因术后内上转可正常，肌电图显示下斜肌有正常放电活动。再者单独下斜肌麻痹也较少见。

【分类】

1. 先天性上斜肌腱鞘综合征（congenital superior oblique tendon sheath syndrome）

指由于先天性腱鞘缩短并肌腱肥厚影响滑车处的正常活动，或因下斜肌有异常的节制韧带等解剖发育异常所致的眼球内转位时上转受限。此类眼球运动异常是恒定性的，且不可能自愈，故称为真性 Brown 综合征。

2. 后天性上斜肌腱鞘综合征（acquired superior oblique tendon sheath syndrome）

又称获得性 Brown 综合征。指由于外伤、炎症或手术所致的上斜肌腱鞘局部肿胀、肥厚、腱鞘收缩或类似狭窄性腱鞘炎而引起的眼球内转位时上转受限。此类眼球运动异常，部分病例可自行缓解而症状消失，故将这一类病例称为间歇性 Brown 综合征或假性 Brown 综合征。

【临床表现】

Brown 综合征多为单侧性，且好发于幼年儿童患者常有与下斜肌麻痹相似的代偿头位。患者偶有复视，大多数因有代偿头位而无复视主诉[6-8]。临床特征如下。

（1）患眼内转位时向上转受限或不能超过正中水平线。

（2）被动牵拉试验阳性，在内转位时作向上牵拉有抗力感。

（3）患眼于原在位及外转位时，上转正常或接近正常。健眼在原在位可表现为上斜。患眼内转位时表现下斜。

（4）向上注视时出现 V 型外斜。

（5）同侧上斜肌功能多正常，少数有功能轻度亢进。

（6）患眼内转时偶然有睑裂开大，或出现复视。

（7）代偿头位头向麻痹侧肩倾斜，面转向健侧。

【临床分级】

Eustis 依据 Brown 综合征的临床特点和严重程度进行了分级，标准如下。

（1）轻度：仅在眼球内转时上转受限，第一眼位及内转时均不伴有下斜视。

（2）中度：内转时上转受限，在内转时伴下斜视，但第一眼位无下斜视。

（3）重度：内转时上转受限，第一眼位及内转时均有明显下斜视。

【辅助检查】

本病可以进行影像学检查包括 CT、MRI 检查。在先天性 Brown 综合征中，患眼和对侧健眼平均最大上斜肌横截面积比正常减小，但在获得性病例中，上斜肌肌肉的大小和体积是正常的。下斜肌的肌肉大小和体积也正常[9]。

眼外肌肌电图（EMG）检查时上斜肌和下斜肌均无明显异常。

【诊断】

本病诊断首先要依据发病情况确定是否为先天性，出生时或生后早期发病为先天性，后期感染、外伤、手术等为后天性。根据临床表现，患眼内转位时向上转受限或不能超过正中水平线，被动牵拉试验在内转位时有抗力感，于原在位及外转位时，上转正常或接近正常，健眼在原在位为上斜视等，诊断并不难。

【鉴别诊断】

1. 下斜肌麻痹

Brown 综合征常在眼内转位时牵拉试验阳性，

此点可与下斜肌麻痹相鉴别。另外，Brown 综合征表现为患眼在内转位时下斜，同侧上斜肌和对侧上直肌功能正常，向上注视时出现 V 外斜，而下斜肌麻痹则无此征。在下斜肌麻痹时 EMG 较弱，而 Brown 综合征正常。

2. 爆裂性眶底骨折

在眶底骨折时上转受限，不仅表现在内转位，而且在第一眼位和外转时上转均可受限，此点与 Brown 综合征仅在内转位上转受限不同。

3. 先天性眼外肌纤维化综合征

因下直肌纤维化，被动转动试验正上方、内上方、外上方均有限制。

4. 双上转肌麻痹

早期被动转动试验正常，晚期造成下直肌紧张，上转有抗力，患眼内上转，外上转都受限。

5. Graves 眼病

上转受限明显，有突眼，上睑退缩，眼睑肿胀等表现，CT 和超声显示眼外肌肥大。

【治疗】

由于 Brown 综合征有自行缓解的倾向，手术治疗不要太早进行。尤其是后天性者，如有上斜肌肌鞘和滑车局部的炎症和风湿、类风湿关节炎，可应用抗炎药、抗风湿药治疗或局部物理治疗，使局部炎症消退而痊愈。

对于手术治疗，如在原在位时为正位，并有双眼单视功能，无明显代偿头位，则无需手术。如患眼于原在位时呈下斜视，有明显代偿头位存在，影响美容，则可考虑手术治疗，以助恢复患者的双眼单视功能。

以往手术曾将上斜肌腱鞘与肌腱剥离，术后早期效果较好，但可复发。目前主张采用上斜肌完全断腱术或上斜肌腱部分切除术，可取得良好效果，如术后发生上斜肌麻痹现象，则可行对侧下直肌后徙或同侧下斜肌切除术，效果满意。为防止继发性上斜肌麻痹，Parks 主张做上斜肌后徙术。殷小龙报道 7 例先天性 Brown 综合征患者，采取改良上斜肌断腱术，术后眼位全部正位。代偿头位好转，全部患者术后患眼内转时下转现象消失，被动牵拉试验阴性，眼外肌运动情况得到改善。杨景存主张手术应尽量做在异常的眼外肌和筋膜上，一般不要对正常肌肉手术。另外，先天性 Brown 综合征患者经常伴有明显的水平斜视，手术时要尽力同期解决[10-12]。

【病例摘要】

患者，女，36 岁，自幼无明显诱因左眼上斜视。随年龄增长斜视无变化就诊我科。眼科检查：屈光状态：右眼 +1.0DC×10°，左眼 +1.25DC×170°。眼球运动：右眼上转明显力弱，下转亢进。眼位：右眼注视：原在位 +10△L/R20△，向右侧 25° 注视 +10△L/R20△，向左侧 25° 注视 +10△L/R25△；左眼注视：原在位 +10△L/R15△，向右侧 25° 注视 +10△L/R15△，向左侧 25° 注视 +10△L/R15△。6 m：右眼注视 +10△L/R25△，左眼注视 +10△L/R20△。代偿头位：头向左肩倾，面右转。眼底：右眼内旋，左眼无内旋。初步诊断：1. 右眼下斜肌麻痹？2. 右眼 Brown 综合征？在全麻下牵拉试验，右眼内上转明显受限，诊断：右眼 Brown 综合征明确，行右眼上斜肌断腱。术后第 1 天：眼位 33 cm 正位，6 m 正位。眼球运动：右上转改善，代偿头位改善。随访 3 个月眼位无变化。病例详细资料见二维码数字资源 8-3。

数字资源 8-3

（刘海华）

【参考文献】

［1］Denis D，Lebranchu F，Beylerian M. Brown's syndrome. J Fr Ophtalmol，2019，42（2）：189-197.

［2］Roderick NH，James CF，Natalie CK. Brown's Syndrome in the absence of an intact superior oblique muscle. J AAPOS，2004，8（5）：507-508.

［3］Hermann Mühlendyck，Oliver Ehrt. Brown's atavistic superior oblique syndrome：etiology of different types of motility disorders in congenital Brown's syndrome. Ophthalmologe，2020，117（1）：1-18.

［4］Kim JH，Hwang JM. Simulated Brown syndrome in the contralateral eye in superior oblique palsy. Neurol Sci，2013，34（1）：107-109.

［5］Ellis FJ，Jeffery AR，Seidman DJ，et al. Possible association of congenital Brown syndrome with cranial dysinnervation

disorders. J AAPOS, 2012, 16 (6): 558-564.
［6］Manley DR, Alvi RA. Brown's syndrome. Curr Opin Ophthalmol, 2011, 22 (5): 432-440.
［7］Kaeser PF, Kress B, Rohde S, et al. Absence of the fourth cranial nerve in congenital Brown syndrome. Acta Ophthalmol, 2012, 90 (4): 310-313.
［8］Wilde C, Batterbury M, Durnian J. Acquired Brown's syndrome following cosmetic blepharoplasty. Eye (Lond), 2012, 26 (5): 757-758.
［9］Suh SY, Le Alan, Demer JL. Size of the oblique extraocular muscles and superior oblique muscle contractility in Brown syndrome. IOVS, 2015, 56 (10): 6114-6120.
［10］殷小龙，于春红，邓燕．上斜肌断腱术治疗Brown综合征的观察．中国实用眼科杂志，2015，33（6）：673-675.
［11］Dotan G, Eiger-Moscovich M, Snir M, et al. Horizontal deviations in congenital brown syndrome. J Pediatr Ophthalmol Strabismus, 2018, 55 (2): 113-116.
［12］Deutsch JA, Dotan G, Raab EL, et al. Surgical management of brown syndrome. J Pediatr Ophthalmol Strabismus, 2017, 54 (6): 330-331.

第四节　眼球后退综合征

【概述】

眼球后退综合征是一种水平直肌运动障碍性疾病，以眼球内转时伴有眼球后退，同时向内上或内下偏斜、睑裂偏小为特征，并伴有眼部或全身其他先天发育异常的病征。眼球后退综合征最早由Stilling报道，随后Duane系统报道了54例患者，所以称之为Duane眼球后退综合征或Duane综合征。该病是由于展神经核先天发育不良或缺如，外直肌错位神经支配导致的眼球运动异常，是先天脑神经发育异常疾患中最常见的一种类型，占斜视发病的1%～5%[1]。5%～10%的病例有家族史，呈常染色体显性遗传，且常有规则性及非完全性外显率[2]。

常为单眼发病，左眼多见，亦有少数双眼受累者，约占眼球后退综合征的15%[3-4]。患眼外展功能下降或不能外展，内收受限，内收时眼球后缩、睑裂缩小和向上或向下偏斜，外展时睑裂变宽眼球稍突出，辐辏不全。

【病因】

眼球后退综合征是一种先天性眼球运动障碍性疾病，但其确切病因不明。

1. 解剖异常

因为没有发现神经系统异常，早期的研究认为眼球后退综合征的病因是眼外肌的纤维化，认为外直肌的受限是因为有弹性的肌纤维变成了没有弹性的纤维条带。但此后随着研究深入目前已认为并不是解剖异常所致。

2. 神经支配异常

眼球后退综合征的患者内直肌可表现出较正常的肌电反应，但当内直肌兴奋时，外直肌可同时收缩，提示内外直肌之间有错位的神经支配。说明其病因不是解剖异常，而是神经支配异常。眼球后退综合征内转时可表现出上下射现象，目前较多学者将这一现象归因于内外直肌同时收缩导致的缰绳效应。挛缩的外直肌像缰绳一样，当眼球试图由内转位变为内上或内下转时，缰绳一样的外直肌在眼球表面快速滑动，导致眼球向内上或内下方弹射，称为上下射现象[5]。Breininm认为内外直肌同时收缩是眼球后退的原因，这一学说得到大多数学者认同。

3. 脑神经发育异常

随着神经影像学的发展，人们发现眼球后退综合征患者同侧展神经核缺如。利用核磁影像发现眼球后退综合征患者脑干展神经核缺如，并且外直肌由动眼神经的分支部分支配。随后Demer[6]发现眼球后退综合征一类亚型的动眼神经和视神经变细。Miyake等发现眼球后退综合征患者的上斜肌体积变小，提示滑车神经发育不良。综合近年研究，目前国内外学者均认为眼球后退综合征实质是先天脑神经发育异常疾患（CCDDS）[6-7]。

4 分子遗传

虽然绝大多数DRS为散发病例，但仍有10%存在家族史，为常染色体显性遗传，根据目前对DRS遗传学的了解，至少有6个基因，包括*SALL4*、*CHN1*、*HOX-A1*、*MAFB*、*KIF21A*和*TUBB3*，已被确定与DRS具有相关性[8-9]。*CHN1*功能突变会破坏大脑轴突的生长或引导，而这些轴突对发育中的眼外肌进行神经支配，可能是解剖异常或神经肌肉支配异常的根本原因。在 DRS 患者神经支配异常发生于妊娠 4～8 周期间，此期间宫内受侵等因素除可导致 DRS 外，还可导致其他先天异常的发生[10]。研究报道，30%～50% 的 DRS 患者伴有其他先天异常，包括视神经的异常如视神经发育异常、牵牛花综合征伴视盘倾斜综合征等，此外还可伴有脑干发育不良综合征、鳄鱼泪、Myburn-Mason 综合征、骨骼、耳及神经发育异常、48（XXYY）染色体等[11-12]。

【临床表现】

眼球后退综合征的是外展神经核先天发育不良或者缺如，外直肌缺乏神经传导支配，部分支配内直肌的神经纤维错位支配了外直肌。根据错位神经支配外直肌的比例，导致不同临床特征的眼球运动受限。有三个主要体征，患眼水平运动障碍，企图内转时眼球后退，睑裂缩小。

1. 视功能

少数患者有不同程度的弱视，且有大部分为屈光参差性弱视，另有 7% 左右为斜视性弱视。仅少数出现复视。

2. 眼位偏斜

第一眼位可表现为正位、内斜或外斜。内斜最为多见。

3. 眼球运动异常

典型的眼球后退综合征表现为外转明显受限，或完全不能外转；内转时有不同程度的急速上转和（或）下转。也有内转受限或内外转均受限。

4. 睑裂缩窄及眼球后退

企图内转时睑裂变窄，眼球后退。

5. 代偿头位

几乎全部内斜或外斜的眼球后退综合征患者均有代偿头位。

6. 可合并一些先天异常

如上肢畸形、椎体融合、颈椎分离、短颈、脊柱裂、腭裂、眼睑无力、小角膜、瞳孔偏位、虹膜变色等。

【临床分型】

根据 Huber[13] 的提议，眼球后退综合征可分为下列三型。

1. Duane 综合征 I 型

最常见的类型，约占 78%。眼球外转运动明显受限或完全不能外转，内转可正常或轻度受限。企图内转时眼球后退，睑裂缩小，可合并上下射，企图外转时睑裂开大。部分有面向患侧转的代偿头位。原在位多为内斜视，也可正位视或外斜视。主要病理基础为很少量的神经纤维错位支配外直肌，仅外转受限。如果错位支配外直肌的神经纤维不足 50%，即一部分内直肌的神经纤维，转而支配外直肌，则内直肌的神经纤维减少，外直肌的神经纤维增加，内转和外转均受限，但以外转受限为主。

2. Duane 综合征 II 型

约占 7%，为最少见的类型。眼球内转运动明显受限或完全不能内转，外转功能可正常或轻度受限。企图内转时，眼球后退，睑裂缩小，可合并上下射，外转时睑裂开大。原在位多外斜视。主要由于超过 50% 的内直肌神经纤维错位支配外直肌，外转的力量更大，所以表现为外斜视，内转明显受限，外转轻度受限。

3. Duane 综合征 III 型

约占 15%。眼球向内和外转运动功能均明显受限或完全不能。企图内转时眼球后退，睑裂缩小，可合并明显的上下射，企图外转时睑裂开大。第一眼位多正位。病理基础可能为约 50% 的内直肌神经纤维错位支配外直肌，则内转和外转力量相当，原在位无明显斜视，内转和外转均受限，程度一致。同时由于内直肌神经纤维错位支配到外直肌的比例接近平衡，上下射现象在本型较其他两型明显。

【辅助检查】

影像学检查，包括 CT、MRI，了解有无中枢神经核的发育异常。

眼外肌肌电图（EMG）检查，有助于了解眼外肌的功能。根据不同类型，EMG 描记会有不同的异常表现。Duane 综合征 I 型，EMG 检查内收时外直肌放电多，内直肌放电正常。Duane 综合征 II 型，EMG 检查可见内收或外展时，外直肌明显放电，内直肌放电无异常。内收受限是内、外直肌同时收缩所致。Duane 综合征 III 型，内、外直肌相互拮抗作用消失，像同一块肌肉样收缩。内收时，二肌有同等程度放电，外展时放电同时完全抑制而呈持续 30～60 s 的 3～4 CPS 放电。

【诊断】

典型眼球后退综合征诊断并不困难，通常为先天性，但也有后天性的眼球后退综合征，诊断主要根据特征性的临床表现，内转时有无上下射；眼球内转或外转运动有无障碍，受限程度如何；眼球内转时有无眼球后退，睑裂有无缩小等即可进行诊断。而于可疑DRS患者，则需要通过对其临床表现进行仔细的观察，掌握一定的要点，并通过一定的辅助检查进行鉴别。首先，要关注患者的眼位偏斜情况，观察原在眼位有无水平斜视及代偿头位；其次，观察是否存在眼球运动异常，内转或外转有无障碍，其受限程度如何，是否存在内转时眼球的上射或下射；再次，观察眼球水平运动是否伴有睑裂大小的改变。另外，还可行肌电图及MRI检查判断是否存在神经肌肉的异常支配。

【鉴别诊断】

由于眼球后退综合征即可以表现为内斜视，也可以为外斜视或正位。鉴别诊断根据原在位的斜视情况而区别。

1. 展神经麻痹

如果眼球后退综合征原在位为内斜视，又有明显的代偿头位，则需要和展神经麻痹相鉴别。与眼球后退综合征不同的是，先天性展神经麻痹极为少见，而后天获得性者常有确切的发病时间，并表现出明显的复视症状，患眼内斜视的斜视度往往较大，眼球向外转动受限，有面向患侧转、眼向健侧注视的代偿头位。内转时没有眼球后退，睑裂缩小、无眼球后退及眼球急速上射或下射的特殊表现，很容易和后退综合征鉴别。

2. 先天性内直肌麻痹

如果眼球后退综合征原在位为外斜视，又有明显的代偿头位，则要除外先天性内直肌麻痹。先天性内直肌麻痹表现为患眼外斜视，向内运动受限，有面向健侧转的代偿头位。先天性很少，无复视，后天性多见有交叉水平复视，详细询问病史排除外伤或医源性肌肉撕裂。

3. 假性眼球后退综合征

假性眼球后退综合征可由眶内壁外伤性骨折或肿瘤造成骨质破坏，引起内直肌受损或嵌顿引起，表现出与眼球后退综合征类似的表现，外转受限，但眼球后退呈反向型，即外转时眼球后退，睑裂变小，内转时睑裂开大，患者多有复视，可资鉴别。

【治疗】

对于眼球后退综合征的治疗包括保守和手术治疗。

首先应矫正屈光不正和治疗弱视，患儿多数有屈光参差，所以选择合理的戴镜方式，双眼视力相差2行以上的弱视必要时需要给予遮盖治疗，以提高患儿的视力。

Duane综合如果原在位正位，无代偿头位，一般不用手术治疗。以矫正屈光不正治疗视力的保守治疗为主。只有当原在位有明显斜视，代偿头位明显，患者不能忍受美容上的缺陷，或者患眼在内转位时伴有异常的垂直运动即上下射，影响美容时才考虑手术，纠正不雅头位，消除斜视，为双眼单视功能的建立提供条件。

眼球后退综合征的手术方式多样，但多是根据原在位斜视角和受累肌肉的情况以肌肉大量后退的减弱手术为主，截除手术要慎重选择，因可能术后加重眼球后退。

Duane综合征Ⅰ型，眼位内斜位，代偿头位面转向受累眼，所以最常采用的术式为受累眼内直肌后徙。Natan[14]报道了单条内直肌后徙治疗Ⅰ型眼球后退综合征患者的结果，经过4年随访，发现93%患者面转头位在10°以内，85%患者原在位斜视度小于10$^\triangle$，效果较好。对于较大斜视度的内斜，需要较大量的内直肌后徙，大量的内直肌后徙通常指超过6 mm的后退量，可能引起术后内转受限。内直肌减弱后，第一眼位的内外直肌力量获得平衡。当试图内转时，内直肌神经冲动增加，按照Sherrington定律拮抗肌外直肌应相应松弛，此时，由于外直肌具有内直肌的错位神经纤维，实际神经冲动也相应增加，于是眼球仍然在原在位保持平衡，水平运动受限，由于内外直肌同时收缩，仅表现为眼球内陷。所以内直肌后徙产生的效果，取决于外直肌错位神经数量的比例。这就解释了内直肌大量后徙治疗较大角度内斜，可能损害内转，导致内外转均受限，水平运动范围缩小。单眼内直肌后徙不足以矫正斜视和头位时，Hedcott[15]采用牛心包膜材料延长内直肌，取得较好效果，但仍不能改善外转。

Souza-Dias[16]认为单眼较大角度内斜视，可以同时后徙对侧眼内直肌。Dotan[17]也报道24例行受累眼内直肌平均后徙4.7 mm，而对侧眼内直肌比受累眼内直肌多后徙1 mm，发现双眼内直肌不对称的后徙可有效改善患者的代偿头位。然而对于双眼内直肌后徙治疗单眼Ⅰ型后退综合征是存在争议的，即使对侧眼内直肌后徙，也很难刺激后退眼的外转。因为，后退眼外直肌没有外展神经纤维，只有错位的内直肌的神经纤维支配，所以不能与对侧眼的内直肌形成配偶肌，无法通过Herring法则增加后退眼的外转。Greenberg报道，双眼内直肌后徙并没有取得更好的临床疗效。

Duane综合征Ⅱ型最常采用的手术方式为外直肌后徙术。单条外直肌后徙可以改善患者原在位的外斜视和代偿头位，Altintas[16]报道采取外直肌从4～7 mm不等的后徙量，治疗外斜型后退综合征。外直肌后徙的手术量取决于外斜度，如果患者合并明显的上下射现象，较大量的后徙，松弛了挛缩的外直肌，缓解了缰绳效应，可以同时改善上下射。

上下射和眼球后退的手术治疗包括内外直肌同时后徙和下斜肌减弱手术[18]。内外直肌同时后徙多用于原在位无明显斜视的后退综合征，以眼球后退和上下射为手术矫正主要目标。如果同时后徙受累眼的内直肌和外直肌，可以缓解上下射现象，并且矫正眼球后退约3 mm。一般在行内外直肌同时后徙时，倾向于外直肌比内直肌多后徙1～2 mm，以保持原在位。如果原在位有斜视，内外直肌需要不对称的后徙，以矫正第一眼位水平斜视。国内报道了内外直肌同时后徙术治疗后退综合征上下射的效果[19]，手术操作简单，效果好。

【病例摘要】

患者，女，23岁，自幼即被家长发现左眼外斜视。随年龄增长斜视无变化，现因希望改善外观就诊于我科。入院检查：视力和屈光状态：右眼－0.5DS－1.0DC×10°＝1.0，左眼－0.25－1.75DC×170°＝1.0。眼球运动：左眼外转力弱，外转时睑裂开大。左眼内转时有上射和下射，睑裂缩窄，眼球后退。33 cm眼位：右眼注视：原在位－20△L/R7△；左眼注视：原在位－40△L/R15△。6 m眼位：右眼注视－20△L/R5△，左眼注视－40△L/R7△。代偿头位：头略向左肩顷，面右转。初步诊断：左眼Duane综合征Ⅰ型。在全麻下行左眼外直肌大量后徙10 mm。术后第1天：眼位33 cm正位，6 m正位。眼球运动：左眼外转仍力弱过中线2 mm，内转时上射和下射有改善。头位改善。随访3个月眼位无变化。病例详细资料见二维码数字资源8-4。

数字资源8-4

（刘海华）

【参考文献】

[1] Derespinis PA, Caputo AR, Wagner RS, et al. Duane's retraction syndrome. Surv Ophthalmol, 1993, 38（3）：257-288.

[2] Pandey PK, Shroff D, Kapoor S. Bilateral incyclotorsion, absent facial nerve, and anotia: fellow travelers in Mubius sequence or oculoauriculovertebral spectrum? J AAPOS, 2007, 11：310-312.

[3] Kekunnaya R, Kraft S, Rao VB, et al. Surgical management of strabismus in Duane retraction syndrome. J AAPOS, 2015, 19（1）：63-69.

[4] Akbari MR, Manouchehri V, Mirmohammadsadeghi A. Surgical treatment of Duane retraction syndrome. J Curr Ophthalmol, 2017, 29（4）：248-257.

[5] Von Noorden GK. Recession of both horizontal recti muscles in Duane's retraction syndrome with elevation and depression of the adducted eye. Am J Ophthalmol, 1992, 114（3）：311-313.

[6] Demer JL, Clark RA, Lim KH, et al. Magnectic orbital dysinnervation in dominant Duane's retraction syndrome linked to the DURS2 locus. Invest Ophthalmol Vis Sci, 2007, 48：194-202.

[7] 满凤媛，郝大鹏，吴晓，等．眼球后退综合征磁共振成像分析．眼科，2010, 19（5）：309-314.

[8] Abu-Amero KK, Khan AO, Oystreck DT, et al. The genetics of nonsyndromic bilateral Duane retraction syndrome. J AAPOS, 2016, 20（5）：396-400, e2.

[9] Park JG, Tischfield MA, Nugent AA, et al. Loss of MAFB function in humans and mice causes Duane syndrome, aberrant extraocular muscle innervation, and inner-ear defects. Am J Hum Genet, 2016, 98（6）：1220-1227.

[10] von Noorden GK. Retraction syndrome, Binocular vision and ocular motility. St Louis: Mosby, 2002: 458-459.

[11] Kim US, Lee JH, Baek SH. Bilateral type 3 Duane retraction syndrome with bilateral tilted disc syndrome. Graefes Arch Clin Exp Ophthalmol, 2013, 251（5）：1445-1446.

[12] Weis A, Bialer MG, Kodsi S. Duane syndrome in association with 48, XXYY karyotype. J AAPOS, 2011, 15: 295-296.
[13] Huber A. Electrophysiology of the retraction syndrome. Br J Ophthalmol, 1974, 58: 293-300.
[14] Natan K, Traboulsi EI. Unilateral rectus muscle recession in the treatment of Duane syndrome. J AAPOS, 2012, 16 (2): 145-149.
[15] Hedergott AM, Fricke J, Neugebauer A. Medial rectus tendon elongation with bovine pericardium for type 1 Duane's rectraction syndrome. Klin Monbl Augenheilkd, 2014, 231 (10): 980-987.
[16] Kenneth Wright. 斜视手术彩色图谱—策略与技巧.3 版. 杨士强, 译. 北京: 北京大学医学出版社, 2013: 41-43.
[17] Dotan G, Klein A. The efficacy of asymmetric bilateral medial rectus muscle recession surgery in unilateral, esotropic, type I Duane syndrome. J AAPOS, 2012, 16 (6): 543-547.
[18] 杜翠琴, 赵堪兴, 马慧芝. 下斜肌转位术在上斜视手术中的应用. 中国斜视与小儿眼科杂志, 2004, 12 (4): 166-170.
[19] 刘明美, 赵堪兴, 张伟. 内直肌与外直肌同时后徙治疗 Duane 眼球后退综合征的疗效分析. 中华眼科杂志, 2012, 48 (9): 776-780.

第五节　Helveston 综合征

【概述】

Helveston 综合征是一种临床少见的眼肌运动异常综合征, 1969 年由 Helveston[1] 首次提出。其症状主要包括外斜 A 征、分离性垂直偏斜 (dissociated vertical deviation, DVD) 和上斜肌功能亢进。Helveston 综合征典型病例容易明确诊断。但患者上斜肌轻度亢进或上斜肌亢进过强时, 可以引起眼球下转, 在某种程度上减弱 DVD 引起的上飘, 造成诊断困难, 容易引起漏诊。目前本病病因不清楚, 上斜肌功能亢进可引起外斜 A 征, 但 DVD 与上斜肌功能亢进属两种独立的病变, 相互间无因果关系。由于 Helveston 综合征涉及水平、垂直和旋转三个方向的异常, 手术治疗方法较多, 有建议一次手术同时解决 3 个方向异常的, 也有建议分次手术效果更好。由于多个体征的存在, 本病很难获得十分令人满意的手术效果。手术方案的设计需根据患者上斜肌亢进程度、外斜 A 征和 DVD 情况制订个性化方案。

【病因】

Helveston 综合征病因至今仍然不清楚。外斜 A 征、DVD 和上斜肌功能亢进三者之间的关系也不清楚。

上斜肌具有促使眼球内旋转、外转及下转的作用, 功能亢进可导致患者眼球沿矢状轴进行内旋转, 进而诱发旋转斜视。上斜肌次要作用是外转, 收缩时易出现外展, 因此上斜肌功能亢进可引起外斜 A 征。另外, 双上斜肌功能亢进与 DVD 并无明确关系[2], 单纯做上斜肌减弱手术只能治疗上斜肌功能亢进与 A 型外斜视, DVD 不会改变。因此, 目前一致认为本征中 DVD 与上斜肌功能亢进属两种独立的病变, 相互间无因果关系。

由于上斜肌是下转肌, 功能过强则造成功能位眼球下转, 而 DVD 则在任何诊断位被遮盖眼总是处于上转位, 这就使二者产生矛盾, 在某种程度上减弱了 DVD 上转幅度, 有时易漏诊。上斜肌功能过强的原因不清, Parks[3] 认为与原发性下斜肌功能过强类似, 可能是由于肌肉过强收缩或其配偶肌下直肌收缩不足, 引起其中上斜肌功能亢进, 可使眼球内下转时产生过强的外传而导致外斜 A 征。因此外斜 A 征与上斜肌功能亢进关系密切, 而 DVD 发生原因不清楚。

也有报道单卵双胎孪生兄弟同患本病, 兄弟二人外观、病变、斜视度几乎完全相同, 推测可能为单卵双生基因突变所致[4]。

【临床表现】

Helveston 综合征以儿童多见, 一般于出生时或生后早期发病, 病程较长。患者多有远视、散光等屈光不正, 也可以为屈光参差, 并且弱视的发生率较高。本病可以合并其他眼部病变, 如先天性眼球震颤[5]、Brown 综合征等, 因同时表现有眼球震颤, 可以是水平的, 也可以是垂直的, 矫正视力一般很差, 弱视治疗的效果也较差。Helveston 综合征的患者有外斜 A 征，即在向上方 25°注视和向下方 25°注视时斜视角度相差超过 10$^\triangle$，外斜程度差异较大，可以为小度数外斜，也可以斜视角很大，一般在 20$^\triangle$～60$^\triangle$ 不等。此外，患者有双眼垂直斜视，表现为被遮盖眼缓慢上飘，去掉遮盖后缓慢下落的垂直分离性斜视的表现。双眼的分离程度可大可小，可以一致，也可以有明显差别，垂直斜视角波动较大。有时一眼为潜在型，而表现为单眼的上斜视，影响对 DVD 的诊断。患者眼球远动表现为上斜肌功能亢进，亢进的程度不等，轻度亢进时不易明确诊断，从而妨碍对 Helveston 综合征做出明确诊断。Helveston[1] 将双眼上斜肌功能亢进分为 4 级：1$^+$，刚刚能察觉到上斜肌功能亢进；2$^+$，能明确判断存在上斜肌功能亢进；3$^+$，上斜肌功能明显亢进；4$^+$，在上斜肌功能位时，下睑几乎全部遮挡角膜。钟琴等[6] 对上斜肌亢进强度诊断：上斜肌功能位检查，垂直斜度 15°为（＋＋＋），10°为（＋＋），5°为（＋）。

【辅助检查】

本病诊断以临床体征为依据，无特殊辅助检查。

【诊断】

Helveston 综合征典型病例容易明确诊断。由外斜 A 征、DVD 和上斜肌功能亢进为临床特征的三联综合征，其中上斜肌功能亢进可使眼球内下转时产生过强的外传而导致外斜 A 征。但患者上斜肌轻度亢进或上斜肌亢进过强时，可以引起眼球下转，在某种程度上减弱 DVD 引起的上飘，造成诊断困难，容易引起漏诊。

【鉴别诊断】

1. 先天性下斜肌麻痹

下斜肌麻痹比较少见，一般为先天性，原在位时麻痹眼可能下斜，健眼也可能上斜，根据患者是用麻痹眼抑或健眼注视而定。当患者试图上转时麻痹眼是偏斜角最大。下斜肌麻痹时的代偿头位比较典型，头向麻痹侧肩倾斜，脸转向健侧。Helveston 综合征可表现为双眼上斜肌亢进，但没有明显的下斜肌活动力弱的表现，这点可以与之鉴别。

2. 水平分离性斜视（DHD）

DHD 是一种特殊类型的分离性斜视，当分离以水平分离为主要表现时即为 DHD。它的眼球运动不遵循 Hering 法则，应与 Helveston 综合征中的外斜视相鉴别。和 DVD 一样 DHD 也具有单侧性和非对称性的特征，若 DHD 患者无单侧性和非对称性则很难与间歇性外斜视相鉴别。二者均是间歇出现外斜，疲劳时加重，但 DHD 外斜度是变化的，很难用三棱镜中和。常有眼震及弱视，DHD 向外分离时伴有眼球外旋，回位时伴有内旋，运动缓慢，而间歇性外斜做交替注视时外转及回位都较迅速。

【治疗】

由于 Helveston 综合征发病较早，病程较长，多种斜视并存，对患者的视功能影响较大。Helveston 综合征的患者多数有弱视，由于还常常伴有眼球震颤，弱视治疗的效果较差。术前存在正常视功能的人较少，故主张尽早手术治疗。

手术治疗的目的是矫正眼位，有利于患者视力及双眼单视功能的发育。但事实上，由于多个体征的存在，很难获得十分满意的手术效果。手术方案的设计需根据患者上斜肌亢进程度、外斜 A 征和 DVD 情况制订个性化方案。

由于 Helveston 综合征涉及水平、垂直和旋转三个方向的异常，因此手术方案的设计和手术时机的选择一直存在争议。McCall 等[7] 在 1991 年首次提出通过上斜肌和上直肌减弱术治疗上斜肌亢进和 DVD，然后二次手术矫正水平斜视。Velez 等[8] 也认为双眼上直肌后退可矫正小度数的外斜 A 征，当外斜度数较大时，需联合上斜肌减弱术。我国部分学者同样赞同分次手术，但是建议首先行水平肌肉手术联合上斜肌手术矫正外斜 A 征，术后根据 DVD 的程度决定二次手术时间[9-10]。主要考虑：①分次手术涉及的肌肉条数较少，术后发生眼前节缺血综合征的概率低。②部分病例行上斜肌手术和水平斜视矫正之后，DVD 减轻或消失[11]，DVD 也可随年龄的增长而有所改善。还有学者则主张在斜视度数允许范围内，可以设计一次性手术同时矫正水平和垂直斜视，避免患者再次手术[12-13]。手术矫正上斜肌功能亢进和水平斜视，术中涉及一只眼的两条直肌和一条斜肌，与斜视手术一般不同时行三条直肌手术（不包括斜肌）的原则相符合。

常见的上斜肌减弱术有上斜肌断腱术、上斜肌延长术和上斜肌鞘内断腱术等。Wright 等[14] 将 24 例上斜肌功能亢进患者分为两组，比较上斜肌断腱术和上斜肌延长术的效果，结果表明两种方式术后疗效均较确切。Bargdorf等[15]对19例Helveston综合征患者实施上斜肌Z型延长术，发现该术式显著改善上斜肌功能亢进，减少外斜A征和DVD程度。Heo等[16]对75例外斜A征伴上斜肌亢进的患者行双眼或单眼上斜肌后10 mm断腱联合系带切开术，发现有效改善伴轻中度上斜肌功能亢进，斜视度数在25$^\triangle$以内的外斜A征，同时还能矫正10$^\triangle$垂直斜视。上斜肌断腱术对矫正A征效果确切，但是上斜肌断腱术不能定量，所起的强弱作用不决定肌腱切除的多少，而在于肌腱切除的鼻侧端与滑车的距离，若断腱位置不合适，术后可能过矫。更需引起关注的是上斜肌断腱术由于破坏了肌鞘，造成肌腱周围组织粘连，术后远期可能出现Brown综合征。

高小琴等报道上斜肌腱缝线延长术治疗双上斜肌亢进及A征。根据经验及上斜肌亢进程度拟定上斜肌腱的延长量为6～12 mm，上斜肌亢进2$^+$级上斜肌腱的延长量为6 mm，上斜肌亢进3$^+$级上斜肌腱的延长量为8 mm，上斜肌亢进4$^+$级上斜肌腱的延长量为10～12 mm，术中先行上斜肌牵拉试验，感觉上斜肌腱的紧张度，打开鼻上方球结膜暴露上斜肌肌腱，勾取上斜肌腱，再次感觉上斜肌腱紧张程度，分离肌间膜，2根50不可吸收缝线相距4 mm双套环缝合上斜肌腱，2根缝线之间剪断肌腱，结合术前检查、术中牵拉试验调整并确定上斜肌腱延长量，可以有效解决A征和上斜肌功能亢进，联合水平斜视矫正术可有效治疗A型斜视，未出现主观旋转复视等并发症[17]。

结合笔者的经验，目前对Helveston综合征我们常用的手术方法是：

（1）水平直肌矫正外斜视。

（2）上斜肌断腱手术改善上斜肌运动，同时矫正A征。

（3）上直肌减弱术治疗DVD。

双侧上斜肌断腱术对于矫正A征具有确切疗效，但对DVD完全无作用。上直肌大量后徙7～9 mm的方法对治疗DVD改善效果明确。外直肌后徙解决外斜视和上斜肌断腱及上直肌后徙一次手术完成，减轻了患者的负担，远期效果良好。

【病例摘要】

患者男，21岁，主诉4岁无明显诱因出现右眼外上斜，间断出现，看远明显。随年龄增长逐渐加重，近2年加重明显，就诊于我科以外斜视收入院。

入院检查：右眼－1.5DS－1.25DC×180°＝1.0，左眼－2.00DS－1.50DC×170°＝1.0。眼球运动：双侧上斜肌功能亢进。眼位：33 cm为－25$^\triangle$，向上方25°注视时为－20$^\triangle$，向下方25°注视时为－40$^\triangle$，6 m：－25$^\triangle$。双眼均在被遮盖时有上飘现象，右眼更明显，右眼注视时伴有L/R10$^\triangle$～15$^\triangle$，左眼注视时伴有R/L20$^\triangle$～40$^\triangle$。眼底检查双眼均有明显内旋。初步诊断：Helveston综合征。在全麻下行双侧上斜肌断腱术，双侧上直肌后徙术（右眼9 mm，左眼6 mm），右眼外直肌后徙9 mm。术后第一天：眼位正位，A征和DVD消失，眼球运动正常。病例详细资料见二维码数字资源8-5。

数字资源8-5

（刘海华）

【参考文献】

[1] Helveston EM. A-exotropia, alternating sursumduction and superior oblique overaction. Am J Ophthalmol, 1969, 67(3): 377-380.

[2] Pollard ZF. Classification and treatment of bilateral superior oblique palsy. Ann Ophthalmol, 1985, 17(2): 27-29.

[3] Von Noorden GK, Murray E, Wong SY. Superior oblique paralysis. A review of 270 cases. Arch Ophthalmol, 1986, 104(12): 1771-1774.

[4] 路素华，张华，周以浙. 孪生子Helveston综合征两例. 中国斜视与小儿眼科杂志，2002，10（4）：187-188.

[5] 颜建华，苏宗隆，傅建华. Helveston综合征并双侧先天性旋转性眼球震颤一例. 中国斜视与小儿眼科杂志，1994，2（4）：168-169.

[6] 钟琴，魏红，刘陇黔，等. 上斜肌断腱术与部分切除术治疗上斜肌亢进疗效观察. 中国实用眼科杂志，2014，32（10）：1230-1233.

[7] McCall LC, Rosenbaum AL. Incomitant dissociated vertical deviation and superior oblique overaction. Ophthalmology, 1991, 98(6): 911-917.

[8] Velez FG, Ela-Dalman N, Velez G. Surgical management of dissociated vertical deviation associated with A-pattern strabismus. J AAPOS, 2009; 13(1): 31-35

[9] 王素萍. 分次手术治疗Helveston综合征. 中国斜视与小

儿眼科杂志，2007，15（1）：18-19.
[10] 韩惠芳，赵静，孙卫锋，等. Helveston 综合征的手术治疗. 中国斜视与小儿眼科杂志，2010，18（3）：104-107.
[11] 王成虎，徐新萌，蒋沁. Helveston 综合征的手术治疗. 国际眼科杂志，2016，16（7）：1392-1393.
[12] 田春慧，任芬花，雷秀丽，等. Helveston 综合征的特点及手术方法. 中国斜视与小儿眼科杂志，2017，25（3）：22-24.
[13] Ganesh S, Khurana N, Sethi S, et al. Simultaneous surgical correction of dissociated vertical deviation, superior oblique overaction and A—pattern with associated horizontal strabismus: A case series. Oman J Ophthalmol, 2013, 6（1）：66-68.
[14] Wright KW, Min BM, Park C. Comparison of superior oblique tendon expander to superior oblique tenotomy for the management of superior oblique overaction and Brown syndrome. J Pediatr Ophthalmol Strabismus, 1992, 29（2）：92-97.
[15] Bargdorf CM, Baker JD. The efficacy of superior oblique split Z—tendon lengthening for superior oblique overaction. J AAPOS, 2003, 7（2）：96-102.
[16] Heo H, Lee KH, Ahn JK, et al. Effect of 10-mm superior oblique posterior tenectomy combined with frenulum dissection in A-pattern with superior oblique overaction. Am J Ophthalmol, 2009, 148（5）：794-799.
[17] 高小琴，冯雪亮，吴艳，等. 双眼上斜肌腱缝线延长术治疗 A 型斜视的远期临床疗效. 中华眼科杂志，2020，56（11）：853-858.
[18] Agashe P, Doshi A. Surgical management of Helveston syndrome (triad of A- pattern exotropia, superior oblique overaction and dissociated vertical deviation) using 'Four Oblique' procedure. Indian J Ophthalmol, 2020, 68（1）：170-173.

第六节 先天性眼外肌缺如

【概述】

眼外肌发育不良（dysplasia of extrocular muscles），是眼外肌完全或部分不发育、眼外肌止端异位附着的先天性发育异常。先天性眼外肌缺如（absence of extrocular muscles）也即眼外肌完全不发育，其特点为发病率很低、临床表现多样，以单眼、单条眼外肌缺如较多见，其中以先天性下直肌缺如最为多见。由于下直肌与下斜肌在胚胎学上为同一起源，因而也可见下直肌缺如合并下斜肌缺如；上直肌、上斜肌缺如可见报道；其他眼外肌的单独缺如或者多条眼外肌同时缺如偶见报道，全眼外肌缺如罕见报道。

【病因】

先天性眼外肌发育不全的病因尚不清楚，目前认为主要可能由于胚胎发育和特定基因的异常所致。

1.胚胎发育异常

眼外肌由未分节的脊索前和轴旁中胚层发育生成。在胚胎第 5 周时，眼外肌开始发育，孕 6～8 周时形成肌锥，开始眼外肌的分化、移行、附着发育。下斜肌是最后发育的肌肉[1]。在胎儿第 4 个月时，眼外肌基本与成人相似。在胚胎期第 5 周至 4 个月这段时期，中胚层的分化缺陷常可导致眼外肌发育不全。组织解剖学证实提上睑肌、上直肌、上斜肌起源于上中胚层复合体，下直肌和下斜肌均起源于下中胚层复合体，内直肌和外直肌则由上、下中胚层复合体共同分化而成。胚胎学上为同一起源的眼外肌可同时出现发育不良，如下直肌和下斜肌同时缺如、上斜肌与上直肌同时缺如，下直肌缺如合并下斜肌止端异位、上直肌缺如合并先天性上睑下垂等[2]。外直肌、下直肌和内直肌有共同肌腱起源，与上直肌的起源不同，但上直肌和其他直肌之间存在肌腱或肌肉连接，可以和前述直肌异常同时出现[3]。

2.基因异常

有学者报道一例右侧外直肌缺失和左侧发育不全的斜视患儿，染色体存在异常插入重排，其中片段 7q32-q34 重复，提示先天性眼外肌缺如存在染色体异常[4]。眼外肌具有收缩迅速、精准和不易疲劳的特性。相对于其他骨骼肌，眼外肌还具有独特的基因表达谱。同源转录因子 *Pitx2* 是眼外肌发育所需的唯一单个基因。缺乏 *Pitx2* 会导致眼外肌不能发育，并且眼外肌的发育和 *Pitx2* 基因呈剂量依赖性关系[5]。

【临床表现】

先天性眼外肌缺如因所缺如的眼外肌不同及是

否伴有其他眼部、颌面部和全身的异常，而临床表现复杂多样。主要临床表现为：①出生时或出生后早期发病。②多伴有弱视或重度视力不良。③可合并眼部发育异常，如上睑下垂、睑裂增宽、内眦赘皮、小角膜、虹膜脉络膜缺损、黄斑移位、视神经缺损等。④可伴有颌面部及全身发育异常，如尖头并指综合征（Apert综合征）、遗传性家族性颅面骨发育不全（Crouzon综合征）。⑤眼球向缺如肌肉作用方向上的转动受限，受限程度可为完全不能转动，或能轻度转动但仅达中线。牵拉试验为对抗肌挛缩亢进。⑥出现向缺如肌肉作用相反方向的眼位偏斜，类似于麻痹性斜视的表现，严重者呈现大度数固定性斜视。⑦双眼同名垂直肌、尤其是斜肌缺如时，表现为"V"型或"A"型斜视和相应的旋转斜视。⑧手术探查不见肌肉组织或仅有少许纤维，可与其他眼外肌异常，如肌肉附着点移位、异位、肌束细小、增宽等。

其斜视角度及眼球运动障碍的相关因素包括：①与患者年龄有关，年龄越大，病史越长，直接拮抗肌的挛缩越严重，斜视程度和眼球运动受限越明显。②与是否并发其他眼外肌发育异常有关，例如下直肌完全缺如合并同眼内、外直肌止端向下移位，部分下转功能被代偿，因而上斜视程度相对较轻；下直肌缺如合并下斜肌止端前下方异位，因斜肌止端移位代偿了部分下转功能，减少了患者的上斜视度并减轻了外下转运动障碍。

1. 先天性上直肌缺如

上直肌缺如有较多散在报道，可发生于单侧也可双侧。颅面发育不良的病例中先天性上直肌异常的发生率增加。单侧上直肌发育不全或缺如表现为受累眼的下斜视，可合并外斜视，可伴有或不伴有颅面的发育不良[6]。双侧上直肌缺如比单侧缺如更少见，临床表现为双眼下斜视及双眼上转明显受限，多伴有颅面的异常发育，如Apert综合征[7-9]。上直肌缺如也可伴有上睑下垂[10]。

2. 先天性下直肌缺如

单根下直肌缺如是临床上最常见的一类眼外肌缺如。患者可以有高度远视。先天性下直肌缺如和下直肌麻痹的临床表现很类似，均为受累眼的上斜视，下转不同程度受限，并且多数不合并颅面的发育异常。所以很容易被诊断为下直肌麻痹，而在手术中才发现为下直肌缺如[11]。双侧先天性下直肌缺如则很罕见，可以伴有或不伴有颅面畸形或其他眼外肌异常。表现为双眼同时出现大角度上斜视，$30^{\triangle} \sim 60^{\triangle}$，可以合并外斜视，眼球运动双眼下转完全受限或不过中线，双眼外展、内收或头向对侧倾斜时斜视加重[12]。术中可见其他眼外肌异常，如内、外直肌附着点下移，肌束增宽，下斜肌附着在外直肌下缘及下斜肌缺如等[13]。

3. 先天性内直肌缺如

先天性内直肌缺如罕见，有单侧内直肌缺如的报道。患眼视力低、有弱视，屈光度可正常。眼位为大角度的外斜视，$>-100^{\triangle}$。代偿头位明显，面转向患眼对侧。患者内转不能或仅少许内转趋势。报道的病例不合并其他眼部和全身的异常[14]。

4. 先天性外直肌缺如

先天性外直肌缺如罕见，有单侧外直肌缺如的报道，双侧外直肌缺如者目前未见文献报道。临床表现主要为受累眼的大角度内斜视，可以同时伴有上、下斜视。眼球运动，受累眼外转不能或不达中线[15]。可伴有下斜肌功能亢进[5]。

5. 先天性上斜肌缺如

先天性上斜肌缺如罕见，有报道一侧缺如、一侧发育不良的病例，合并面部及全身发育异常，如宽前额、宽眼距、低位耳和粗脖，全身有多发咖啡牛奶斑、无痛性皮下肿物等表现的Noonan-神经纤维瘤病综合征[16]。双眼高度远视、弱视；调节性内斜视及垂直斜视，代偿头位明显，头侧倾。双侧程度不等的下斜肌亢进和上斜肌不足。也有的报道先天性上斜肌缺如不伴有面部和全身发育异常，临床表现和上斜肌麻痹很相似，突出特点为患眼上斜视斜视角大，下转运动受限明显，患眼明显外旋，多合并水平斜视[17]。

6. 先天性下斜肌缺如

先天性下斜肌缺如也很少见，可以为单侧或双侧；可合并上斜肌止端异位、下直肌和外直肌的代偿性异位；也可以合并先天性眶面裂6型即有明显的双下眼睑缺损[18]。临床可表现为患眼下斜视，合并内或外斜视，双眼者可伴为A-V征。患眼内下转亢进，内上转明显受限。可有下颌上抬、歪头等代偿头位[19, 20]。

【辅助检查】

主要包括影像学检查如CT、MRI和牵拉试验、Hess屏等。对于明显眼球运动受限的先天性麻痹性斜视，建议均需行MRI检查，了解眼外肌发育情况，对诊断和手术设计均有重要意义。

【诊断】

先天性眼外肌缺如的术前诊断较困难，对于临床难以诊断的先天性麻痹性斜视，要考虑存在先天性眼外肌发育异常甚至缺如的可能。通过临床表现及影像学检查初步判断是一条还是多条眼外肌的异常，根据异常程度和病程综合考虑，但最终确诊仍需要手术探查后明确。

【鉴别诊断】

先天性眼外肌缺如临床表现为麻痹性和限制性，需要与麻痹性斜视和限制性斜视进行鉴别，主要鉴别点包括：①病史：先天性还是后天发生、有无家族遗传史、有无颅面部发育异常、斜视角度有无进行性进展等。②牵拉试验：主动收缩时偏斜相反的方向上有无收缩力、被动牵拉时偏斜方向上有无限制。③影像学检查：有无眼外肌缺如或发育异常。根据不同的临床表现与其他斜视鉴别。

1. Brown 综合征

如双下斜肌缺如，表现出双眼内转伴明显下转，且双眼鼻上方转动受限，则需与双眼 Brown 综合征鉴别。Brown 综合征又称上斜肌腱鞘综合征。为先天性解剖异常或后天继发于外伤或手术所致的上斜肌肌腱和鞘膜的过分增厚或粘连，限制了下斜肌的上转运动，使眼球下斜，内转位下斜更明显。要结合病史和牵拉试验加以区分。

2. 先天性动眼神经麻痹

如先天性内直肌缺如，内转明显受限，需要和先天性动眼神经麻痹鉴别。动眼神经支配数条眼外肌和眼内肌，动眼神经麻痹表现为病变同侧眼的上直肌、下直肌、内直肌及下斜肌中一条或数条麻痹。眼位多为外下斜视，但一般合并有上睑下垂、瞳孔散大等可以与先天性眼外肌缺如鉴别。

【治疗】

先天性眼外肌缺如的手术难度很大，多数需要分期手术。手术主要以改善外观、尽量保证双眼平视及下视时在正位范围，而眼球运动受限无法消除，需要结合转头来代偿。术前影像学资料等要准备充分，需要和患者有良好的沟通。

主要的手术方式包括缺如肌肉的直接拮抗肌减弱、向缺如肌肉附着位置的直肌移位，包括部分肌腱断腱移位、全部肌腱断腱移位、非断腱肌腹移位、下斜肌前转位、眶缘骨膜缝线固定术等。比如于下直肌缺如的重度上斜视，牵拉试验证实上直肌挛缩，首先需要上直肌的减弱手术。单纯上直肌后徙不足以矫正大角度的垂直斜视，需要联合增强的下斜肌前转位手术，这样可以增加矫正正前方眼位的作用，避免了前节缺血的风险，并且增加了第一眼位垂直斜视的矫正量，改善了下转功能[21]。

在手术设计时尤其注意的是眼前段缺血的可能性。因为缺如肌肉的功能往往需要多条眼外肌移位来加强，一次手术涉及直肌不要超过两条，以避免眼前段缺血的发生。上述手术方式应根据患者的具体情况单独采用或联合运用、同期或分期手术。

【病例摘要】

患儿男，5 岁，出生后 40 天即被家长发现右眼外下斜视。随年龄增长斜视无变化就诊我科。检查：视力：右眼 +1.0DC×10°，左眼 +1.25DC×180°。眼球运动：右眼外上转力弱，左眼内上转亢进。眼位：33 cm：右眼注视 −20^△L/R80^△，左眼注视：−20^△L/R40^△。6 m：右眼注视 −20^△L/R105^△，左眼注视 −25^△L/R20^△。代偿头位：头向右肩顷。初步诊断：①右眼双上转肌麻痹？②右眼下直肌的变性？手术治疗：在全麻下牵拉试验，右眼下直肌无抵抗，术中下直肌张力较大。行矫正术时发现上直肌缺如，外直肌、下直肌均菲薄，少许肌纤维，予右眼下直肌后徙、右眼上斜肌鞘内断腱。术后诊断：①右眼上直肌缺如；②右眼多条眼外肌变性。术后第 1 天 33 cm 眼位正，眼球运动：右下转力弱，上转略有改善。随访 3 个月眼位无变化。病例详细资料见二维码数字资源 8-6。

数字资源 8-6

（刘海华）

【参考文献】

[1] Taylor K. Aplasia of the inferior rectus muscle: A case

［2］Astle WF，Will VE，Ells AL，et al. Congenital absence of the inferior rectus muscle-diagnosis and management. J AAPOS，2003，7（5）：339-343.

［3］Kim JH，Hayashi S，Yamamoto M，et al. Examination of the Annular Tendon（Annulus of Zinn）as a Common Origin of the Extraocular Rectus Muscles：2 Embryological Basis of Extraocular Muscles Anomalies. Invest Ophthalmol Vis Sci，2020，61（12）：5-10.

［4］Keith CG，Webb GC，Rogers JG. Absence of a lateral rectus muscle associated with duplication of the chromosome segment 7q32—q34. J Med Genet，1988，25（2）：122-125.

［5］Zacharias AL，Lewandoski M，Rudnicki MA，et al. Pitx2 is an upstream activator of extraocular myogenesis and survival. Dev Biol，2011，349：395-405.

［6］Mather TR，Saunders RA. Congenital absence of the superior rectus muscle：a case report.Journal of Pediatric Ophthalmology and Strabismus，1987，24（6）：291-295.

［7］Geoffrey L，Haaris MK，Christopher JL. Unilateral absence of the superior rectus muscle：an unusually delayed presentation. Can J Ophthalmol，2019，54（6）：e297-e300.

［8］Haładaj R. Normal Anatomy and Anomalies of the rectus extraocular muscles in Human：A review of the recent data and findings. Biomed Res Int，2019，2019：8909162.

［9］Cuttone JM，Brazis PT，Miller MT，Folk ER. Absence of the superior rectus muscle in Apert's syndrome. J Pediatr Ophthalmol Strabismus，1979，16（6）：349-54.

［10］温桔俐.先天性上直肌缺如伴上睑下垂1例.中国斜视与小儿眼科杂志，2005，13（2）：1-3.

［11］Ingham PN，McGovern ST，Crompton JL. Congenital absence of the inferior rectus muscle. Aust N Z J Ophthalmol，1986，14（4）：355-358.

［12］Kim HR，Lee SJ. Congenital Bilateral Inferior Rectus Muscle Absence with A-type Exotropia. Korean J Ophthalmol，2018，32（2）：156-157.

［13］Matsuo T，Watanabe T，Furuse T，et al. Case report and literature review of inferior rectus muscle aplasia in 16 Japanese patients. Strabismus，2009，17（2）：66-74.

［14］Murthy R. Congenital dystrophic medial rectus muscles. Indian J Ophthalmol，2017，65（1）：62-64.

［15］Zöller CC，Gräf M，Kaufmann H. Unilateral aplasia of a lateral rectus muscle. Klin Monbl Augenheilkd，2001，218（1）：55-60.

［16］Hema KS，John GP，Sylvia RK. Congenital absence of the superior oblique tendon in Noonan-neurofibromatosis syndrome. J AAPOS，2011，15（6）：593-594.

［17］Wallace DK，von Noorden GK. Clinical characteristics and surgical management of congenital absence of the superior oblique tendon. Am J Ophthalmol，1994，118（1）：63-69.

［18］许江涛，段春玉，刘丽娟.先天性双眼下斜肌缺如并双眼上斜肌止端异位1例.中国斜视与小儿眼科杂志，2020，28（2）：5-6.

［19］Daniel E. Bustos，Sean P，et al. Absence of all cyclovertical extraocular muscles in a child who has Apert syndrome. J AAPOS，2007，11（4）：408-409.

［20］Farhan Q，Nicholas JW. Congenital isolated absence of the inferior oblique muscle and compensatory aberrant insertion of the inferior and lateral recti. Semin Ophthalmol，2011，26（2）：50-51.

［21］杨士强，郭新.下斜肌肌腹前转位联合上直肌后徙术治疗下直肌缺如上斜视.中华眼科杂志，2015，51（6）：424-428.

第七节　先天性眼外肌纤维化

【概述】

先天性眼外肌纤维化（congenital fibrosis of the extraocular muscles，CFEOM）是一种双眼或单眼全部眼外肌的先天性肌肉筋膜分化异常。几乎所有眼外肌肉组织全被纤维组织代替，属眼外肌发育不全，为家族性常染色体显性遗传病，极少见。1956年在手术切除的眼外肌标本中观察到纤维化改变，由Laughlin首先明确提出CFEOM的病名[1]，发病率约1/230 000[2]，属于少见的先天性脑神经支配异常性疾病（congenital cranial dysinnervation disorders，CCDDs）。患者多为双眼受累，临床表现多样，治疗较为困难。

【病因】

先天性眼外肌纤维化系常染色体显性遗传，是一种先天性肌肉、筋膜发育异常性疾病。但真正病因尚不清楚。

1.肌源性学说

最早学者认为CFEOM是眼外肌包括提上睑肌

原发性纤维化所致。主要基于眼外肌病理检查，显示眼外肌没有正常的肌纤维结构，而是由纤维化的组织组成，据此认为该病由眼外肌原发性纤维化所致[3]。但部分学者认为病理结果与取材部位偏前，混杂部分肌腱及筋膜组织，因此对此肌源性学说提出异议。

2. 脑神经发育异常学说

近年来随着分子遗传学和神经病理学的发展，人们对此病有了更深入的认识。1997年Engle等对1例CFEOM患者尸检显示动眼神经核α运动神经元缺如或明显减少，动眼神经上干缺如，其支配的提上睑肌、上直肌萎缩，结构成分异常[4]。Demer等通过MRI检查发现CFEOM 1型患者眼眶部动眼神经细小或缺如，颅内动眼神经发育不全，展神经亦可受累[5]。当今神经病理学和神经影像学的研究结果表明，CFEOM的眼外肌纤维化，包括提上睑肌是继发于先天性脑神经发育异常所致，而并非原发于眼外肌本身。神经影像学发现CFEOM患者不仅眼外肌异常，并且支配眼外肌的动眼神经、展神经存在相应的异常，如纤细、缺如，部分患者合并眶内异常神经支配现象[6]。

3. 分子遗传学

研究显示CFEOM的异常位于12号染色体的着丝粒，由KIF21A基因突变所致，为常染色体显性遗传[7]。KIF21A与动眼神经、滑车神经和展神经及其核团运动神经元的早期发育有关[8-9]。焦永红等报道TUBB3基因突变是中国人CFEOM的主要致病原因之一，不同突变类型与临床表型之间存在对应关系。其中携带R262C突变的患者仅表现为单纯眼部异常；携带R262H、R380C和E410K突变的患者则合并出现不同程度的精神运动发育迟滞，颅脑MRI检查提示胼胝体发育不良；R262H突变患者尚合并多发肢体异常包括先天性指挛缩、漏斗胸和髋外翻等[10]。

【分型】

过去多数学者采用Harley[11]等的临床分型标准，根据此病的临床特点将其分为五型，①广泛纤维化综合征；②先天性下直肌纤维化；③固定性斜视；④垂直后退综合征；⑤单侧先天性眼外肌纤维化。

根据临床表型、遗传方式以及致病基因位点的不同，将CFEOM分为CFEOM 1型、CFEOM 2型、CFEOM 3型[12-13]。

CFEOM 1型是最常见的类型，具有典型的眼外肌广泛纤维化的临床表现：双侧非进展性眼外肌运动功能障碍及双侧完全性上睑下垂，双眼位于下斜位，常伴有水平斜视，上转不过中线，不同程度的水平运动受限，通常企图上转时出现集合运动，被动牵拉试验阳性，伴有下颌上抬，为完全外显的常染色体显性遗传。

CFEOM 2型是少见类型，双侧完全性上睑下垂，双侧大角度外斜视伴严重水平和垂直运动受限，可伴或不伴有上或下斜视，被动牵拉试验阳性，为常染色体隐性遗传，常有近亲婚配家族史。

CFEOM 3型属不典型的眼外肌纤维化，受累个体的临床表现有很大变异，可累及单眼，可单侧或不伴有上睑下垂，可正位或上斜视，上转运动可接近正常，严重者与CFEOM 1型临床表现相同，牵拉试验阳性，为不完全外显的常染色体显性遗传。

【临床表现】

先天性眼外肌纤维化是由一组以先天性、非进行性眼外肌病变为特征的疾病，其特点为先天性限制性眼球运动障碍，眼位偏斜，可伴有上睑下垂及全身其他系统的异常[1]。

1. 视力和屈光度

有学者报道60%的眼外肌纤维化患者伴有远视和散光，50%的患者伴有弱视。陈霞等报道的40例CFEOM患者中散光和弱视的比例分别为85.00%和94.64%。眼外肌纤维化挛缩以及上睑下垂均可牵拉挤压眼球而导致散光的出现。而未行矫正的屈光参差、屈光不正尤其是中重度散光、斜视和上睑下垂的存在均可导致CFEOM患者弱视的发生。

2. 上睑下垂

CFEOM 1型、2型表现为双侧完全性上睑下垂，一般是患者就诊的首要主诉。CFEOM 3型则可为单侧或不伴有上睑下垂。

3. 眼位

CFEOM 1型表现为双眼位于下斜位，常伴有水平斜视。CFEOM 2型表现为双侧大角度外斜视，可伴或不伴有上或下斜视。CFEOM 3型可正位或上斜视。

4. 眼球运动

所有类型均可有被动牵拉试验阳性。CFEOM 1型表现为上转不过中线，水平运动受限，程度可轻可重，通常企图上转时出现集合运动。CFEOM 2型表现出比1型更严重的水平和垂直运动受限。

CFEOM 3 型则可表现为上转运动可接近正常。

5. 代偿头位
均有下颌上抬的代偿头位，其中 CFEOM 1 型和 CFEOM 2 型下颌上抬更明显。

【辅助检查】

1. 眼外肌病理检查
表现为眼肌纤维或眼球筋膜均为纤维组织代替，并有少量散在慢性炎性细胞浸润。

2. MRI 检查
眼眶及眼运动神经 MRI 可显示眼外肌均存在不同程度异常。表现为眼外肌发育异常、纤细、或索条样结构，以上直肌及提上睑肌为主，同时可伴有其他眼外肌不同程度的发育不良。与眼外肌相对应，先天性纤维化患者的眼运动神经存在不同程度发育异常，动眼神经脑池段可见，但较正常纤细。

3. 基因检测
帮助临床诊断和分型。

【诊断】

眼外肌广泛纤维化综合征的诊断要点为特殊的临床症状、牵拉试验、家族史。根据牵拉试验、手术所见及眼外肌病理检查结果等不难确诊。

【鉴别诊断】

先天性眼外肌纤维化需要与慢性进行性眼外肌营养不良、内分泌肌病、先天性麻痹性斜视等疾病鉴别。

1. 慢性进行性眼外肌营养不良
眼肌营养不良是一种罕见、进行性、造成眼球运动和提上睑肌功能紊乱的疾病。它的临床特征是双侧性上睑下垂及眼球运动向各注视方向逐渐减退。一般在 30 岁以前发病，但也有在幼儿期发病者。发病无性别差异。患者常有阳性家族史。眼睑下垂，多为双侧性，为首先病征，随后即有慢性进行性眼球运动受限，主要累及上转肌。严重病例最后双眼位固定，不能转动。完全性上睑下垂使患者极度下颌上抬，头仰起以便注视。虽然眼球运动明显受限，但患者无复视。除了眼外肌及提上睑肌受累外，眼轮匝肌及脸面肌也受累，尤其是咀嚼肌。肌电图明确提示是眼外肌营养不良，这有助于和先天性眼外肌纤维化鉴别。

2. 内分泌肌病
本病为多器官自身免疫炎症的一部分，可以引起眶周围水肿、眼外肌肥大、眼球突出、眼睑退缩等。眼球运动受限，最常见是一眼或双眼上转受限。内分泌肌病多见于中年妇女。复视逐渐发生，上转受限最为常见，其次是水平运动和下转受限。被动牵拉试验可以证实内分泌肌炎的诊断，CT 显示受累肌变粗，实验室检查常有甲状腺功能亢进，有助于和先天性眼外肌纤维化鉴别。

3. 先天性麻痹性斜视
本病可以有眼球上转受限、假性上睑下垂等临床表现，有时不易与先天性眼外肌纤维化鉴别。但两者的 MRI 检查表现不同，先天性麻痹性斜视 MRI 检查虽然可伴有麻痹肌的萎缩、收缩最大断面直径减少，但其眼球运动神经未见明显异常[14]。但是，先天性眼外肌纤维化的 MRI 检查多显示眼运动神经存在广泛发育异常，动眼神经纤细，展神经部分缺如，眶内广泛存在异常神经支配现象等。

【治疗】

由于眼外肌广泛纤维化综合征的眼外肌组织已经纤维化，无论手术矫正上睑下垂或斜视，效果均不满意。手术治疗包括眼肌及眼睑手术。

1. 保守治疗
主要是针对屈光不正、弱视及有暴露性角膜炎风险的患者。分别予以尽早矫正屈光不正、行弱视治疗及使用保护角膜和眼表组织的润滑剂保护角膜。综合上述治疗，以取得最佳视力。

2. 斜视的矫正
CFEOM 患者由于纤维化受累肌肉不同，肌肉受累的程度不同，临床表现各异，相同的手术量可能矫正的斜视度不同，大量的肌肉减弱术可能得出较小的矫正效果。可以根据斜视性质也即斜视的方向以及肌肉纤维化的程度，选择相应肌肉的后徙术、后徙悬吊术或肌肉断腱术，手术量往往偏大。对于拮抗肌被动牵拉试验无明显限制者可慎重考虑肌肉截除术或联结术，否则不可轻易做肌肉加强术，所以术前的肌肉牵拉试验对手术设计非常重要。对于肌肉挛缩严重者，术中离断肌肉时必须格外小心，以免造成眼球损伤。由于眼外肌周围组织可同样发生纤维化，故术中必须充分分离肌肉及其周围组织。

下斜视眼均首选下直肌后徙术，具体手术量依据下斜视的程度和肌肉紧张度而定。一般的后退量是6～10 mm，属于超常量后徙，并将Lockwood's韧带与下直肌附着点少量缝合，减少下睑退缩。缝合Lockwood's韧带少量即可，否则影响手术效果。同时充分松解节制韧带、肌间韧带和其周围纤维结构。术后眼球运动改善不明显。对于伴有下颌上抬代偿头位者，若术后下斜视得到改善，头位会随之有所改善，但因上睑下垂未能得到部分或全部矫正，代偿头位不能明显改善或消除[15]。另外，由于下直肌后退术容易导致内收功能减弱，可能会引起外斜。因此，在下直肌后退术后观察6～12个月再行水平斜视手术会更加稳妥。双侧水平斜视患者行水平眼肌后徙/缩短术，矫正水平斜视[16]。

3. 上睑下垂的矫正

对于上睑下垂，尤其是单侧者可根据眼位、眼球运动情况考虑上睑下垂矫正，提上睑肌缩短术几乎无效。术式多选择额肌悬吊术，亦可用阔筋膜或保存的异体巩膜做悬吊术。由于患者无Bell现象，应防止患者术后发生暴露性角膜炎，故以低矫为宜，上睑缘只能矫正至瞳孔上缘，切忌过矫。如不手术，可戴支架眼镜。

总之，先天性眼外肌纤维化是一类复杂而严重的神经源性特殊类型斜视，临床特征明显，表现形式多样，手术操作困难且无法准确定量，预后相对较差。通过手术多数患者的斜视有不同程度的改善，但难以获得较为理想的手术效果，要强调个性化治疗。

【病例摘要】

患儿，女，9岁，患儿出生后即被家长发现双眼往下斜视，3岁曾就诊于当地医院，因患儿不配合，未予诊治。斜视情况至今无好转而就诊于我院。检查：双眼上睑下垂，视力：右眼＋2.25DS＋1.25DC×15°＝0.6，左眼＋1.50DS＋3.50DC×180°＝0.3，给予双眼远视减少＋0.75DS配镜治疗。眼位：眼球固定于外下方，角膜映光法右眼注视－15°左眼下斜15°；左眼注视－15°右眼下斜15°，眼球运动：双眼垂直运动缺如，水平运动微弱。牵拉试验：各方向牵拉均有阻力，尤其向上牵拉阻力明显。代偿头位：下颌上抬。诊断：双眼先天性眼外肌纤维化。手术设计为分次手术，先全麻下行双眼外直肌后徙8 mm联合双眼下直肌后徙5 mm术。后期计划行双眼额肌悬吊术。术后眼位：33 cm下斜5°。眼球运动：双眼内转和上转稍有改善，术后3个月随诊眼位无变化。病例详细资料见二维码数字资源8-7。

数字资源8-7

（樊云葳）

【参考文献】

[1] Laughlin RC. Congenital fibrosis of the extraocular muscles. A report of six cases. Am J Ophthalmol, 1956, 41（3）: 432-438.

[2] Reck AC, Manners R, Hatchwell E. Phenotypic heterogeneity may occur in congenital fibrosis of the extraocular muscles. Br J Ophthalmol, 1998, 82（6）: 676-679.

[3] Graeber CP, Hunter DG, Engle EC. The genetic basis of incomitant strabismus: consolidation of the current knowledge of the genetic foundations of disease. Semin Ophthalmol, 2013, 28（5-6）: 427-437.

[4] Engle E, Goumnerov B, McKeown C, et al. Oculomotor nerve and muscle abnormalities in congenital fibrosis of the extraocular muscles. Ann Neurol, 1997, 41（3）: 314-325.

[5] Demer J, Clark RA, Engle EC. Magnetic resonance imaging evidence for wide spread orbital dysinnervation in congenital fibrosis of extraocular muscles due to mutations in KIF21A. Invest Ophthalmol Vis Sci, 2005, 46（2）: 530-539.

[6] Lim KH, Engle E, Demer JL. Abnormalities of the oculomotor nerve in congenital fibrosis of the extraocular muscles and congenital oculomotor palsy. Invest Ophthalmol Vis Sci, 2007, 48（4）: 1601-1606.

[7] Al-Haddad C, Boustany RM, Rachid E, et al. KIF21A pathogenic variants cause congenital fibrosis of extraocular muscles type 3.Ophthalmic Genet, 2021, 42（2）: 195-199.

[8] Coppola E, d'Autréaux F, Rijli FM, et al. Ongoing roles of Phox2 homeodomain transcription factors during neuronal differentiation. Development, 2010, 137（24）: 4211-4220.

[9] Oystreck DT, Engle EC, Bosley TM. Recent progress in understanding congenital cranial dysinnervation disorders. J Neuroophthalmol, 2011, 31（1）: 69-77.

[10] 贾红艳，焦永红，常青林，等. 携带不同TUBB3基因

突变的先天性眼外肌纤维化患者的临床表型与MRI表现分析.眼科,2018,27(4):276-280.
[11] Harley R, Rodrigues MM, Crawford J. Congenital fibrosis of the extraocular muscles. J Pediatr Ophthalmol Strabismus, 1978, 15(6): 346-358.
[12] Mackey DA, Chanw M, Chan C, et al.Congenital fibrosis of the vertically acting extraocular muscles maps to the FEOM3 locus. Ham Genet, 2002, 110(5): 510-512.
[13] Engle EC, McIntosh N, Yamada K, et al.cCFEOM1, the classic familial form of congenital fibrosis of the extraocular muscles, is genetically heterogeneous but does not result from mutations in ARIX. BMC Genet, 2002, 3: 3-9.
[14] Bosley TM, Abu Amero KK, Oystreck DT. Congenital cranial dysinnervation disorders: a concept in evolution. Curr Opin Ophthalmol, 2013, 24(5): 398-406.
[15] Yazdani A, Elias I, Traboulsi. Classification and surgical management of patients with familialand sporadic forms of congenital fibrosis of the Extraocular muscles. Ophthalmology, 2004, 111(5): 1035-1042.
[16] Okita Y, Kimura A, Okamoto M. Surgical management of pediatric patients with congenital fibrosis of the extraocular muscles. Jpn J Ophthalmol, 2020, 64(1): 86-92.

第八节　慢性进行性眼外肌麻痹和Kearns-Sayre综合征

【概述】

慢性进行性眼外肌麻痹（chronic progressive external ophthalmoplegia，CPEO）是线粒体脑肌病（mitochondrial encephalomyopathy，ME）的一种较为常见的类型。线粒体脑肌病是一组由线粒体功能障碍引起的中枢神经系统、骨骼肌、心肌、内分泌系统、视神经等多器官系统受累的疾病，包括CPEO等不同亚型。CPEO若同时伴有视网膜色素变性样改变、心肌传导阻滞，则称为Kearns-Sayre综合征（Kearns-Sayre Syndrome，KSS）[1-2]。病因上，两者均与线粒体DNA片段缺失有关，表型的差异在于线粒体基因缺失的部位和比例不同[3]。病理上，这两种疾病患者肌肉活检可见破碎红纤维样改变[4]。

【临床表现】

线粒体脑肌病因为线粒体DNA缺失或突变，导致的细胞呼吸链及能量代谢障碍，可表现为各种症状[5]，如智力下降、惊厥发作、学习障碍、共济失调、肌无力、运动不耐受、听力障碍、视网膜色素变性、白内障、心脏缺陷、发育迟缓等。其中，慢性进行性眼外肌麻痹和Kearns-Sayer综合征可明显累及眼部。CPEO多为散发病例，发病率无确切统计。主要表现为眼睑下垂、眼肌麻痹，并随着年龄增长逐渐加重（图8-8-1）。眼睑下垂常常成为患者的首诊症状，并可持续多年。部分患者可因上睑下垂就诊并行手术治疗，术后极易复发。眼外肌麻痹是另一个常见的症状，因患者双眼眼球运动常为对称性，因此复视的主诉不多见。晚期因多条眼外肌受累可出现眼球固定。患者瞳孔通常不受累。

Kearns-Sayer综合征除有眼肌麻痹和眼睑下垂外，还具有视网膜色素变性和心脏传导功能障碍。患者出生时通常正常，在5～20岁之间逐渐发生眼肌麻痹。因为视网膜色素上皮也是能量代谢旺盛的组织，故可出现视力下降、夜盲或视野缩小等症状。典型的色素上皮改变为色素脱失和骨细胞样改变（图8-8-2，图8-8-3），可伴有脉络膜毛细血管萎缩，血管变细[6]。一半左右的患者可因心脏传导阻滞出现心脏症状，如心源性晕厥、充血性心力衰竭等[7]。心脏传导阻滞早期常为左束支传导阻滞，随着病情的进展最终出现完全性房室传导阻滞[8]。

CPEO和KSS可累及全身，常见的眼部外的表现包括：①心脏：表现为心脏传导阻滞，有时甚至可造成猝死[9]；②神经系统：表现为耳聋及前庭功能

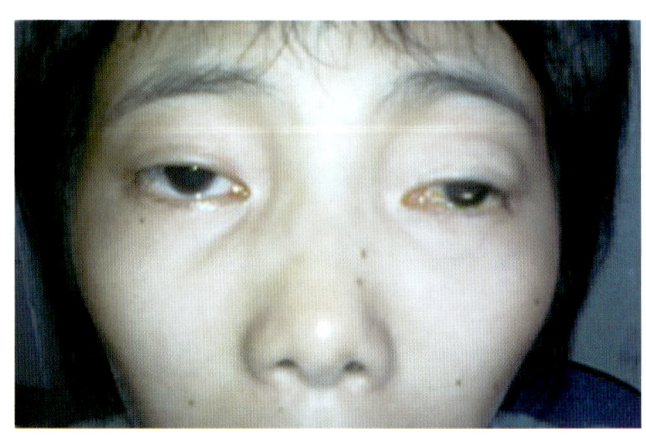

图8-8-1　CPEO患者出现上睑下垂及眼位异常

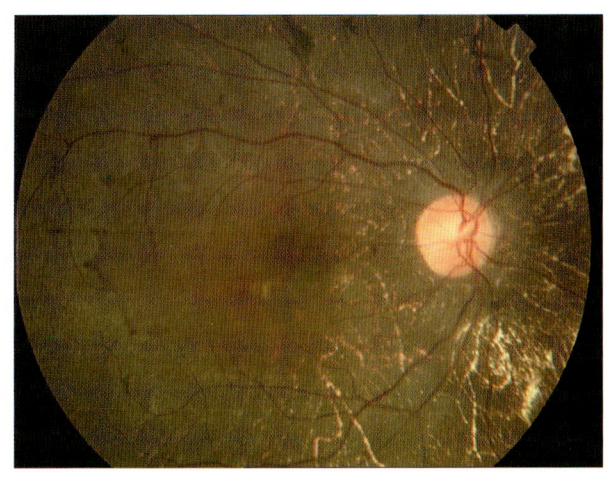

图 8-8-2　KSS 患者出现视网膜色素脱失及骨细胞样色素沉着

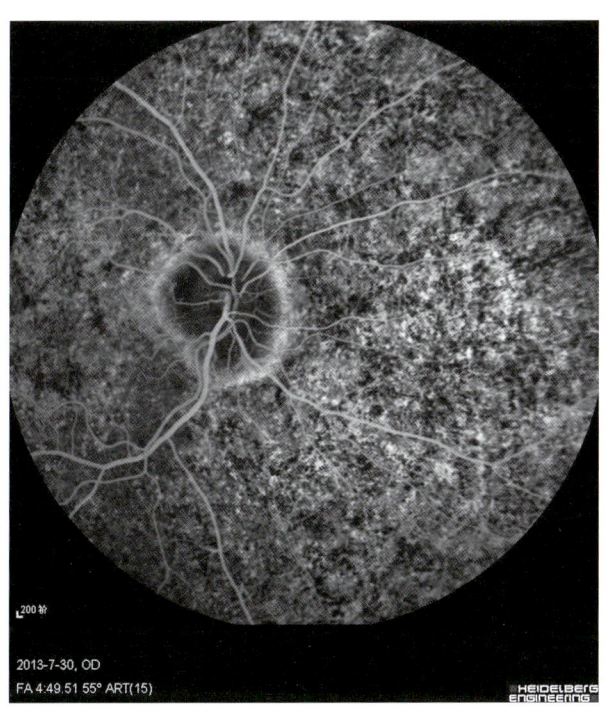

图 8-8-3　KSS 患者视网膜造影可见斑驳样荧光

障碍、小脑共济失调、卒中样发作、锥体外系症状、延髓麻痹等[10]；③内分泌和代谢异常：出现身材矮小、性腺衰竭、糖尿病、甲状腺疾病、醛固酮增多症、低镁血症等[11]；④肾：可累及肾小管[12]。

【辅助检查】

1. 实验室检查

可发现血清和脑脊液乳酸水平升高。乳酸水平大幅度升高时提示线粒体呼吸链功能障碍，可帮助线粒体病的诊断[13]。但该检查的敏感性和特异度均不高。

2. 影像学检查

头颅 MRI 检查有时可以发现大脑及小脑白质、基底节、脑干等部位的异常高信号灶[14]。

3. 肌电图检查

肌电图多呈非特异性肌源性损害改变，神经传导速度正常。

4. 病理检查

诊断 CPEO 和 KSS 最为重要的指标是肌肉病理检查，如果肌肉活检看到大量的破碎红纤维样改变则高度提示线粒体脑肌病。破碎红纤维样改变是线粒体结构功能异常、增生聚集所致，因此可作为线粒体脑肌病的病理诊断标准之一（图 8-8-4）。

5. 基因检查

线粒体 DNA 可发现突变位点，是诊断该疾病的金标准。

【诊断】

主要依据为临床表现（即无痛性、渐近性、不累及瞳孔的眼肌麻痹）、实验室检查有助于诊断该病，最终确诊依靠肌肉活检和基因分析确诊。

本病的确诊需要和其他累及眼球运动的肌病进行鉴别。常见的有眼型重症肌无力和眼咽型肌营养不良。

眼型重症肌无力可仅局限于眼部的提上睑肌、眼轮匝肌及眼外肌。患者的初期表现为上睑下垂、复视等症状。该病的病因是神经肌肉接头方面的病理异常。临床特点具有波动性、易疲劳的特点，患者可表现为晨轻暮重。实验室检查可查得乙酰胆碱

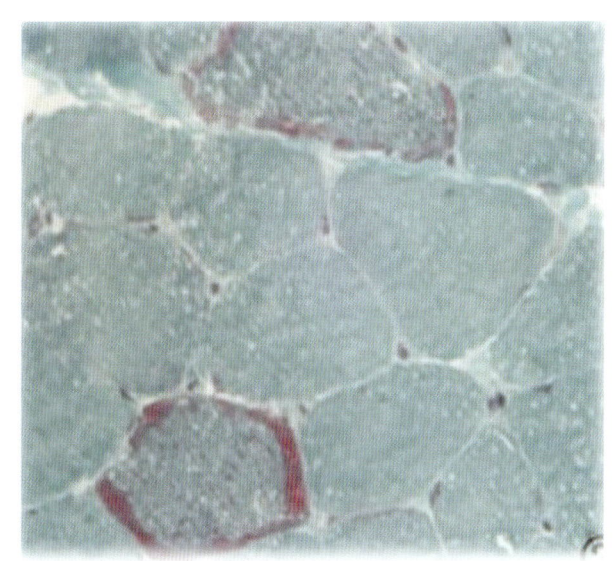

图 8-8-4　肌肉活检可见破碎红纤维样改变

受体抗体（acetylcholine receptor antibodies，AChR-Ab）阳性，检查可见新斯的明试验阳性，用胆碱酯酶抑制剂和激素治疗有效。

眼咽型肌营养不良为常染色体显性遗传，外显率达100%。通常发病较晚，可表现为典型的上睑下垂、眼轮匝肌无力。也可出现眼肌麻痹，但程度较轻。除眼肌外，还可以出现吞咽困难、近端肢体肌无力等。肌肉活检可见细胞质包涵体。

【治疗】

本病无特效治疗。可采用高碳水化合物、高蛋白、低脂肪饮食，以代偿受损的糖异生并减少内源性毒性产物的产生。大剂量维生素B族、维生素C、维生素E、辅酶Q10、ATP和肌酸等可以缓解患者的症状。辅酶Q10是线粒体呼吸链重要的组成成分之一，补充辅酶Q10可改善呼吸链的功能，清除由于呼吸链功能障碍产生的自由基，改善患者的病情。

对于是否要进行手术干预上睑下垂及复视症状尚存争议。普遍的理论认为，眼肌麻痹尚不稳定，手术效果不确定，不建议手术干预。但对于有明显症状的有需求的患者，在掌握适应证后也可考虑行手术矫正[15]。笔者近10年来接诊了较多的CPEO患者，对患者进行评估后，开展了上睑下垂矫正术及斜视矫正术，取得了良好的效果（图8-8-5）。对于此类手术，笔者建议，术前需特别关注Bell征，避免发生暴露性角膜炎。术式可根据提上睑肌残余肌力选择提上睑肌缩短术或者材料法额肌悬吊术。术后要重点关注眼表情况，患者需长期就诊检查角膜状况。KSS患者因为有心脏的症状，需要心内科联合诊治，避免患者因心脏传导阻滞而带来意外。

【病例摘要】

患者女，21岁，以视力不佳、伴有上睑下垂就诊于眼科。检查发现患者双眼视力0.1，右眼可矫正到0.3，左眼矫正不提高。左眼角膜可见云翳，上皮欠完整。眼底视网膜色污秽，可见骨细胞样色素沉着。电生理提示视神经功能受损。内科会诊确诊房室传导阻滞。神经内科肌肉活检可见破碎红纤维样改变。结合患者上述特点，可确诊为Kearns-Sayre综合征。该综合征可视为CPEO的亚型，后续治疗困难，在眼科、心脏内科、神经内科进行随访。眼部对症处理。病例详细资料见二维码数字资源8-8。

数字资源8-8

（吴 元）

【参考文献】

[1] Kearns TP, Sayre GP. Retinitis pigmentosa, external ophthalmophegia, and complete heart block: unusual syndrome with histologic study in one of two cases. AMA Arch Ophthalmol, 1958, 60（2）: 280-289.

[2] Butler IJ, Gadoth N. Kearns-Sayre syndrome. A review of a multisystem disorder of children and young adults. Arch Intern Med, 1976, 136（11）: 1290-1293.

[3] Lopez-Gallardo E, Lopez-Perez MJ, Montoya J, et al. CPEO and KSS differ in the percentage and location of the mtDNA deletion. Mitochondrion, 2009, 9（5）: 314-317.

[4] Kim JS, Kim CJ, Chi JG, et al. Chronic progressive external ophthalmoplegia（CPEO）with 'ragged red fibers'—a case report. J Korean Med Sci, 1989, 4（2）: 91-96.

[5] 王朝霞，袁云，高枫，等. 慢性进行性眼外肌瘫痪和Kearns-Sayre综合征的线粒体DNA突变分析. 中华医学遗传学杂志, 2003, 20（4）: 273-278.

[6] Al-Enezi M, Al-Saleh H, Nasser M. Mitochondrial Disorders with Significant Ophthalmic Manifestations. Middle East Afr J Ophthalmol, 2008, 15（2）: 81-86.

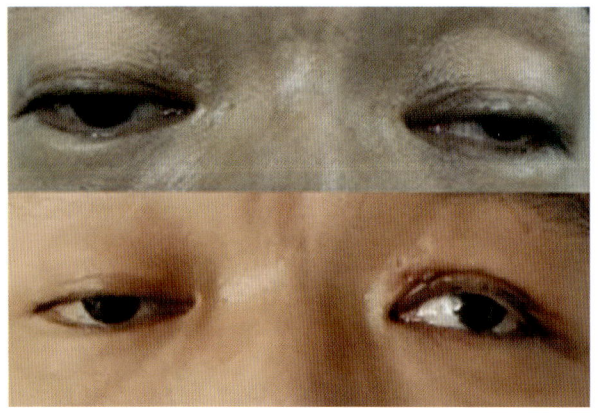

图8-8-5 CPEO患者，左眼遮挡瞳孔，有手术指征。术前查Bell征（-），经额肌悬吊术矫正后，上睑位置可，角膜无明显受累

[7] Young TJ, Shah AK, Lee MH, et al. Kearns-Sayre syndrome: a case report and review of cardiovascular complications. Pacing Clin Electrophysiol, 2010, 28(5): 454-457.

[8] Welzing L, Kleist-Retzow J, Kribs A, et al. Rapid development of life-threatening complete atrioventricular block in Kearns-Sayre syndrome. Eur J Pediatr, 2009, 168(6): 757-759.

[9] Fromenty B, Carrozzo R, Shanske S, et al. High proportions of mtDNA duplications in patients with Kearns-Sayre syndrome occur in the heart. Am J Med Genet, 2010, 71(4): 443-452.

[10] Finsterer J. Central nervous system manifestations of mitochondrial disorders. Acta Neurologica Scandinavica, 2010, 114(4): 217-238.

[11] Harvey JN, Barnett D. Endocrine dysfunction in Kearns-Sayre syndrome. Clin Endocrinol, 2010, 37(1): 97-104.

[12] Katsanos KH, Elisa FM, Bairaktari E, et al. Severe hypomagnesemia and hypoparathyroidism in Kearns-Sayre syndrome. Am J Nephro, 2001, 21(2): 150-153.

[13] 焉传祝，李大年. 线粒体病诊断中的若干问题. 中华神经科杂志 2005, 38(8): 2.

[14] Serrano M, García-Silva M, Martin-Hernandez E, et al. Kearns-Sayre syndrome: Cerebral folate deficiency, MRI findings and new cerebrospinal fluid biochemical features. Mitochondrion, 2010, 10(5): 429-432.

[15] Papageorgiou G, Vlachos S, Tentis D. Blepharoptosis due to Kearns-Sayre syndrome. J Plast Reconstr Aesthet Surg, 2008, 61(5): 573-574.